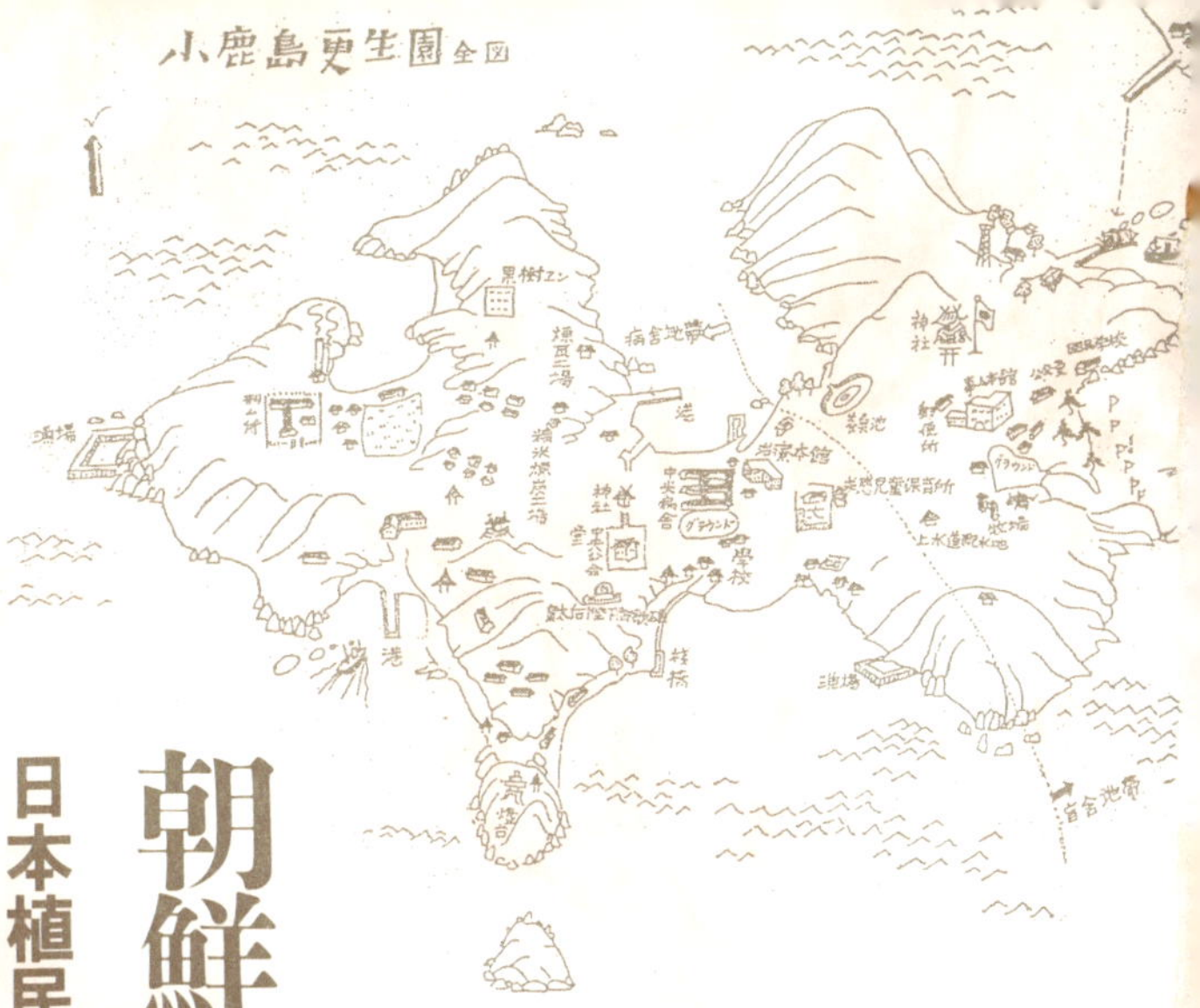

朝鮮ハンセン病史

日本植民地下の小鹿島《ソロクト》

滝尾英二

未來社

目次　**朝鮮ハンセン病史**——日本植民地下の小鹿島

序にかえて――小鹿島病院と長島愛生園――

ソウルから順天《スンチョン》を経て鹿洞《ノクトン》へ

一九九五年四月二一日の朝、私は、全羅南道南端の島、小鹿島《ソロクト》に行くため、ソウル駅を九時三五分発の麗水《ヨス》行「特急」列車に乗った。

順天駅に午後二時二五分に着いたが、あいにくの雨。駅前から順天バスセンターまでタクシーに乗る。前回(三月二一日)、小鹿島へ行ったときは、釜山から麗水へ高速バスを利用して順天を経由したが、(二〇分間隔で順天を経て、鹿洞へ行くバスが運行されている)、今回はソウルから列車で順天で下車し、乗合バスで鹿洞に向った。

全羅南道の美しい風景をバスの車窓で眺めながら二時間半、バス停の終点の鹿洞で下車した。バス停前で客待していたタクシーで、小鹿島対岸の町である鹿洞の「ホテル・サンビーチ」に向う。このホテルを経営している張福祚《チャンボクチョ》さんは「小鹿会」という小鹿島病院職員のOB・OG会の会長さん。事前に、ソウルの柳駿医科学研究所理事長で延世大学校名誉教授の柳駿《ユジュン》博士に紹介状を書いていただいていたので、張さんに渡す。

最近建てられた瀟洒なホテルの二階のオンドルの部屋に通された。対岸五〇〇メートルに浮かぶ孤島が、目指す小鹿島である。鹿洞は二万人を越す大きな港町で、今春より済州島へ行く客船も定期的に就航するようになったという。町のはずれの丘には、豊臣秀吉の

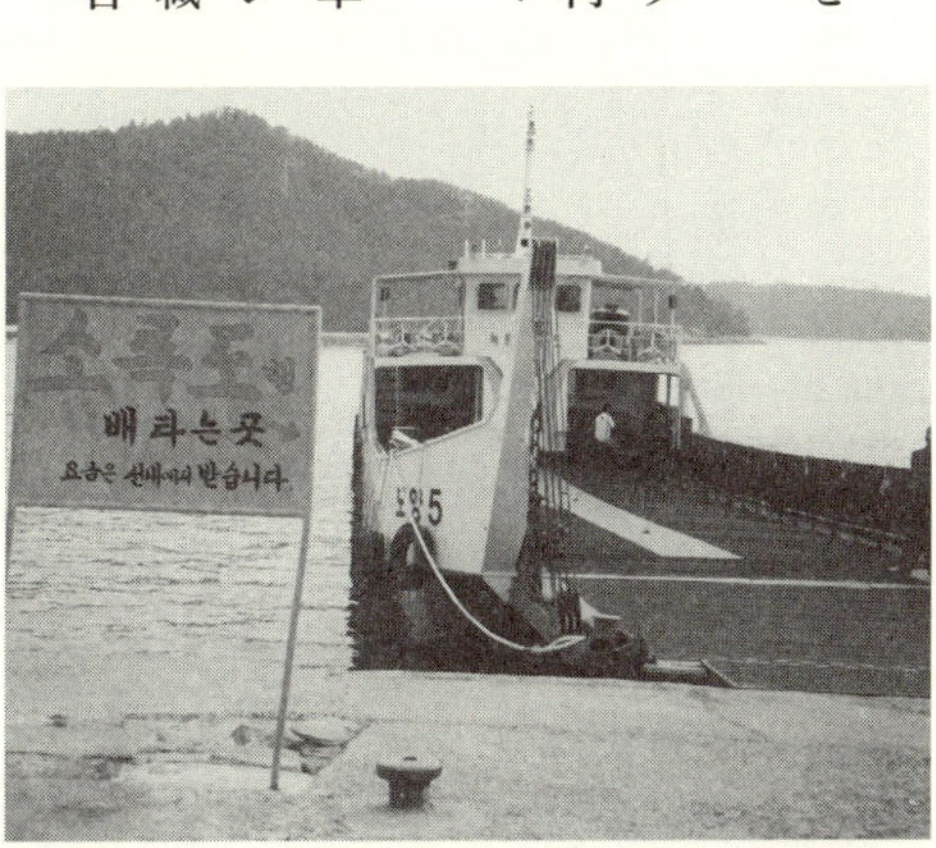

▶全羅南道南端の港・鹿洞（ノクトン）の小鹿島行きフェリー桟橋とフェリー。最近はフェリーも大型化した。対岸に見えるのが小鹿島。（一九九六年五月　筆者撮影）

侵略（壬辰倭乱）に抗して闘った二人の郷土の先人を祭る祠がある。その丘から目の前に浮かぶ小鹿島は、その名の通り小鹿（バンビ）を思わせ、なぜここが、「癩病《ナビョン》の島」ハンセン病患者の強制隔離の島として恐れられてきたのか、一瞬不思議な気さえした。

釜山、光州、大邱と三か所にあったキリスト教「癩」療養所が、一九〇九から一三年にかけ、それぞれ開設され、少人数ではあるが朝鮮のハンセン病患者を収容し始めた（光州の療養所は、一九二七年、麗水へ移動）。いっぽう、朝鮮総督府は「府令第七号」（一九一六年二月二日）で、朝鮮総督寺内正毅の名で「明治四十五年朝鮮総督府令第百六号」の条文を改正し、「全羅南道小鹿島」に道立の慈恵病院を置くことを公布（『朝鮮総督府官報』第千六十五号）し、同年七月一〇日、陸軍軍医であった蟻川亨が同院の院長に就任した。それ以後、二九年、五代にわたって院長（のち園長）は日本人の医師が任命され、小鹿島はハンセン病患者の隔離施設の島として、日本の植民地支配の終焉（朝鮮人にとっては解放）までつづく。日本統治時代の朝鮮総督府による「救癩事業」とはなにであり、「医療」の名のもとに、朝鮮人ハンセン病患者は、どのような支配と迫害を受けてきたのかを、この目で見たいという思いで、三月と四月、私は二回にわたって韓国全羅南道の南端の孤島である小鹿島病院を訪れたのである。

四月二一日の夜は、日本統治時代から小鹿島療養所で薬剤手をしていた張福祚さん（七九歳）と、同じく看護婦をしていた朴徳葉《パクトギョプ》さん（七〇歳）がホテルの私の部屋を訪ねて来られ、二人から詳しく当時の小鹿島療養所の様子を聞くことができた。張福祚さんにお願いして、翌日の通訳を引き受けていただくことにした。

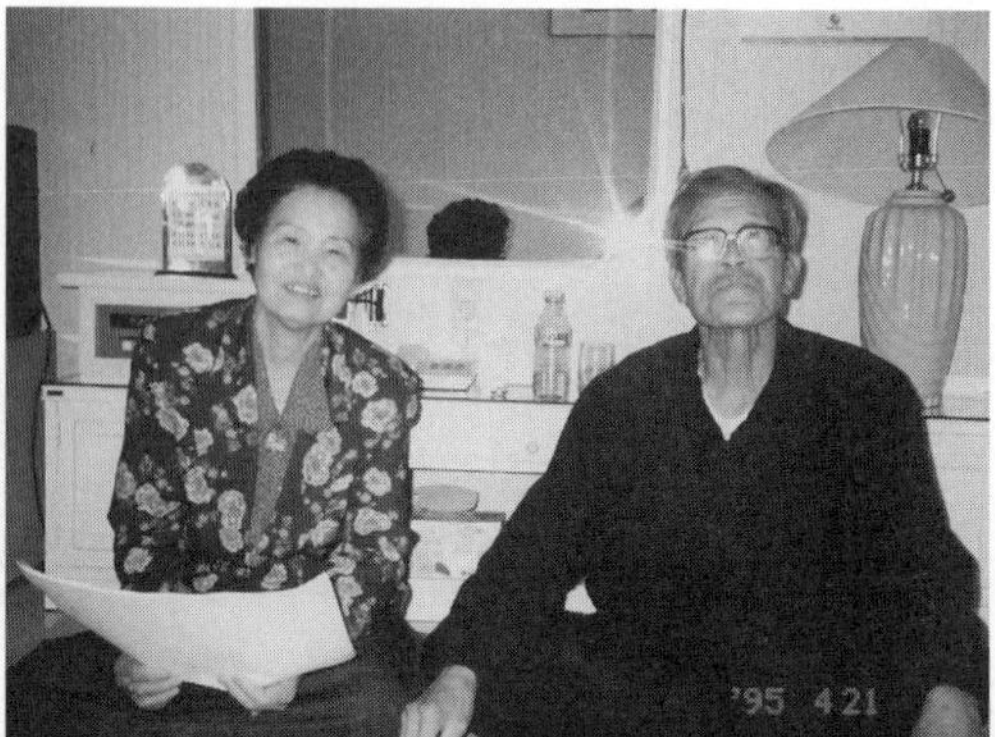

▶張福祚（七九）と朴徳葉（七〇）の小鹿島更生園の元職員。ホテル・サンビーチの客室にて（一九九五年四月二一日　筆者撮影）

鹿洞から小鹿島へ

翌二二日は、前夜の雨もあがって、絶好のカメラ日和である。小鹿島に今なお残る日本統治時代の建物や遺跡をカメラに収めたいというのが、今回の訪問の主要な目的であった。日本から三六枚撮りのフィルムを三〇本用意し、朝鮮に残した日本統治時代の爪痕を写し、日本の植民地支配の一端を明らかにしたいと考えていた。

私の泊ったホテルから歩いて五分ほどのところに、小鹿島行きのフェリーの乗り場がある。乗船料は片道三〇〇ウォン、乗船時間一〇分ほどのところに小鹿島はある。張さんと一緒に乗船した。船中で島を見ていると、ぽんと背中をたたかれたので振りむくと、前回、島を訪れた時、「小鹿島になぜ来たのか。韓国へはいつ入国し、いつ出国するのか。名前は？年齢は？」と詳しく調べた小鹿島駐在の警察署長さんが笑いながら立っている。「一か月ほどしたら、また来るよ」と言って、握手して別れた仲なので、今回は実に愛想がよかった。

フェリーで島の船着場に着くと、国立小鹿島病院の金良彬《キムヤンビン》医事係長が乗用車で迎えに来ていた。二日目に通訳を頼んでいる地元の金春植《キムチュンシク》さんの顔も見える。前々日、柳駿博士がソウルから私の訪問を、小鹿島の呉大奎《オテギュ》病院長に電話をかけていただいたこともあってか、今回は島に入る手続きは一切なく、（前もって手続きはしてあったので）金良彬《キムヤンビン》医事係長の運転する乗用車で治療本館に行くことができた。

小鹿島は約四九一万平方メートルで、島の東半分（三分の一）は職員地帯となっており、西半分（三分の二）は患者地帯で、かつては両地帯の間には「境界線」があり、職員地帯から患者地帯へ行く道が一本だけあって、境界線には「巡視詰所」があった。境界線には有刺鉄線が張られ、武装した警備員が巡回していたという。今は、「巡視詰所」に替ってそ

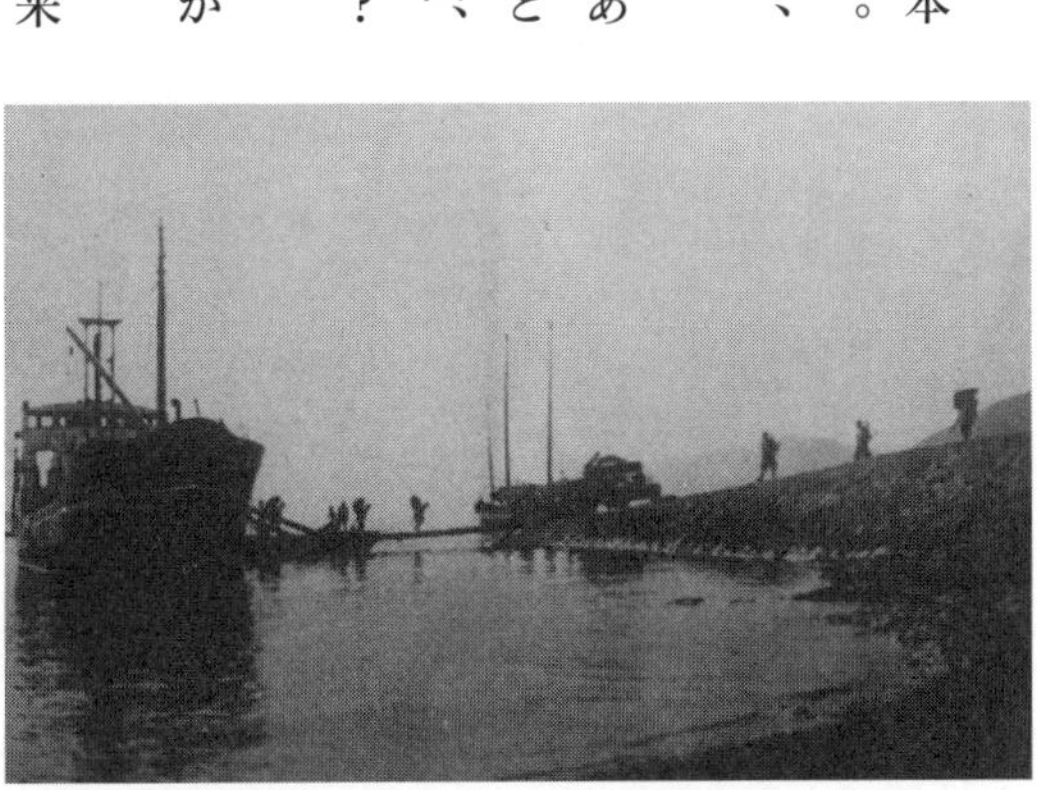

▶小鹿島での職員の荷揚作業（一九三四年「年報」より）。

こに「第二案内所」があるが、私を乗せた車は問いただされることもなく通過した。鹿洞から島への船着場は、職員地帯にあり、そこには「らい病は治る病気です。安心してこの島で治療しましょう」*と大きく黒字で書かれた白い四角の塔が立てられていたのが、印象的であった。道に沿って教会堂や郵便局の建物が見られた。

五階建の白亜の治療本館は、土曜日なので人影はまばらであった。前回訪問のときは、二〇名に近い「患者」が一階の診察室前の待合所で、診察の順を待っており、失明した患者や車椅子の老人が、付添いの人に連れられて診察室を訪れていたが、今回、そうした姿は見られなかった。

韓国のハンセン病患者

ところで、韓国のハンセン病患者の現況**を、一九九四年三月発行の国立小鹿島病院『年報・一九九三』によって少しみていこう。数字は九三年一二月末現在のものである。

『年報』によると、全国ハンセン病患者数は推定で五万名、登録管理患者は二二、三一〇名であり、うち「在家」患者は一一、六七二名で五二・三%を占める。その内訳は保健所治療が全体の二九・二%、ハンセン病機関外来治療が二三・一%となっている。定着農園が全国で九七か所あり、登録管理患者の三五・七%（七、九六三名）は、定着農園で生活している。「保護治療者」は一二・〇%で民間収容施設六か所に一、四五三名（六・五%）、小鹿島病院の入所者は一、二二二名で、全体の患者の五・五%を占めているに過ぎない。

京畿道の水原《スオン》の郊外に「大韓癩管理協会・癩病研究院」があり、高英勲院長をこの年に入って二度ほど訪ねた時、同所に在家の外来治療の患者たちが多数、診察を受けていた。

一方、日本のハンセン病入所者の場合は、一九九四年一二月末現在、一三か所の国立療養

＊

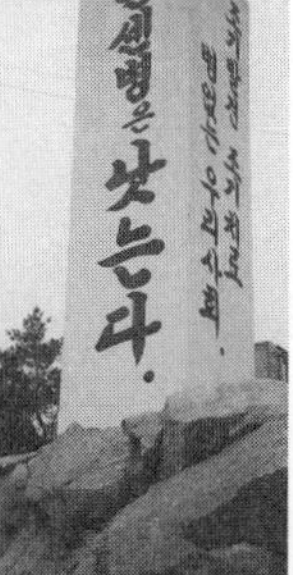

▶「らい病は治る病気です。安心してこの島で治療しましょう」と大きく書かれた白い四角の塔（一九九五年四月二一日筆者撮影）

＊＊

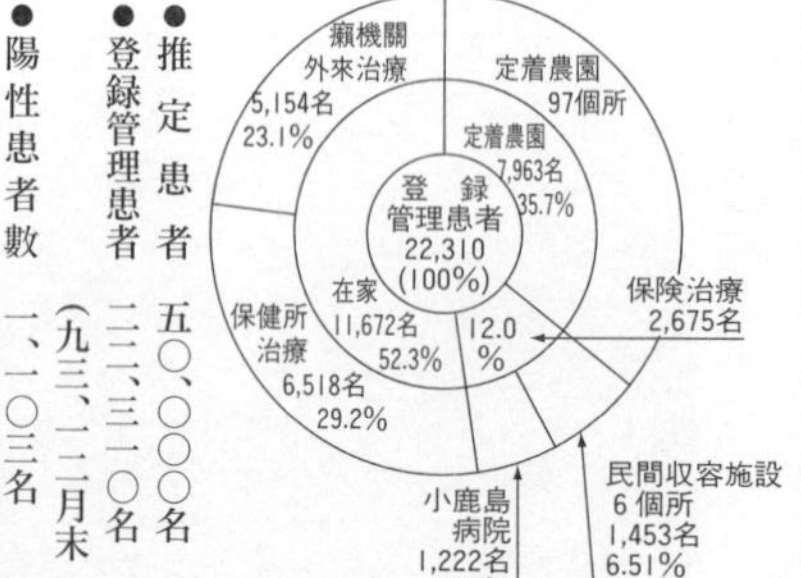

▶韓国のハンセン病登録管理患者（二二、三一〇名）の現況（一九九三年一二月末現在）国立小鹿島病院『年報一九九三』（一九九四年四月発行）二四ページより

所と二か所の私立療養所に入所し、「保護治療」を受けている人の数は五、八二六名と多く、韓国の場合とは著しい違いをみせている。

日本の場合は患者の「隔離」を前提とした「らい予防法」（法律第二一四号・一九五三年八月十五日施行）が空洞化しているとはいえ、私が小鹿島を訪問した当時は、いまだに存続していた（一九九六年四月一日に、ようやく廃止された）。それに対し韓国では、日本植民地統治下の一九三五年四月二〇日に制令第四号として「朝鮮癩予防令」が公布され、同年六月一日に「朝鮮癩予防令」が施行、同日「朝鮮総督府令第六十二号・朝鮮癩予防令施行規則」が同じく施行された。その後、同癩予防令は解放後もしばらく続いたが、一九五四年二月の国会で廃棄され、代って「伝染病予防法」が制定され、ハンセン病は、一般法の位置付けとなった。さらに、一九六一年から「定着農園」事業がはじまり、ハンセン病患者、回復者に対し、隔離主義から在家治療に転換されたことは、両国の間に、同じハンセン病患者への治療の対応のあり方について、大きな差異となってあらわれている。

この統計によると、一九九三年一二月末現在、韓国のハンセン病の陽性患者数は一、一〇三名で、陽性率は四・九％、つまり百名のうち九五名以上は、らい菌をもっていない。

そのようなことを思いながら、治療本館二階の応接室で、安医療部長と金医事係長に会った。いま病院で編纂中の『小鹿島病院八十年史』に役立ちそうな資料を、私は日本において集められるだけ集めて、同病院に提供した。そして、小鹿島での写真を自由に撮ることの許可と便宜を図って欲しいとお願いした。安医療部長は私の願いを快く了承され、金医事係長の運転で小鹿島を回ることとなった。お陰で、島に三日間も滞在し、七〇〇枚もの写真を自由に撮ることが出来た。

「最初にどこを回りますか」と金医事係長の声がかかり、まず一九一六年に設立された当

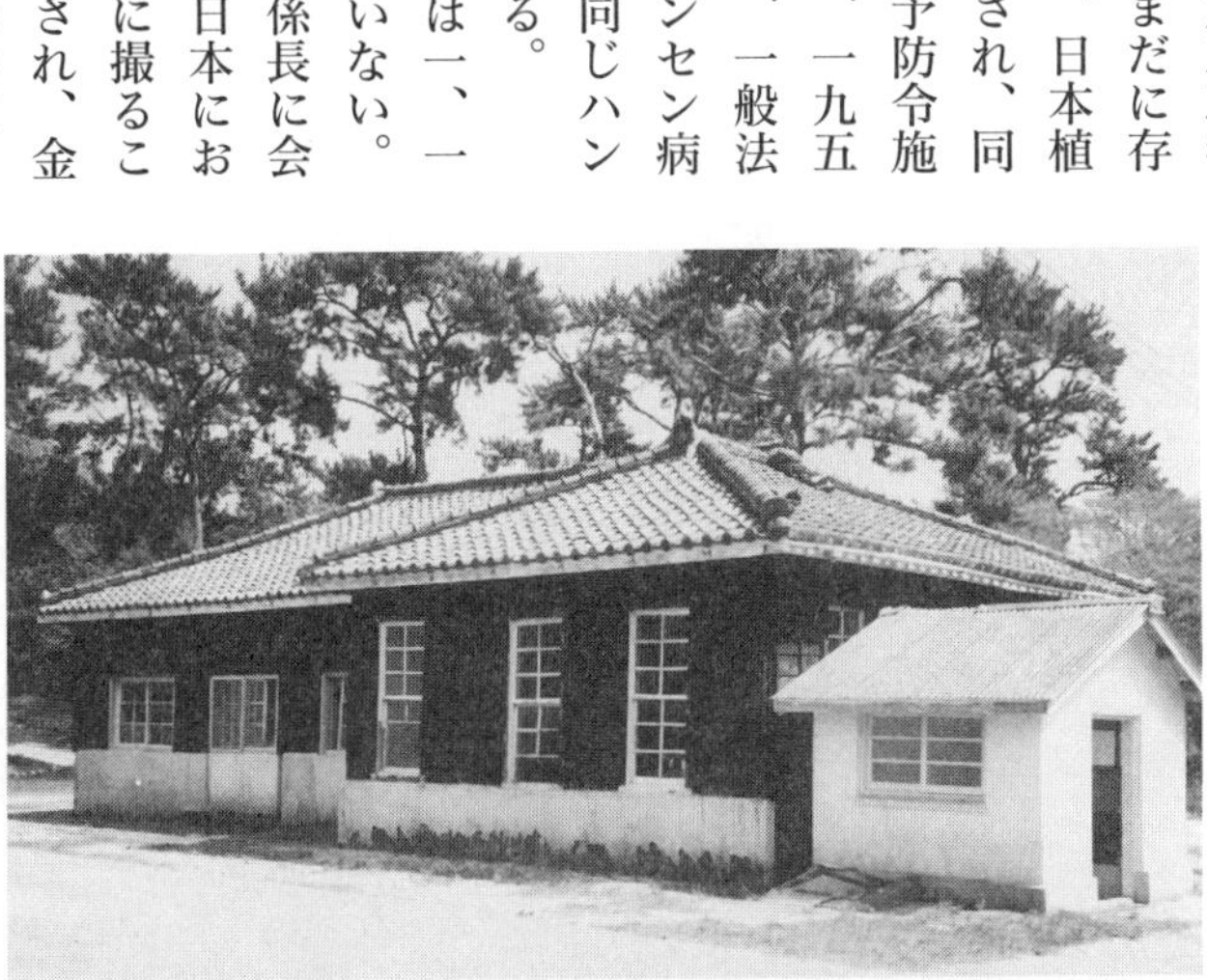

▶修理・復元された創設期の事務本館（一九九五年四月　筆者撮影）

時の「旧慈恵医院」の療養所や詰所、さらには、そのすぐ近くの「南地区病舎」を訪れることにした。その際、友邦協会が出した『朝鮮の救癩事業と小鹿島更生園』（一九六七年）に載っていた「小鹿島更生園全図」という一九四〇年ころの小鹿島をあらわす絵地図を手にしながら、調査することにした。

旧慈恵医院の施設は、島の西側の高台に診療所が建てられ、さらに今は草むらのなかに廃墟と化した赤レンガの建物が点在している。創設当時、初代蟻川亨院長、第二代花井善吉院長時代の診療所は、木造寄せ棟の平屋で屋内は待合室・診療室と別れ、黒瓦に黒い板塀の瀟洒な建物である。建物正面の屋根は本瓦葺きになっていた。入口の前の詰所は、宝形造の屋根で草むし、廃墟となっている。

「ポリピリ」と青い鳥

ムンドンイ（ハンセン病患者）詩人・韓何雲《ハンハウン》（一九一九～七五年）を私が知ったのは、一九九五年三月、小鹿島へ初めて行ったときであった。日本の植民地統治下の朝鮮での「救癩事業」の実態を知ろうと小鹿島を訪ねた時、島の中央にある公園の南側の低い丘に建つ「開園四十周年記念碑」の前に、たたみ三畳ほどの平らな石に、文字を刻んだ詩碑があった。

石碑には「詩人韓何雲」と陰刻され、「ポリピリ」の詩が書かれている。一九七三年四月につくられたもの。「ポリピリ」とは「麦笛」という意味で、この詩は韓国の学校教科書にも載せられ、ひろく人びとに愛唱されている、との説明を案内の職員から聞く。

国立小鹿島病院の治療本館は、白亜の五階建の堂々としたものである。その建物の前庭に「開院五十周年記念、一九六六年五月十七日建立」と書かれた石碑があり、その裏面に

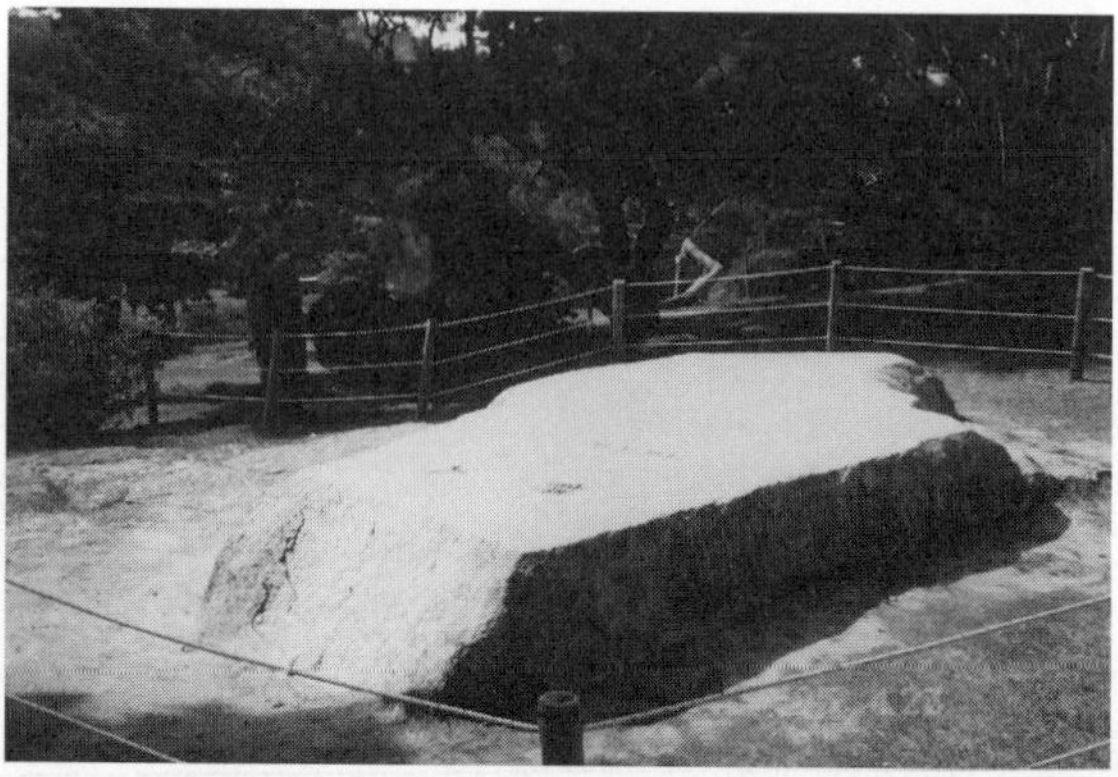

▶小鹿島病院の中央公園の南側の丘に建つ韓何雲の詩「ポリピリ」を刻んだ石碑（一九九五年三月　筆者撮影）

も「噫、五十年」と題する韓何雲の詩がある。十一行の短い詩が、朝鮮語で陰刻されていた。日本文に訳すると、次のような内容である。

天刊の島
納骨堂が答えてくれる
必ず　癩病は治るという神話は
美しい山河にも吹いてきた
残忍に生きてきた姿は
もはや新天地を求め
輝かしき悲しみの小鹿島
噫　五十年
解放
自由がある
噫　新しい世よ

小鹿島からソウルにもどっても、韓何雲のことは頭から離れなかった。韓何雲の詩を歌ったＣＤ（コンパクトディスク）か、テープは売っていないものかと、ソウルの街のレコード店を何軒か訪ね、店員にきいた。「韓何雲のテープはありませんか?」「ポリピリを歌ったＣＤはありませんか?」。紙に「韓何雲、ポリピリ」と朝鮮語で書いて、それを店員に見せて歩いた。一軒のレコード店で、女性店員が私の持ち歩いていた紙を見て、ＣＤのコーナーを探していたが、一枚のＣＤを持ってきた。「韓国叙情歌のベスト」と朝鮮語と英語で書か

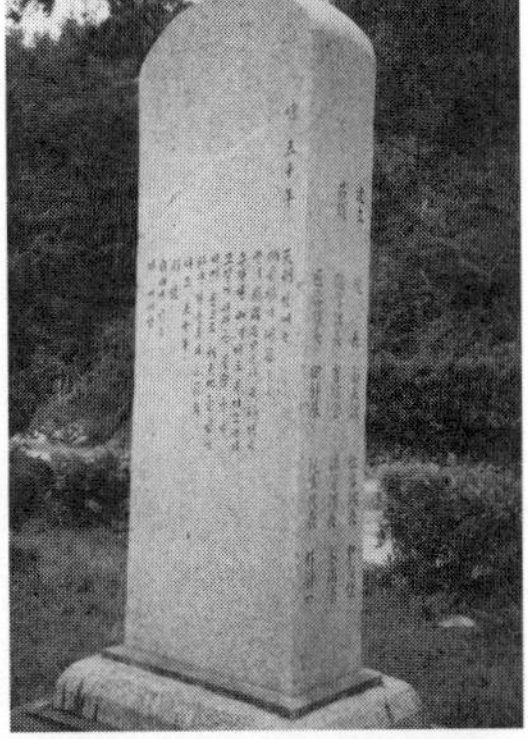

▶「開院五十周年記念一九六六年五月十七日建立」と書かれた石碑。碑面裏に韓何雲の文になる「噫、五十年」が刻まれている。

れたＣＤ盤十九の曲目のなかに、朝鮮語で「ポリピリ」と書かれ、「麦笛」と英語で添書きのある一曲があった。

ソウルの大規模な書店は、鐘路一街から二街にかけて並んでいる。西から東へ教保文庫、永豊文庫、鐘路書籍があり、それぞれ多種多様な大量の書籍が店頭に並んでいる。永豊文庫の地下には、ＣＤとビデオの広い売場のコーナーがある。そこで私は、「韓何雲のＣＤかテープはあるか」と尋ねた。店の人が出してくれたのは、丁福周というソプラノ歌手が歌った「韓国芸術歌曲集」という題名のＣＤ盤で、収録された一八曲の一つに、韓何雲作詩「青い鳥（パランセ）」があった。

青い鳥（パランセ）
ぼくは　ぼくは
死んで
青い鳥になって
青い空
青い野原を
飛び回りながら
青いうた
青い泣き声で

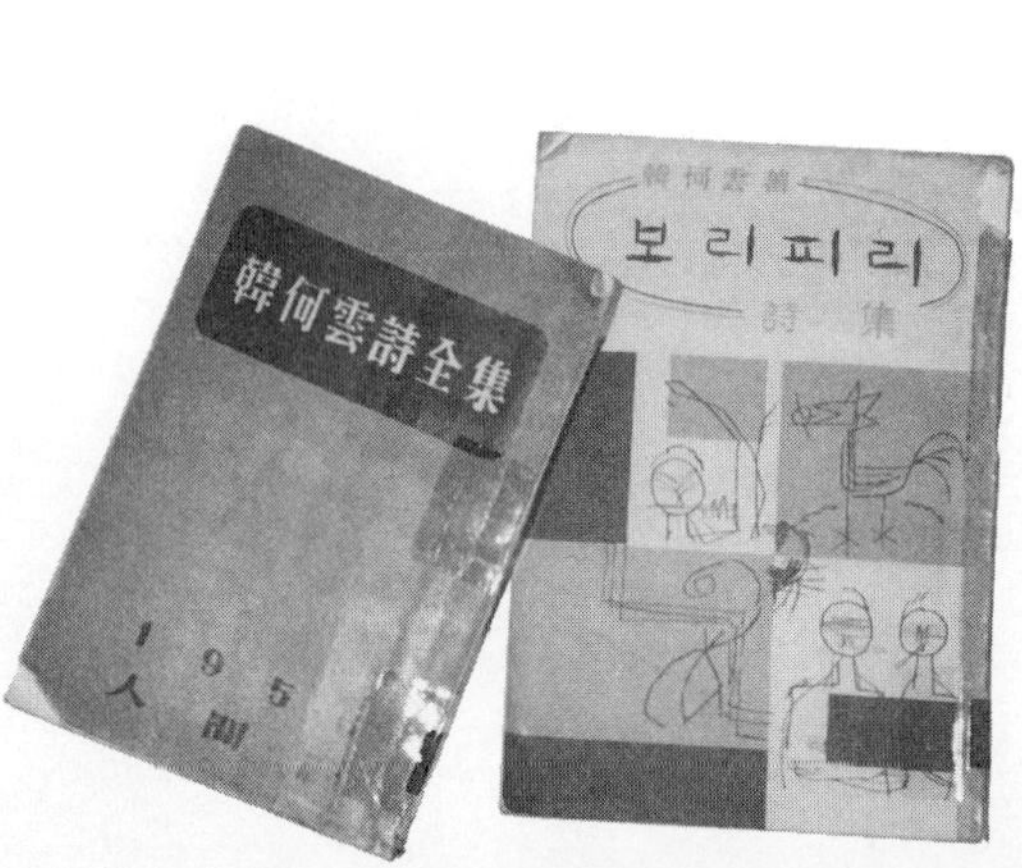

▶「韓何雲詩全集」（一九五六年）、「ポリピリ（麦笛）」（一九五五年三月）原資料「東亜日報」本社資料室所蔵。撮影した写真を筆者が所蔵。

思い切りさえずるだろう
ぼくは　ぼくは
死んで
青い鳥になるだろう。

（崔碩義　訳詩）

わずか、二分二六秒の短い歌曲だけれど、美しい詩のひびき、韻律とともに、絞りあげるようなムンドンイの切ない、悲しみの情感が伝わり、私の胸をうつ。

韓何雲に関する本をあるだけ買い求めようと、三つの書店の書籍部販売カウンターで店員に、その在庫を聞く。コンピュータで打ち出された韓何雲に関する本は、次の通りである。

①韓何雲著『ポリピリ』未来社、一九九一年発行、一七〇頁。（韓何雲の詩七十四篇と解説・年譜・文献を収録）。
②韓何雲著『青い鳥・ポリピリ』象牙社、一九九三年発行、一六一頁。（詩七十四篇と韓何雲「私の人生遍歴」、解説「韓何雲の生涯」を収録）。
③韓何雲著『私の哀しい半生記』図書出版文学芸術、一九九三年発行、四八四頁。
④金昌稷編著『行けど行けども黄土道・韓何雲——その悲しい生涯と詩』知文社、一九八二年発行、三九二頁。

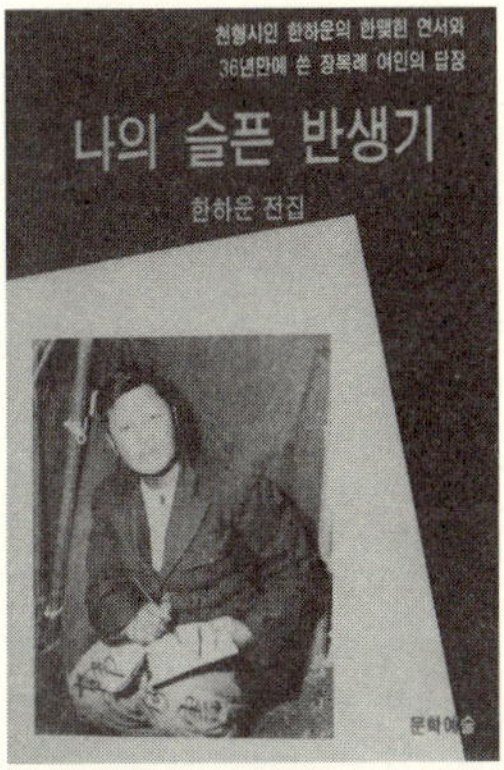

▶『私の哀しき半生涯（韓何雲全集）』（一九九三年一一月）

帰国しても、韓何雲のことは私の頭から離れなかった。韓何雲に関する研究物出版物はないかと探して歩いた。* 若生みすず「麦笛（ポリピリ）」が、『むくげ通信』八十三号（一九八四年三月）にあった。若生さんの論文は、次のような書き出しで始まっている。

「幼い頃、草や葉を唇にあてて吹き鳴らした思い出はお持ちだろうか。人工の笛とは違った、不思議な音色が出る。この「麦笛」という歌を初めて聞いた時、ふとそんな思いが浮かんできて、何の疑いもなく望郷・追憶の歌と思いこんだ。「ピㇽリㇽリリ」と繰り返される哀切な調べの中に、もっと凄絶な思いの存在を感じるようになったのは、作詞者・韓何雲がハンセン氏病患者であったことを知ってからである……」。

そして、五線譜に作曲家・趙念《チョニョム》の曲にそえて、「ポリピリ」の詩を書き記している。

麦笛吹いて
春の丘
ふるさと恋し
ピㇽリㇽリリ

麦笛吹いて
花の山
幼き日恋し
ピㇽリㇽリリ

*崔碩義《チエソギ》「ムンドイ詩人韓何雲」（『鐘声通信』第一八八号、一九九五年）がある。

麦笛吹いて
行きかう街
人の世恋し
ピルリルリリ

麦笛吹いて
放浪の幾山河
涙の丘越え
ピルリルリリ

（若生みすず　訳詩）

二回目の小鹿島訪問後のほど近い六月下旬、ハンセン病の歴史研究について私淑している崔碩義*先生から、先生の書かれた詩論「ムンドンイ詩人韓何雲」（『鐘声通信』一九九五年六月）の恵贈を受けた。韓何雲の四篇の詩訳と解説は、すばらしかった。その解説の一節に「……残念ながら日本では、韓何雲の詩はあまり知られていない。私の知るかぎりでは『韓国現代詩集』（土曜美術社刊）に、姜晶中訳で「麦笛」一編が紹介されているのみである。私はおよそ、人に感動を与える優れた詩には国境はなく、共有すべきだと思っている」と書かれてあった。誰か「韓何雲詩全集」を訳してもらえないかと、朝鮮語のほとんど読めない私は、そういった思いが募るばかりであった。

一九九五年一〇月二〇日の夕方、「らい詩人集団」を主宰していた島田等さんが長島愛生園で、六九歳の生涯を閉じた。すい臓がんに侵されていた島田さんは、病室に見舞いに行

＊崔碩義「紀行・小鹿島への旅」が、雑誌『多磨』一九九四年五月号、七〜一四ページに掲載されている。

った私に「わたしの集めている資料も利用して、植民地下朝鮮のハンセン病患者の実態究明をしてほしい」との依頼（遺言）をされ、日ならずして亡くなった。

一か月余りたったある初冬の一日、島田さんの後見人であり、親友でもあった宇佐美治*さんに伴われて、亡くなった島田さんの書庫を訪ねた。簡素な病舎の裏庭に、一戸建のプレハブの書庫が建てられ、書籍や収録されたテープとともに、綴られた冊子、ハトロン紙の封筒に入れられた資料類が多量、書架に並べられて、積まれていた。封筒の中をひとつひとつ調べていくと、大きな封筒の中に、三〇冊ばかりの「らい詩人集団」発行の『らい』誌があった。同じ号数が重複もあり、欠号も多かった。

『らい』誌の入っている封筒には、原稿も入っていた。その原稿に目を通し、驚きのため胸が大きく鼓動した。それは、韓何雲の詩集『ポリピリ』の訳された原稿ではないか。最初のページに「韓何雲・麦笛」と書かれ、原稿用紙の枡に一字一字、ていねいに埋められたペン字。それを、ところどころ少し乱れた文字で直された朱書のペン書き。金昌稷の「解説」も日本文に訳されている。『らい』誌の第二十四号（一九七九年四月）と第二十五号（一九八〇年二月）には韓何雲の詩集『ポリピリ』の訳文が「監修・姜舜《カンスン》、訳・中原誠」として、二号に分割して掲載されていた。

宇佐美さんに問うと、中原誠さんは古くからの入園者のひとりで、フランス語に精通し、朝鮮語も読める方だとうかがった。

『ポリピリ』の訳詩は五十四篇で、韓何雲の遺稿詩がないところから、一九五五年五月に出版された第二詩集『ポリピリ』の初版本に近いかたちの詩集で、しかも韓何雲の死去のことが書かれているのだから、一九七五年二月の韓何雲の没後、間もない出版の『ポリピリ』をテキストとし、訳出されたものだと思った。

*

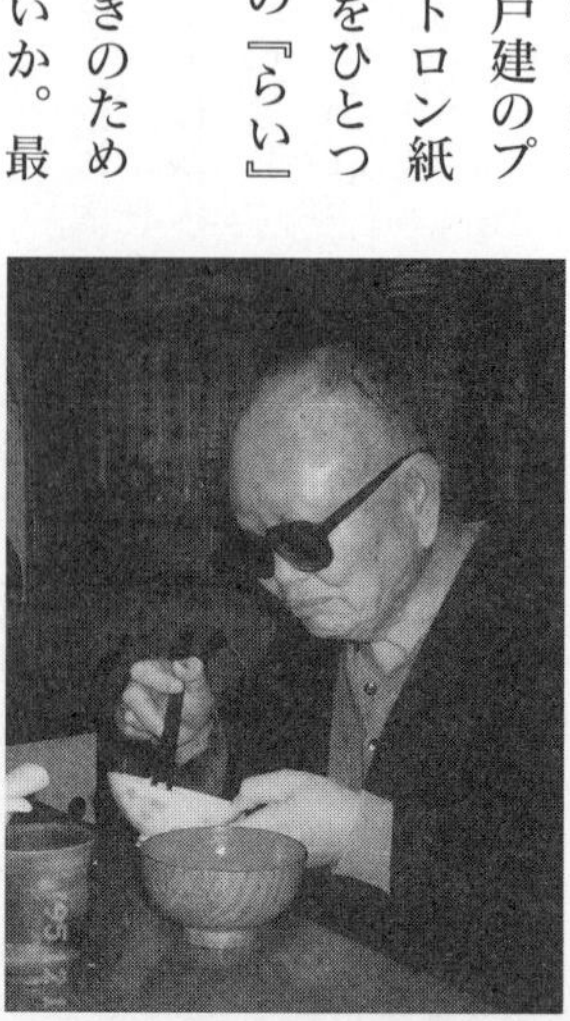

▶宇佐美治（一九二六年生まれ）「らい予防法」国賠瀬戸内訴訟長島原告団長。島田等の後見人だった。一九四九年四月に長島愛生園に入所。

ともあれ、『らい』誌第二十四号は、一九七九年四月の発行で、いまから二〇年近く前に、韓何雲の詩集『麦笛』は、同じハンセン病に病んだ隣国の島田さん、中原さんの手で世に出ていた。そのことは、感動的であり、私には衝撃的であった。訳者の中原さんに会って、『麦笛』訳出の経緯や、「らい詩人集団」主宰の島田等さんの、このことへの役割をお聞きしたいと思った。

年が改まって、私は長島愛生園を訪れ、一月九日の午後に中原さんとお会いした。中原さんには、『麦笛』訳出の経緯のお話だけでなく、テキストにされた『麦笛』の本も見せていただいた。『らい』誌第二十四号に載っている、しまだひとし（島田等）「『麦笛』の訳出と韓何雲の詩について」と中原さんから伺ったお話をもとに、どういう経緯をたどってムンドンイ詩人・韓何雲の詩集『麦笛』が、島田等編集・発行『らい』に掲載されたのかを書いてみたいと思う。

韓何雲の詩集『麦笛』は、「むすびの家（奈良）」の飯河《いいかわ》梨《り》貴《き》さんから、韓国旅行の記念にと島田さんがもらったものである。テキストに使用した『ポリピリ』は、一九七五年十月十二日初版の三中社（ソウル特別市龍山区東子洞）発行のもので、紙質のよくない文庫判の小冊子である。七五年二月二八日に韓何雲は死去しており、この詩集は同年の秋に出版されたものであり、島田さんが飯河さんからもらったのは、その二年後の七七年である。

島田さんはこの詩集で、同病であったこの詩人の存在をはじめて知り、作品の内容について興味をそそられたが、朝鮮語は不案内でよくわからない。たまたま、愛生園内で朝鮮語の学習会があり、それに参加していた中原さんに、彼はその詩集を渡している。

「訳して欲しい……といった言葉は一切なく、島田さんは詩集『麦笛』を置いて行かれた

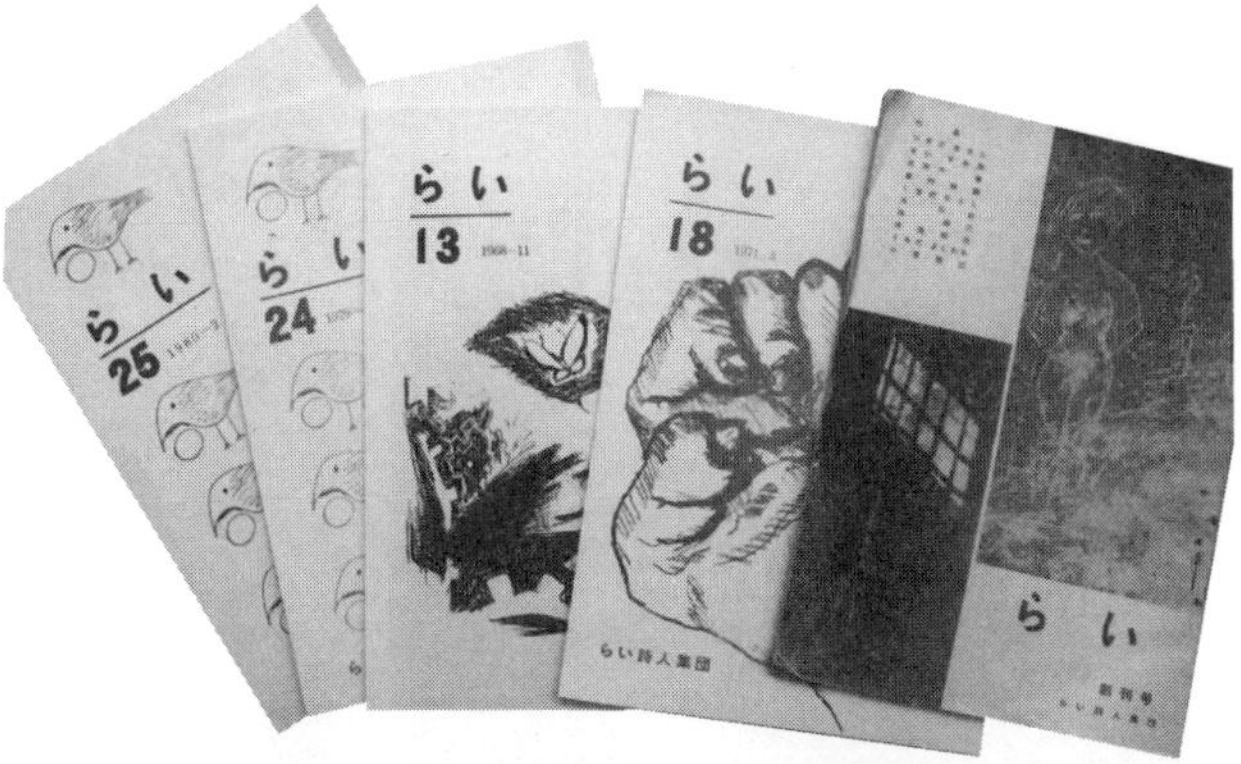

▶長島愛生園らい詩人集団『らい』創刊号など（一九六四年九月〜）

だけ」と中原さんは言う。たとえそう思っても、「訳してみたら」とは決して言葉にしない島田さんらしい仕草である。島田さんは、『らい』誌の第二十四号で、次のように書いている。

「日本のらい療養所の中には数百名の韓国、朝鮮出身者がいるし、その中には詩を書く人も何人かいるのだが、故国の同病の文筆活動やその作品についてはほとんど知らせてくれていないし、積極的な関心もはらっていられないようである」（「『麦笛』の訳出と韓何雲の詩について」より）。

中原さんは詩集『ポリピリ』の全詩を訳出したものの、訳した内容に自信がない。だれか信頼のおける人の監修がいると思った。島田さんにそのことを伝えると、すでにそのことを見越しておられたようで、栗生楽泉園（群馬県草津）の詩友たちを指導されている村松武司さんを介して、姜舜《カンスン》さんに監修を得る手はずを即刻とってもらった（いまは、村松・姜のお二人とも故人となっているけれども）。姜舜さんは『現代韓国詩選』（梨花書房）の訳者であり、韓何雲の詩も一部ではあるが、訳している。詩集『麦笛』は、このような経緯をたどって、「監修・姜舜、訳・中原誠」で、らい詩人集団『らい』誌に掲載された。*

中原さんの記憶では、訳出した原稿用紙はその後、どうなったのかは定かでなかったという。朱を入れたのは姜舜先生であることは、間違いないし、金昌稷の「解説」は訳したまま、活字にはされなかったと思う、と中原さんの言葉だった。

「埋もれた韓何雲の詩集」を日本で、いま一度世に問うていきたいと私は思う。

韓何雲の生涯と詩

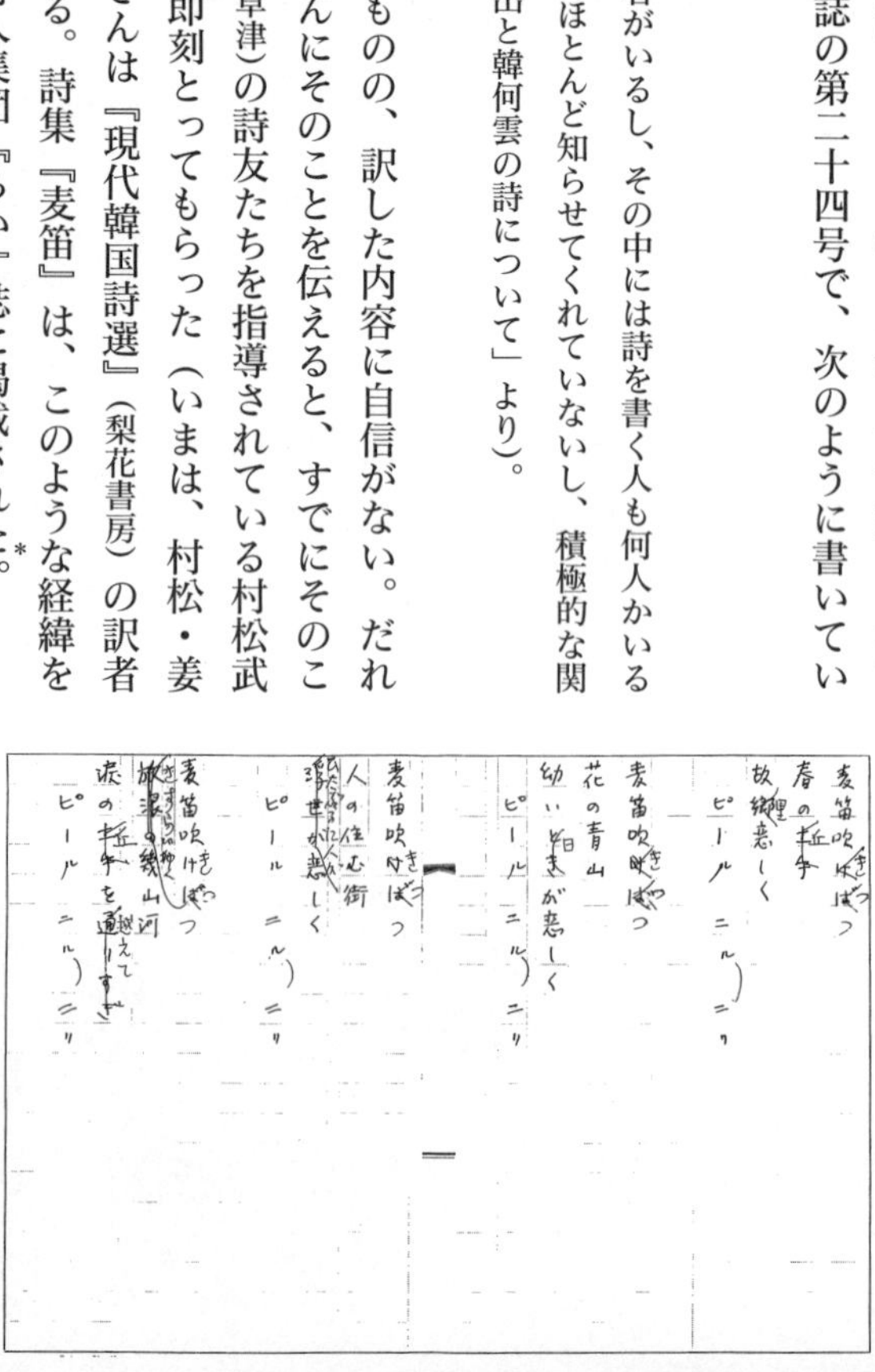

*

▶「監修・姜舜、訳・中原誠」で『ポリピリ（麦笛）』は『らい』誌に訳出され、掲載された。右図はその草稿である。中原の訳文を姜舜が加筆している。

ムンドンイ詩人・韓何雲は、朝鮮北部の咸鏡南道咸州郡東川面双峰里で、一九一九年二月二四日に生まれた。本名は韓泰永といい、父・韓鐘奎の二男三女の長男で、母親の名は寛恕といった。父方の家系は三代を科挙に及第した学者の家であり、母は咸鏡南道の富豪の一人娘で、寛恕が十七歳の時、十二歳の鐘奎と結婚している。当時の朝鮮の風習では、年若い男子と年上の女子との結婚は、ごく普通のことであった。

韓何雲が生まれた一九一九年といえば、同年三月一日を期して始められた朝鮮近代史の上で、最大の反日独立運動である三・一独立運動の起こった年である。土着富豪であった父・韓鐘奎も、三・一独立運動に加担した嫌疑で退学になっている。咸州といえば、咸鏡南道の各郡のなかで最も人口密度が高い地域である。韓何雲の生まれた同郡東川面は、朝鮮総督府実施の一九三〇年国勢調査の「職業（大分類）別本業人口」統計表によると、有業者四一九四名のうち、農業従業者は三四七二（男三三七八、女九四）名で、八二・八％を占めている。咸鏡南道の農業従業者比六九・九％より一三％ほど高いことがわかる。韓何雲の家は、そうした地域の土着富豪であった。

何雲七歳のとき、家は何雲の学業のため、同道で一番人口の多い都市・咸興《ハムン》へ移転した。何雲は咸鏡第一公立普通学校を卒業。一九三三年春、何雲十四歳のとき、原因不明で体が重くむくみ始める。一九三六年、全羅北道の公立裡里農林学校畜産科を卒業する。在校中は陸上の長距離選手で活動。一方、翻訳小説に没頭し、三年生の時には小説習作を書く。妹の友人であるRという女子学生と交際し、愛する。短編「母」、「ほととぎす」を『朝光』、『三千里』にそれぞれ投稿したが、連絡はなかった。

一九三六年、中学五年生のとき、当時の京城帝国大学附属病院（現ソウル大学校医学部附属病院）で、「癩病」と確定診断を受ける。一九三九年、日本に渡った韓何雲は二〇歳のとき、東京成蹊高等学校を修了。同校二年生のときに恋人が東京にやってきて、人生の最も楽しいときを過ごす。韓何雲の詩において北原白秋、石川啄木の影響を多く受けたとあるのは、こうした時期に二人の詩に接したのかとも考えられる。

一九四二年一月、中国国立北京大学農学院の畜牧学系を卒業した。「朝鮮畜産史」という論文を書く。その時、北京協和医科大学在学中であったSという「二世女性」と交際する。二人の女性、裡里農林学校時代からのR女、北京での新しく交際したS女を間において葛藤する。S女は韓何雲の「癩病」を悲観し、自殺する。

一九四三年に郷里へ帰り、父親の意志で咸鏡南道《ハムギョンナムド》庁畜産課に就職、数日後に長津《チャンジン》郡に転勤、緬羊研究と蓋馬《ケマ》高原開墾に没頭する。一九四四年、京畿道庁畜産課に勤務、「ハイカラ」頭髪令に抵抗・拒否。発病が外部にあらわれ、治療を開始する。本名である韓泰永を「韓何雲」と改名する。

一九四五年八月、朝鮮は日本帝国主義の植民地支配から解放される。朝鮮北部にソ連軍政が始まり、共産党に韓何雲の所有する家産を没収される。弟と露店の本屋を始める。翌一九四六年三月、「咸興学生義挙事件」で韓何雲はソ連軍によって逮捕、咸興刑務所に収監される。その事件に捧げる詩を、のち詩集『麦笛』に発表している。

デモ

——咸興学生事件に捧げる歌

（一九四六、三、一三）

飛びこんでみたい

飛びこんでみたい。
どぶんと　あの江《かわ》の流れの中へ
うねる大波の音と共に
万歳の声と共にながれてみたい。

みんな元気な人たち、自分らたちだけで
雄叫び、海の音。

あ、海の音と共に
死んでしまいたい、死んでしまいたい
らい患者はただ佇んで泣き、デモは過ぎ行き、

あ、らい患者は死んでしまいたい。

（中原誠　訳）

一九四七年五月、何雲の弟が主導した「北傀転覆義挙」に連座し、再び逮捕される。元山刑務所に移監され、その年の夏、母親の寛恕《クァンニョ》は死去。韓何雲は元山刑務所から脱獄し、三八度線を南に越え、全国各地を流浪する。流浪の果てに再び帰郷するが、弟も恋人Rも逮捕された後、行方不明。一九四八年に韓何雲は再び、南に越えている。

一九四九年四月、三十歳のとき『新天地』四月号に「全羅道のみち」など十三篇の詩を

まとめ、「韓何雲詩抄」として文壇にデビューし、五月には正音社《チョンウムサ》から『韓何雲詩抄』を発刊した。

書店の前には長さ一尺五寸、幅六寸の赤地の紙に「韓何雲詩抄」と白く印刷した広告が五月の風になびくのに、春風吹く空咸をもって歩く私の姿は、この上なくみじめである。(中略)この恥ずかしい乞食の生活以外に、どうしようもない運命じゃないか……。そして私自身、詩人だと自称したくはない。それよりも、この街で乞食として、人間の誇りもなく畜生より卑しい呪詛と虐待を受けて、生命だけをながらえようとした。

詩は、私の現実生活でめしにも粥にもならず、冷水ほどの助けにもならないが、情緒面では、詩は捨てることのできない私の第二の生命だ。この詩で生きる道が、全生命を支配し、望みを失った暗い私に白光のような光を与え、勇気と意志の晴条の道に誘うのである（韓何雲『私の人生遍歴』）。

一九四九年八月、京畿道《キョンギド》水原市細柳洞ハンセン病患者定着村である河川部落に、韓何雲は入る。同年一二月末、七〇名の患者を引率して、京畿道富平に行き、新しくハンセン病患者収容村を設立し、六〇〇名の患者の選挙で自治会長に就任し、園名を「成蹊園」と命名した。一九五四年八月、「大韓ハンセン総連盟」を結成し、委員長に選出された。発刊された『韓何雲詩抄』が不穏だという理由で、四か月間、国会と新聞・放送で論難される。一九五五年五月、第二詩集『ポリピリ』を人間社から出版する。その中に収録されている詩の一篇を、次にあげておく。

全羅道みち

――小鹿島《ソロクト》へ行く途次

行けど行けど　赤い黄土みち（荒涼とした道）
息がつまるような暑さだ

見知らぬ友にあえば
おれたちムンドンイどうしがなつかしい

天安《チョナン》の三叉路を過ぎても
たわしのような陽が西の山に残っている

行けど行けど　赤い黄土みち
息がつまるような暑さの中を　足を引きずりながら
行く道……

靴をぬげば
柳の木の下で　地下足袋をぬげば
足の指がまた一つない

これからさき　残った二本の足指がなくなるまで
行けど行けど　はるか遠い全羅道《チョルラド》みち

（崔碩義　訳）

韓何雲の関心は、文学にとどまらず、政治・経済・社会全般にわたり、活動もハンセン病患者運動、教育、社会事業に及んだ。ハンセン病患者の子供たちを収容・養育・教育する保育院として、一九五一年五月、「新明保育院」を創設して院長に就任し、一九六〇年には「青雲保育院」を移譲されて院長に就任し、二つの保育院を交互に通いながら、幼い子供たちをかわいがった。一九六二年九月、年長の孤児のために定着事業所「安平農場」を京畿道安城に創設し農場長となり、一九六三年二月には家畜改良事業で、富平に「京仁種畜場」を創設し場長に就任している。また、新安農業技術学長、一九七一年一一月には韓国カトリック社会復帰協会長を歴任するなど、彼の一生は多事多忙であった。

韓何雲は次のように言ったという。「身体がまともだったら、政治や経済方面に身を投じただろう」と。

一九六七年五月、肝硬化症の発病。一九七四年八月、月刊「セツヒツ」社が主催した故陸英修《ユクヨンス》女史追慕会で「哭　陸女史　霊前に」という追慕詩を朗読し、これが最後の公式席上での参席となった。陸英修は朴正煕《パクチョンヒ》大統領夫人で「救癩事業」に熱心であった。

一九七五年二月二八日午前一〇時四五分、仁川北区十井洞の自宅で死去。死去前に天主教(カトリック)に帰依、墓所は京畿道金浦《キムポ》郡金浦面チャンヌン墓苑にある。韓何雲の詩集『ポリピリ』より、二篇の詩を次に紹介する。

生命の歌

過ぎ去ったことも美しい

今ではムンドンイの生も美しい
また　膿のただれも美しい

全てが
花のように美しい
……花のように悲しい

世の中
歳月を
生きて　生きながら
私は　生きながら
あるのか
夢が　あるのか

（菊池義弘　訳）

私はらい患者ではありません

父がらい患者であります
母がらい患者であります
私はらい患者の子供であります
しかし　ほんとはらい患者ではありません。

天と地の間で
花と蝶が
太陽と星をだました愛が
生命になったのであります。

世間はこの生命を悲しんで
人間である私をらい患者と呼びます。

戸籍もなく
噛みなおしても判りようがなく
健康な人間になろうとしてもなれそうもなく
呆れ果てた人間なのであります。

私はらい患者ではありません
私はほんとにらい患者ではなく
健康な人間なのであります。

（中原誠　訳）

島田等さんは、韓何雲の詩について、次のように書いている。

> 韓何雲の詩が私たちにまず気づかせることは、そのちがいより共通するものの大きさである。生物学的な抑制のきかない自己疾病観、人間関係における——とくに非らい者にたいする自己設定、自己

嫌悪というより自己抹殺的衝動のはげしさなど、それらは解釈をまつまでもなく共鳴される。おそらく患者としておかれている社会的、歴史的状況の共通性が、それほど根原《（ママ）》的なのだと思う。

そして作者は年譜でみると、らい回復者として社会復帰し、さまざまな事業も手がけているが、『麦笛』の作品でみるかぎりそうしたモメントはついに作品の上に影を落としていない。かれの心はほんとうに回復者として死ぬことができたのかどうか。私はそうしたところにらいをめぐる歴史の重さの共有を身にしみないわけにはいかないのである。

癒ゆることのないやまい——それは私たちが人類の課題を病むかぎりいまもって現実である。まだまだ私たちも韓何雲と同じく真の回復者として死ねそうもない。はげしい自己否定という形でしか自己実現のうたをうたえそうにない。人間の尊厳が、その人間の生存という事実にしか拠りどころをもたないのであれば、私たちはなおも過酷を生きねばならないのである。（らい詩人集団『らい』第二十四号、一九七九年四月、二二ページ）。

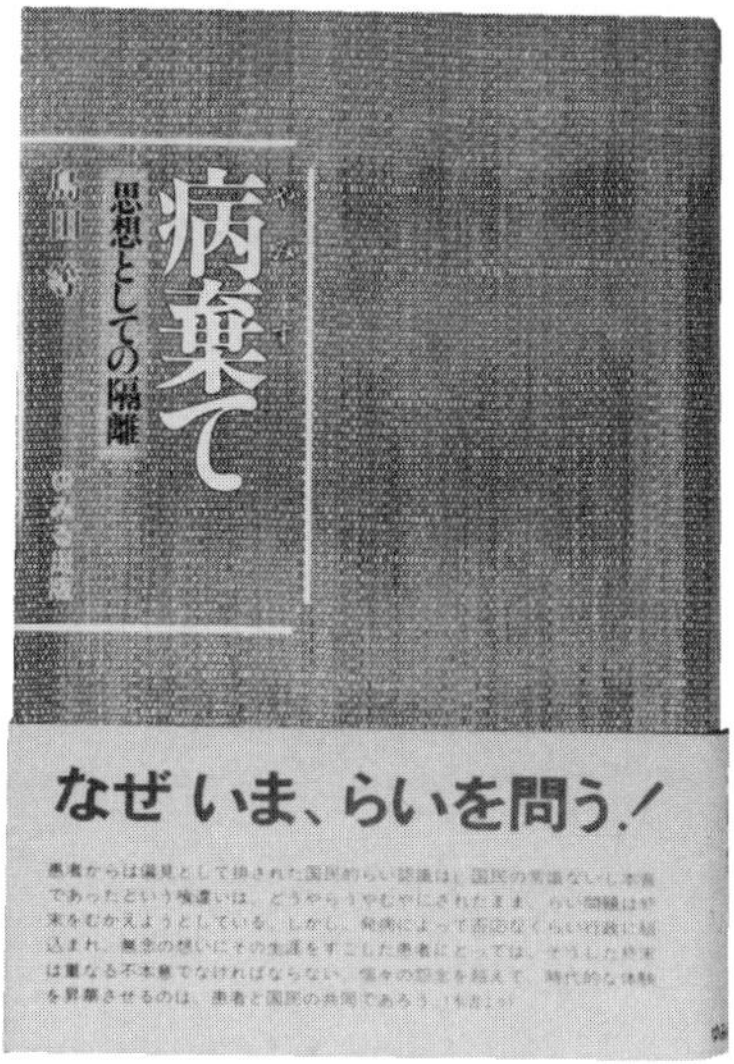

▲『病棄て』（1985年12月）

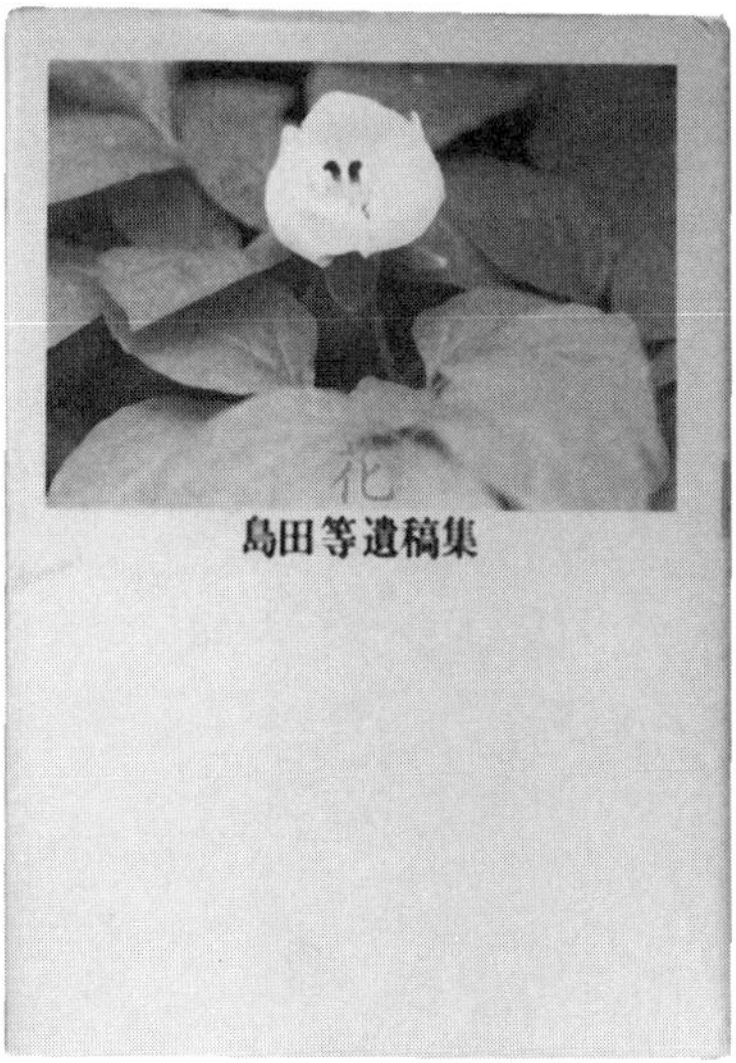

▲『花』（1996年４月）

朝鮮ハンセン病史——日本植民地下の小鹿島《ソロクト》

I

隔離政策の展開

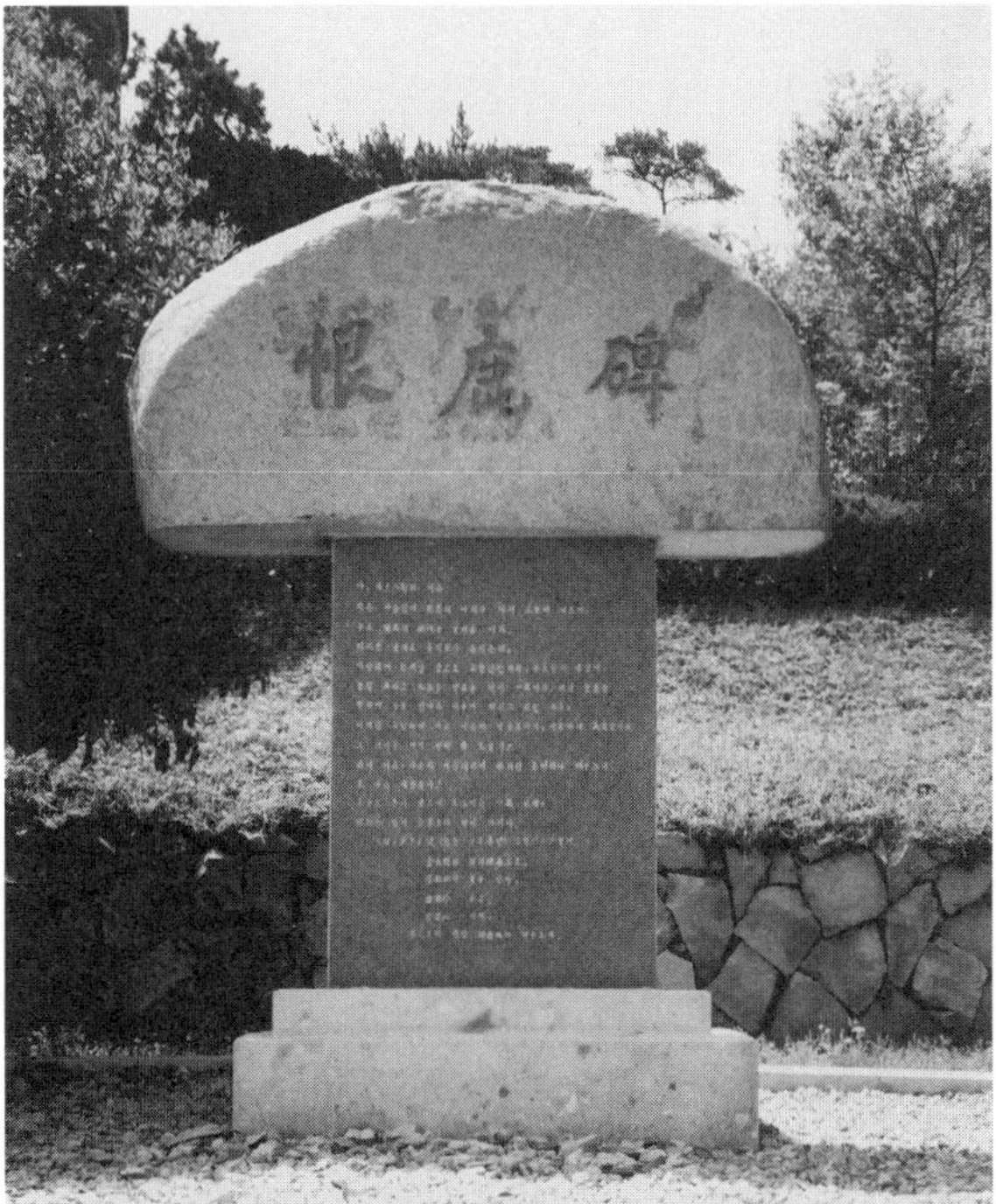

▲国立小鹿島病院の萬霊塔（納骨堂）前に1991年に建てられた「恨鹿碑」。

1　朝鮮総督府「癩」政策の究明の視点

一九九四年の初秋、私は「財団法人・友邦協会」の資料を閲覧するため、東京の目白にある学習院大学東洋文化研究所を訪ねた。財団法人・友邦協会は一九五〇年秋、元朝鮮総督府殖産局長、穂積真六郎の提唱により、日本による朝鮮統治の資料保存のため、その関係文献資料の調査・収集及び保存を目的として設立された。収集された資料約五七〇〇点は現在、同研究所に委託され保管されている。在朝日本人の朝鮮統治の歴史を調べるために、私は、学習院大学東洋文化研究所で、『「友邦協会・中央日韓協会」文庫資料目録』（一九八五年発行）を繰っていると、*友邦シリーズ・第九号として萩原彦三編『朝鮮の救癩事業と小鹿島更生園』（一九六七年一〇月発行）という冊子が目にとまった。五〇ページばかりの冊子である。東洋文化研究所の職員に頼んで、同冊子を書庫から出してもらい閲覧した。その冊子の冒頭は、次のような書き出しで始まっていた。

> 本題「朝鮮の救癩事業と小鹿島更生園」は、その人間愛と規模の雄大さにおいて世界の視聴をあつめ、わが朝鮮統治の本質を表徴する善政として讃えられた、総督統治の誇るべき遺業である。

そして、小鹿島更生園の設立及び運営に直接関与した吉岡貞蔵（当時全羅南道衛生課長）、斎

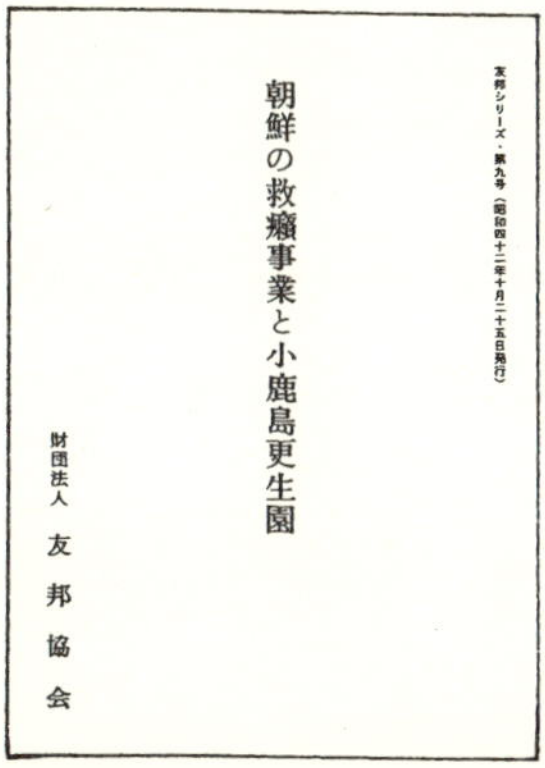
友邦シリーズ・第九号（昭和四十二年十月二十五日発行）

朝鮮の救癩事業と小鹿島更生園

財団法人　友邦協会

＊萩原彦三編『朝鮮の救癩事業と小鹿島更生園』（財団法人友邦協会、一九六七年）

藤岩蔵（当時全羅南道財務部長）、吉崎達美（当時更生園庶務課長）の三人が執筆、「朝鮮の救癩事業について」を萩原彦三（咸鏡南道知事など歴任）が記述している。

この冊子をみて、小鹿島更生園を訪れ、私自身の目を通して朝鮮総督府の朝鮮人ハンセン病患者の生活や医療の実態を知ろうと思った。そして、その翌年、九五年の三月と四月、二度にわたって全羅南道南瑞の国立小鹿島病院を訪ねた。小鹿島を見聞したことは、大阪人権歴史資料館（現・大阪人権博物館）の機関誌『季刊・リバティ』第十一号（一九九五年九月発行）に「韓国のハンセン病の島・小鹿島を訪ねて――もうひとつの植民地支配――」として発表した。

小鹿島で私が見たものは、朝鮮人ハンセン病患者に対する日本統治者の残虐性・非人間性の施策と行為の数々であり、癒し難い植民地支配の爪痕であった。六〇〇〇人を越す小鹿島へ強制隔離収容されたハンセン病患者に対し、撲殺と飢えと、処罰としての断種（精輪管切除）手術は日常化していた。私は、日本統治下の小鹿島「癩」療養所に隔離収容された犠牲者の人びとに対して、日本政府は公的謝罪と賠償が必要であると感じるようになった。私が、いままでもっていた自民族・自国民中心意識を恥じた。

一九九八年七月三一日に熊本地裁に一三名が、「らい予防法」人権侵害の国家賠償請求訴訟を提訴して以来、約二年間で、熊本地裁に四三四名、東京地裁に九三名、岡山地裁に二二名、原告数は全国であわせて五四九名にのぼっている（二〇〇〇年六月二〇日現在）。私も昨秋から、非力ながら原告らを支援するため、国のハンセン病政策の誤まりを示す資料や小論などを出版し、また、熊本地裁や岡山地裁の裁判の傍聴をつづけている。その度に思い出すのは、一九九七年一二月九日午前一〇時に、小鹿島病院の障害者棟の一室で見た老人の股間の痛々しい断種の傷跡のことである。

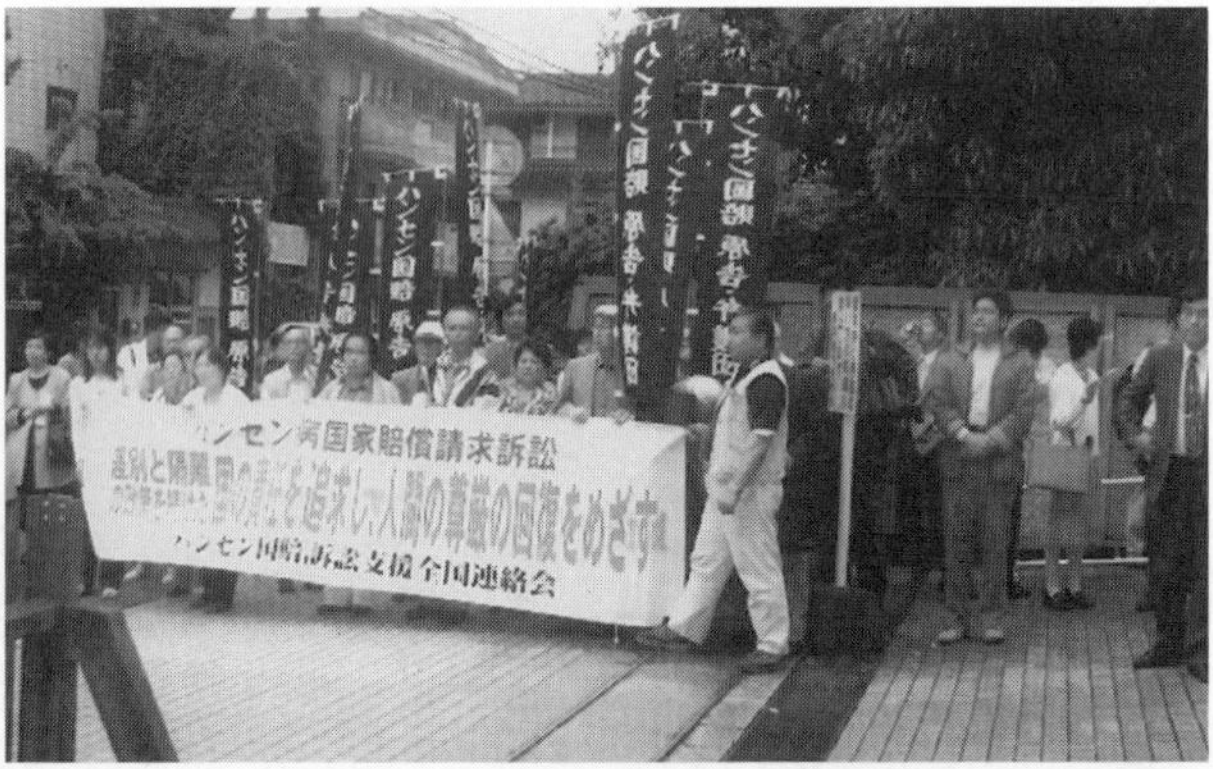
ンセン病国家賠償請求訴訟
人間の尊厳の回復をめざす

▶熊本地裁前のハンセン病国家賠償請求訴訟原告団（二〇〇〇年五月　筆者撮影）

私が最初にワゼクトミーの傷跡を見たのは、韓国全羅南道の南端にある国立小鹿島病院を訪れた時である。ＴＢＳ（東京放送）筑紫哲也の「ニュース２３」の特別番組「もう一つの強制不妊――韓国・植民地での強制断種――」の取材協力のため、国立小鹿島病院に行き、日本統治時代に「断種」を受けた人びとを尋ねた時だった。ＴＢＳのカメラマンやディレクターを屋外で待たせておいて、通訳を依頼した李さんと二人で障害者病棟の当時七〇歳の老人の部屋を訪れ、取材のため予定されていた部屋へ連れ立って行った時のこと。老人はまったく失明していたのだが、部屋に入るなりパジ（朝鮮式ズボン）とパンズを脱いで、股間の断種の傷跡を日本人の私に見せるのであった。肌は驚くほど白かった。陰嚢のうしろの部分に横長に二、三センチほどの「みにくい」傷跡があった。あれは、手術台で正式に医者がメスで執刀した傷跡ではない。一瞬の出来事だったので、私は茫然として、それを見た。通訳の李さんを通じて、老人にパジを穿くようお願いした。

そのあと、ＴＢＳのカメラマンやディレクターを屋内に入れ、聞き取りや撮影を行なった。私は、その老人の掌をたゞ握っているだけだった。その場面の一部は、ＴＢＳ系統のテレビ局を通じて、九七年一二月二二日の夜、全国に放映された。

老人は、一三歳のとき、薪用にと無断で木の小枝を切ったというだけで、処罰として断種手術を受けた。同年一二月九日　午前一〇時〇二分から一〇時二〇分までの小鹿島でのインタビューの一部である（本書の「補考1」で全文掲載する）。

私は断種手術を一九四一年に受けましたが、断種は四一年から始まったのではなくて、その前からです。そして佐藤院長（首席看護長―筆者）のときには、あまりのひもじさと重労働と過酷な扱いのせいで脱走する人が出ました。脱走してつかまるともう有無を言わさずに断種手術です。

また、他にも院内で反日的だとか、反抗的だとか決めつけられれば断種です。それから院内で盗み等の事件が起こったら断種。断種ということがはじまると小鹿島では、男女の営みをしたりすれば有無を言わさず断種手術が加えられるようになりました。

何故、断種などをするようになったかというと、ドイツで癩病患者などにそれをする法律があったでしょう。だから日本政府も「癩患者には全く治る見込みはない。子供を産んだって、カラスの子はカラスだし、山犬の子は山犬になるのだ」という考えで、患者が子供を持つことが出来ないようにしてしまったのです。

断種なんて本当に残虐なやり方です。あー、全く何とも口にはいえません。時代の過ちだったというにも。考えるほど憤りを感じるし、悔しくて、私の国、韓国という母国で、一体どうしてあんなひどい目に合わなければならなかったのか。

ハンセン病患者も世界のあちこちでちゃんと暮らしていて、患者の息子や娘たちも元気に育っています。病気「ハンセン病」にもならずに。私は子供をつくれる体に戻れない。たとえ、〝対馬〟を私にくれたって、私は子供一人つくることも出来ません。この年齢（とし）になって、この恐怖（こわさ）を噛みしめて生きていますが、もし、私が神を信じていなかったら、自殺していたかも知れません。病にかかり、そんな手術までされて患者たちはこの世を去りました。もう、ほとんどの人が世を去りました。私は幼くして入所して、患者のうちでは若かったから今までいますけれど、断種の経緯はこんなことでした。

日本統治下の小鹿島更生園では、一九三六年四月には、従来の夫婦患者別居の規則を改め「内地の如く」夫婦同居を許可したが、その条件として男性患者の精管切除手術（「断種」）を施した。小鹿島更生園『昭和十六年年報』によると、一九四〇年末現在の夫婦同居者は

*

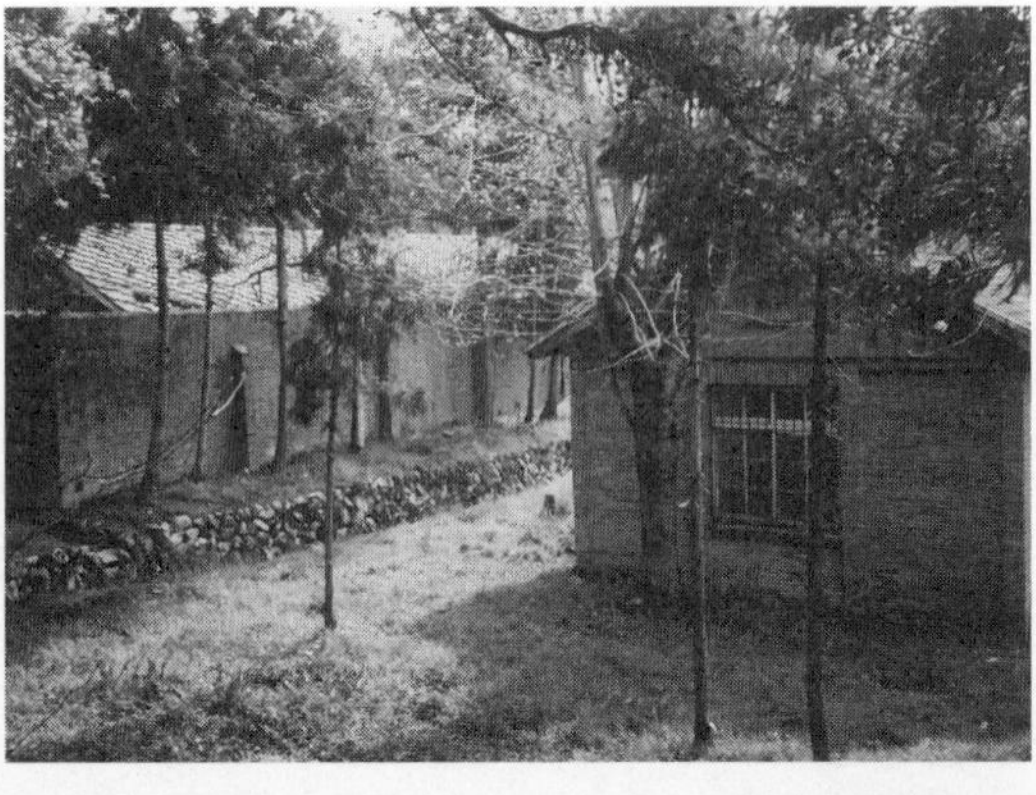

▶右の建物が「解剖室と遺体安置室」で「断種」が行なわれた。隣接して、高い壁のある左の建物が「監禁所」である。

八四〇組に及んでいる（この事実は、一九九七年一一月七日付『毎日新聞』で報道された）。

患者の「断種」は、職員に反抗する者や逃亡する者などに対して、処罰としても行われた。同島には日本統治時代につくられた赤レンガ造りの監禁所*や、刑務所の建物が残されているが、監禁所の建物に隣接して「解剖室と遺体安置室」があり、遺体安置室には「断種台」が置かれている。老人は、一三歳の少年とき、看護手の執刀で処罰としての「断種」が行われたのであろう。

今から六年前の九四年、私は分厚い『朝鮮総督府官報』全一四二巻（ソウル・亞細亞文化社）を繰りながら、一〇万人にも及ぶ日本植民地支配下朝鮮での「行旅死亡者」と書き記された記載欄を、「過去帳」を見る思いで調べていた。調べた一九一六、二八、三三、三八、四〇、四四年の六年間だけでも、二四〇人の「癩、癩患者」と行政により『官報』に記載されていた。二四〇名の「癩、癩患者」死亡者の記載個所を複写し、切り抜いて一枚、一枚台紙に貼りながら、それは「位牌」を並べているような思いだった。

日本各地のハンセン病療養所には、納骨堂が建てられている。小鹿島更生園にも巨大な納骨堂が建てられ、島では萬霊堂（俗に恨鹿堂《ハンノクタン》**）と呼ばれており、その中には、癩患者の遺骨が納められた小さな骨壷や、木箱（朝鮮の場合）が並べられ、名前、死亡年月日などが書かれている。しかし、『朝鮮総督府官報』に載って各地に仮埋葬された行旅死亡者の癩患者たちは、仮埋葬のまま、その地に眠っているのではあるまいか。

ここでいう「行旅死亡者」とは「行き倒れて死亡者の引きとるものがない者」に限られ、あくまで総督府の憲兵、警察等の行政が把握した範囲である。日本植民地支配下朝鮮で、浮浪・乞食をし、あるいは人身売買されて娼妓、酌婦などにならざるを得なかった朝鮮人

**

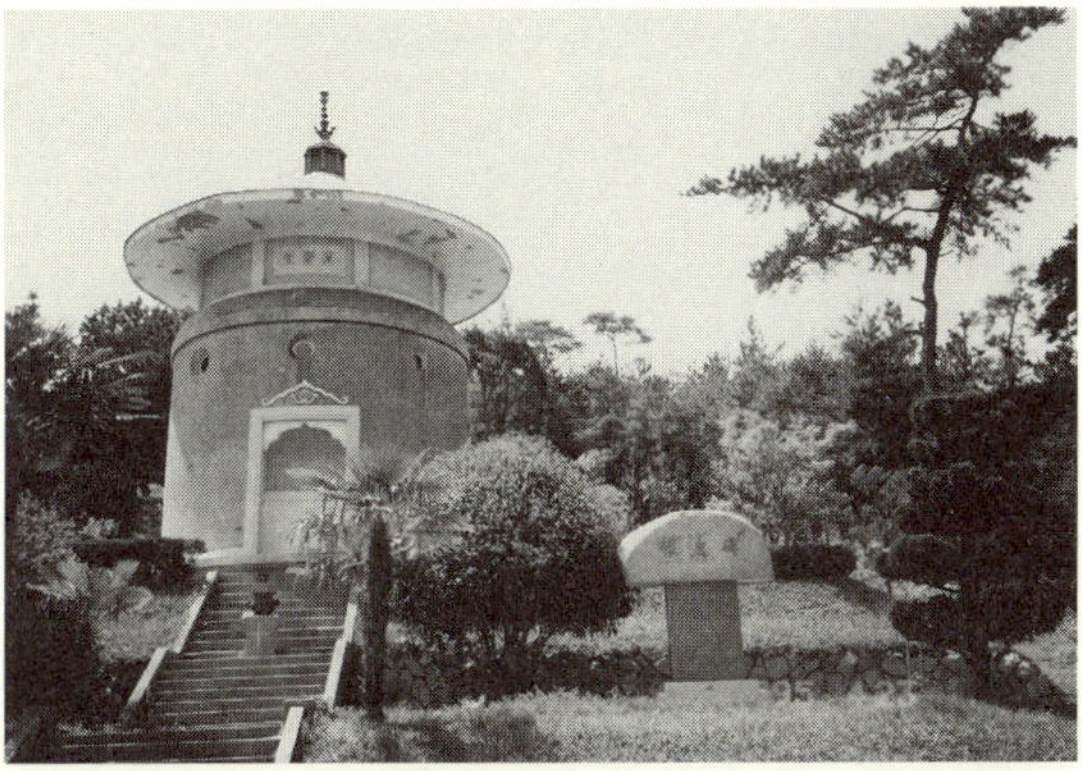

▶小鹿島の萬霊堂（俗に恨鹿堂《ハンノクタン》）。一九三七年一〇月一五日に竣工（一九九五年四月筆者撮影）。

が多数生み出される社会的背景は、そこにあった。姜萬吉著『日帝時代貧民生活史研究』(創作社　一九八七年)などには、そうした貧民となった人たちの生活が詳しく叙述されている。そうした生活の窮乏が、日本植民地下の時代、朝鮮人ハンセン病の発病者を激増させた。

癩患者の「行旅死亡者」の記載数は、調査した年の六か年で二四〇名であり、そのうち、「餓死、営養不良、凍死、自殺」は八四名（三四・六％）に及んでいる。私は歴史研究の論文を書くという目的で、研究を始め、行旅死亡者の「死因」を類型化し、数字化していることに後ろめたさを感じていた。本当は、一人ひとりの死の意味を『官報』の記載をとおして、再解釈し、見つめ直さなければならないように思った。

私は「日本植民地支配下の朝鮮人の癩患者」のことも、「小鹿島」のことも、かなり前から知っていた。しかし、それを歴史や社会科学の研究、教育の場の課題にしようとはしなかった。「日本軍性奴隷（「慰安婦」）」問題の場合と同じく、それを日本の植民地支配、侵略戦争の責任として、深刻に把えることが出来なかった。一研究者、一教育者として私の「戦争責任」は免れないし、被害を受けた朝鮮の人びとにお詫びしたいと思う。

尹健次《ユンコオンチャ》さんが指摘しているように、これは私のもつ「自民族中心主義」「アジア(朝鮮)についての認識の弱さ」などからくる結果である。「政治主義的」、「社会運動的」な視点に偏り過ぎ、苛酷な生き方を強いられ、非人間的に扱われてきた朝鮮人のハンセン病患者そのものを、無視ないし軽視していたのではなかったかと反省している。

一九九九年秋から、ハンセン病国家賠償請求の公判に一支援者として関わってきたが、その思いは、ますます強くなっている。

小論は、「癩」、「癩患者」という言葉を叙述し、資料引用にも「癩」、「癩患者」を使用して「ハンセン病」という語に書き替えない場合もある。「癩」という言葉に含まれた意味の苛酷さ、「不治の病」、「恐ろしい伝染病」などの負のイメージが付随している「癩」の語を「ハンセン病」と置き換えようと、はじめは考えたこともあったが、歴史的用語として使う場合は「癩」で通している。むしろ、「癩」という重さを考えると、言葉をかえることで自分の気持を「軽く」させることは、過ちだと思ったからである。ご批判いただきたい。

昔熊蘇と三韓とは連絡してゐたと云はれ、朝鮮の全羅南北道と慶尚南北道とはその三韓と最も関係が深いのでありますが、日本から輸出したのか三韓から輸入したかと考へて見たのです。昔から日本と朝鮮との交通は相当頻繁で、陶器や開墾に可成りな朝鮮人が入り込んで居り熊本、鹿児島地方もさうであります。加藤清正が三韓征伐で朝鮮の王子を虜にしたこともありますが、現今も全羅南北道から日本に来てゐる患者は相当であります。

目下一〇人の収容があるとその内一人は朝鮮人の割合ですが実に大問題であります。現在日本では患者一〇〇人を超す県は愛知、熊本、兵庫、宮崎、鹿児島など数指を屈するに過ぎないのに、鮮人がどんどん入つて来てゐることは厚生省も考へていただきたい。昔からのことを考へますのに、日本は輸入国であつて決して輸出国でないと考へます。

朝鮮人の癩患者に対する対策を考へていただく様厚生省に建議致し度く思ひます（一〇二ページ）。

これは、一九四九年三月六日に長島愛生園において「癩病理講習会」が開催されたとき、光田健輔の講演内容である（光田健輔『癩に関する論文、第三輯』長濤会、一九五〇年）。光田は、「加藤清正が三韓征伐で」とか、「鮮人」とかいう「差別語」を連ねているだけではない。「朝鮮人の癩患者に対する対策を考へていただく様厚生省に建議致し度く思ひます」というように、朝鮮人ハンセン病患者に対する特別の対策強化を厚生省に建議している。

この非科学的な講演の二年八か月後の一九五一年十一月八日、第十二回国会参議院厚生委員会で光田は、次のような証言をしている。いわゆる「三園長の国会証言」*である。

○参考人（光田健輔君）……そのほか癩予防の参考になることは、私はかねてから朝鮮人の内地移動の問題（中略）朝鮮の全羅南北道と慶尚南北道、この四道において癩の巣窟があるのであります。そこには、ウイルソンの話によるというと二万五千人の癩患者がいるということであります。それが頻りに子供を生み、そしてその子供が癩にかかるというようなことで、内地においては二千とか三千くらいまだ癩患者があるというのですが、朝鮮には二万有余のものが内地の近い所に巣窟を作つているのであります。この問題を如何にするかということについて私はかねてから非常に憂慮している者でございまして、一昨年に見ましたときには全国の十ヵ所の療養所で四百五十人ほど入つていた。

（中略）

全羅南道の高興郡の小鹿という所に元六千人の収容所を建てておりましたのでありますが、それがやはり日本の管理下にあるときには六千人充実いたしておりましたけれども、……小鹿島の状況なんかをよく観察して、そしてそこに日本の力を加えてやる、或いは国際連合の力を加えて、そうして元通りに復興さしてやるというようなことが必要ではないかと考えます。（中略）

朝鮮でもインドでも行くというと、癩患者が赤ん坊を抱いているのがたくさんあるのです。コロニーといつて、そこへ遍路が行きますとそこですぐ子供が……男女やつて来て子供が生れる。（中略）優生手術を施すようなことを一つやつたらよかろうということでまあ忠告はしておるのですけれども、これも併し貞明皇后様のその癩を予防する、治療よりも予防というその御趣旨を奉戴してそういうようなことを世界各国に宣伝する必要があると思うのです。

＊　厚生委員会会議録第十号

昭和二十六年十一月八日【参議院】

昭和二十六年十一月八日（木曜日）午前十一時二十五分開会

出席者は左の通り。

委員長　梅津錦一君

理事　長島銀蔵君　井上なつゑ君　有馬英二君

委員　上原正吉君　大谷瑩潤君　中山壽彦君　河崎ナツ君　山下義信君　常岡一郎君　谷口弥三郎君

事務局側
常任委員会専門員　草間弘司君

説明員
厚生省医務局長　阿部敏雄君
労働省労働基準局監督課長　堀秀夫君
労働省職業安定局雇用安定課長　富山次郎君

参考人
癩学会長、国立療養所多磨全生園長　林芳信君
国立予防衛生研究所長　小林六造君
国立療養所長島愛生園長　光田健輔君
国立療養所熊本恵楓園長　宮崎松記君
名古屋大学教授　久野寧君

「朝鮮人とライ患者」についての、この光田国会証言には大きく分ければ二つの問題がある。第一の問題は、前述した友邦シリーズ・第九号『朝鮮の救癩事業と小鹿島更生園』を書いた朝鮮総督府官僚であった萩原彦三たちの主張と同一線上にあることである。つまり日本統治下の小鹿島更生園を「朝鮮統治の本質を表徴する善政」とし、「総督統治の誇るべき遺業」としてとらえ、その復興の必要を提言していることである。

光田は戦前・戦中に、小鹿島更生園へ行き、「朝鮮の癩と小鹿島更生園」に関して何篇かの文章を書いているが、「光田国会証言」は戦前・戦中の主張の繰り返しであった。

「間違った日本のライの行政施策が強力に行なわれた朝鮮」といった反省と謝罪を光田健輔は死去する（一九六四年五月）まで持つことはなかった。光田健輔に問われるものは、小鹿島の赤レンガ造りの建物や収容患者数の多さではなく、隔離収容された朝鮮人のハンセン病患者がどのような「保護と治療」を受けてきたかを医師の目でたしかめることではなかったか。

光田が「救癩の旗印を掲げて隔離を最善と信じ、そこに生涯を賭けた人」（一九九五年四月二二日の「らい予防法」についての日本らい学会の見解）であったとしても、小鹿島をはじめ朝鮮全土で繰り拡げられた無惨さを黙視することは、長きにわたり植民地支配・統治をしてきた日本人として許されることではなかろう。

その光田健輔を一九五一年一一月三日の文化の日に、日本政府は「救癩の父」とし、文化勲章をおくった。光田らの国会証言を掲載した「参議院厚生委員会会議録」はだれでも見られたし、なによりも当時の「らい予防法」の改正のため審議をしていた参議院厚生委員会の委員や理事は参考人として呼んだ光田らの証言の影響を受けたはずである。

○参考人（光田健輔君）　朝鮮の全羅南北道と慶尚南北道、この四道において癩の巣窟があるのであります。そこには、ウイルソンの話によるというと二万五千人の癩患者がいるということであります。それが頻りに子供を生み、そしてその子供が癩にかかるというようなことで、内地においては二千とか三千くらいまだ癩患者があるというのですが、朝鮮には二万有余のものが内地の近い所に巣窟を作っているのであります。　（中略）

今年の六月頃又調べましたところが、全国の十カ所の療養所に五百人の患者が入っている。この頃又収容を始めますというと十人の中に一人なり二人の朝鮮の患者が入っている。これはやはりみんな調べて見ますというと、その本籍地は四つの朝鮮の南の道であります。これは予防上非常に注意すべきことでありまして、御承知のごとく、全羅南道の高興郡の小鹿という所に元六千人の収容所を建てておりましたのでありますが、それがやはり日本の管理下にあるときには六千人充実いたしておりましたけれども、今はどういうふうな状況になっているか私どもはよく知ることができません。こういうような収容施設にやはり六千人おれば、その中の三百人とか四百人というようなものは毎年死ぬのでありますから、その後に朝鮮にいるところの患者を入れるように、日本の総督時代にはそういうふうになっておりましたけれども、

光田の国会証言のあった年から数えて五〇年後の今日、日本植民地下の小鹿島更生園で行った隔離政策や、朝鮮人ハンセン病患者に対する光田の「妄言」について、その責任を問う論議は、日本では殆んどなされていない。この小論が、この問題を究明する上での糸口になればと、考えている。

「これにたいし、もし、わたくしたち日本の民衆が何もなさずに許したなら、わたくしたちは『不作為の作為』によって再び共犯者となることであろう。振り返ってみると、戦後の日本人は『被害者』意識にどっぷりつかって、『加害』の事実を直視せずにきた。被害を与えられた国々・地域の民衆にたいし、賠償責任があることさえ長らく考えずにやってきたのである」という鈴木裕子さんの言葉（『戦争責任とジェンダー』未來社、一九九七年、一一四ページ）を、重く受けとめたいと思う。

「朝鮮人とハンセン病患者」についての国会に於ける光田証言の第二の問題点は、「一番私どもが困ることは、朝鮮の癩患者が日本の放浪者の代わりをしておつて、これが盛んに（ハンセン病を—筆者）内地に伝播せしめておる」と、事実に基づかない、根拠のない内容の証言をし、朝鮮人ハンセン病患者にたいする嫌悪と恐怖の感情を日本人のなかに広めたことである。

『病棄て——思想としての隔離』などの著者で知られる島田等（一九二六〜九五年）は、「なされなければならない作業の始まり——藤野豊『日本ファシズムと医療』を読んで——」という書評のなかで、次のような指摘をしている（島田等遺稿集『花』手帖社、一九九六年）。

著者は本書の「総括と展望」の中で、今後の研究課題の一つとして、当時の植民地、占領地の実態究明をあげていられる。朝鮮の小鹿島更生園では、内地の所長会議がたびたび要望しながら実現できなかった刑務所を、早くから設置していた。この一事からも現地の患者たちがどんな処遇をうけていたか推察されよう。課題の実現は困難が予想されるが、その究明が待望される（一三三ページ）。

島田は二一歳のときの一九四七年九月九日、三重県から長島愛生園へハンセン病患者として入所し、九五年一〇月二〇日、愛生園の病室ですい臓がんのため死去した。末期がんで痩せ細った体には、一切の延命処置器具は彼の強い意向によって、酸素吸入器までつけられていなかった。枕元には社会運動関係の新聞やパンフが、読みかけのまま置かれていた（私の見た島田等さん、九月九日のこと）。

医療の場では昔から医療者は強者であった。とくに医師はそうであった。医療の場で強者が関心を持つのは病気であって病人ではない。……ハンセン（らい）病は、医療者の関心が病人でなく病気であった極端なケースであった。一つの疾病にたいして、一国の政策が確立強化されていく過程で、医療者の意志、それも個の医療者の意思が一面的に貫かれたまれなケースであった。……日本のハンセン病対策の基本は隔離であった（島田等「『隔離』（徳永進）の方法」、『解放教育』第一七四号、九ページ、一九八三年一二月）。

島田さんは九月九日、長島愛生国の治療センター二階の病室で、見舞いに行った私の手を握って、「朝鮮のライの研究をつづけてください。その資料のスクラップなどは、双見《ふたみ》さんを通して、愛生園の神谷書庫に入れておいたので、それを使ってつづけてください」と言われた。末期ガンの死の床で、私にたいしての、島田さんの最後のことばである。

その四〇日後の一九九五年一〇月二〇日の夕方、島田さんは若者たちに手を握られて、永眠した。島田等さんへの約束を私は、まだ果たしていない。

2 草創期の小鹿島慈恵医院
――初代院長蟻川亨の時代――

一九三〇年一二月三〇日から六日間、光田健輔全生病院長より朝鮮のハンセン病事情の視察を命じられた同院医員の林文雄（一九〇〇〜四七）は、大晦日《おおみそか》の朝を朝鮮の南海の閑麗水道を走る昌福丸船上でむかえた。林は、東京府下東村山村の全生病院の同僚である藤田工三・宮川豊・塩沼英之助・田尻敢の四人にあてて、次のようなハガキを書き送っている。*


一九三〇年一二月三一日、午前八時。

目が醒めていそいで甲板に昇る。昨夜の暗きは消え去って緑の海が波を躍らせて居る。

切り立った様な朝鮮海岸の岩、島が赤いはだを旭に照りかへして居る。東を見ると今、水平線上に真赤な太陽が躍り出た処だ。

二等室は自分一人。航海開きの満艦飾である。九時半には麗水港に着くと云ふ。ウイルソンには電報を打ってある。


林文雄は大晦日の夜をウイルソン院長のいる順天《スンチョン》でおくり、元旦の朝、ウイルソンに見送られ自動車を駆って桟橋《バッキョオ》、高興《コフン》を経て鹿洞《ノクトン》に至り、小鹿島《ソロクト》へ渡った。林は『日本MTL』

*

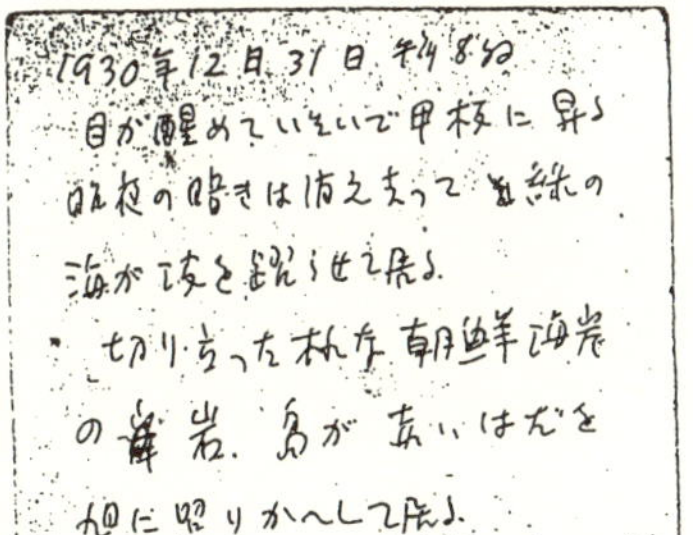
1930年12月31日 午前8時
目が醒めていそいで甲板に昇る
昨夜の暗きは消え去って 緑の
海が波を躍らせて居る
切り立った様な朝鮮海岸
の岩、島が赤いはだを
旭に照りかへして居る
東を見ると今、水平線上に真赤
な太陽が躍り出た処だ。
二等室は自分一人。航海開き
の満艦飾である 九時半に
は麗水港に着くと云ふ
ウイルソンには電報を打ってある

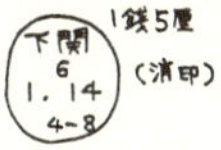

▶朝鮮・昌福丸にて林文雄より全生病院・塩沼英之助など宛のハガキ（一九三〇年一二月）

第二十輯（一九三二年一〇月）の「忘れ得ぬ兄弟、小鹿島を訪ねて」のなかで、次のように書いている。

矢澤（俊一郎）院長宅の新年宴会の真中にリユツクサツクをかついで飛込んで相済まなく思つた。こゝは地勢の関係上南北二つに病舎が分かれてゐる。官舎はその間の高台にある。北が前からの大きい方で五五〇人の病者が居た。南は新らしく拡張した方で二百人位しか居ない。

この七五〇人の病者の中に二人の内地人が居た。一人は北の療養地に一人は南に居る。北のをNと云ひ、南のをM（三井輝一）と云ふ。

収容患者が六〇〇〇人にもふくれあがった四代目園長の周防正季の小鹿島更生園、ハンセン病療養所のときと違って、この期の小鹿島慈恵医院は草創期の面影をいまだに残していた。ところで、小鹿島慈恵医院はいつ、どのような意図で朝鮮の全羅南道南端の島に創設されたのであろうか。

朝鮮総督府の衛生顧問（嘱託）としてのハンセン病対策に大きな役割を果たしたのは山根正次である。

『愛生』誌の一九四〇年一〇月号は、光田健輔園長の「殿山・山根正次先生を憶う」の記事を掲載している（『光田健輔と日本のらい予防事業』一九五八年、藤楓協会編輯兼発行、四三六ページ）。そのなかで、光田園長は次のように述べている。

山根先生は青山、賀古、森諸先生と同じく東大明治拾五年の卒業である。長州萩の出身であるから維新以来の先輩に知己が多かつた。……先生は伊藤、曽禰の両統監、寺内総督とも昵近《じっこん》（ママ）の間柄であつた。朝鮮の初期の衛生顧問として、明治の終りから大正五年迄朝鮮の衛生行政に貢献した。小鹿島選択当時大正四年頃は先生から島か陸かの話をされ、実地検分に芳賀軍医監や佐藤*氏などが向われた事を聞いたが、今日内地でも朝鮮でも先生の関心事であった癩予防の事業が、一大躍進を為した。……先生は六十九才で大正十四年八月二十九日東京落合で死なれてから、本年で丁度拾五周年となる。

山根正次は五年間、ヨーロッパとりわけ仏、伊、英の法医学を研究して帰国後、警視庁第三部長、警察医長として東京の衛生行政に当ったが、その後、官をやめて前後六回代議士となっている。その間、「癩予防法案」を帝国議会衆議院に提出する（一九〇六年）など、日本のハンセン病対策とハンセン病患者の隔離の必要性を強調、やがて一九〇七年の法律第一一号「癩予防ニ関スル件」として、四月一日より同法は施行、日本は「国策」としてハンセン病対策が開始された。

山根は、光田園長が述べているように「朝鮮の初期の衛生顧問として、明治の終わりから大正五年迄」、朝鮮総督府嘱託という肩書で日本の植民地朝鮮の衛生行政に関与し、朝鮮人ハンセン病患者の隔離を目的とする施策の推進と施設の実現に尽力した。

一九一五年当時、朝鮮総督府医院長をしていたのは芳賀栄次郎**（一八六四年―一九五三）である。芳賀は陸軍軍医で一八八七年東京帝国大学医科大学を卒業後、直ちに陸軍に入り、一八八八年二等軍医に任ぜられ、一九一〇年には軍医総監に進み一九一四年後、朝鮮総督府医院長兼京城医学専門学校長となった。総督府医院長の前任者は藤田嗣章《ふじたつぐあき》（藤田も軍医総監であった）であり、後任者は赤痢菌の最初の発見者として知られる志賀潔《しがきよし》（一八七〇〜一九五

*佐藤剛蔵（一八八〇〜　？　）朝鮮総督府医院教官、同医院医務課長、一九一六年四月、京城医学専門学校教授などを歴任。

**

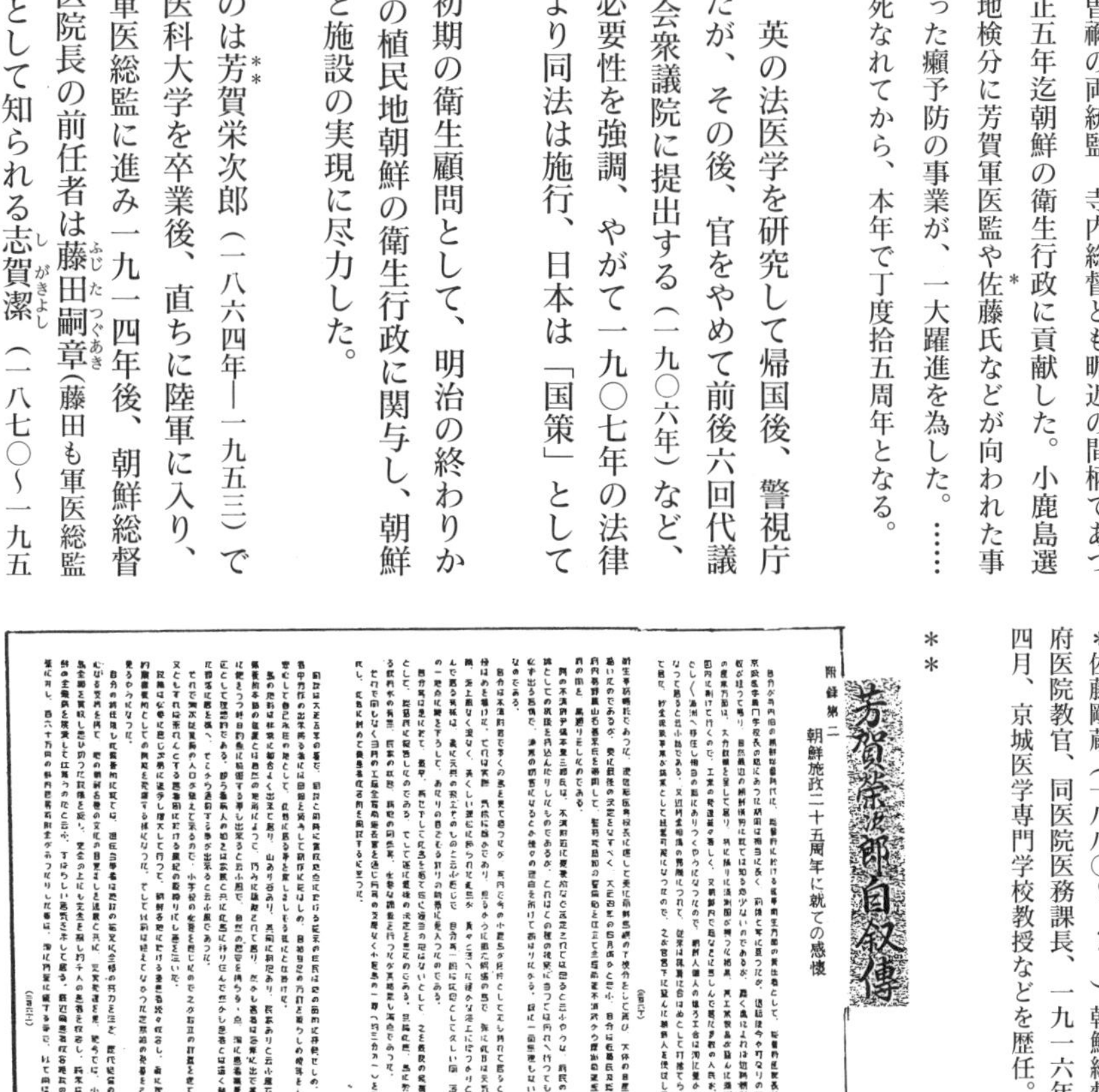
芳賀榮次郎自叙傳

附録第二

朝鮮施政二十五周年に就ての感懐

七年）である。

日本の近代医学は陸軍軍医総監であった森林太郎（鷗外）がそうであるように、ドイツに留学した軍医たちの影響が強い。また。初期の植民地（台湾・朝鮮）医療に軍医たちが果たした役割については、佐久間温己「初期の植民地医療における現役軍医の役割」（『日本医史学雑誌』第30巻第2号、一九八四年四月）で論じられている。佐久間温己さんのいうように、日本の植民地統治が「生命の安全と健康の増進を得させる医療衛生の充実にあり」「この原則は守られ、殊に医療の遅れた台湾・韓国でこの方面に努力が払われ、その大きな役割を現役軍医達が果したのである」との論旨には、軍医が植民地医療に携わったという事実は認めるが、その役割の評価については、私は同意することはできない。

総督府医院長・芳賀栄次郎は「自叙伝」として次のような文を書き残している。この『芳賀栄次郎自叙伝』（一九五〇年）は戦後に出版されたものであるが、この稿は一九三四年に起稿し、一九三五年に脱稿したものである。

「朝鮮施政二十五周年に就ての感懐――自分の記憶に新なるは小鹿島癩療養所開設の事である。もと朝鮮に於ける癩患者収容施設は、外人の手により国内二三の場所に置かれてはあつたが……頗る遺憾の点多かつたので、総督府としては、何処へか小規模ながらも完全な療養所を設けたかつたのである。それで理想としては之を気候温暖な南朝鮮地方、即ち慶尚南道あたりの沿岸島嶼の中に適地を得たいとの主旨から……当時総督府衛生事務嘱託であつた、現佐藤医専校長に嘱して」（二五三ページ）下検分をして貰い、大体の目星を着けた。最後の決定をなすべく、一九一五年四月ころ警務総監部の警備船を仕立て全羅南道木浦府から慶尚南道釜山府の間を、島廻りをして小鹿島をハンセン病患者収容所を開設の最良の候補地として、総督府に報告し遂に最後の決定を見たのだという。

芳賀がハンセン病患者収容所の設立地を下検分させたという佐藤剛蔵（一八八〇年生）の著書である『朝鮮医育史』（一九五六年）の「小鹿島癩療養所の開設」の項には、芳賀の文とはやや異にした内容が書かれている。

> 癩患者収容施設は大正五年（一九一六年）の春に開設されたが、その時は小鹿島慈恵医院といった。院長は蟻川亨という軍医で、私が平壌慈恵医院におった時に医官として平壌に赴任されて来た。（総督府）内務部第二課長であった大塚常三郎は私に癩患者の収容所は型だけでよい。世界に対して朝鮮総督府は癩患者の収容施設をやっているという程度で結構だから、そのつもりでおってくれと言われたが、宇垣総督の時代に本腰になりすばらしく拡充され終に小鹿島全島を買収して大規模なものになった。

ともあれ、一九一六年二月二四日朝鮮総督府令第七号を以て全羅南道小鹿島慈恵医院は創設せられ、同年三月全羅南道高興郡錦山面小鹿島の西端二九万九七〇〇坪（島の約六分の一）と民有家屋一〇棟（建坪八七坪）が買収された。同年七月一〇日*、初代院長に蟻川《ありかわ》亨《とおる》が任命された。蟻川は正六位勲五等で陸軍一等軍医（大尉相当）であった。

同年七月より工事が着手され、翌年一月本館外四七棟三八八坪（一二八〇平方メートル）が竣工し、ハンセン病患者一〇〇名を定員として各道より患者の収容が始まり、年末には九九名が収容された。以後、蟻川は「依願免」になる一九二一年六月六日までの四年一一か月の間、患者たちに対して植民地医療を強制したのである。

次に開設された小鹿島慈恵医院のようすとその特徴について述べてみたい。

(1) 植民地医療と患者に対する日本式生活様式の強制

*

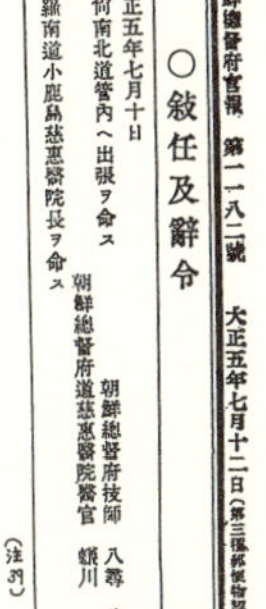
朝鮮總督府官報　第一一八二號　大正五年七月十二日（第三種郵便物認可）

○敍任及辭令

○大正五年七月十日
慶尙南北道管内へ出張ヲ命ス　朝鮮總督府技師　八尋生男
全羅南道小鹿島慈惠醫院長ヲ命ス　朝鮮總督府道慈惠醫院醫官　蟻川亨

（注37）

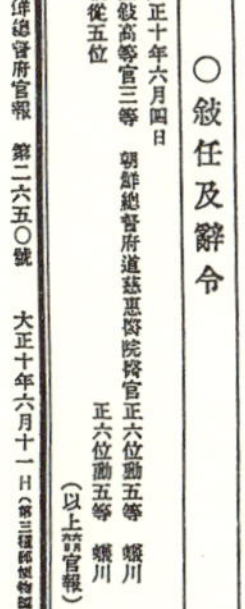
○敍任及辭令

○大正十年六月四日
陞敍高等官三等　朝鮮總督府道慈惠醫院醫官正六位勳五等　蟻川亨
敍從五位　正六位勳五等　蟻川亨

（以上官報）

朝鮮總督府官報　第二六五〇號　大正十年六月十一日（第三種郵便物認可）

『あゝ、70年――輝かしき、悲しみの小鹿島』（一九九三年）のなかで、沈田澯《シムジョンファン》さんは蟻川亨院長時代のことを、このように書いている（日本文に訳出した）。

治療所、職員官舎、事務本館、禮拝堂、浴場、炊事場、病舎等が竣工し、一九一七年五月一七日に開院式を挙行した。地方から強制募集されて来た約四〇名の患者をそれぞれ男女別に病舎に収容したのだが、日本式生活様式を押しつけ、男女問わず入院と同時に、着ていた韓国の服を脱がせ、それぞれ羽織、袴、帯、褌、下駄等に替えさせた。食事もお碗に箸をおき、たくわんを食べるようにし、神棚の前で柏手をうつようにした。韓国の生活習慣を身につけていた患者たちとしては、この日本式生活様式に、たいへん不便を感じた。(中略)夕方八時になれば、禁足令によって隣室との往来さえも許されなく、就寝前に毎度人員点呼があり、全文二六条からなる療養生活の『心得書』を月末に一回ずつ朗読または憶えなければならないといったように、統制が余りにもきつく、楽しむことの余暇が少なかった。家族との面会も制限され、帰郷のようなことは頭から考えることもできず……あまりにも厳格な統制に我慢できない患者たちが、少し緩和してくれることを蟻川院長に随時申し入れはしたが、院長は一笑に付し、依然と隙のない規制生活を強要した。*

禮拝堂のことについては、芳賀栄次郎談『毎日申報』の一九一七年五月三一日の記事**「小鹿島の別天地――すべての禍重患者九〇名の患者たちの感泣――」のなかでも次のように認めている。

病室のほかには禮拝堂も設置されていたが、ここには天照大神《あまてらすおおみかみ》と釈迦如来仏が奉られ、職員たちを始め患者の儀礼所となっていた。***

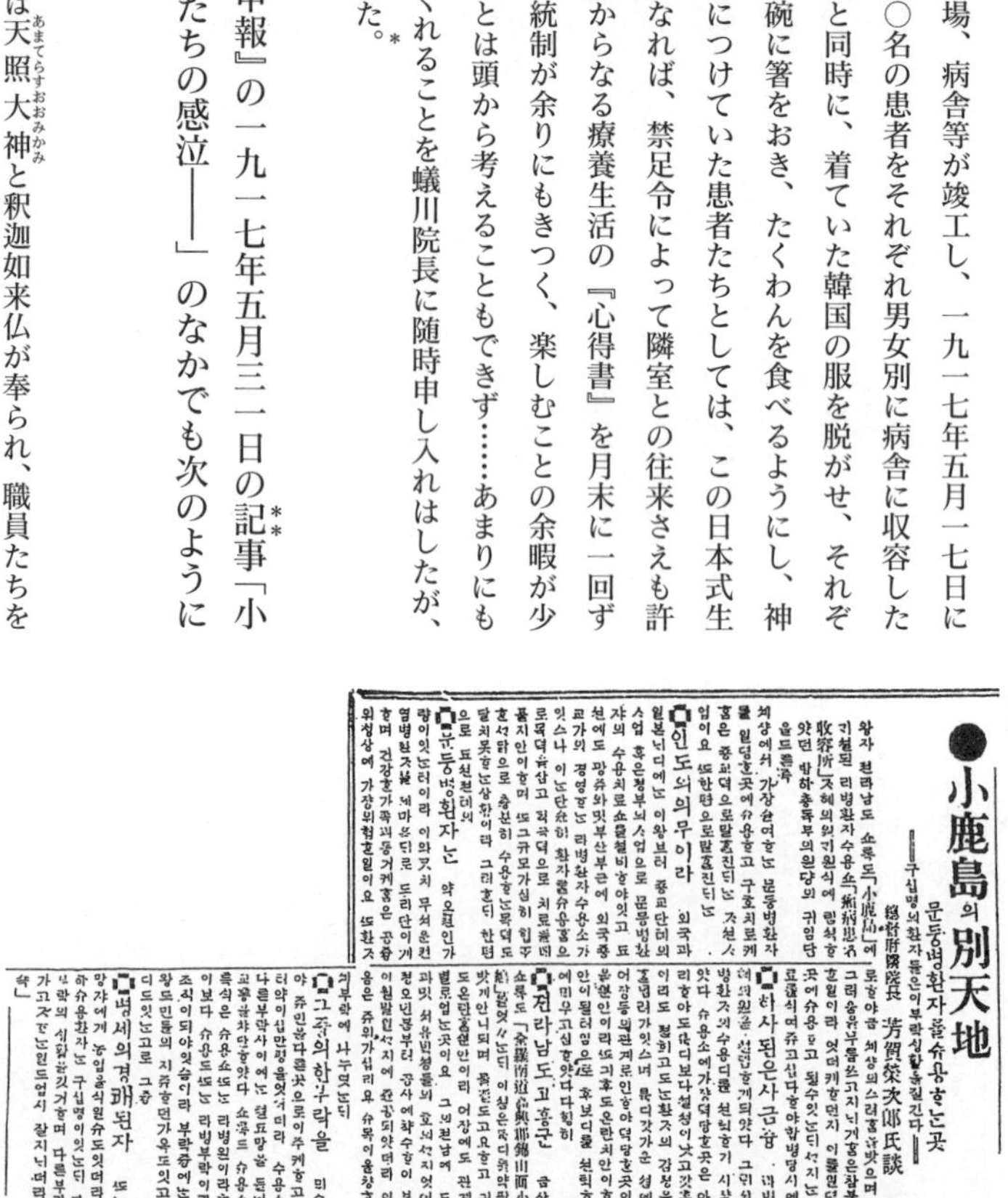
●小鹿島의 別天地
문둥병환자를수용하는곳
――구십명의환자들은이부락생활을질긴다――
總督府醫院長 芳賀榮次郎氏談
인도의의무이라
하사된은사금
전라남도고흥군
그중의한부락을
병세의경쾌된자

▶『毎日申報』（一九一七年五月三〇〜三一日の「朝鮮総督府医院長芳賀榮次郎談」

＊滝尾英二編著『小鹿島「癩」療養所と周防正季』広島青丘文庫（一九九六年）三ページ
＊＊
＊＊＊

医院の職員は蟻川院長の下に医員一名、書記一名、薬剤手一名、看護人四名があり（一九一七年五月現在）、治療に当たった。蟻川院長時代に、収容患者の死亡者数および死亡率がきわめて高かったことは、注目されてよい。

蟻川院長時代の一九一七～二一年の収容患者の死亡率が二代院長花井善吉時代（一九二二～二九年）の一・一％～三・一％に比べて、きわだって高いことがうかがわれよう。「進歩した治療を受けるので、その人たちはこの恩恵に感泣し……」という『毎日申報』への芳賀栄次郎総督府医院長談（一九一七年五月三一日）の虚言が、つぎの表で植民地医療の一つの本質を言いあらわしているといえよう。

〔表〕小鹿島慈恵医院の死亡患者数・死亡率

年次別	収容患者数	死亡患者数	死亡率
年	名	名	%
1917	99	26	26.26
1918	93	8	8.60
1919	96	7	7.29
1920	104	7	6.73
1921	134	8	5.97
1922	187	2	1.07
1923	223	5	2.24
1924	222	4	1.80
1925	276	5	1.81
1926	275	7	2.55
1927	271	7	2.99

(2)「文明国」日本を標榜するため欧米への見せかけのハンセン病療養所の開設、国家的

＊＊＊滝尾英二編著『日帝下朝鮮の「癩」政策と小鹿島に生きた人びと』広島青丘文庫（一九九五年）九一ページ。

体面への思惑。

朝鮮総督府内務部地方局第二課長大塚常三郎が、佐藤剛蔵に言ったという「癩患者の収容所は型だけでよい。世界に対して朝鮮総督府は癩患者の収容施設をやっているという程度で結構だから、そのつもりでおってくれ」の言葉が端的に、当時の総督府医務官僚の意向をあらわしている。こうした国家的体面への思惑は「一九三七年道警察部長希望事項」で述べた「京畿道」から「癩患者収容ノ件」でもいわれているように、総督府のハンセン病政策が個々の患者の病いと生活の悲惨から救済し、医療保護するものではなかったことは、明白である。

(小鹿島療養所ヘノ)本道ヨリノ収容ハ皆無ニシテ国際都市タル京城、仁川ノ如キ都市ヲ有スル本道トシテ甚ダ苦痛トスル所ナリ、就中京城府ノ如キハ朝鮮ニ於ケル政治、経済、文化ノ中心地ニシテ内地諸外国ヨリノ来往者繁ク鮮内地ノ諸都市トハ頗ル事情ヲ異ニスルモノアリテ同府内ニ於ケル癩患者ノ徘徊《はいかい》ハ単ニ保健衛生上ノ問題タルニ止ラス朝鮮統治ノ面目ニモ関スルニ付……*

日本統治下の朝鮮のハンセン病患者数は、その当時五千から一万五千名内外いると判断されていた。ところが、前掲の表でもわかるように、一九一七～一九二一年の小鹿島慈恵医院の収容患者数は、九三～一三四名を数えるを過ぎない。つまり、朝鮮のハンセン病患者数からみれば一％か二％である。「癩患者の収容所は型だけでよい」との朝鮮総督府の幹部官僚である大塚常三郎の意向は、みごとに具現化されていたのである。

(3)日本の植民地支配の維持・強化のために、欧米依存的なキリスト教「癩」療養所の排斥

＊『日帝下支配政策資料集』第七巻、高麗書林（一九九三年）四八〇ページ

このことを考えるうえで、『日本及日本人』第八二一号（一九二一年一一月号）に載った村田《むらた》正太《まさたか》（一八八四～一九七四）の「朝鮮に於ける救癩問題」（三二～三五ページ）の内容を検討したい。

村田正太の朝鮮のハンセン病政策の提言と植民地認識は日本の植民地支配の維持・強化のために、キリスト教医療宣教師の運営するハンセン病療養所を排斥・排除することであった。村田は東京帝国大学医学部を卒業すると、光田健輔の意見に従って東京伝染病研究所血清部に入り、ハンセン病者の血清研究にとりかかった。村田の「朝鮮に於ける救癩問題」の論文は東京伝染病研究所時代、朝鮮南部のハンセン病事情を視察後、一九二一年一一月号の『日本及日本人』に発表したものだった。小鹿島慈恵医院が開設された五年後に当たる。それは朝鮮近代史上最大の反日独立運動（一九一九年）の直後であり、朝鮮総督に斎藤実をむかえた総督府が民族運動の分断・弱体化をねらい、植民地支配の維持、強化を図った「文化政治」の始まった時期に当たる。

村田は朝鮮南部（彼は南鮮、さらに鮮人と差別的表記を使用している）を視察し、次のように主張している（三四～三五ページ）。

「……衛生、社会救済の方法としては普通の慈恵医院を主要の土地に新設することも結構な企で現在の民心の状態、特に対宣教師策としては最も必要な施設の一である。併しそれよりも更に急を要するは朝鮮に於ける救癩事業の徹底的実施である。これは単に癩が他の疾病よりも遙に同情に値すると云ふ丈けの理由には止らない。これには更に対外国宣教師策としての政治上重大なる理由が同時に存在する。

「此の鮮人を国民とする日本帝国――朝鮮総督府――が当然しなければならない仕事ではないか。（中略）外国人がやらうと云ふなら之にやらさうと云ふ。何と云ふ腑甲斐のない国だらう。国家の体面も何もあつたものでない。

「外国宣教師の人心収攬が如何に鮮人同化の上に悪影響を有するかに付ては最近多くの苦《にが》い経験を嘗めてゐながら僅かばかりの金を出惜み人心収攬には最も都合のいゝこの事業をしかもたえず注意人物視つゝあるこの種外国人宣教師達に提供し……。

「私はこの際、朝鮮に於ける対癩策を一定し外人委任は絶対に否認せられんことを斎藤総督に対して希望する。

村田正太が、この論文を発表した一九二一年の三月に、六尺ゆたかな長身の持主で、浅黒い顔に鼻長の一人の男が、愛知県技師から朝鮮総督府技師・京畿道衛生課長として赴任した。その人物・周防正季《すほうまさすえ》によって一九年後の植民地朝鮮「全羅南道の小鹿島」に、村田の師である光田健輔のいうように「多年外国人から愚弄視せられた我が国の救癩施設が朝鮮」*に、世界一、二の規模をもつハンセン病施設が実現する。収容患者数六〇〇〇名、建坪六二、三九〇平方メートル、刑務所併置の朝鮮総督府直轄の「救癩」施設である。そして村田が主張したように、外国人宣教師による朝鮮の三つのハンセン病療養所（麗水、大邱、釜山）は総督府によって廃園、閉鎖に追い込まれた。これは、村田正太にとっては「慶事」というべきことだったろう。

⑷小鹿島慈恵医院は、開設当初はハンセン病患者とともに、ハンセン病以外の診療もおこなっていたこと。

芳賀栄次郎総督府医院長が『毎日申報』（一九一七年五月三一日）で談話しているように「診療所は有毒地帯と無毒地帯の中間に置き、無毒地帯から普通の患者も診察を受けられるよ

＊光田健輔「小鹿島更生園参観」一九四〇年一〇月『愛生』（藤楓協会編『光田健輔と日本のらい予防事業』四三〇ページ）

うにしておいたので、近来にはこの島だけでなく、陸地から多くの患者が治療を受けにくるため、医院は常にたいへん忙しいのである」*という。患者地帯を「有毒地帯」と差別的に呼び、患者地帯と職員地帯との間に境界線を設け、出入口には更衣室を置いていた（巻末の小鹿島慈恵医院配置図）。右にいう総督府医院長の談話がどこまで事実かどうかわからないが、ある程度のハンセン病以外の地域診療はおこなっていたことは『官報』などの記述に照らして、明らかである。

三一独立運動（一九一九年）後に展開された「文化政治」の波濤は、ここ全羅南道小鹿島慈恵医院にもおし寄せてくる。「武断政治」下の蟻川亨院長にかわって、小鹿島慈恵医院に花井善吉（陸軍二等軍医正）が第二代院長として赴任してきた。一九二一年六月二三日のことである。

＊前掲『日帝下朝鮮の「癩」政策と小鹿島に生きた人びと』九一ページ

3 「文化政治」期の小鹿島慈恵医院
——第二代院長花井善吉の時代——

「拝啓。何日か前に、小鹿島《ソロクト》を訪ねましたら、いつの間にか木々の枝に春がぶら下がっていました。もう冬は通り過ぎたようですね。

辛い生活の重さに押されながら長い冬を生きて来たそこの人びとには、いつになったら解放の朝が来るかを思うと、間もなく満開になろうと春花の華麗さも、寂しく思えてなりませんでした。しかし、今年の冬、われわれが小鹿島で出会い、長い夜を一緒に過ごしながら、生命と生命にぶつかり合って発散する暖かい熱気を感じたように、この地の苦痛を一緒に分け合いながら耐えるなら、決して悲しい日々も永遠ではないということを『チャムギル』を通じて学ぼうと思います……」。

この文章は一九九七年三月に、韓国の大邱《テグ》に事務局のある「チャムギル」の福祉社会研究会代表者の鄭鶴《チョンハク》さんからいただいた手紙の冒頭の部分である。

チャムギルの主催で一九八九年から、夏と冬の年二回にそれぞれ四日間、韓国の若者たちは小鹿島でボランティア活動をおこなっている。国立小鹿島病院（ハンセン病療養所）に入っている千名余り（九七年現在）のハラボジ（おじいさん）やハルモニ（おばあさん）に、若者たちは多様なボランティア——それは故障した電気器具の修理、壁紙の張り替え、鯛焼きやポン菓子づくり、オンドルに使う練炭の運搬などであるが、そうした活動を通して

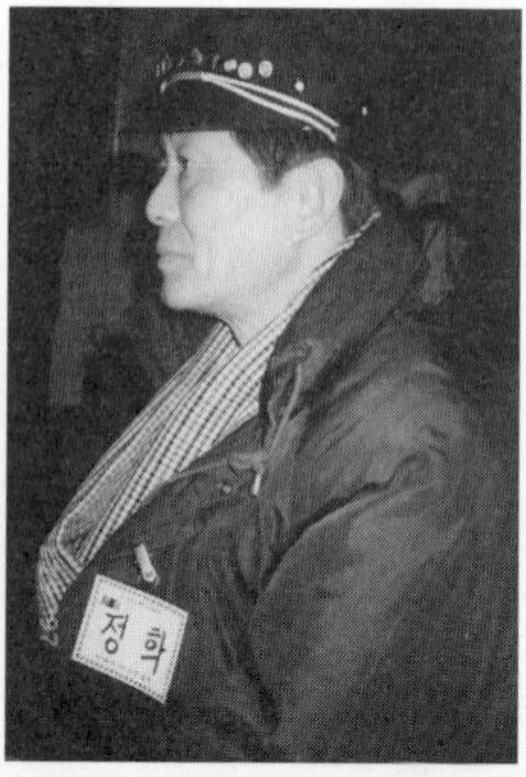

▶「チャムギル」の理事長정학(鄭鶴)さん

お年寄りから多くのことを学んでいる。私も昨年の夏に引きつづきその年の冬も、広島の仲間四人と一月二九日から二月一日までの小鹿島病院ボランティア活動*に参加したのだった。

広島から島に訪れた私たち五人は活動の合間をみて、チャムギルの事務所から提供をうけた乗用車で島をまわった。小鹿島は愛生園のある岡山県の長島より一回り大きく、車が借りられ大助かりであった。日本統治時代につくられた施設が島のあちこちに点在している。監禁室、断種台、火葬場、万霊塔（納骨堂）、中央公会堂、草創期の診療所、船着場、白亜の灯台、大井戸、廃墟と化した小鹿島神社本殿と拝殿、皇太后歌碑跡、刑務所、病舎、倉庫……と戦前のハンセン病療養所をほうふつとさせる。

今回のテーマとした小鹿島慈恵医院の二代院長花井善吉の「彰徳碑**」も改築された草創期診療所の東側の道路わきに建てられていた。

「花井院長彰徳碑」と表面に陰刻された黒色の石碑は高さが三メートルほどのもので、裏面には花井院長の生前の業績が彫り込まれている。花井院長が死んだ翌年の一九三〇年九月に建てられたもので、撰文は第三代院長の矢澤俊一郎が書いている。全文は二一四文字の漢字で書かれているが、参考までに現代文に訳出して次に紹介しておこう。

全羅南道小鹿島慈恵医院は大正五年二月、明治天皇の御下賜の基金で設立された朝鮮内唯一の医院である。始め蟻川亨が院長になり、同十年六月花井善吉が第二代院長になり鋭意院務を革新したが、すべての言動は慈愛にあふれていた。それを列挙すれば衣服と食糧の改善が第一であり、通信・面会の自由が其の二であり、重症患者室の新設が其の三であり、二回にわたる病院の拡張が其の四である。慰安会の創設が其の五であり、精神教育を施し娯楽機関を設けたのが其の六であり、互助会の組織が

*

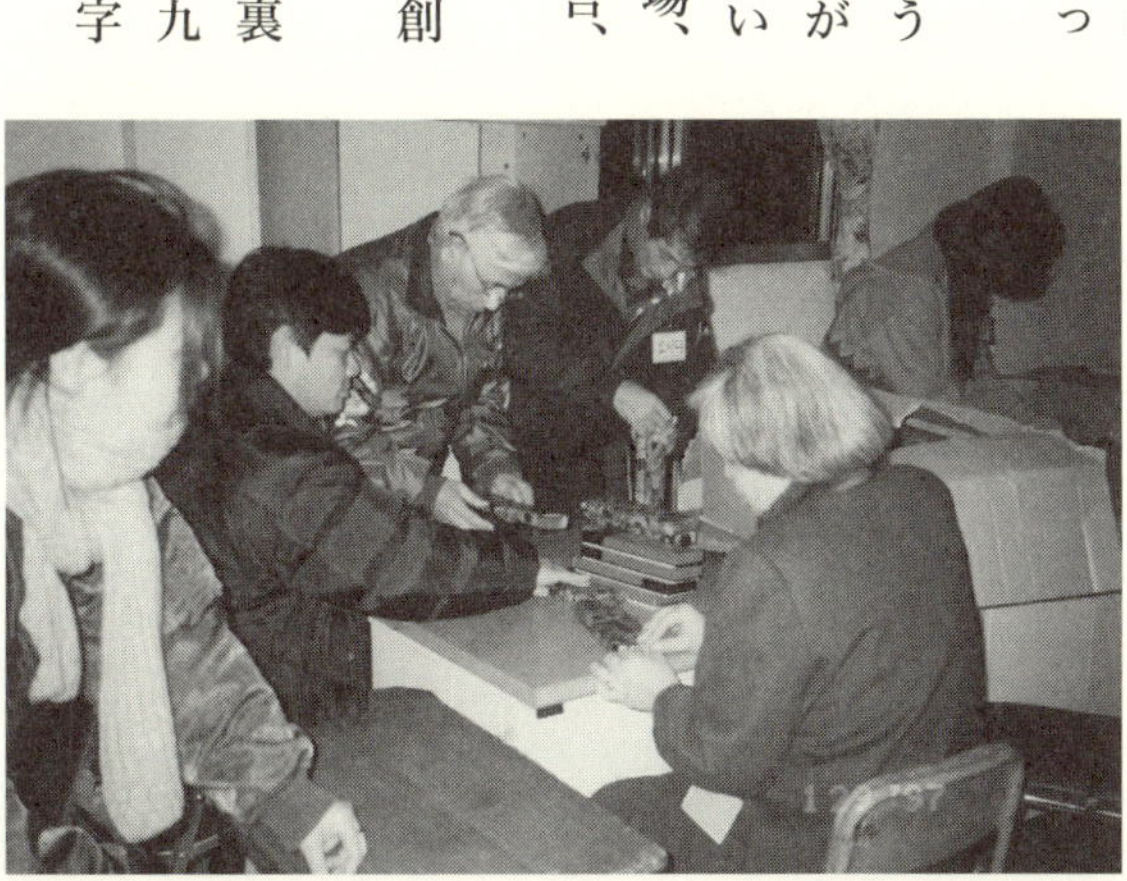

▶小鹿島のハラボジ、ハルモニへのボランティアは、一年に夏期と冬期の二度ある。一九九七年一月、五名の広島県からの参加者があった。井下、吉田、村井、割石、滝尾の五名である。写真は小鹿島の入所者に贈る匙と箸を包装しているところ。（一九九七年一月二九日　筆者撮影）。

其の七である。これらによって七百余の患者が別世界に於いて生活を楽しんだ。しかし花井氏は昭和四年十月十六日にわかに逝去したので患者は哭泣、悲奮した。そして相謀って此の碑を建てた。

昭和五年九月　第三次院長　矢澤俊一郎撰

＊＊

第二代院長花井善吉は、日本人院長としては朝鮮人ハンセン病患者から慕われた唯一の人物である。花井は陸軍二等軍医正（中佐相当）正五位勲三等で高等官三等であった。一九二一年六月二三日に全羅南道小鹿島慈恵医院院長を命ぜられた。前任の初代院長蟻川亨が一等軍医（大尉相当）正六位勲五等であったのに比べ陸軍の階級・位階は高かった。小鹿島へ院長として赴任した時は五八歳であったというから、当時としてはかなりの高齢での赴任ということができる。一九二九年一〇月一六日、六六歳でこの島で死去するまでの八年四か月、彰徳碑の碑文にみられるように朝鮮人ハンセン病患者の医療や生活の改善につとめた。

私が最初に小鹿島を訪れたのは二年半前の一九九五年三月であるが、その時に島で聞いたのは次のような花井院長のエピソードであった。

花井院長は自分がナビョン（癩病）に罹《かか》らなければ患者の気持ちも苦しみもわからないと思いました。一つ布団で患者と寝ても、患者の膿《うみ》を自分の傷口にすり付けても、ナビョンになりませんでした。花井院長は美しい患者、ある若いアガシ（娘）を愛するようになりました。そのアガシの血を抜いて、自分の血管に注入して、自分も癩者になろうとしました。花井院長はナビョンになって、死去したのです。

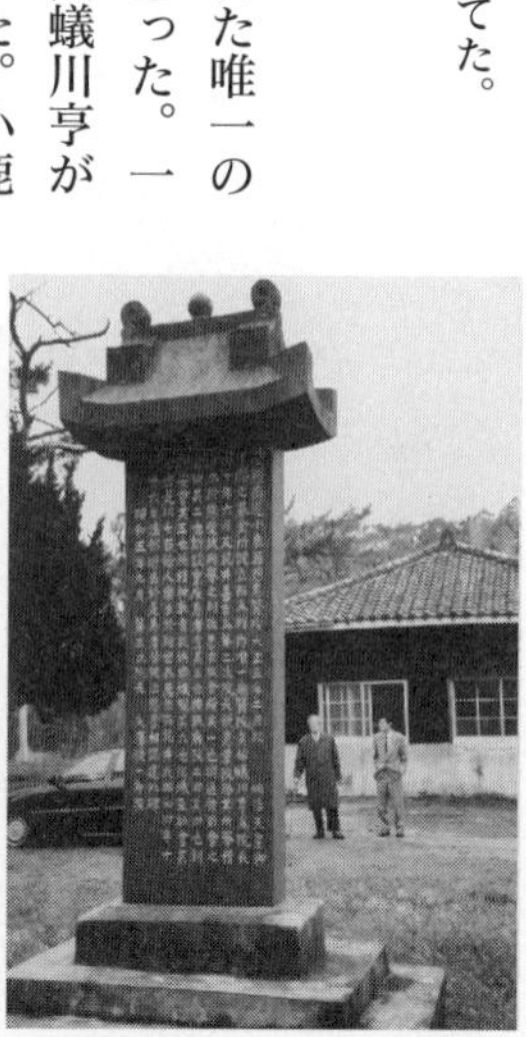

▶「花井院長彰徳碑」の裏面。背景にあるのは、小鹿島慈恵医院の旧事務本館（一九九五年四月　筆者撮影）。

後日、ソウルで韓国ハンセン病療養所の元後援会長をしていた古老からも、次のような話をきいた。

　花井院長は、ある女性患者を深く愛し、彼女とのあいだに二人の子供をなしました。やがて花井院長は小鹿島で自分がなし得る仕事はすべてやり終え、自殺したのです。院長の死後、二人の子供は日本に帰りました。

　この花井院長の死去をめぐる話は、二つとも事実ではなく「花井院長伝説」の一つにすぎない。大韓癩管理協会『韓国癩病史』（一九八八年）が書いているように、「次の年（一九二九年）収容能力は三百余名がまた増加され、それに比例し増える患者たちの診療は医者としての職務として余りにも多い仕事にふくれあがったし、衣食住までも面倒をみなければならない激務」により、「過労で殉職」したのだと思う。しかし、前述したような「花井院長死去」伝説・風聞《ふうぶん》がなぜ韓国の人たちの間に存在するのか。それは民族とか国境を越えて花井善吉のハンセン病患者にむけてのまなざしが一人の人間としてみていこうとしたし、接したし、愛したことを韓国の人は感じたからではあるまいか。元後援会長の古老は、私に次のようなことを言ってくれた。

「解放後、李承晩大統領統治下で日本人に関する顕彰碑、記念碑はいっさい破壊せよという命令が出された時、当時の韓国人の手によって、密かに土の中に埋められ、二十余年後の朴大統領の時代になって碑が掘り出され、再建された日本人の碑が二つあります。一つは京畿道水原《スオン》の華虹門近くの乗松《のりまつ》雅休《まさやす》*の碑です。乗松は基督同信会の伝道者です。もう一つは小鹿島慈恵医院院長の花井善吉の『彰徳碑』

＊乗松雅休（一八六三〜一九二一）はおそらく日本最初のキリスト教海外伝道者であろう。一八九六年から、朝鮮人に対し朝鮮語で、ひとすじに福音のみ伝えた。韓晳曦・飯沼二郎著『日本帝国主義の朝鮮伝道』日本基督教団出版局（一九八五年）、一五〜八四ページ、韓晳曦著『日本の朝鮮支配と宗教政策』未來社（一九八八年）一三三〜一五五ページ参照。

です。花井院長は韓国のハンセン病患者を心から愛しましたし、韓国のハンセン病患者も花井院長を慕いました」と。

花井善吉が小鹿島に赴任した年の二年後に一九二三年に、花井は「小鹿島慈恵医院ニ於ケル癩患者ノ統計」と題する論文を『朝鮮医学会雑誌・第四二号』(四月号)と『満鮮之医界・第二八号』(七月号)に発表している。それは「全羅南道小鹿島慈恵医院に収容のハンセン病患者一四五名についての統計的観察」を内容としている。自分の医院の患者を観察し、それを医学会に発表するということは、当時ハンセン病の診療医としては数少ないものであった。

花井善吉を評価する場合、もう一つ指摘しておきたいことは「二回にわたる病院の拡張

〔表〕小鹿島慈恵医院年度別収容患者の現況

年　度(末)	定員	現員	定員に対して 増	定員に対して 減	比　率(%)
1917	100	73		27	73.0
1918	100	85		15	85.0
1919	100	89		11	89.0
1920	100	95		5	95.0
1921	100	121	21		121.0
1922	100	171	71		171.0
1923	100	196	96		196.0
1924	125	196	71		156.8
1925	125	241	116		192.8
1926	125	249	124		199.2
1927	250	250			100.0
1928	450	443		7	98.4
1929	750	745		5	99.3

文　献	No. 7	種　別	掲　載
題　名	小鹿島慈恵医院ニ於ケル癩患者ノ統計		
原著者	花　井　善　吉		
掲載誌	朝鮮医学会雑誌第42号，満鮮之医界第28号		
発行所	朝鮮医学会，満鮮之医界社	発　行	大正12年4月，大正12年7月（1923）
所蔵者	岡山大学医学部図書館		

内　容　抄　録

全羅南道小鹿島慈恵医院に収容のらい患者145名についての統計的観察　(津中)

▲厚生省監修『らい文献目録』社会編p.107『長島愛生園』(1957.4)

（一九二三年および一九二七・一九二八年の新築工事）」にみられる院長の置かれた「立場」、つまり自分が依って立つ「存在」とか、あるいは階級性とかいったものを越えることのむつかしさである。花井は朝鮮総督府の唯一の「癩」療養所の長であった。日帝下朝鮮で朝鮮人のハンセン病の発病が激増し、浮浪・乞食をし飢死・凍死するハンセン病者が増加の現実をみるにつけても、できるだけ多くの患者を自分の手許に引きとりたいと思ったに違いない。当時の小鹿島慈恵医院の収容人員の定員と現収容人員との現況はどうであったのか。

初代の蟻川院長時代（一九一七〜一九二〇年）は、定員一〇〇名を割る七三〜九五名であった現員も、花井院長時代の前半は現員は定員を大きく上回り、一九二三年以降は二倍もの過員となっている。新築・増築されて定員は増員された一九二九年は、小鹿島へ赴任した当時の六倍強に患者の収容人員は増加された。

一九二九年度『小鹿島慈恵医院概況』朝鮮総督府発行の冊子の記述により「建物」の新築・増築の坪数をみると次頁の表のようになる。

一方、地元島民にはハンセン病患者にたいする忌避感情と、なによりも小鹿島慈恵医院拡張によって先祖伝来の土地、家屋、墓地などを強権によって奪われ、生活の基盤を失うという不安があり、現実があった。

一九二六年九月における朝鮮総督府・全羅南道によって「小鹿島慈恵医院拡張による土地取り上げ」を知らされた島の農漁民たちは反対闘争に立ち上がり、権力の弾圧によって破れた。

島民たちが抗議のために院長官舎へ押し寄せた九月一八日から六日後の九月二四日、花井善吉院長は朝鮮総督府警務部衛生課長に宛てた手紙が残されている。「全羅南道小鹿島慈恵医院」の用箋にペン字で書かれたものである。その内容を紹介しよう。

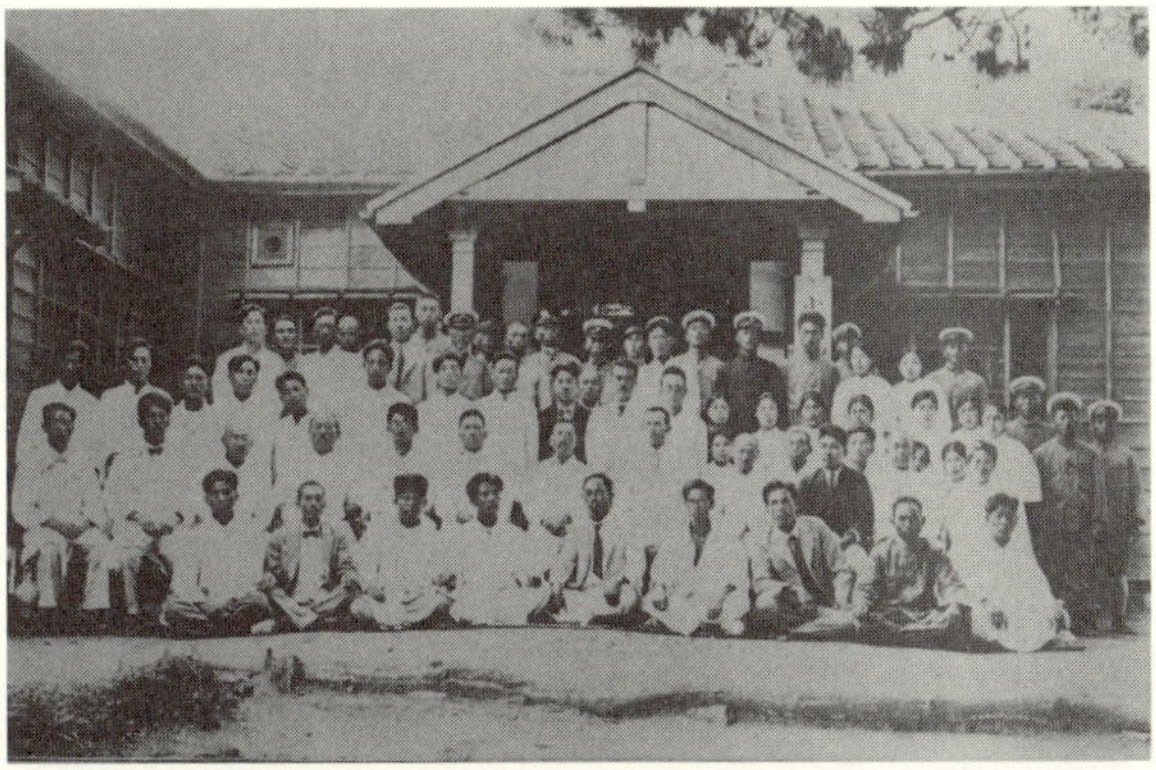

▶一九二八年当時、花井院長時代の小鹿島慈恵医院・職員（一九二九年度『小鹿島慈恵医院概況』）。

〔表〕小鹿島慈恵医院建物の新築・増築の状況

年　月	棟	坪	備　考
1917年1月	47	388.69	創設時新設
1918年3月	4	4.16	備入浴室ほか
1922年3月	5	32.50	重症室・病舎ほか
1923年3月	20	10.00	便所
1924年3月	13	81.90	病舎6棟ほか
1925年3月	5	44.50	薬剤倉庫ほか
1927年12月	33	627.05	南病舎（病舎20棟ほか）
1928年12月	68	701.16	病舎27棟ほか
計		1,889.96	

*拝啓　陳者当院拡張地買上ニ就テハ兼ネテ多少之反対ハ予期致シタルトスルナルモ、小官ノ不徳不行届ノ結果十八日ノ衝突ヲ惹起スルニ立チ至リ、警察官ニ数名之負傷者ヲ出シタル事ハ何トモ申訳無シ。遺憾至極ニ専存シ候。殊ニ御報告可申上ハ、当日ニ於ケル及川署長以下並出張ノ小畠刑事ガ一身ヲ犠牲ニシテ病院保護ノ為メニ奮闘セラレタル事ニシテ、為メニ小官以下職員一同並ニ患者ノ全部ガ安全ナルヲ得タル事ニ有之ハ、病院側トシテ満腔ノ誠意ヲ以テ感謝スル次第ニ御坐候。警官中ニ負傷者アリテ、村民中ニ一名ノ負傷者ナカリシガ為メ、一方買上事務ニハ好影響ヲ及ボシ、頗ル進捗ヲ速ヤカナラシムルモノアリ。此点ハ呉々モ御安慮被成下度。扨又負傷警察官モ凡ベテ良経過ニ有之、本日ノトコロ殆ンド五名共治癒ト申シテ御支ナキ程度ニ至リ有ニ付是亦、御安堵被成下度奉願候。書余万々道ヨリノ報告ニテ御了承被成下度。局長、政務総監閣下ヘモ貴官ヨリ可御報告ノ程奉願居候。先ハ忙

*

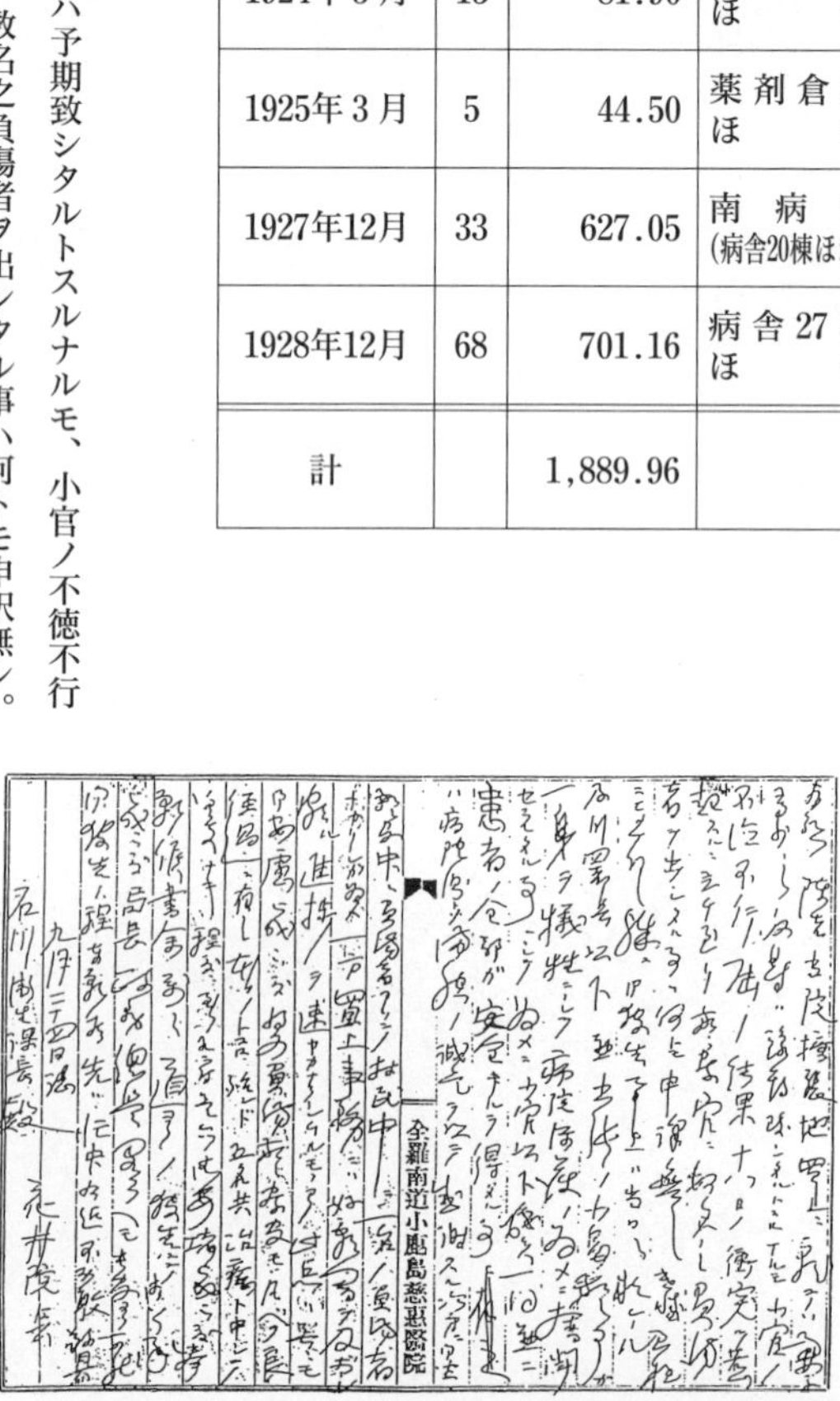

▶花井善吉園長が、朝鮮総督府警務部衛生園長に宛てた手紙（一九二六年九月二四日付）。

中右迄不取敢。敬具。

九月二十四日誌　　花井院長

石川衛生課長殿

二伸御写真御送リ下サレ難有奉謝居候。

花井院長のハンセン病患者を思う「善意」は疑う余地はない。もっというならば、日本らい学界の「らい予防法の廃止を求める」統一見解（一九九五年四月二二日）でいう「救癩の旗印を掲げて隔離を最善と信じ、そこに生涯を賭けた人の思い」で朝鮮の「癩」政策や医療に関わった一人であった。しかし、「善意」だけではどうにもならないのが歴史の現実である。朝鮮総督府警務部の石川衛生課長に宛てた前掲の手紙のなかで「警官中ニ負傷者アリテ、村民中ニ一名ノ負傷者ナカリシガ為メ、一方買上事務ニハ好影響ヲ及ボシ、頗ル進捗ヲ速ヤカナラシムルモノアリ」と述べている。花井院長のときの一九二六年九月の土地買上げと医院拡張工事によって、小鹿島の全島三分の一が慈恵医院の敷地となり、五〇〇坪ばかりの医院の建物は、一挙に一三〇〇余坪の新築・増築がおこなわれ拡張された。

収容患者を思う花井の「善意」は、その後朝鮮総督府の意向によってつくられた朝鮮癩予防協会によって全島が買収され、規模においては世界一のハンセン病患者の隔離の島をつくる途を開いた。一九三三年六月、小鹿島の一五〇余戸、九〇〇余名の島民は全員、島外に移転し、朝鮮の全土から六〇〇〇名ものハンセン病者がこの島に強制収容されたのである。「……隔離を最善と信じ、そこに生涯を賭けた人の思いまでを、私たちには踏みにじる権利はない」と日本らい学会（現・日本ハンセン病学会）はいう。「私たちには踏みにじ

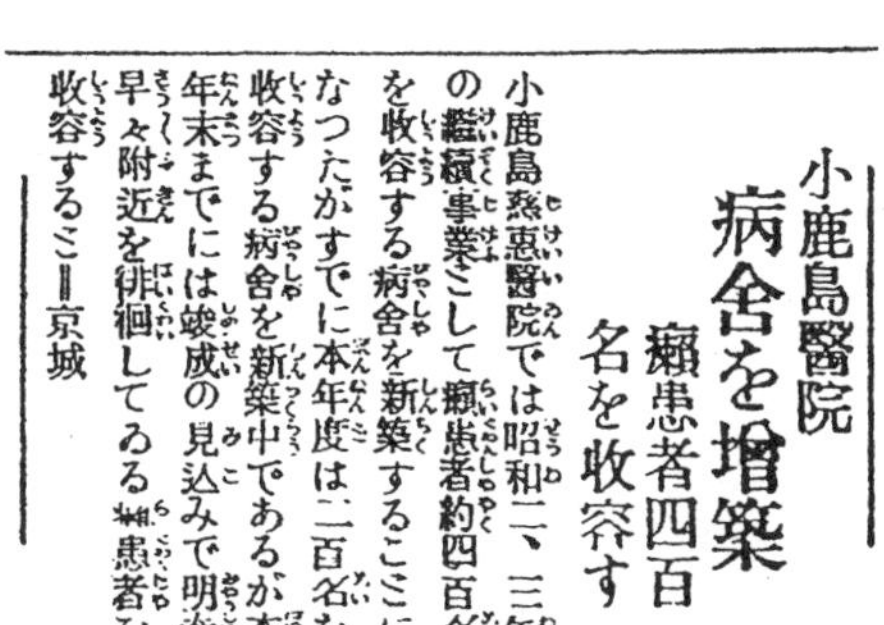
小鹿島醫院
病舍を増築
癩患者四百名を收容す

小鹿島慈恵醫院では昭和《せうわ》二、三年《ねん》の繼續《けいぞく》事業として癩患者約四百名を收容《しうよう》する病舍《びやうしや》を新築《しんちく》することになつたがすでに本年度《ほんねんど》は二百名を收容《しうよう》する病舍《びやうしや》を新築中であるが本年末までには竣成の見込《みこ》みで明春早々附近を徘徊してゐる癩患者を收容《しうよう》すること=京城

▶『朝鮮朝日』一九二七年八月二七日

る権利はない」とは、どういう行為をさすのだろうか。

それにしても、と私は思う。一九二九年度『小鹿島慈恵医院概況』朝鮮総督府発行に掲載されている一葉の写真「北病舎禮拝堂ニ於ケル牧師ト信者」と題する写真を一体どうみたらよいのだろうか。二人の牧師・伝道者と八六名の「気高く」も見える患者たちの姿。男女の患者とも民族の衣服であるパジ・チョゴリ、チマ・チョゴリを着ており、朝鮮式の靴を履き、女性患者はきれいに髪を左右にわけて三列に並んでいる。小鹿島慈恵医院が創設されたとき、初代院長蟻川亨は収容した患者に日本式生活様式を強要した。入院と同時に患者の着ていた民族服を脱がせ、それぞれ羽織、袴、褌、下駄などに着替えさせた。食事もお碗に箸を使わせ、たくわんを食べさせた。天照大神をまつる神棚の前で柏手をうつことを強制した。これが「武断政治」のもとで朝鮮人患者にたいしてとった初代院長蟻川亨の療養生活の方針であった。

赴任三箇月後の一九二一年の秋、花井院長は光州、釜山、大邱の三つのキリスト教医療宣教師の経営するハンセン病療養所を視察した。そして、蟻川院長の医院運営のやり方の是正と改善にとりかかった。服は従来の朝鮮式にもどし、中央配給式の食事も各病舎ごとに、それぞれの患者の口に合ったものを食べるようにした。慈恵医院の職員たちには、患者たちを蔑視するとか、虐待する者がおれば厳罰にすることを警告し、医院内の患者と職員の間の相互融和に努めた。

キリスト教が小鹿島に伝播し、教会ができたのは花井院長の時代である。一九二二年一〇月八日、当時全羅南道の光州で伝道していた田中真三郎牧師（聖潔教会・ホーリネス）が朝鮮総督府の布教許可をとって小鹿島へ行き、二日間の集会をもったのが教会設立の嚆矢となった。長島愛生園の曙教会牧師・小倉兼治『瀬戸のあけぼの』（一九五九年）によると塩崎逸野は朝鮮に渡って、この地に理想的クリスチャン「癩村」を建設しようと思い、ハンセン病者のために深い関心を持っていた田中牧師と知り合い二人は結婚にまで発展したという。

花井院長は、野外でお祈りしているキリスト教患者をみてかわいそうに思い、天照大神の神棚を祭ったところを教会の禮拝堂として使用することを許した。花井は『小鹿島慈恵医院概況』のなかで次のようにいう。

当院施設トシテ専ラ宗教ニ帰依セシムヘク禮拝堂ヲ設ケ毎月一回二日間牧師ヲ聘シテ神ノ福音ヲ伝ヘ居ルモ其ノ都度多額ノ経費ヲ要シ内地ニ於ケルカ如ク奉仕的ノ顧問又ハ講話ヲ受クル事極メテ稀ナルハ実ニ遺憾ニ堪エス（二二一～二二三ページ）。

そして一九二六年四月より設立された「患者慰安会」の会費のなかから一九二九年度には「一般慰安費」として復活祭費（六一円八〇銭）、感謝祭費（三〇円）、降誕祭費（一一〇円）、基督聖画代（四円）を支出し、キリスト教の患者たちを援助している。こうして島に根差した福音の種は十倍、百倍の実《み》を結び、信徒が増えるにつれて天照大神の神棚は撤去され、キリスト教禮拝堂として常時使用されるようになったのである。

花井院長は、教育にも力をそそいだ。前掲の『小鹿島慈恵医院概況』には、次のような記述がみられる。

患者ノ多数ハ無教育ナルヲ以テ是等ニ対シ智徳涵養ノ目的ヲ以テ患者中学識アル者ヲ撰ヒテ南北両

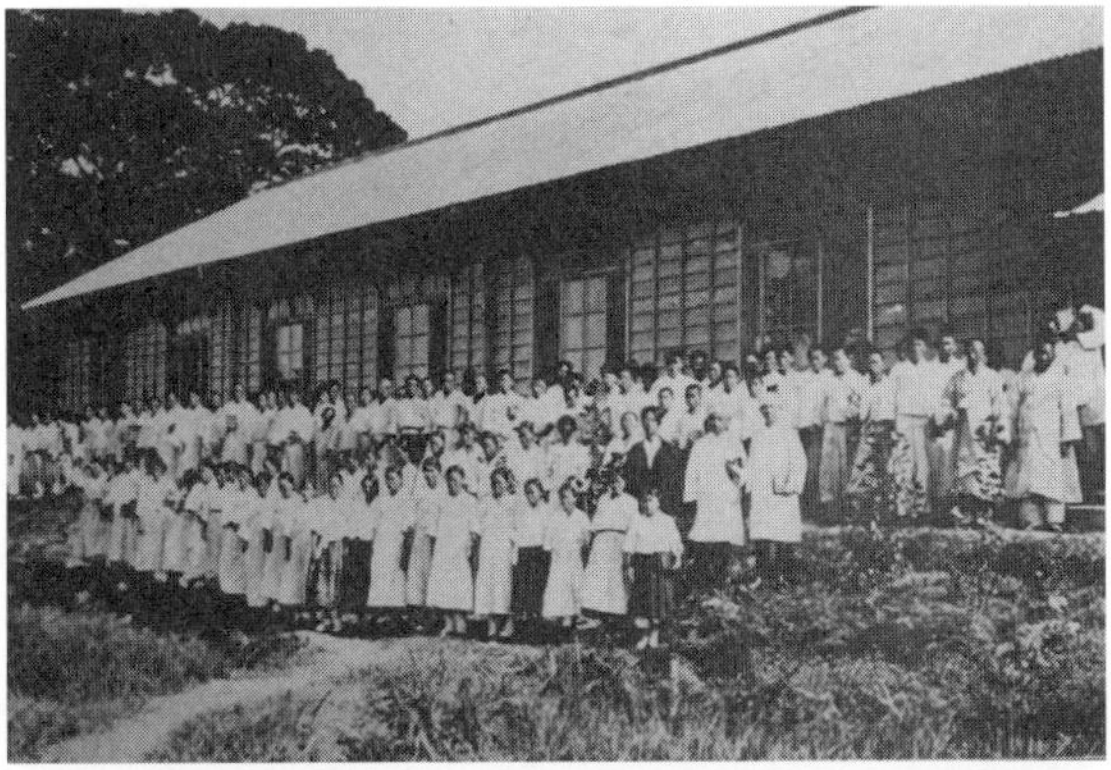

▶小鹿島北病舎における牧師と信者（一九二九年度『小鹿島慈恵医院概況』）。

舎共ニ普通学校教科書ヲ授ケシメ居レルカ次第ニ文字ヲ解スル者多キヲ加ヘツツアルハ誠ニ喜ハシキ現象ニシテ目下其ノ生徒数百八十七名ヲ算スルニ至レリ（二八ページ）。

4　小鹿島慈恵医院拡張工事と島民の反対闘争
――一九二六年の場合――

小鹿島更生園『昭和十六年年報』（一九四二年四月発行）の「開園以来収容定数竝ニ収容実人員比較表」（二六〜二七ページ）によると、次のようになっている。

〔表〕開園以来収容定員並びに収容実人員比較表

年　別	収容定員	現在収容人員
1917	100	73
1918	100	85
1919	100	89
1920	100	95
1921	100	121
1922	100	171
1923	100	196
1924	125	195
1925	125	241
1926	125	249
1927	250	250
1928	450	443
1929	750	735
1930	750	742
1931	750	764
1932	770	792
1933	1,170	1,212
1934	2,770	2,198
1935	3,770	3,733

（以下の年別は略）

この「収容定数」の比較表から判明できることは、一九二七年に二五〇名の収容定数が、二年後の一九二九年には七五〇名と三倍に増加していること。さらに、一九三三年に一一七〇名の収容定員が、二年後の一九三五年には三七七〇名と三倍強に増加している、という事実である。前者は二代院長花井善吉の時代であり、後者は四代院長周防正季の時期に当たる。

小論では、前者すなわち花井善吉院長の時期に、小鹿島慈恵医院の拡張計画が実行され、それに伴って島民の土地取上げが、どのようにして、強行されたのか、また、それに対して島民たちはどう闘ったのかについて、経緯を追いながら述べてみたいと思う。

大韓癩管理協会『韓国癩病史』（一九八八年発行）には、このことについて、次のように記述している（原文は朝鮮語）。

> 慈恵医院は百名の収容能力で始めたため、拡張の不可避は当初から背負っており、また、急を要した。
>
> このようにし、拡張事業に着手した花井院長は、現地住民の目をそらすために、月夜を利用し技術者とともに土地測量を実施した。しかし、秘密は守ることが出来ず、拡張事業計画は露出され、これに反撥した住民たちは院長自宅に押し寄せ、強力に抗議し、計画破棄を要求した。事態がここにおちつき、すべての事実を隠す必要がないことを自覚した院長は、これは国家の方針であり、国家事業であるが故に、妨害することは出来ないと、住民たちの要求を一蹴、わざと威圧的に対処した。そうでなくても、癩病患者たちと隣りに生活をしなくてはならないという恐怖と、強制的に生活の場を追いやられた住民たちの前例があったため、被害意識にかられた住民たちは奮起した。
>
> 一九二六年九月十九日、一応退却し熟議の末、赤熱《せきねつ》をそそいだ住民二百余名は、手に手に凶器を持ち、病院の鉄条網の近くまで肉迫し、決死的な生存権、保護闘争に突入した。……七十余の警察増援隊が出動し、負傷者はどうにか、まぬかれることができたが、主要な首謀者六十名が検挙され、そのなかで四名は最高三年六箇月、最低一年の実刑判決を受けるなどの受難をうけた（七六～七七ページ）。

沈田横《シムジョファン》著『あゝ、輝かしき悲しみの小鹿島』（一九九三年発行）にも、この拡張工事にとも

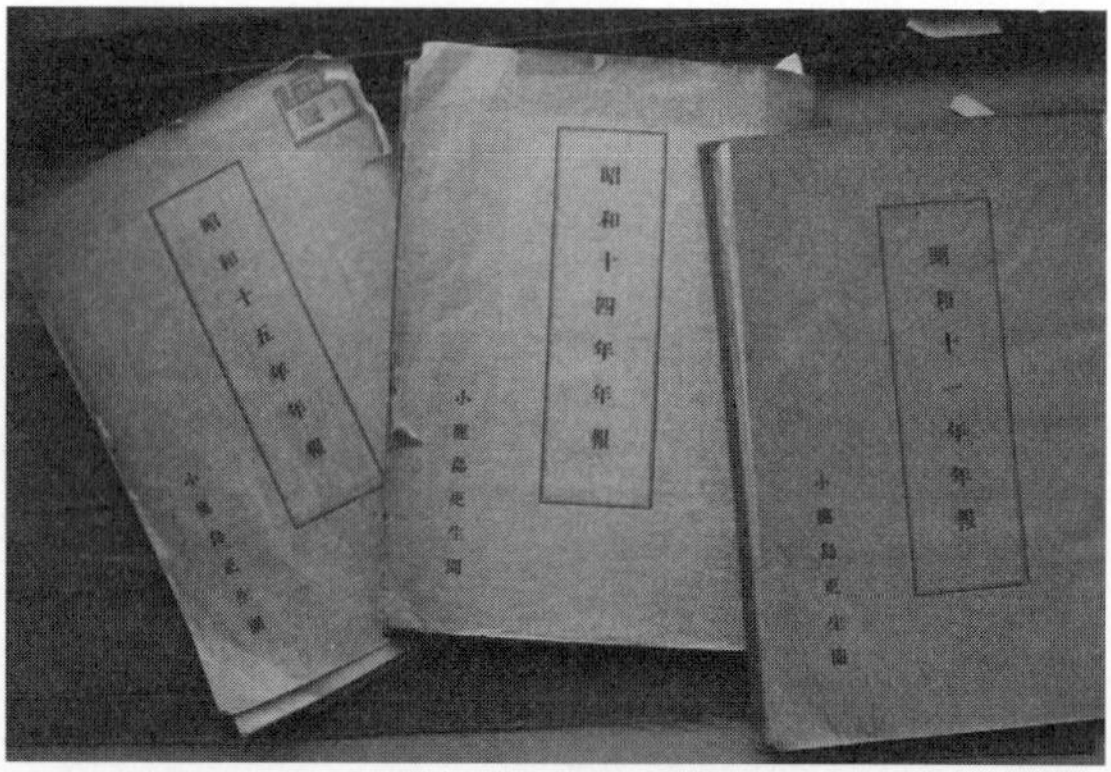

▶国立中央図書館所蔵の小鹿島更生園『年報』（筆者撮影）。

なう事件について、ほぼ同様な内容の記述がなされている（二八〜二九ページ）。果して小鹿島慈恵医院拡張事業は、花井善吉院長の独断専行ともいえる行為であったのか。それとも、朝鮮総督府中枢の首脳たちが、地方官に指示・命令して拡張事業を強行し、それに反対する小鹿島の農漁民の闘争に対して、弾圧した事件であったのか。そういったことは、大韓癩管理協会の本からも、沈田横さんの著書からも、うかがい知ることは出来なかった。

一九九六年一〇月二一日から二週間、私は朝鮮近代ハンセン病の歴史を調べるため、ソウル・大邱・釜山などを旅した。この年の四度目の訪韓である。ソウルでは、国会図書館、国立中央図書館、総務処政府記録保存所を訪ねた。とりわけ、総務処政府記録保存所（日本でいえば、国立公文書館に当る）には日参して、日本植民地支配下の「癩」政策に関する朝鮮の資料の閲覧とマイクロ・フィルムからの複写をおこなった。

政府記録保存所は、景福宮の正門である光化門から北西に歩いて八分、孝子路に沿った西側に建っていて、五階建ての白亜の建物である（その支所は、釜山にある）。私の行った九六年の一〇月といえば、ちょうど北朝鮮潜水艦乗務員による「侵入事件」の直後のことで、この辺り一帯は政府の主要機関の集まっているところで、厳重な警備態勢が続けられていた。黄色くいろづいた銀杏並木路の秋の風情のなかに、パトロールする黒服・黒帽の警察官たちの姿をみると、なにか異形で不釣合いの感じがした。それにしても三日間、政府記録保存所の職員の方の好意で、ハンセン病に関する多くの貴重な資料の閲覧と複写をすることができて、満足であった。

政府記録保存文書は、日本統治期に関していえば「総括目録」第一輯から第三輯と三冊あり、「索引目録」は第一輯のⅠからⅦと七冊、計一〇冊からなっている（一九七四〜八四年

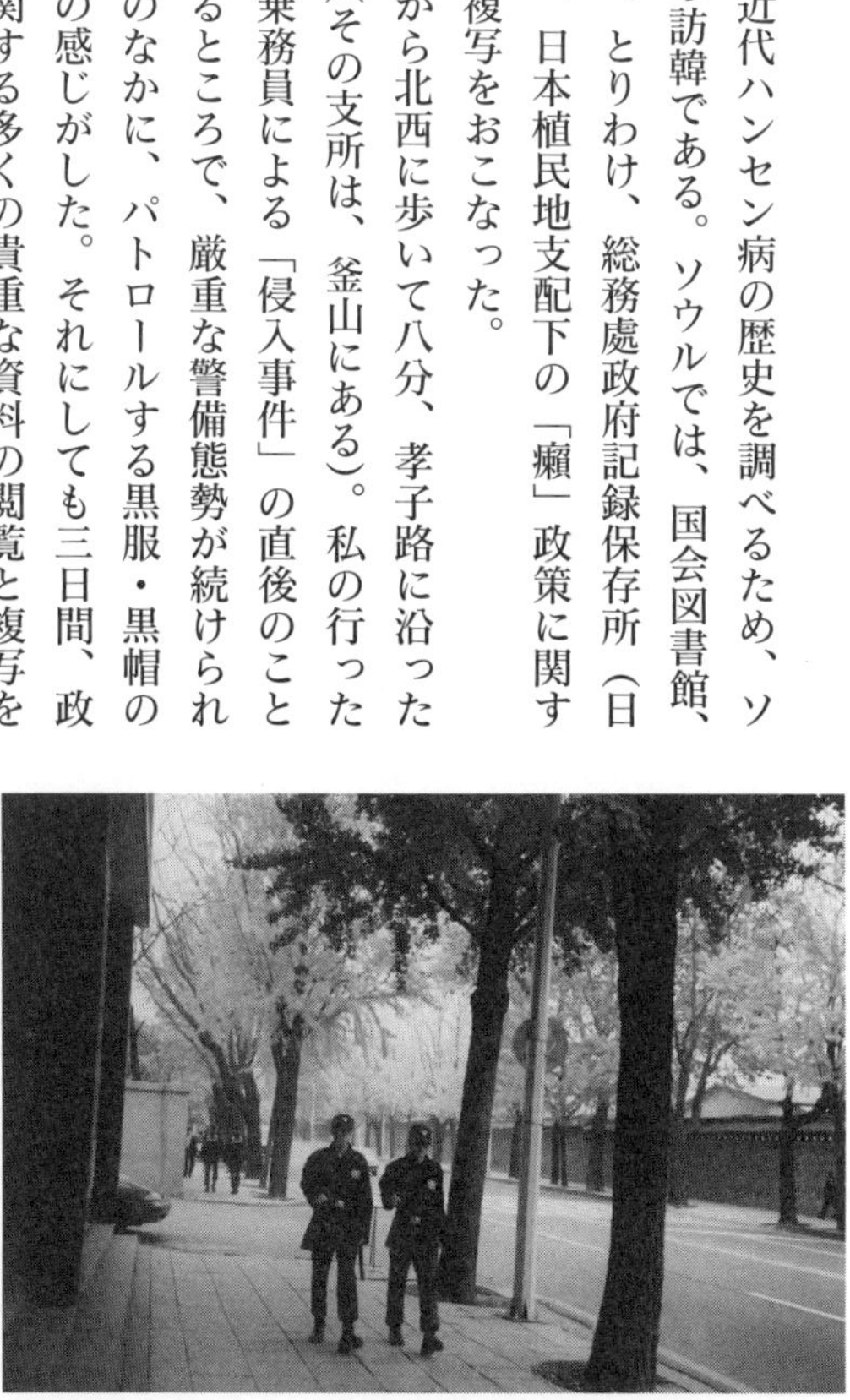

▶総務処政府記録保存所のある孝子路の通り。

に発刊）。一冊の目録は一〇〇〇ページ前後の大部な冊子で、「日帝」期に関する資料は膨大にあり、それがマイクロ化されて保存されているのに、驚かされた。「癩」政策に関する資料をみようと「保健・衛生」の収録内容のある「索引目録」第一輯の第七巻「日政時代文書編（一九八四年発刊）を繰ってみた。

第二編の第九章が「保健社会」で、保健の項には「一九三五年癩病療養施設関係書類」一件綴があり、衛生の項には「大正十四年〜昭和九年小鹿島慈恵医院関係綴衛生課」が収録されていた。生産機関名は「総督府」である。後者の「綴」のマイクロフイルムを借用して、マイクロリーダーにかけて閲覧すると、当時書かれたままの行政文書が映し出されてくる。

「政府総監宛・全羅南道知事発、『小鹿島慈恵医院収容人員増加及之カ経費ニ関スル件』」、「内務局長宛・警務局長発『件名、小鹿島慈恵医院敷地買収ニ関スル件』」、……など総計三十九件からなる総督府の行政文書である。各件はさらに細かく起案書・報告書などによって成り立っているものもあった。第八章・建築の項では、「一九二九年小鹿島慈恵医院病舎其他新築工事関係綴」が収録されていた。以下、この諸資料を紹介しながら、みだしの「小鹿島慈恵医院拡張工事と島民の反対闘争——一九二六年の場合——」を考えてみたい。

一九一六年二月、官立小鹿島慈恵医院（癩療養所）は全羅南道南端の小鹿島に設立された。当初は、定員一〇〇名の小規模な施設で、初代院長は陸軍軍医であった蟻川享であった。一九二一年六月に着任した二代院長花井善吉もまた、陸軍軍医である。蟻川は「武断政治期」の植民地医療を実施し、朝鮮の生活習慣の身についた患者たちに日本式生活様式を強制し、患者の自由を奪い、医院はさながら、野戦病院の様相を呈した。

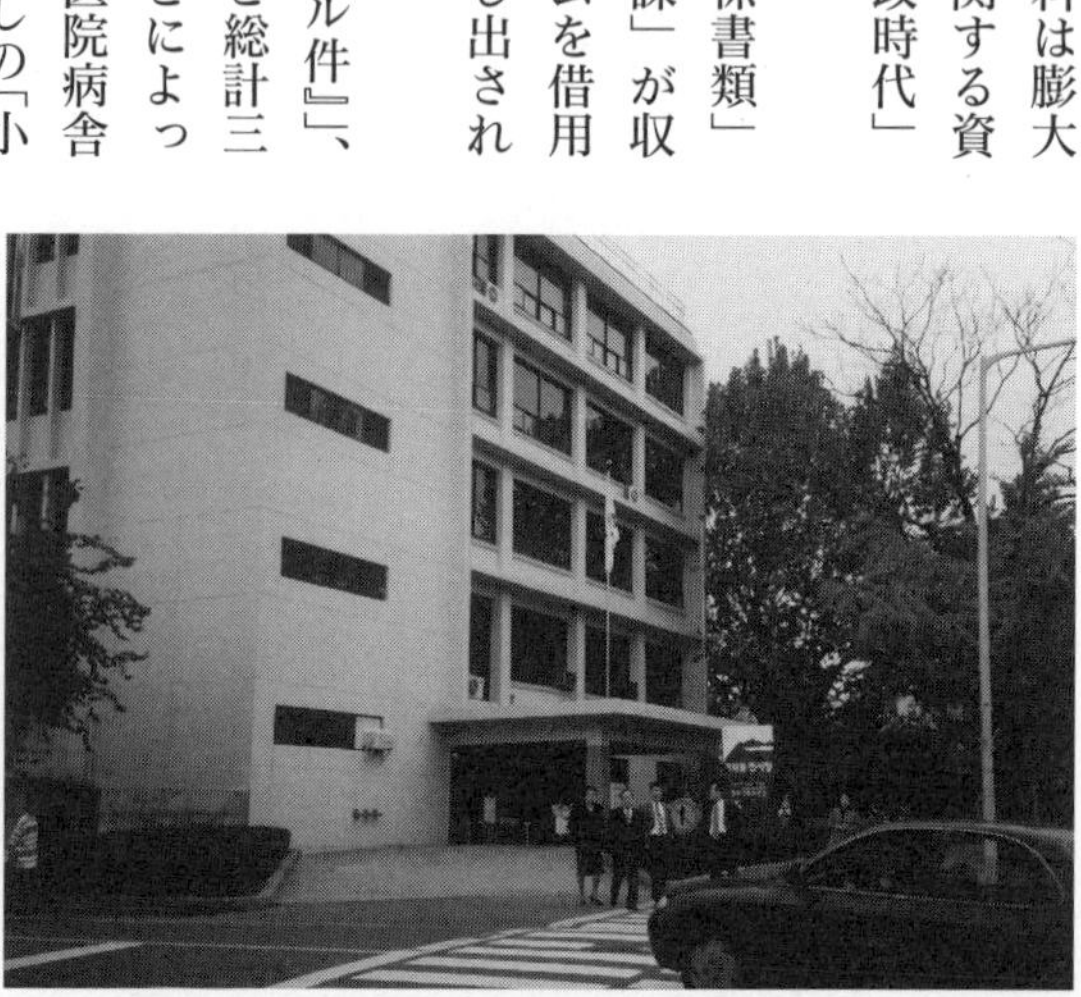

▶光化門にほど近い通りに面して白亜の五階建の総務處政府記録保存所があり「朝鮮総督府関係資料」も、マイクロフィルムで保存されている（一九九六年一〇月筆者撮影）。

これに対して、蟻川に代わった花井善吉は、三・一《サミル》独立運動（一九一九年）後、朝鮮総督・斎藤実による「文化政治」の時代（一九二〇年代）を反映し、総督府の朝鮮支配に抵触しない範囲で、患者の自由を許し、「癩」医療をおこなった。崔晶基《チェチャンギ》は『日帝下の癩患者統制に対する一研究―癩患者管理組織を中心に―』*（全南大学校大学院社会学科・碩士学位論文、一九九四年）のなかで、「二代院長花井善吉は……癩患者の治療と福祉のために力をそそいだという。もちろん、朝鮮総督府の癩管理政策がはっきりしない状態であったため、このような裁量権が可能であったのである」（四三ページ）といっている（原文は朝鮮語）。

小論は、花井院長晩年の一九二六年に強行された官立小鹿島慈恵医院（癩療養所）拡張、土地買収の問題を通して、「文化統治」期の衛生行政の実態を明らかにし、総督府の朝鮮支配の一端をみていくことにしたい。

日本が朝鮮を併合し植民地化した一九一〇年以降、朝鮮南部は慶尚、全羅の各道を中心にハンセン病患者は急増していった。日本本位の植民地収奪政策は、朝鮮民衆の生活を破壊し、『朝鮮総督府官報』に掲載される餓死・営養不良・凍死・縊死などによる行旅死亡者は、おびただしい数にのぼっている。「癩」発症者の激増**は、日本植民地統治下の劣悪な生活環境とそれに伴って、「癩菌」に抵抗力を失った体力が起因するものと考えられる。

総督府警務局調査（一九二三年）によれば、癩病の病状が外部に現れた数だけでも、全朝鮮に男性三〇八五名と女性一二〇七名、「四千余癩患者中、嶺南が過半数、収容所は官私四処」である。そのほかにも、この病気の病状が外部に現れないので数えられない者……を加えれば実に一万名にもなる様子だと、一九二六年一月二十五日付の『東亜日報』は報じてい

*同論文は、『日帝下朝鮮の「癩」に関する資料集（第一輯）』として訳出し、広島青丘文庫から一九九五年に出版した。

**感染者と発症者とは異なる。ハンセン病の場合、感染した者のごく一部の人が、社会的経済的な要因などにより、抵抗力を失って発症する。従って、日本の植民地支配による貧困、窮乏が深刻になるにつれ、ハンセン病を発症させる人たちが急増する。

る。

朝鮮総督府警務局『道警察部長会議諮問事項答申書』（一九二三年五月）の「マル秘」資料によると、四項目の「答申事項」があげられている。この一項目に「癩予防ニ関シ命令ヲ制定スルノ可否」が取上げられている。その内容を見ていくことにする。

四　癩予防ニ関シ左記要項ノ命令ヲ制定スルノ可否

癩予防ニ関スル命令案要項

(イ)医師癩患者ヲ診断シタルトキ及死体ヲ検案シタルトキハ患者又ハ家人ニ消毒其ノ他ノ予防方法ヲ指示シ且其ノ旨警察官署ニ届出ノ義務ヲ負ハシムルコト

(ロ)癩患者アル家又ハ癩病毒ニ汚染シタル家ニ対シテハ医師又ハ当該吏吏ノ指示ニ従ヒ消毒其ノ他ノ予防方法ヲ行ハシムルコト

(ハ)警察官署長必要ト認メタルトキハ癩患者ヲシテ療養所に入ラシメ又ハ一定ノ地域外ニ出入ヲ禁シ得ルコト

(ニ)警察官署長ハ癩患者ニ対シ業務上病毒伝播ノ虞アル職業ニ従事スルコトヲ禁シ得ルコト

朝鮮総督府警務局の「癩予防ニ関スル命令案要項」に対して、京畿・忠北・忠南・全北・全南・慶北・慶南・黄海などの各道の警察部長はそれぞれ「答申」をおこなっている。そのうち、京畿と忠北の二つの「答申」について、次にあげておく。

京畿　癩予防ニ関シテハ明治四十年三月法律第十一号癩予防ニ関スル件ト略同一ノ法令ヲ定ムルコトハ朝鮮ニ於テモ之ヲ必要トス而シテ内地ニ於テハ予防ニ関スル諸施設並費用ハ主トシテ地方団体ノ義務ニ属セシメアルモ朝鮮ハ民度ノ関係上之ヲ国家ノ施設トナシ其ノ費用モ亦国費ヲ以テ支弁

シ一部分ニ就テハ大正八年四月府令第六十一号*ニ準スルヲ可ナリト認ム尚之ヲ分説スレバ

(イ)医師癩患者ヲ診断シタルトキ及死体ヲ検案シタルトキハ患者又ハ家人ニ消毒其ノ他ノ予防方法ヲ指示シ且其ノ旨警察官署ニ届出ノ義務ヲ負ハシムルコト

医師ニ届出ノ義務ヲ負ハシムルコト予防並撲上必要ト認ム仍之ニ医生ヲ加フルノ要アルベシ

患者及家族ニ消毒其ノ他ノ予防方法ヲ指示スヘキ義務ヲ医師、医生ニ負ハシムルコトハ敢テ重要ナラス実際ニ於テハ（ロ）ノ規定ヲ励行スルニ依リテ実効ヲ収ムル外ナカルヘシト認ム

(ロ)癩患者アル家又ハ癩病毒ニ汚染シタル家ニ対シテハ医師又ハ当該吏吏ノ指示ニ従ヒ消毒其ノ他ノ予防方法ヲ行ハシムルコト

癩患者アル家又ハ癩病毒ニ汚染シタル家ニ対シ個人ヲシテ消毒其ノ他ノ予防方法ヲ行ハシムルコトハ其ノ施行上困難ニ付**大正八年四月第六十一号ヲ斟酌シテ適当ノ規定ヲ設ケ其費用ノ一部ハ地方費ヨリ補助スルヲ可ナリト認ム

(ハ)警察官署長必要ト認メタルトキハ癩患者ヲシテ療養所に入ラシメ又ハ一定ノ地域外ニ出入ヲ禁シ得ルコト

癩患者ヲシテ療養所ニ入ラシメ又ハ一定ノ地域外ニ出入ヲ禁スルハ必要ナリ然レトモ療養所ノ設置並経営ニ要スル必要ヲ内地ノ例ニ倣ヒ道ニ負担セシムルコトハ現下ノ事情之ヲ許ササルニ付国費トナシ患者ニ於テ弁償シ能ハサル救護費モ亦国費ヲ以テ支出スルヲ相当ト認ム

(ニ)　警察官署長ハ癩患者ニ対シ業務上病毒伝播ノ虞アル職業ニ従事スルコトヲ禁止シ得ルコト

職業ノ制限ハ予防上頗ル必要ナルモ之カ為自活シ能ハサル者ノ救護費ハ地方費ヲ以テ支出スルノ要アリト認ム

忠北　本命令ハ之ヲ制定スルヲ可ナリト信ス而シテ朝鮮ニ於ケル癩患者中ニハ適当ナル救護者ナク或ハ発患ト同時ニ家人親族故旧等ヨリ濱斥セラレ又ハ自ヲ之ヲ愧テ家郷ヲ脱出シ浮浪徘徊スルモノ

＊「大正八年四月府令第六十一号」とは、「伝染病予防令（一九一五年六月）、制令第二号」で公布された「同令」の第二十二条により定められた「地方公共団体ノ義務ニ関スル件」を指す（『官報』一九一九年四月六日付）。

＊＊「府令第六十一号」の第2条は、「費用ハ府、面ノ負担トス」とある。また、第4条において「第二条ニ依ル府、面ノ支出ニ対シテハ道長官ノ必要ト認ムル限度ニ於テ地方費ヨリ補助スヘシ」と記述している。

多ク従テ医療ヲ受クル者少ク益々病毒ヲ伝播セシメツツアリ然ルニ療養機関ハ政府経営トシテハ小鹿島慈恵院アルノミニシテ此ノ外光州癩病院東萊郡戡蠻里癩病隔離院及達城郡西面癩病院ノ私設療養所アルモ其ノ設備不完全ナルヲ以テ右命令ト同時ニ強制収容隔離ニ足ル設備ヲ完成スルヲ必要ナリト信ス

前掲の崔晶基著の『全南大学校大学院・碩士論文』は、このことに触れて、一九三〇年代までの総督府の「癩」政策は、「隔離、収容が保健衛生上の問題を解決するための対策というよりも、過程を通じ、政治的で社会的な効果を得ることができるという考えがあった。すなわち日帝は、癩患者を隔離、収容しながら癩病にかからない人たちの社会的統合をなし遂げ、浮浪癩患者の排除を通じ、社会秩序を維持していたし、この過程で、社会的統制の根拠となる国家権力の正当性を確保していた。（ミシェル・フーコーの『狂気の歴史』、『感謝の処罰』等には、このような監禁体系がもつ社会的な意味をよく著述している。）これは実際、癩患者のなかで、ごく少数だけが隔離、収容の対象になっていて、このような施設を補完するほどの、ほかの対策がなかったという事実でも、よくあらわれている。このようにみた場合、今までの統制は比較的、形式的な水準で進行していたとみることができる」（二〇〜二一ページ）と述べている。

大邱の癩患者
五十餘名を
小鹿島に隔離

【大邱】當局の調査《てうさ》によると大邱附近にゐる癩病患者は約《やく》八百名でうち四百名は外國人經營の癩病院に收容してゐるが殘《のこ》り四百名は府内外を横行して一般の迷惑危險《めいわくきけん》この上もないので警察《けいさつ》では種々方法を講じてゐるも効果《かうか》がないので府と交渉《かうせう》して最も重い患者五十名を全羅南道の小鹿島に隔離《かくり》することとなり九月なかばに輸送《そう》するはず

▶『朝鮮朝日』一九二八年八月一七日

こうした総督府の「癩」政策・ハンセン病患者の社会的統制に対し、同患者の医療と保護を総督府にもとめる意見が多く出されてくる。そのことに関して見ていきたい。

『東亜日報』一九二三年一二月三一日付には、「慶北達城《タルソン》に癩病患者の相助会／病気の治療と伝染予防が目的／全朝鮮に患者が二万名以上」の見出しで、次のように報じている。

人には悲哀と苦痛がつきものだが、疾病以上の悲哀と苦痛はなく、その疾病の中でも癩病以上の悲哀と苦痛はないであろう。彼らは、父母や妻子から捨てられ、親戚や旧友からも疎まれ、数知れない恨みや呪いを抱えて山裾の斜面で、或いは道端で儚い生命を繋いで虚しく人生を終えるという実に哀れで、同情に値する人たちは、癩病患者であろう。

朝鮮には、約二万名の患者が存在し、このように悲惨な運命の下に儚い生命を維持しており、彼らを救済する機関としては、外国人が経営する光州、大邱、釜山にある三ヶ所の「癩病患者収容所」、及び総督府が経営する小鹿島の「収容所」が一つあり、そこで千名以上の患者を収容している。しかし、その他の一万九千名の患者は、生きる術もなく死んだも同然の有様で、彼らを救済しようとする人はいない。

この癩病患者たちは、自分たち同志で団結し、生きる道を探すべく最近、大邱癩病患者相助会を設立したという。彼らは、お金を寄せ合ってともに治療を受けたり、互いを助けいたわり合うと同時に、他人に伝染しないよう努力していくという。

『東亜日報』の一九二六年五月二五日の社説は「癩病者収容に対して」と題して、次のように書いている。

癩病者収容に対して、我々が本欄で何度か当局者に言ってきたところであるが、最近またこの問題によって釜山府を中心に慶尚南道当局者間に再燃し、具体的救済策を研究中だというが、この機会にもう一度われわれの意見を述べてみる……この病気が伝染病である故にドイツは絶滅し収まったという。故に癩病は野蛮病だという別名がある。即ち野蛮国で起きる病気で、文明国ではなくすることができるということである（中略）。

小鹿島に慈恵医院を設置し……年予算約六万円、収容患者数が二四一名（昨年十二月末現在）に過ぎず……癩病患者が二万名中、政府の手で保護されている者がわずか二四一名だから如何に朝鮮人の生命に対してなおざりにされているかがわかり、……われわれは人道問題で、この問題を大きく取り上げて、当局者の反省をうながさざるを得ない。

一九二七年五月の「道知事会議」に提出した意見でも、慶尚北道知事から、次のような意見が提出された。同知事の意見は、「癩ハ性質上国家ノ救済スヘキモノト誤解シ現制度ヲ云爲スルモノアリ」といった「癩」に対する認識欠如もはなはだしいものである。また、小鹿島慈恵医院拡張工事に対する「騒擾」事件から八ヶ月後の道知事会議ではあるが、参考までに、次に紹介しよう。

本道ニ現存スル癩患者ハ実ニ二千余ヲ算シ其ノ大部分カ下層細民ニシテ自ラ治療ノ途ヲ講スルノ資力ナキハ勿論自活ノ途ニ窮スルカ現状ニアリテ現ニ外人経営ノ大邱済衆会ノ救療事業ヲ拡張シ更ニ之ヲ郡部ニ延長スルノ計画ハ著シク同患者ヲ刺激シ其ノ通有性タル依頼心ヲ倍増長セシムルト共ニ癩ハ性質上国家ノ救療スヘキモノト誤解シ現制度ヲ云為スルモノアリ殊ニ大邱癩相助会ハ時々道ニ対シテ之カ救済ヲ要求シ又ハ道評議会ニ対シテモ同様ノ嘆願ヲナシ……（『斎藤実文書』第三巻・高麗書林一九九〇年、七七四ページ）。

一九二六年十月十七日『東亜日報』は「療養費を少し呉れと癩病患者嘆願／百三十余名の癩病患者が」の見出しで、次のような記事を載せている。*

＊ほゞ同じ内容の記事が『大阪朝日新聞・朝鮮版』にも掲載されているのでこれの記事を挙げておく。

慶尚南道東萊郡西面戸谷里癩病患者相助会百三十余名の癩病患者を代表して金敦化が総督府当局に嘆願書を提出したというが、彼ら百三十余名は、全南やその他癩病化治療所に入ろうと、あちらこちら回ったが、小鹿島医院やあるいは外国人が経営する病院は、全部満員になって拒絶されたので、仕方なく村々で乞食をしているうち、だんだん気候が悪くなり、冬の生活が不安であるので、今後一年間、暮らしていく療養費六千四百余円ほどをくれという意味の嘆願書だという。

現在、ソウルにある政府記録保存所所蔵の「小鹿島慈恵医院関係綴」の医院拡張問題一件文書＊＊は、以上のような一九二〇年代半ばの世情のなかで、立案、作成されたものである。小鹿島慈恵医院が当時「道立」であったことから、大部分は総督府と全羅南道当局との往復文書、命令・報告文書などである。当時の全羅南道知事は、張憲植（のち忠南知事の石鎮衡に代わる）である。一九二六年当時、朝鮮十三道のうち忠北、忠南、咸北、江原及び全南の各道が、朝鮮人の知事であった。

「小鹿島慈恵医院拡張一件文書」冒頭は、「大正十四（一九二五）年六月十八日、全羅南道知事」が朝鮮総督府の政務総監に宛てた「小鹿島慈恵医院収容人員増加及之カ経費ニ関スル件」である。この文書には、朝鮮総督斎藤実のサインのほか、政務総監や警務局長などの押印がみられる。同資料を、次にあげておく。

管下小鹿島慈恵医院拡張ノ件ニ関シテハ予テ上申ノ通ニ有之候処、同院ニハ昨年患者収容ノ目的ヲ以テ建築シタル家屋六棟（鮮式藁葺、各棟八坪八合八勺、二棟ニ対シ五合ノ便所附属、五棟ニ各十人収容、一棟ハ重症患者室ニ充当ノ見込）アリ、之ヲ使用スルトセハ新ニ患者五十人ヲ収容シ得、之カ

＊＊同文書の大部分は、滝尾英二編『日本・朝鮮近代ハンセン病史・考』〔資料編〕広島青丘文庫、一九九九年に収録した。

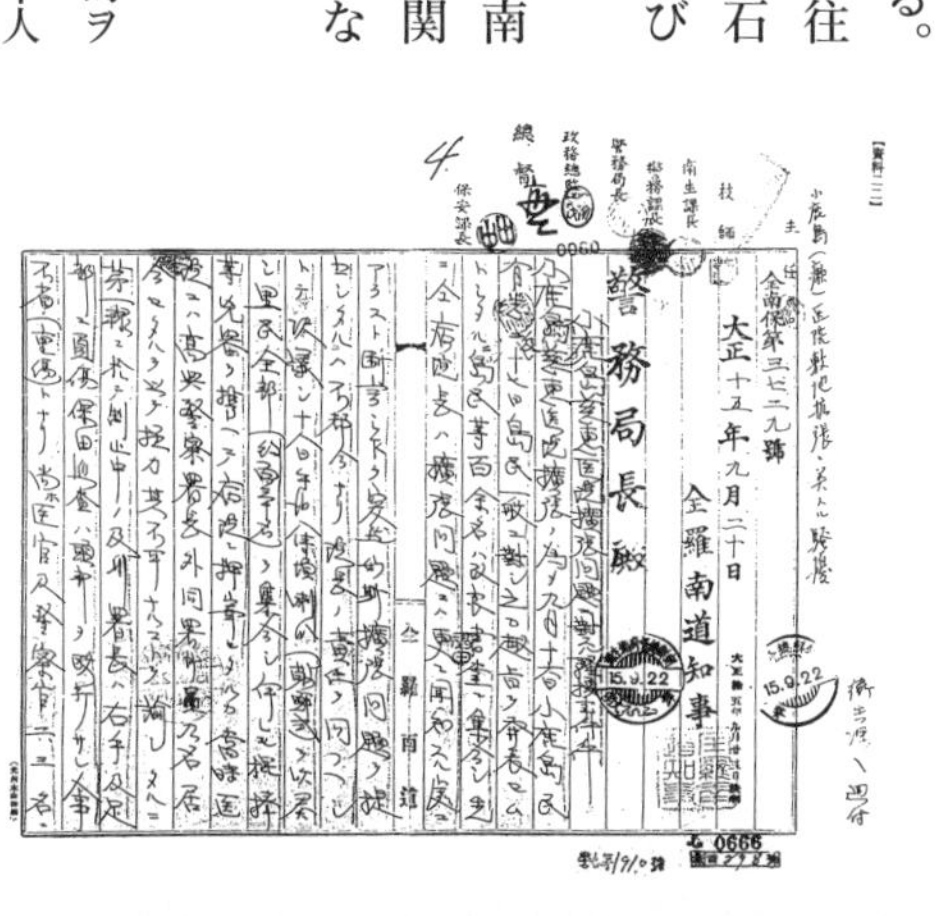

▶この警務局へ宛てた全羅南道知事からの文書には、朝鮮総督斎藤実の決裁印がある。

経費ハ患者ニ直接必要ナル別紙内訳ノ通リ、尚職員ハ現在ノ俶ヲ以テ経理シ得ルニ依リ収容定員ヲ五十人増加ノ件御承認相成テハ本年七月ヨリ実施致度ニ付予備金ヨリ別紙金額御支出相成様致度此段及上申候也。

と述べ、「小鹿島慈恵医院収容定員増加ニ伴フ経費調査書」として「金六千百五十一円三十銭也」をあげ、その内訳として、次のような表をあげている。

内訳

人員	一日一人当り経費	自七月至三月延日数	延人員	備考
五〇人	四四・九銭	二七四日	一三、七〇〇人	一人一日 薬品及び注射材料費　五銭四厘 食費　二十三銭九厘 被服費　二銭四厘 傭人給其他　十三銭二厘 計　四十四銭九厘 (既往三ケ年ノ平均調査)

九坪弱（約二九平方メートル）の木造藁葺の宿舎にハンセン病患者を一〇人収容し、一人一日四四銭九厘（うち食費二四銭弱）でまかなう。二棟に半畳の広さの便所が一つ。これが、当時の小鹿島慈恵医院に収容された患者の生活だった。下欄の表のように、花井院長は収容定員を超えた患者の収容をおこなった。「長島事件」を引き起こした光田園長の下での長島愛生園の一九三六年八月当時の状況と似ていた。一九二五、二六の両年には、実に収容人員定員の二倍にも及ぶ患者を収容している。

年　別	収容定員	現在収容人員	過減率%
1920	100	95	95
1921	100	121	121
1922	100	171	171
1923	100	196	196
1924	125	195	156
1925	125	241	193
1926	125	249	199

翌二六年二月二五日、総督府警務局長は同内務局長宛に「件名・小鹿島慈恵医院敷設買収ニ関スル件」を発送している。当時の警務局長は三矢宮松、内務局長は生田清三郎である。総督府の「癩」政策を主管したのは警務部衛生課で、課長は関水武であるが、同課の技師「西亀」が押印している。西亀は西亀三圭のことで、「小鹿島慈恵医院敷設拡張ニ関スル件」の文書には、一貫して押印している。その後、西亀は一九三〇年四月に総督府警務部衛生課長となり、財団法人朝鮮癩予防協会を設立（一九三二年一二月二七日）し、同協会の常務理事を兼務した。「小鹿島」療養所大拡張（一九三三〜三九年）計画をたてた中心的役割を担った人物である。

一九二六年二月二五日付の内務局長宛の警務局長文書には、「大正十五年度ニ於テ小鹿島慈恵医院敷設買収費トシテ金八千百九十四円計上相成候処、右ハ別紙内訳ノ通ニ付予算確定ノ上ハ速ニ買収相成様御取斗相成度候也」と述べ、別紙につぎのような内訳を添えている。

小鹿島慈恵医院敷設買収　八、一九四円

拡張地域

一、拡張予定地

院所在地ノ東西地ニテ三方海ニ接シ一方ノミ院敷地ニ界ス

二、面積二十八町五畝二歩

林野　六四、九二八坪

畓（水田）　六、〇九二坪

田（畑）　一二、三四〇坪

垈（敷地）　七九二坪

備考　現在民家五戸

三、買収価格

畓　三、六五五・二〇

田　一、八五一・〇〇

山林及原野　八五〇・〇〇

垈　八七・六〇

計　六、四四三・八〇

四、附属諸費

墓地又ハ墳墓　三十ケ　移転料　一ケ移転料三十円

四十五基　九〇〇・〇〇　未発見見込十ケ所余り

家屋　五戸　一戸買収七十円　（欄外）

三五〇・〇〇　（移転料ヲ除キ買収費

同　移転料　一戸百円　一七〇円トスル事

五〇〇・〇〇

計　一、七五〇・〇〇

二日後の二月二七日、総督府警務局衛生課長は、全羅南道警察部長宛に「医院拡張予定敷地ニ関スル件」という照会書を出し、前記の林野、畓、垈、民家五戸の所在の位置を図面に示して、二通至急送付するよう求めている。それに対して同年三月十九日、全羅南道警察部長は警務局衛生課長に、小鹿島慈恵医院に関する拡張予定敷地図面二通を添付し、回答した。つづく三年二二日には、警務局衛生課長は建築課長に、「小鹿島慈恵医院拡張ニ要スル予定敷地図面」を「至急」送っている。

その後、数通の通牒などが総督府の関係部局間、あるいは総督府と全羅南道当局の間で交わされている。これらの文書は、すべて行政当局しか分らないよう「秘」扱いであり、一切の内容は、地元住民に知らされることはなかった。

一九二六年六月二四日（全南警衛第一〇号）付で、全羅南道知事は警務局長宛に、左記の文書を発送する。

大正十五年営繕工事費ニ関スル件

三月三十日附警第一九六号ヲ以テ左記本年度営繕工事費予算配布可相成旨通牒相成之カ実施ニ関シ目下準備中ニ有之候処、敷地時価ニ関シ予算不足ヲ生スル見込ニ付予定坪数中ヨリ将来医務遂行上比較的必要トセザル地区ヲ適宜減少シ買収致度候条、右御承認相成度候也

左　記

一、小鹿島慈恵医院敷地買収費八千九百九十四円也（「全羅南道」用箋を使用）。

この全羅南道知事の「照会文」に対して、総督府警務局長は六月二十六日付で「至急・秘」と押印し、「小鹿島慈恵医院敷地ニ関スル件」として、次のような文書を全羅南道知事宛に発送している。

六月二十四日全南警衛第一〇号ヲ以テ小鹿島慈恵医院拡張敷地ノ件ニ関シ照会相成候処、左記事項至急承認致度処通牒候也

記

一、現在時価予想（各地目別）

二、本年度予算ヲ以テ買収実施スル計画ノ詳細（買収シ得見込地反別ト買収シ得サル見込地反別トハ略図ヲ以テ明示スルコト）（「朝鮮総督府」用箋を使用）。

一九二六年六月の時点で、全羅南道の警察部長は「神尾」という日本人である。同道の警察部衛生課長は朝鮮総督府道警視の具慈環であったが、具警視は同年七月二日の辞令で「警察部衛生課長ヲ免ジ専任保安課長ヲ命」じられ、代わって全羅南道警察部衛生課長には、朝鮮総督府技師の高濱愿が着任している。また、六月二九日付で道警部であった古賀国太郎が朝鮮総督府警視に昇任し、七月二日付で全羅南道の警察部警務課長となった。（『朝鮮総督府官報』による）。「衛生警察」といわれるように、社会生活にかかわる警察活動は、植民地朝鮮の「癩」政策や対応にも深くかかわっていた。総督府の衛生課は総督府警務局に属し、課員の多数は警視・警部といった警察官によって占められていた。

一方、全羅南道知事の張憲植は、一九二六年八月一四日付で「依願免本官」となり、「朝鮮総督府中枢院参議」となり、年額二千円の手当を「下賜」されている。代わって「忠清南道知事正五位石鎮衡」が全羅南道知事に任じられた。石知事は、ソウルの法学専門学校教授から官界に入った人物で、道評議会議員のなかには、法専時代の生徒たちがいた。斎藤実の「文化政治」には、張憲植・石鎮衡両知事、具慈環専任保安課長（警視）や、後述するように、高興郡守中枢院参議金禎泰などかなりの人数の朝鮮人を統治のために任用し、みせかけだけの「地方自治」を採り入れた。つまり「文化政治」は、民族運動を意識的に分断、対立のくさびをうちこむため、朝鮮人上層部や地方有志（名望家）を統治機構にまき込む政策をとった。

小鹿島慈恵医院拡張、敷地買収の問題について、八月一六日付「全南警衛秘第二五〇六号」で全羅南道知事は警務局長宛に、きわめて具体的な施行内容計画を送り、承認を求めている。八月一六日といえば、石鎮衡が全羅南道知事に任命された二日後のことである。長文（罫紙四枚に細字で書かれている）であるので、その要点を紹介する。

「小鹿島慈恵医院敷地ニ関スル件」は、前述の警務局長発「六月二十六日附関係番号文第二三九七号」の回答というかたちをとっている。まず、「現時価予想（各地目別）」が示されているので、その表を下記に示す。それは、総督府が一九二六年度の医院拡張買収費として全羅南道知事に示した地価に比べて高値となっている。「買収予算」は八、一九三円八〇銭であるので、買収する土地は縮小せざるを得ないというのである。

八月一六日付「全南警衛秘第二五〇六号」申報は、「二、本年度予算ヲ以テ買収実施スル計画ノ詳細」の「(一) 買収予想反別」の項で、次のように記述し、また「本年度ニ買収スルモノ」の調表を示している。

本医院拡張予定地選定ニ関シテハ第一報トシテ大正十二年（一九二三年）一月十日附全南警衛秘第五十九号ヲ以テ申報後、山林ヲ田ニ開墾スル等第一地目ノ変更ニ因ツテ地価ニ相違ヲ生シタルコト及其ノ後ニ於ケル土地ノ漸騰ヲ来シタルカ如キ自然的事情ノ為買収予算額ハ現在ノ時価ニ比シ著シキ不足ヲ告クルニ至リタルヲ以テ左記ノ通買収地域ヲ縮小スルノ余儀ナキ状態ニ在リ。

として、次表をあげている。

予算

地目別	一坪価額
林野	円 〇一三一
沓（水田）	六〇〇〇
田（畑）	一五〇〇
垈（敷地）	〇一一一

時価（予想）

地目別	一坪価額
林野	円 〇三五三
沓（水田）	六一五〇
田（畑）	二三〇三
垈（敷地）	一一一九

買収予想反別調

地目其ノ他	買収予算 予定面積其ノ他（坪）	買収予算 仝上金額（円）		本年度ニ於テ買収スルモノ 買収面積（坪）	本年度ニ於テ買収スルモノ 仝上金額（円）	
林野	六四、九二八	八五〇	〇〇〇	二九、四四一	一、〇四一	七一〇
沓	六、〇九二	三、六五五	二〇〇	四、〇四九	二、四九〇	五四〇
田	一二、三四〇	一、八五一	〇〇〇	一五、一三九	三、五四二	五三〇
垈	七九二	八七	六〇〇	一五八	一七	四八〇
墓地	三〇ケ	九〇〇（墓地・墳墓）	〇〇〇	七ケ	三六〇（墓地・墳墓）	〇〇〇
墳墓	四五ケ			一一ケ		
家屋	五戸	八五〇	〇〇〇	四戸	七四一	五四〇
合計		八、一九三	八〇〇	八、一九三	八、一九三	八〇〇

土地買収ノ際一般買収ニ剰余ヲ生ジタルトキハ別紙図面内表示ノ沓ヲ買収スルモノトス

「全南警衛秘第二五〇六号」申報は、ついで買収計画として「買収着手準備」について左記のように述べている。

「本医院敷地買収問題ニ関シテハ同院創設当時及大正十二年二月二十四日附全南警衛秘第十四号報告ノ通今回ノ拡張準備調査ノ際ニ於テ相当紛議ヲ惹起シタル状況ニ鑑ミ左記方法ニ依リ最モ慎重ニ処理セントス

1、買収担当者及其ノ運動方法

買収ニ付イテハ小鹿島医院長ノ直接交渉ヲ避ケ所轄郡長及警察署長ヲシテ左ノ方法ニ依リ各関係者ノ諒解ヲ求ムルモノトス」

として、次の四項目をかかげている。

（1）買収には第一に関係面長、区長その他有力者の諒解を得て、土地その他の所有者を説得し、その承諾書を徴すること。

（2）右承認を得た上は、直ちに実施に測量し、地目面積数量と所有者の住所・氏名等を正確に調査すること。

（3）実測をすると同時に、一方に於いては面長、区長その他の関係者のなかで信望の厚い者を選び、買収土地の評価をさせること。

（4）買収評価に基づき、直ちに売買契約を締結すること。

ついで「買収上の救済策」として、次の二点をあげている。

「土地買収ニ起因シテ特に損害ヲ蒙リタル者ニ対シテハ其ノ情状ニ依リ相当ノ救済方法ヲ講スヘキモ差当リ左ノ事項ヲ実行ス

（1）墳墓ヲ移転スル者ニ対シテハ必要ニ依リ私設墓地ヲ許可ス

（2）土地買収ニ因リ耕作地ヲ失フ等生活上ニ損害ヲ受ケタル者ニ対シテハ小作地又ハ副業ヲ与フル等所轄郡守ニ於テ相当斡旋ヲ為スコト」。

最後に「警戒方法」として、つぎのように述べている。

「万一ノ場合ヲ考慮シ本件買収着手時ヨリ事件ノ遂行完了迄、左ノ方法ニ依リ警戒ス

（1）臨時警察官出張所ヲ設ケ内地人巡査一名、朝鮮人巡査一名計二名ヲ配置スルコト

（2）前項ノ為必要ニ応シ警戒要員ヲ増派スルコト」。

以上の全羅南道知事申報「八月十六日付全南警衛秘第二五〇六号」に対し、総督府は八月二〇日付け「小鹿島慈恵医院敷地買収ノ件」を警務局長（三矢）と内務局長（石黒）の

名で、全羅南道知事宛に通知している。

本年六月二十四日付全南警衛第一〇号ヲ以テ首題ニ関シ照会相成候処右ハ已《やむ》ヲ得サルモノト認メラレ候条本年八月十六日付、全南警衛秘第二五〇六号申報ニ基キ買収相成度右及通牒候也

追テ売買契約確定ノ上ハ其ノ状況即報相成度申添候

理由

本年度営繕費、新営及設備費、地方庁新営中小鹿島慈恵医院敷地買収（拡張）費トシテ金八千百九十四円計上セラレタル処本買収費予算編成後該地目中林野ヲ開墾シテ田ニ変換シタルモノ約四千坪アリ且ツ一般地価モ多少昂騰シタル結果当初ノ予定地全部ヲ買収スルニハ尚三千余円ノ不足ヲ告クル見込ニ付別紙図面ノ通総面積八四、一五二坪の内医院トシテ最モ必要トスル部分四八、七八七坪ヲ買収シ尚実際売買契約ノ結果買収費予算ニ剰余ヲ生シタルトキハ田及び沓約千二百坪ヲ買収セムトスルモノニシテ且ツ今回買収セムトスル部分ハ医院トシテ最モ必要ナルノミナラス将来地価昂騰ノ虞アル沓、田等ノ大部分ヲ買収セムトスルモノニシテ適当ノ措置ト認メラル、ヲ以テ本案ノ通承認セムトス。

この「承認」通知が全羅南道知事宛に発送された同年八月二五日から約一か月後の九月一九日、全羅南道警務課長は同道警察部長宛に、次のような電報を発信し、翌二〇日午前一時半に同部長はその電文を収受している。「小鹿島騒擾事件」を告げる最初の「一報」である。電報送達紙に書かれたものは、カタカナ文であるが、通常文字にした文の「写」が総督府に残されている。写には「マル秘」の印が押され、警務局長三矢、衛生課長石川、技師西亀の押印がなされている。通常文字に直された「写」を、次にあげておく。

宛名・全南警察部長、発信人・全南警務課長――

昨十八日午后八時小鹿島医院拡張問題ニ対シ病院長ハ大正十一年拡張計画当時絶対ニ拡張ノ計画ナシト否認シナガラ今時之カ実施ヲ見ムトスルニ至レルハ院長島民ヲ欺瞞スルモノナリト称シ島民約二百三十名病院ニ来襲シタルガ来島中ノ警察官ノ制止ニ依リ院長ハ無事避難スルヲ得タルモ所轄署長ハ軽傷ヲ巡査一重傷（目下生命ニハ差支ナシ）ヲ負ハシメタルガ島民ノ真意ハ賠償条件ヲ有利ニ導カントスル手段ナルガゴトシ本朝五〇名ノ警察官ヲ派遣シ警戒中ナルガ本日無事経過ス

本件ニ絶対反対ヲ称フルハ島内百二十戸中約四〇戸他ハ雷動（同）セルモノノ如シ

彼等ト当局ノ条件ト相当距離アル模様ナルモ未《いまだ》島民ニハ内示シアラザルニツキ此ノ際速ニ郡守面長等ヲ通ジ内示スルヲ特策ナリト認ムルヲ以テ近ク実行ノ予定

今次ノ騒擾犯人（約十名）ハ此ノ際検挙シタキモ当面ノ問題トシテ計画ノ実行、病院及附属森林等ニ対スル危害ヲ惹起シ将来病院ノ経営ニ支障ヲ来タス恐ナキニアラス即刻検挙（首謀者約十名）可否ニツキ何分ノ御指示ヲ請フ

本件警務局ニハ報告未済ニツキ貴官ヨリ報告打合ヲ請フ　　　　警務課長

この電文が全南警務課長から九月一九日に発信された以降、「医院拡張問題、小鹿島騒擾事件」についての全羅南道当局者と総督府との交信、報告文や調査依頼文等が「小鹿島慈恵医院関係綴」には十数通収録されている。また、同事件は『東亜日報』の九月二二日、九月二九日、一〇月五日にも報道された。それぞれ内容は不正確で、予断と偏見に基づく記述もみられるが、そうしたことを勘案したうえで、書かれている「資料」をたどりながら、「事件」の推移を述べてみることにする。

九月二〇日付「全南保第三七二九号」は、全羅南道知事が総督府警務局長宛に出した報告書である。件名は「小鹿島慈恵医院拡張問題ニ対スル騒擾事件」となっていて、朝鮮総督斎藤実の「実」の毛筆サイン、政務総監湯浅（倉平）、警務局長三矢（宮松）、保安課長田中（武雄）などが押印している。

全羅南道知事が朝鮮総督に宛てた「小鹿島慈恵医院拡張問題ト騒擾事件ニ関スル件」の報告は、全羅南道の用箋で八枚、一五ページに及ぶものである。同文書には、総督をはじめ警務・内務・財務の各局長、警務・保安・衛生・社会・司計各課長の供覧印のある「マル秘」文書で、朝鮮総督府衛生課「衛文三八三二号、一五・九・二七」の受付けのスタンプが押印され、「電報々告ニ対スル詳報」と添書きがされている。

内容項目は「A、騒擾前ノ状況」「B、騒擾事件ノ状況」「C、騒擾後ノ状況」の三項目に分かれているが、報告の大部分は「A、騒擾前の状況」に当てられている。

報告はまず、関係面長及び関係住民代表招致懇談の状況が語られている。(1)日時は九月十六日午後三時、(2)場所は小鹿島を所轄している高興警察署内、(3)「会見官民」で、高興警察署長、全南道警察部衛生課勤務小畠警部、高興郡守中枢院参議金禎泰、道陽面長、錦山面長、小鹿里区長、小鹿里有力者朴孟学、朱舜基、金炳吉、高興邑内有志李致彬、道陽面有志李致範の十一名である。

「会見状況」は、はじめに警察署長、警察部員小畠警部及び高興郡守の説明があり、医院拡張のため買収の土地に対する買収方法、補償救済方法等について左記の要項が示された。

㈠　買収土地ノ売買価格ハ時価ヲ基準トシ其基準ハ土地売買評価委員ノ定ムル所ニ依ルコト
㈡　買収地域内ノ墓地改葬ニ就テハ相当額ノ移転料ヲ交付シ且ツ私設墓地ノ許可ヲ為スコト

㈢　買収地域内ノ一戸家屋ニ就テハ評価委員ノ定メタル相当代価及移転料ヲ交付スルコト

など、七項目である。それに対し小鹿里の住民側からは、次のような主張がおこなわれた。

小鹿里区長金述伊……本拡張問題ハ国家ノ方針ナルヲ以テ適切ナルコト信スルモ之ガ為メ小鹿里民ノ受ケル犠牲ハ少ナカラスト思料ス、大正六年現在医院ノ設立サレタル際ニ於テモ将来拡張等ハ絶対ニセサルノミナラズ関係部民ニ対シ不安ヲ感セシムルコト無シト声明シタルコトアリ然ルニ今回ノ拡張ハ実ニ意外トスル処ナレハ直ニ賛同スルコトヲ得スト主張

小鹿里有力者……同胞中ヨリ多数ノ癩患者カ入院セムトシテ本島ニ入リ来レルモノアルモ病院ニ於テハ患者満員ナル為メ入院ヲ拒絶セラレツヽアリ故に彼等ハ失望シ本島内ヲ彷徨シ食ヲ求ムルモノ絶ヘス之ヲ目撃スルトキ吾人ハ実ニ同情ニ堪ヘス私財アラハ之ヲ救済シ度キ感アリト雖モ自分等ハ無資ニシテ之ヲ為得ス又翻テ島民全体ニ思ヲ致ストキハ本島ノ農産物ハ年額一万二千円海産物約四万円位ニシテ現ニ拡張セムトスル地域ノ生産ハ約其ノ三分ノ一ニ相当シ本島民八百ノ死活問題ナルヲ以テハ当局ニ於テハ此ノ点ニ充分御同情アリテ早計拡張等ヲ為サヽル様考慮サレタシ、以上述ヘタル理由ニ依リ賛同シ難シト主張ス

小鹿里区長や小鹿里有力者が「小鹿島慈恵医院拡張、土地買収」について主張し賛同し難いとしたことをまとめると、次の三点になろうかと思う。

① 一九一七年に医院が設立された際、将来拡張等は絶対にせず、島民に対し不安を感じさせることはないと声明したではないか。

② 多数の癩患者が入院しようと島に来て、病院が満員で拒絶され、小鹿島を彷徨し食

を求めるものが絶えないこと。

③　島の農産物は年額一万二千円、海産物約四万円であり、今度拡張しようとする地域の生産は約三分の一に相当し、島民の死活問題になること。

このような小鹿里区長や小鹿里有力者の主張に、署長、郡守、小畠警部、面長等は「交々島民ノ意志ヲ尊重スヘク又買収セントスル地域ノ狭小ナルコトヲ地図ヲ示シテ説明シ従テ生産ニ大ナル関係ナキコトモ説示シタルニ」島の代表者等は、本件は前に述べた通り重大であるので、自分たちの独断を以って解決することは不可能であるので、一応島に帰り島民一般にこのことを伝え、よく島民の理解を求め、かなり平穏裡に事を運ぶよう努力することを言明した。そこで、一応懇談を打切り散会したのだが、午後に於ける島民等の動静を査察するため、六名の警察官を小鹿島に配置した。

九月十七日、「島民ニ懇諭シタル状況」について、小鹿島小鹿里「改良書堂」には島民一五〇余名を集め、高興警察署長及川正人や高興郡守その他が、医院拡張とそれに伴なう土地買収などの趣旨を「懇諭」した。ところが、「一部ノモノハ大正六年（一九一七年）本院設置当時将来拡張セサル旨声明シタルニ今回突然拡張セントスルハ院長ノ奸策ニ依ルナラン依ツテ院長ノ本島在勤スル間ハ極力反対セサルヘカラスト激昂スルモノアルヲ以テ」、署長、郡守及び小畠警部は「本拡張問題ハ本府及道ニ於テ計画セルコトニシテ病院長ハ絶対関知セサルコト」を諭した。しかし、島民たちは更に、次のように言ったという。

然ト雖モ今回拡張地域ハ本島民ノ生活上尤モ重要ナル土地及海岸ニ属スルモノニシテ之ヲ買収セラル丶ニ於テハ本島民ノ大部分ハ今後生活ニ支障ヲ生スヘシ、故ニ拡張問題ニ対シテハ絶対ニ反対ナリ。

と主張すると、場内は騒然としなんら解決の域に至らなかった。署長たちは午後五時三十分、更に熟考すべきことを促し解散させた。次に「B　騒擾事件の状況」について、全羅南道知事が朝鮮総督に宛てた「報告書」によりながら述べてみよう。

九月十八日、島民は各部落に於いて対策を協議していたが、午後八時ころ小鹿里の朴聖毛（三〇歳）が、朝鮮式のラッパを吹奏し島民二五〇名余りを集め、自ら「首魁」となり、次のように島民たちに言った。

今回ノ拡張問題ハ院長ノ奸策ニ依ルモノナリ、今ヨリ院長ニ其ノ責任ヲ問ヒ火刑ニ処スヘシ

すると、集合していた島民たちは、「雷同シ」各自棍棒、竹杖または石を携帯し病院長官舎に押し寄せようとした。高興警察署長及川正人は、部下職員四名と共にこれの阻止に当り、警察部派遣小畠警部ほか二名は院長官舎を警戒した。島民たちが来襲した時、花井院長らは官舎より安全地に避難した。

群集ハ之等警察官ニ肉迫ノ十数回ニ亘リ暴挙ノ非ナルコトヲ論シ解散方ヲ命シタルニ警察官ノ無抵抗ニシテ平穏裡ニ解散セシメントスルニ乗シ解散セサルノミナラス棍棒等ヲ以テ警察官ヲ殴打シ或ハ投石スル等暴行敢行シ左ノ如ク警察官ニ傷害ヲ与ヘ尚ホ暴挙ヲ為サントセルモ警察官ニ於テハ極力温和手段ヲ以テ解散ニ努メタル結果群集ノ感情ハ漸次沈静シ結果午後十一時解散シタリ。

警察官負傷者として、高興警察署長・道警部及川正人、高興警察署刑事・巡査保田竹一

郎、同道巡査・韓痒根、同巡査部長・矢羽田儀市、同巡査部長・岩永真一の五名が、五日から二週間の傷害を受けたと、全羅南道知事が朝鮮総督に宛てた九月二五日の報告書には、書かれている。

右のような事態のなかで、島民たちがなお、再挙することを憂えた及川署長は、部下職員一七名を小鹿島に非常召集して、警戒するよう応援を求め、九月一九日に二〇名の応援職員が来島を待って島民検挙を固めた。また総督府及び検察当局と打ち合わせの結果、島民検挙のため、所轄の順天支庁寺田検事及び長興支庁村井検事を現地に出張させた。また「捜査の万全ヲ期スル為メ」二〇日には更に二一名の応援職員を増派すると共に、捜査に関する職員の指揮に当たらすため、全南警察部保安課長・具滋環が小鹿島に派遣された。

寺田、村井の両検事は九月二一日に、現地に到着し直ちに検挙に着手し、次の一〇名に対し拘留状を発し、身柄をその日の内に順天に護送の上、順天警察署に留置した。留置された「罪名」と「氏名・年齢」をあげておく。

騒擾傷害　朴聖毛（当三〇歳）、　騒擾傷害　朴月半（当三七歳）、
騒擾　黄順コト韓萬西（当三六歳）、　騒擾　姜泰先（当三〇歳）、
騒擾　梁生コト張判玉（当二六歳）、　騒擾　朴福汗（当六五歳）、
騒擾　朱料基（当三〇歳）、　騒擾　林豊岩（当二九歳）、
騒擾　張必基（当二七歳）。

なお、張判玉は高興郡道陽面鳳岩里であるが、彼以外は同郡錦山面小鹿里である。職業は全員農業であった。

九月二二日付『東亜日報』(同紙は夕刊で、発行は前日の二一日)は「小鹿島千余名警察隊と衝

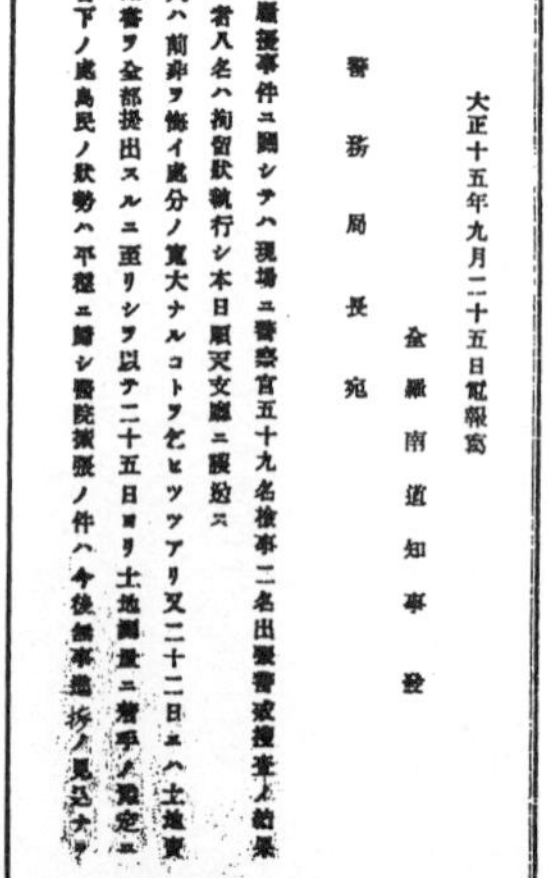
大正十五年九月二十五日電報寫
全羅南道知事 發
警務局長 宛
小鹿島騒擾事件ニ關シテハ現場ニ警察官五十九名検事二名出張警戒捜査ノ結果重ナル者八名ハ拘留状執行シ本日順天支廳ニ護送ス
全犯人ハ前非ヲ悔イ處分ノ寛大ナルコトヲ乞ヒツツアリ又二十二日ニハ土地賣却承諾書ヲ全部提出スルニ至リシヲ以テ二十五日ヨリ土地測量ニ着手ノ豫定ニシテ目下ノ處島民ノ狀勢ハ平穏ニ歸シ醫院擴張ノ件ハ今後無事進捗ノ見込ナリ

突乱闘／総督府営癩病院拡張に反対し、千余名の島民が警察隊と衝突し乱闘／双方に重軽傷者三十名」との見出しでこの事件の第一報を報じている。記事はかなり誇大化した内容である。さらに、九月二九日に同紙は事件の続報を、次のように記述しているので、紹介する（原文は朝鮮語）。

小鹿島事件詳報／近隣警察と道警察部活躍（一九二六年九月二九日）

全羅南道高興郡錦山面小鹿島にある総督府立癩病院は、大正五年（一九一六）に創立され、毎年八万円の経費で癩病患者二百五十名ほどを収容治療していたが、このたび五百名ほどの患者を収容するようになるので、今までの病院は手狭であるのみならず、敷地も不足するのでその地の住民が所有している田畑・林野（海岸は含まない）十五町歩を買収しようと郡守王宗性と警察署員七、八名が出張して買収しようと交渉したが、島民たちは耕地と林野を売渡すことは生活を脅かされるのは勿論で、泣きっ面に蜂で衛生上にも大変危険だと反対し、結局警察隊と去る十九日に衝突して、警察側に六、七名の重・軽傷者を出し、住民側でも一名の軽傷者を出すという一大乱闘があったが、この急報に接した順天、宝城、麗水、筏橋各地の警察署からは応援巡査が七、八十名が来て鎮圧し、なお万一を考慮して厳重な警戒をしており、警察部では具警視を、検事局では寺田検事が出動して内容を調査するとともに、調整に努力し、近々解決するきざしにあるという。

朝鮮総督宛に発送した十月二日付の全羅南道知事の「報告」には、＊敷地買収進行状況を次のように書いている。

既報後九月二十七日迄ニ買収地域ノ測量ヲ了シタルヲ以テ翌二十九日左記ノ者ヲ土地評価委員ニ選

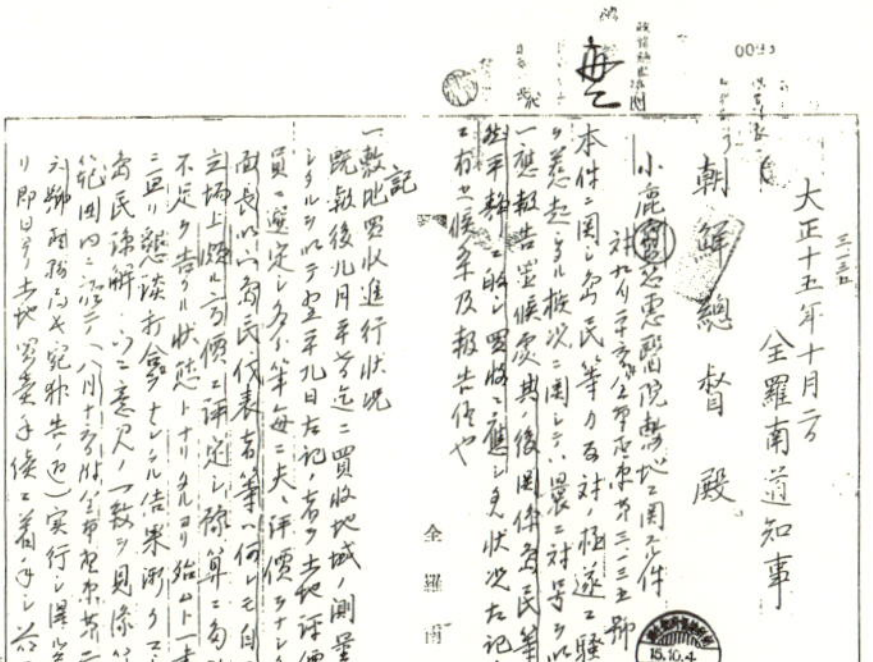
大正十五年十月二日
全羅南道知事
朝鮮総督殿
小鹿島慈恵医院敷地ニ関スル件
記
一 敷地買収進行状況

＊ [資料三〇]

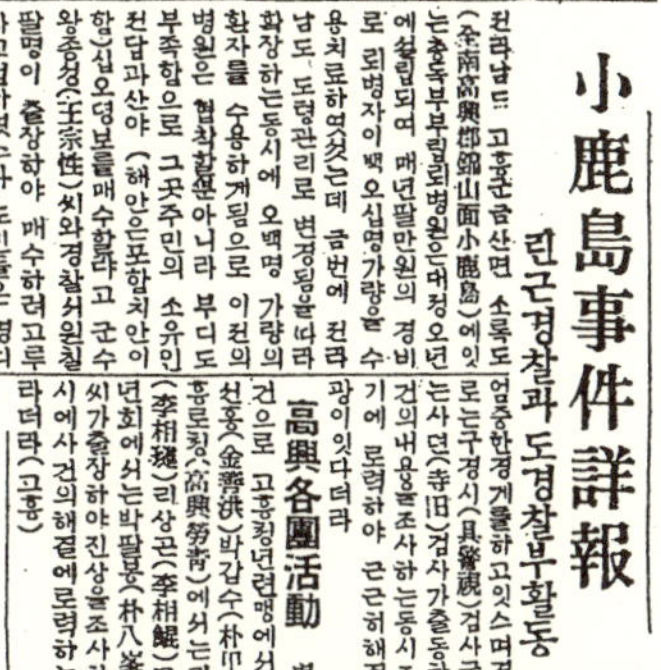
小鹿島事件詳報
린군경찰과 도경찰부활동
전라남도 고흥군금산면 소록도(全南高興郡錦山面小鹿島)에잇는총독부립뢰병원은대정오년에설립되며 매년팔만원의 경비로 뢰병자이백오십명가량을 수용치료하여왓섯는데 금번에 전라남도 도령관리로 변경됨을따라 확장하는동시에 오백명 가량의 환자를 수용하게됨으로 이전의 병원은 협착할뿐아니라 부디도 부족함으로 그곳주민의 소유인 전답과산야 (해안은포함치안이함)십오뎡보를매수하랴고 군수 왕종성(王宗性)씨와경찰서원칠팔명이 출장하야 매수하려고루차교섭하엿스나 도민들은 경디
엄중한경게를하고잇스며경찰부로는구경시(具警視)검사국으로는사뎐(寺田)검사가출동하야사건의내용을조사하는동시조정하기에 로력하야 근근히해결될서광이잇다더라
高興各團活動
별항사건으로 고흥청년련맹에서는 김선홍(金善洪)박갑수(朴甲壽)고흥로청(高興勞靑)에서는리상진(李相稷)리상곤(李相鯤)고흥청년회에서는박팔봉(朴八峯)등제씨가출장하야 진상을조사하는동시에사 건의해결에로력하는중이라더라(고흥)

▶『東亜日報』一九二六年九月二九日

定シ各々筆毎ニ夫々《それぞれ》評価ヲナシタルカ面長以下島民代表等ハ何レモ自己ノ立場上頗ル高価ニ評定シ予算ニ多額ノ不足ヲ告クル状態トナリタルヨリ殆ムト一昼夜ニ亘リ懇談打合セヲナシタル結果漸クニシテ島民諒解ノ内ニ意見ノ一致ヲ見予算ノ範囲ニ於テ……実行シ得ルコトトナリ即日ヨリ土地売買手続ニ着手シ茲ニ大体ニ於テ問題解決シ不在者十名ヲ除キ他ノ土地所有者全部ノ土地売買承諾書ヲ出シタルカ此ノ不在者等も今明日中ニ終リノ筈ナリ（本買収ノ詳報ハ別途提出ス）。

高興郡属　上田憲志　　道属　山根口作　　錦山面長　張南将

道場面長　申乃雨　　小鹿島有力者　朱舜基　　同　張斗千

右ノ状態ナルヨリ小鹿島慈恵医院ニハ警察官四名ヲ残シ当分島民ヲ視察スルコトトシ午余ノ者ハ九月二十日迄ニ全部引揚ケタリ。

『東亜日報』*（一九二六年一〇月五日付）の記事は「民土は全部買収　主動者十一名は送検／島民たちの田畑は病院で買い、主動十一名は検察局に送る／小鹿島事件はこのよう落着」との見出しで次のように報じている。

ルポ＝全羅南道高興郡錦山面癩病院拡張問題で、警官と島民のあいだに衝突があったことは報道したが、その後に当局者とのあいだに交渉があった後、ようやく解決され、同病院に所有される敷地の内、田は約二百坪当り二百円、畑は二百坪当り二十円、家屋は一戸当り移転費百円づつで買うことになり、当時、衝突事件の主動者とみなされて、ずっと高興警察署に検挙され、取調べを受けていた朴聖毛ほか十名は、数日前に順天検事局に送検されたという（高興）。

寺田検事は順天支庁に帰庁後、拘束者一一名に対し再び取調べの結果、その中の二名を

*

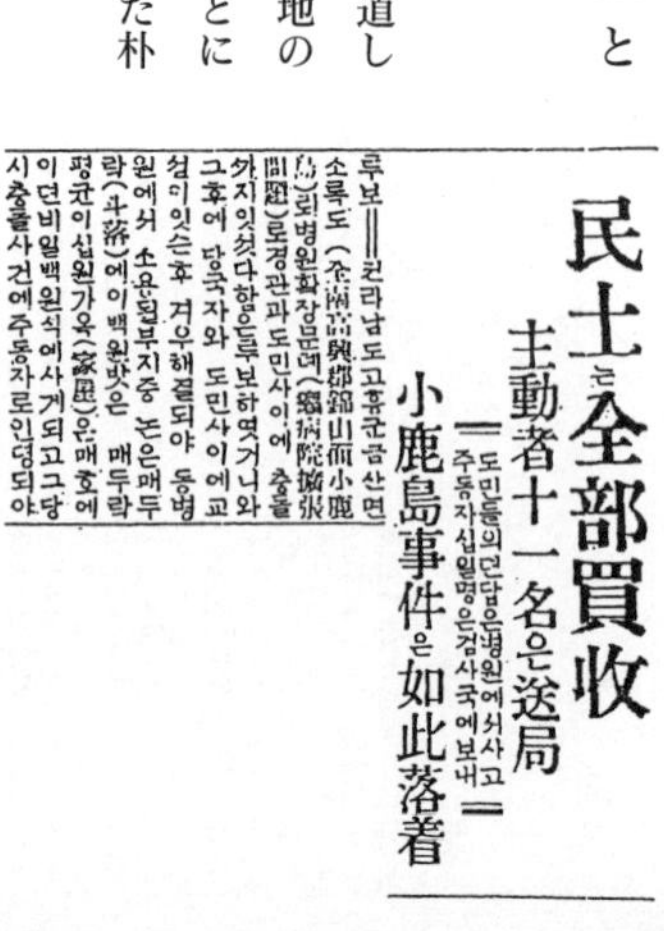
民土는全部買收
主動者十一名은送局
＝도민들의던답은병원에서사고 주동자십일명은검사국에보내＝
小鹿島事件은如此落着

루보＝전라남도고흥군금산면소록도（全羅南道高興郡錦山面小鹿島）리병원확장문뎨（癩病院擴張問題）로경관과도민사이에 충돌까지잇섯다함은루보하엿거니와그후에 당국자와 도민사이에교섭이잇슨후 겨우해결되야 동병원에서 소유될부지중 논은매두락（斗落）에이백원밧은 매두락평균이십원가옥（家屋）은매호에이던비일백원식에사게되고그당시충돌사건에주동자로인뎡되야

▶『東亜日報』一九二六年一〇月五日

釈放し、九名を拘束のまま一〇月二日、光州地方法院に送検の上、予審を請求することなく一〇月四日「騒擾」「騒擾傷害」の罪名で起訴し、他の被疑者二〇名を起訴猶予(一八名)、不起訴(二名)処分とした。

全南保第三七二九号(大正十五年十一月十三日、朝鮮総督宛の全羅南道知事の「小鹿島事件公判ニ関スル件」)によると、一一月一二日に光州地方法院に於いて、各被告に対し判決の言渡しがあり、朴月半(三七歳)に懲役六ヶ月、朴福汗(六五歳)に懲役八ヶ月(二年間執行猶予)とし、他の六名はそれぞれ懲役六ヶ月(二年間執行猶予)、金述伊は証拠不十分で無罪の判決があった。知事の「申報」によると、「該被告等ニ於テハ朴月半ヲ除ク外ハ何レモ不平ヲ唱フルモノナク言渡ヲ是認シ居ル模様ニ有之候」と書かれている。朴月半は「不平ヲ唱フル」ので執行猶予が付かなかったのか、自分だけ執行猶予が付かず「実刑」に処せられたので「不平ヲ唱フル」のかは、この全羅南道知事の「申報」からは、読み取ることは出来ない。

一九二八年三月二〇日、総督府警務局長は各道知事宛てに「小鹿島慈恵医院収容患者増加ニ関スル件」を通知した。その中には、次のように書かれていた。

「全羅南道小鹿島慈恵医院ハ昭和二年度ニ於テ新ニ患者二百名ヲ収容スヘキ病舎新築完了シタルヲ以テ昭和三年度ニ於テ浮浪癩患者中最病毒伝播ノ虞アル二百名ヲ収容スル予定ニ付……」と。小鹿島慈恵医院拡張工事にともなう土地取上等の島民の反対闘争は、総督府と全羅南道の権力によって、完全に鎮圧された。それは五年後、一九三三年三月の朝鮮癩予防協会による全島買収につながって行ったのであった。

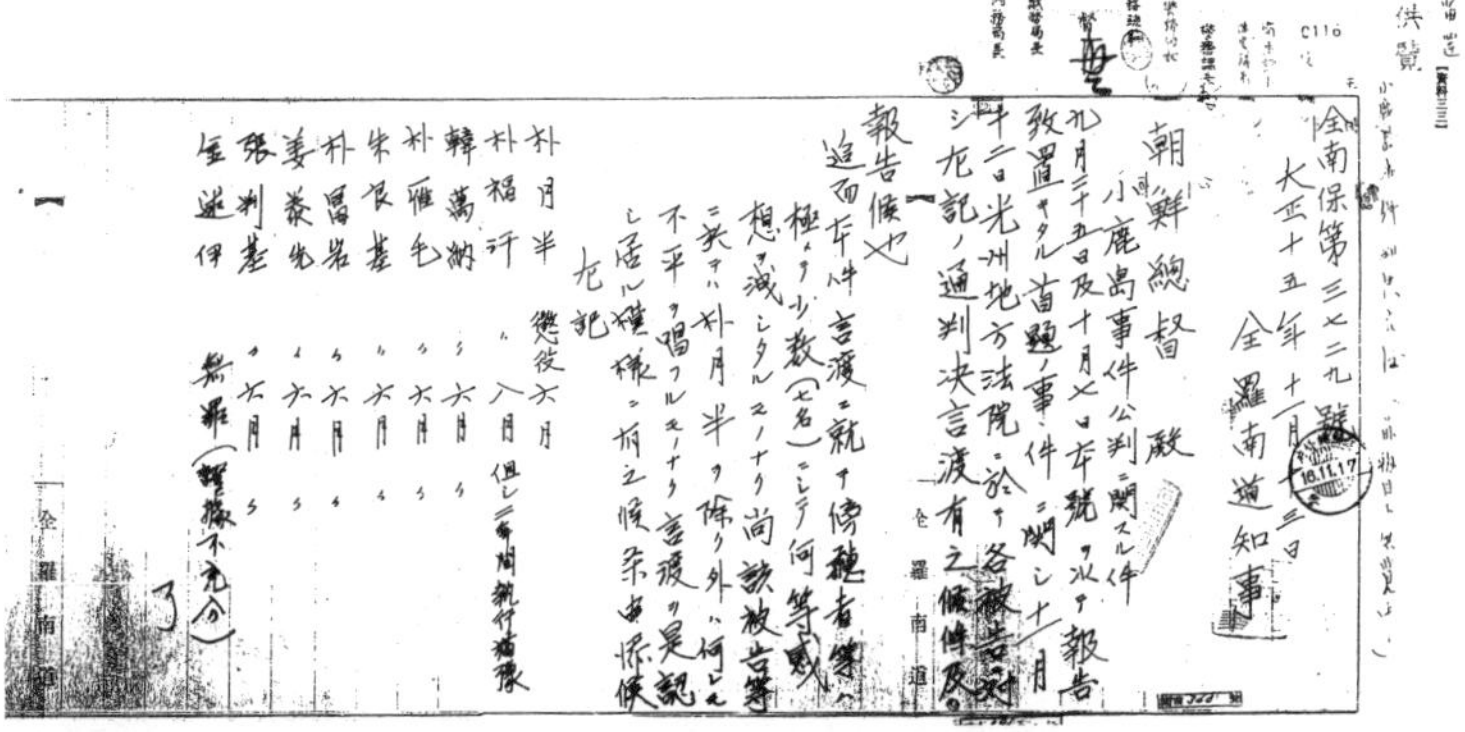
供覧
全南保第三七二九号
大正十五年十一月十三日
全羅南道知事
朝鮮総督殿
小鹿島事件公判ニ関スル件
九月三十日及十月七日左記ヲ以テ報告致置キタル首題ノ事件ニ関シ十一月十二日光州地方法院ニ於テ各被告ニ対シ左記ノ通判決言渡有之候條及報告候也
追而右件言渡ニ就テ傍聴者等極メテ少数(七名)ニシテ何等感想ヲ識レタルモノナク尚該被告等ニ於テハ朴月半ヲ除ク外ハ何レモ不平ヲ唱フルモノナク言渡ヲ是認シ居ル模様ニ有之候条申添候
左記
朴月半　懲役六月
朴福汗　〃　八月　但シ二年間執行猶予
韓萬渊　〃　六月
朴雁毛　〃　六月
宋良奎　〃　六月
朴昌岩　〃　六月
姜奉先　〃　六月
張判奎　〃　六月
金述伊　無罪(証拠不充分)

5　三井輝一の生涯とハンセン病患者たち

三井輝一《みついてるいち》のことを、私が知ったのは沈田潢《シムジョンファン》さんの著書『あゝ、七十年——輝かしき悲しみの小鹿島——』（一九九三年）を読んでからである。三井輝一が第二代院長花井善吉に請われて、朝鮮の小鹿島慈恵医院に入所したこと、聖書や文学などの指導に当たり、患者たちに非常に慕われたことなどが書かれていた。朝鮮を植民地支配していた日本統治期にあって、このような日本人がいたということは、私にとっては驚きだった。

三井輝一のことをもっと知りたいと思った。長島愛生園の『愛生』編集部の双見美智子さんに「三井輝一のことがわかれば、どんな些細なことでも教えて下さい」と依頼しておいた。一九九六年の春だったと思う。その後、数回にわたって双見さんから、三井輝一についての貴重な資料の提供をしていただいた。韓国の国立全南大学校社会科学科の鄭根埴《ジョングンシク》教授からも、関係資料をいただいた。そうした資料に依りながら、不十分ではあるが、私なりに「三井輝一の生涯」をまとめてみることにした。

金教臣《キムギョシン》が主筆・発行の『聖書朝鮮』八二号（一九三五年一一月一日）には、小鹿島南生里に収容されている患者金桂花の「村井先生の帰国に際して」と題する書信が掲載されている。金教臣（一九〇一～四五年）は、東京師範学校在学中に内村鑑三の門下生となり、朝鮮に帰国後の一九二七年七月、六人の内村門下生により同人誌として『聖書朝鮮』を創刊した。一九三〇年五月の一七号からは、金教臣が全ての責任を持つ月刊の個人誌となっていた。「無教会主義」「朝鮮的基督教」を推進した金教臣は、今日、日韓両国において注目され、高い評価を受けている人物である。その『聖書朝鮮』八二号（一九三五年一一月一日）に掲載された金桂花の書信には、次のように述べている。

主筆先生に。我が癩病者の親友で、我々患者のために若い青春まで犠牲にした村井純一氏という〈癩患者のリビングストン〉という別名まである人物を、紹介いたします。（中略）唯一無二の秀才であった氏が、不幸にも近代の医学では不治の病だというレプラに罹って、本国の某病院で治療をしていたが、愛情豊かな村井氏は自己だけの安逸と幸福、何ものも度外視して処遇が同じで環境、運命が同じ朝鮮の癩病者に深く同情……現在の更生園というこの丘を開拓されました。

村井氏という農夫は、頭に手ぬぐいを巻いて靴紐を結び、腕をまくってこの島の文盲（非識字）退治と、もう一方では時代思想を語り、新思想を鼓舞したそうです。教友の信仰を養い小鹿島のために東奔西走し、休むことなく九年間を一日のごとく絶え間ない活動をなさったそうです。ある時には学園の日本語の教授を教会の伝道師で、時には互助会の書記で、同病患者のために多方面に血と汗を流した村井兄、……あゝ！創世以後、村井兄のような方が何人おられたでしょうか（申汀植編『金教臣と〝癩者たち〟』一九八九年）。*

この文中に「村井純一」と書かれてはいるが、それは三井輝一の仮名である。三井輝一は、一九〇一年一一月二五日に山梨県北巨摩郡の某村に生れ、一九四五年八月の敗戦の直後にハンセン病療養所である台湾の楽生院で死去している。享年四四歳の若さであった。

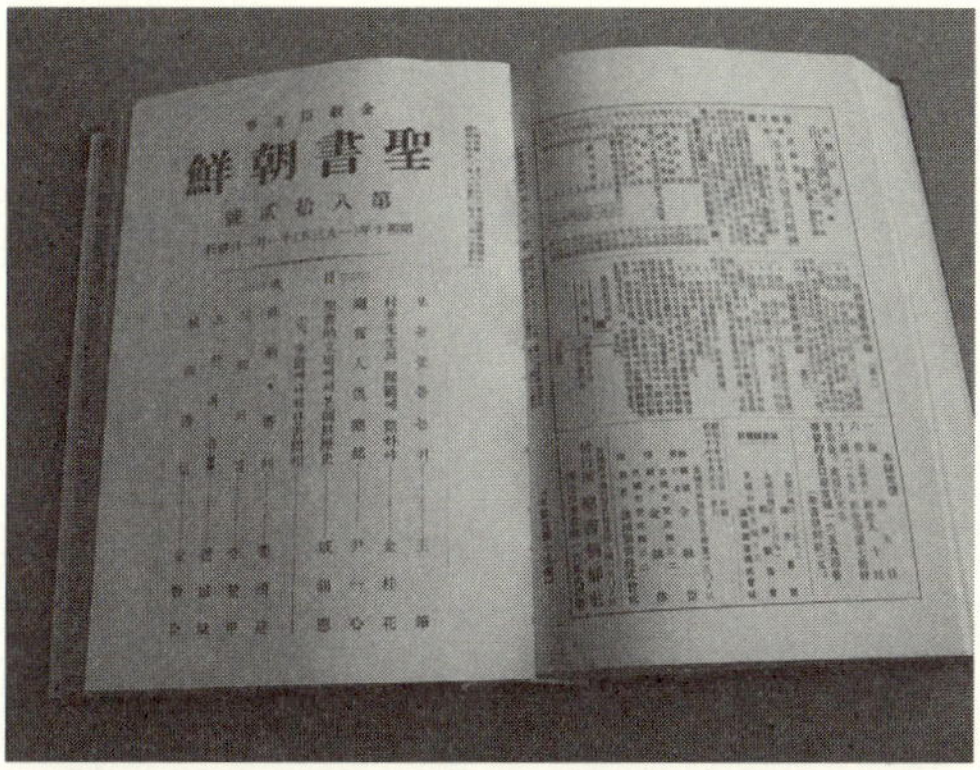

▶『聖書朝鮮』第82号（一九三五年一一月発行）小鹿島更生園患者金桂花「村井先生（三井輝一）の帰国に際して」、尹一心「癩盲人倶楽部」掲載（筆者撮影）

*『金教臣全集第五巻、日記上巻』耕智社（韓国、一九七五年）には、一九三五年九月二十七日の日記の中で、小鹿島南部金桂花白として、村井先生が本年初秋に日本に帰国に際しての事情が説明してある（三〇一ページ）。

金桂花は三井輝一の生立ちを、次のように記している。「この方は今から三十五年前……出生し、両親の深い愛を受けて郷里の学校を経て高等師範学校を優秀な成績で卒業し、そこの某学校で教鞭をとり、一方では文芸方面にも多大な関心をもったのは言うまでもなく、村井兄は画家でした。聞くところでは、兄は早くから日本全国絵画作品展覧会で優秀当選を何度もし、同年キング紙上で将来を嘱望された激励の評をうけたそうです」。

三井はしかし、ハンセン病に罹り発病し、群馬県の草津の療養所に入院した。そこでホーリネス教会に入会、キリスト教の福音を聞き、洗礼を受けた。一方、小鹿島では一九二二年一〇月二日、聖潔教（ホーリネス）の田中真三郎牧師が朝鮮総督府から布教許可を得て訪問し、二日間の集会をしたのが、この島での教会設立の第一歩になった。

一九二一年六月から一九二九年一〇月まで小鹿島慈恵医院の院長は、花井善吉であった。花井院長は、初代蟻川亨《ありかわとおる》の時代に、天照大神《あまてらすおおみかみ》を崇拝するよう患者に強要していたのを改め、キリスト教の信仰を受け入れた。天照大神を祀ったところを、キリスト教の礼拝堂として使用することを許可し、さらに花井院長は患者たちの宗教指導をおこなわすため、三井輝一を日本から連れて来た。牧師田中真一郎の示唆によるものかと思う。三井は一九二七年に、小鹿島慈恵医院の生活に入った。

しかし、医院当局の運営方針に不満を感じて一九二八年に退院して帰国した。しかし、田中牧師の奨めで一九二九年に再び小鹿島慈恵医院に入院し、倍旧の熱意で患者のために力を尽くした。金桂花の前掲『聖書朝鮮』八二号の書信によると、「三井兄は癩患者の機関誌である『ラザロ』＊という雑誌の編集兼発行人で、一時は風変わりな筆鋒をふるって癩界に多大な衝動と刺激を与えたときもありました。レベルがそれほど高くはなかったが、氏の血涙の結晶であるには違いありません」という。月刊で発行された謄写版の小冊子『ラ

＊
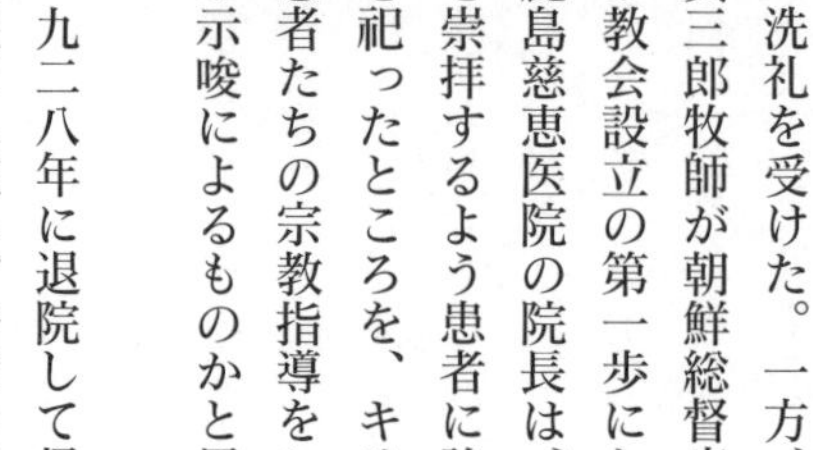
○受贈誌
山　櫻……東京　山櫻社
檜の影……熊本　檜の影會
九州バルナバ院
愛の光……愛の光社
朝鮮小鹿島
ラザロ……ラザロ社

▶『高原』第三巻第二号（一九三四年二月発行）の目次の下の「受贈誌」欄には、「朝鮮小鹿島・ラザロ（ラザロ社）との記載がある。「ラザロ」誌が、群馬県草津のバルバナ教会にも送られていることを知ることが出来る。

ザロ』は、遠く日本、フィリピンのハンセン病療養所まで発送され、国を越えた患者の教化をおこなったと、沈田潰さんは書いている。

三井輝一の小鹿島での行動を書き留めたもう一人のクリスチャンがいる。東京府下の全生病院医師の林文雄（一九〇〇～四七年）である。一九三一年の正月、林は朝鮮の「癩事情視察」のため小鹿島慈恵医院を訪問し、三井輝一と会話している。同年三月、師と仰いだ全生病院長光田健輔とともに長島愛生園に医務課長として移った林文雄は、『日本MTL』第二〇号（一九三二年一〇月）に「忘れ得ぬ兄弟――小鹿島を訪ねて――」と題する訪問記を書いている。そのなかで三井輝一について、次のように述べている。少し長くはなるが、紹介しておく。

南の病舎に居る唯一の邦人はさつき云ふたM君（三井輝一）である。彼は草津のA先生の処で基督教の福音を聞き新生活に入つた。朝鮮の癩者を救ふべき使命を感じ唯一人小鹿島に飛込んだ。彼の燃ゆる聖愛は約半年にして全く鮮語に通ぜしめ多くの癩者は彼を通じて基督の福音に入つた。彼の出して居るラザロといふ雑誌の創刊当時のものに彼は、「凡てこの水を飲む者は又渇かん(渇くことなし―筆者)」といふ題で「ドリンク一杯」と云ふ言葉を書いて居た。彼は絵に対して立派な才能を持つて居た。自分の生涯をぶち込んで精進すべきものはこの芸術の外にない。若い長髪の美術学生はひたむきにこの道を進んだ。併しその途中に於て癩がすべてを暗黒にした。……彼の出して居る「ラザロ」は僅か十二頁の謄写版の小雑誌であるが、全く独特のものである。

一頁の上半分は日本語、下半分は鮮語である。表紙裏には必ず彼の手になる小鹿島内の生活の断片が写真となつて入つて居る。鮮女が水をくみ甕を頭に載せて歩いて居る処、洗濯をして居る処、つけ

物瓶、島の林の鵲、
そう良い写真器でもないらしいが実に芸術味の溢れた彼の頭の良さを思はせるものがある。……M氏によつて朝鮮語の讃美歌を一つ教へられた事を感謝する。療養所に朝鮮人が来ると私はこの歌を歌つて彼等を驚ろかす。
実に「主我を愛す」主はすべての人を愛し給ふ。南朝鮮多島海の一孤島に住む世に忘れられた人々をも主は愛し給ふ。疑ふ者があらば小鹿島を訪れるが良い。そこから静かな波音に合はせて数百の癩者自身が叫ぶ。
Esu saran hashin…「主我を愛す」の歌声が高らかに聞えるであろう。*

＊滝尾英二編『小鹿島「癩」療養所と周防正季（資料編）』一九九六年一四〜一五ページ。

長島愛生園書記の宮川量《みやがわはかる》は、光田健輔園長の朝鮮行きの同伴を命ぜられ、一九三三年七月一六日から二六日までの一一日間、朝鮮ハンセン病施設視察の旅に出かけいる。その時の朝鮮旅行の様子は、宮川の筆で「長島愛生園用箋」に書き留められていて、現在それが神谷書庫に保存されている。また、**宮川量遺稿集『飛驒に生れて』新教出版社造本（一九七七年）には、「朝鮮の癩見聞記」と題して七ページほどの紀行文が収録されている。

光田・宮川の二人は、七月一九日夕方に小鹿島慈恵医院へ着き、七月二一日の朝、小鹿島を離れている。当時の小鹿島慈恵医院の院長は矢澤俊一郎であった。敬虔なクリスチャンであった宮川の記録を見ると、小鹿島の三井輝一のことが記述されている。用箋のメモ書きには、次のように出てくる。

「小鹿島ノ印象　一、官舎ノ人達ノ不自由（交通、物資、水、電気）、二、患者住宅ノ不統一（中略）、四、三井輝一、小島ノ二人ノ活動、五、職員及病者ノ対立思想……」。

『飛驒に生れて』収録の「朝鮮の癩見聞記」には、次のように述べられている。

**

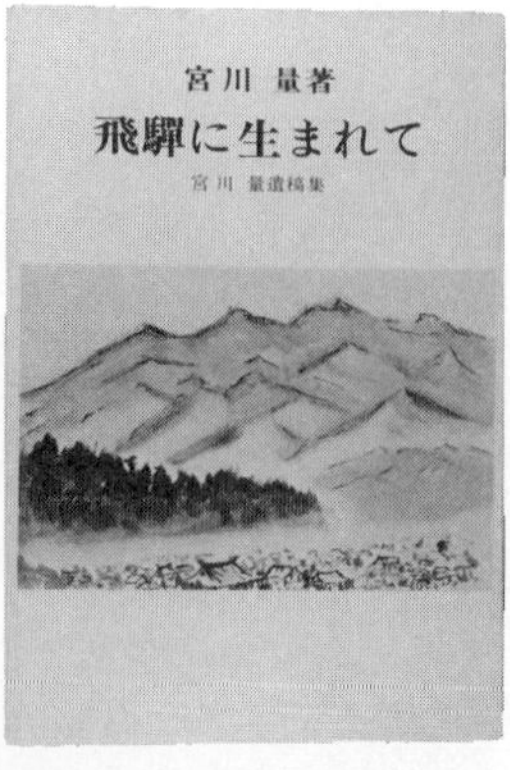

▶『飛驒に生まれて』（一九七七年二月）

こうして十九日小鹿島を訪ねたが、そこで愉快な事実を見出したのであった。入園者八百名の中に二人の内地人が混っていたのである。しかも、二人の中の一人は美術学校を出た人で、篤信な二人の兄弟は、鮮人病友の中ではパウロかペテロのような福音の使者として朝鮮に渡り、熱心に朝鮮同胞の救いのために働いているのである。言語がちがい、風俗習慣も異にするため、初めは異端者として扱われ、幾度か内地へ帰ろうと思ったか分らなかった。それに堪えて、あくまでもふみとどまり、融和のために苦心が実って、今日では職員の言うことよりも、この二人の病友の言うことがはるかに信用されるようになったというのである。したがって、職員もこの二人には尊敬の念を抱いているということである。小鹿島八百病友の信望を負って、この二人の内地出身の病友はいよいよ謙虚で、服装も朝鮮服を着け、子供たちの先生として、保姆としてその忙しい毎日を送っている。

療養所外の内地人が不評判で、所内の内地人が大評判だということは、私にとって実に面白いと思った（二七六ページ）。

光田・宮川の長島愛生園の職員が、小鹿島を訪れて一か月経った八月二三日には、小鹿島から三井、小島の二名が長島愛生園を訪れている。後日、長島事件の指導者の一人になった秋山信義（一九〇一～九三年）が書き残した日記の一九三三年八月には三井、小島両名の来島を次のように伝えている。（青山滋〈土塀の花（16）―長島で―昭和八年②〉『愛生』一九九七年二月号を参照しながら、原典に依った。秋山信義は青山滋《しげる》の名前で「日記」を付けている。）

八月廿三日　夕方（杉田）星雫のところにいくと、小鹿島の三井さんと小島さんとが来ているとい ふ。病室を去らうとしてゐるところに木元君がやって来て、明日カナリヤ舎を借《（ママ）》してくれと言う。三井、小島両君と懇談する場所が欲しいと言ふ。実は先刻両人をつれてカナリヤ迄行ったところだといってゐた。(筆者注：「木元君」とは、愛生園配食台帳には木本岩吉「昭和六年三月二十七日」入園番号三三番となっている。一九〇四年一〇月二三日生れ。一九三一年三月二七日というのは、最初長島に来た「開拓患者」ということになる。その後、木元巌と改名。一九三九年、第五代患者総代となる。富山県出身)。

八月廿五日　三井・小島両兄、木元君に連れられてカナリヤに小生を訪ねたそうであるが、あい憎不在のため会へなかった。小鹿島の写真数葉に子供の手紙三通が机の上に置かれてゐた(この廿五日の日記は、日記原本にはあって、『愛生』は載っていない。――筆者)。

八月廿六日　かねての打合せによって夕食は朝鮮の両兄に逢ふ約束であった。五時になっても見えないので、こちらは準備ととのへることを、電話を以て通じると、両兄は早速出掛けて来てくれた。席に連なる者は小野先生、岡本保母それに松田君……両君を礼拝堂に案内。

八月廿八日　……両兄(三井、小島)は夕食を鶯舎でとり、私は食後両兄をともなふて稲荷様迄散歩に出掛けた。帰ると曙教会(プロテスタントの教会)の委員達が待っていてカナリヤ一号で歓迎会である。

八月卅日　……五時頃でもあったらうか。安さんとかいふ人が、両兄は突然今夜当地をたゝれますといふ。出掛けてみると、両兄は消毒場のところで荷物を受取るところであった。六時半頃両兄は収容場所をたたれた。まったく突然であったにもかゝわらず、海岸は沢山の見送人であった。

三井輝一が長島に来ていたとき、小鹿島には大きな変化が起っていた。小鹿島慈恵医院の三代院長矢澤俊一郎が八月二六日付で「依願免」となっていた。矢澤はキリスト教に対して、好意的人物であった。代って京畿道警務衛生課長周《す》防《ほう》正季《まさすえ》が、小鹿島慈恵医院の第四代院長に任命されている。三井、小島両人が八月三〇日、突然長島を発って小鹿島に帰島したのは、矢澤院長の依願免の通知を知っての行動だったのではあるまいか。

一九三四年六月七日には、小鹿島聖潔教会は小鹿島キリスト教会と改称、組織は整備された。周防正季が赴任してから始まったキリスト教弾圧に、三井輝一は患者たちの代弁者として立ったが、結局、病院当局から露骨な忌避を受けて、一九三五年八月一六日、帰国してしまった。金桂花は『聖書朝鮮』八二号の書信で、次のように述べている。

八月十六日午後、兄の一生を通じて一番印象深く、思いのこもった恨み多い九年間の仕事場であり、住処であり、いや青春まで捧げたこの島を背にして水平線上に消えた兄の影を眺めた私は、寂しい海岸、波打つ海岸を力無く歩きながら切ない涙を流したあの日が、私の一生を通して記憶から洗い流せない日だと思います。（中略）

村井兄、あなたが去られたあの日の夕方に我々存園者一同の涙は言うまでもなく、南生里の前の海の波音さえ兄の別れを哀悼するように悲しく聞こえてきます。帰らなければならないやむを得ない諸事情で帰国なさったが、兄の精神と心琴は今も小鹿島に彷徨《さまよ》っているのがわかります。

小鹿島を去った三日後の八月一九日、三井輝一は長島愛生園に入園した。小鹿島から長島へ三井は直行したのであろう。長島愛生園が作成した「死亡者・退園者カード綴込」第二号には「入園番号一四〇七番、昭和一〇年八月一九日入園、三井輝一（東京府）明治三四年一一月二五日生」と書かれ、髪を短く刈り、白の和服姿（浴衣）で黒縁メガネをかけた小柄の三井の写真が貼り付けられている。同じく長島愛生園の配給台帳の『いろは人名簿（昭和六年〜十五年迄）』には、「入園番号一四九四、三井輝市《ママ》、舎籍せきせい四号、（変）、青山寮、入園一〇・八・二〇、三五（歳）、退園一一・四・二二」とある。

　三井輝一は、一九三五年八月から三七年四月までの一年八か月、長島愛生園に入園しており、入園した時の年齢は三五歳であったことがわかる。彼が愛生園に入園していた間、人権擁護闘争である「長島事件」が起きているが、そのことについては後述する。

　三井が入園した日から十数日が経った一九三五年九月六日の夜、宮川量が「三井輝一談」として、小鹿島の実情を書き留めたメモは、現在、愛生園の神谷書庫に残されている。（大森製）と印刷された四〇〇字詰原稿用紙二枚に、三井の話を聞いて走り書きした宮川のペン字のメモ書きである。そのなかの興味深い箇所をひろって、次に記しておく。

患者数　旧本館四〇〇人、北病舎四〇〇人（七〇〇人ヲ入レウ）、東病舎一〇〇〇人、南病舎四〇〇人、東西《ママ》病舎二〇〇人、東西病舎二〇〇人、重病舎一五〇〇人（二〇〇〇人ヲ入レウ）、計四一〇〇人。

刑務所　二〇〇人　今　建設中

食物　米三合・麦三合　六合　八日目ニ配給

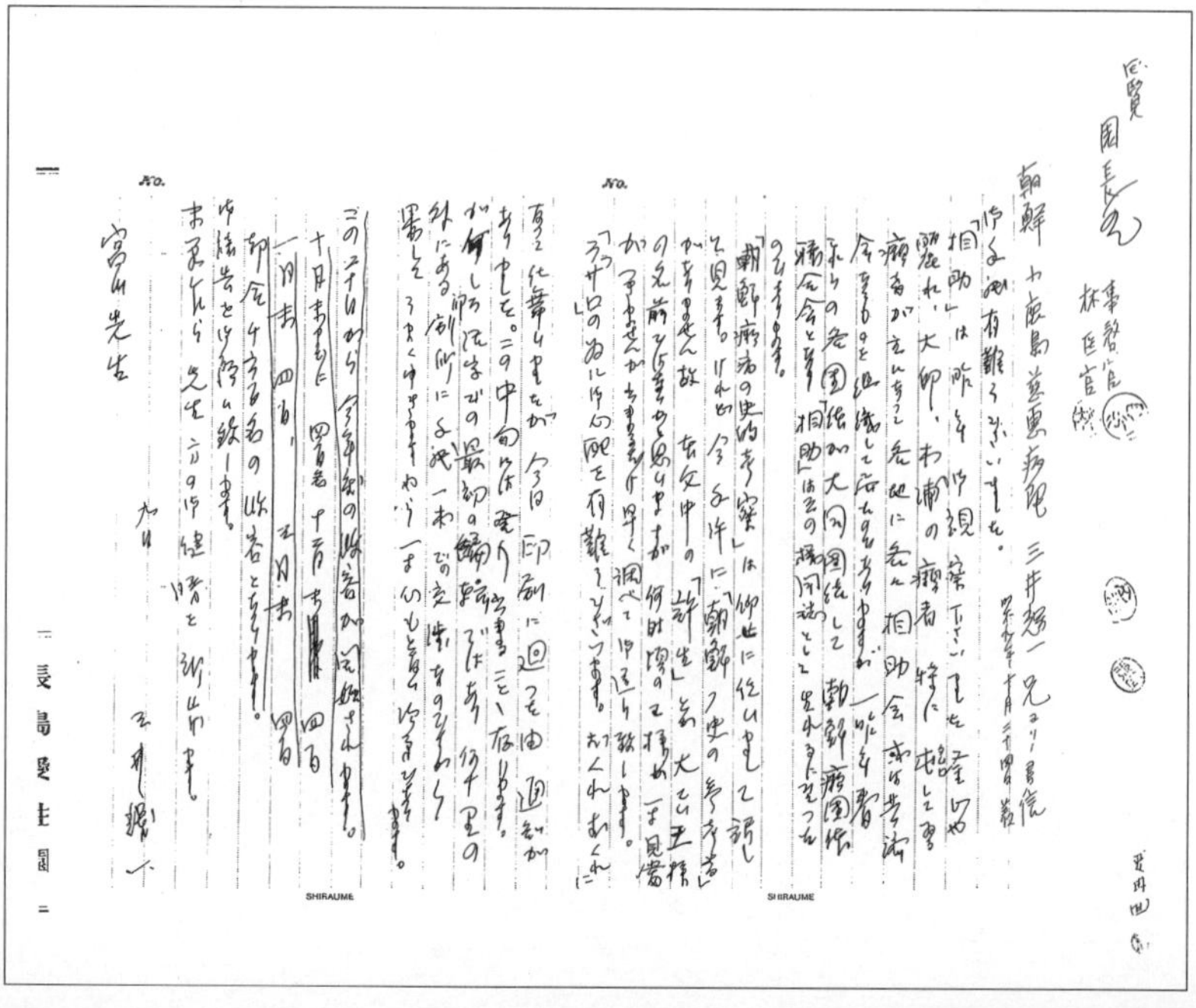

▶三井輝一から愛生園書記の宮川量宛の書簡（一九三四・一〇・九記）

礼拝堂　二〇〇坪　二千人　煉瓦建　三年保タザラントノ請負人ノ話
煉瓦工場　二人患者一日八百、一人八銭宛、健康者一日一人千個
三大問題　一、職員患者軋轢　以前ノ園長ト現今ハ全然相違、前ハ心服「患者アリテ病院」ト、座談会ニ出席モトダエ勝、心境変化。三井中傷、看護長ノ圧制、鞭、最近矢田先生（矢田文一郎牧師）モ辞意をモラス
二、治療問題　最近治療ヲウケズシテ死ヌモノ数名。咽頭狭窄ニテ死ヌモノアリ。四ヶ月モイテ一度モ診療ヲウケズ。夜間ノ診療ニハ一度トシテ来タタメシナシ。医員ハ来テ印ヲ持スノミ、後ハ看護婦・看護士ノ代診。
三、男女問題　以前厳重ナルモ大収容ト共ニ、二百組ノ内縁者来タタメ、コゝニ急激ナ反動来タ、四十人の子供
ピンデ*　毒瓦斯ニテ死ナス。

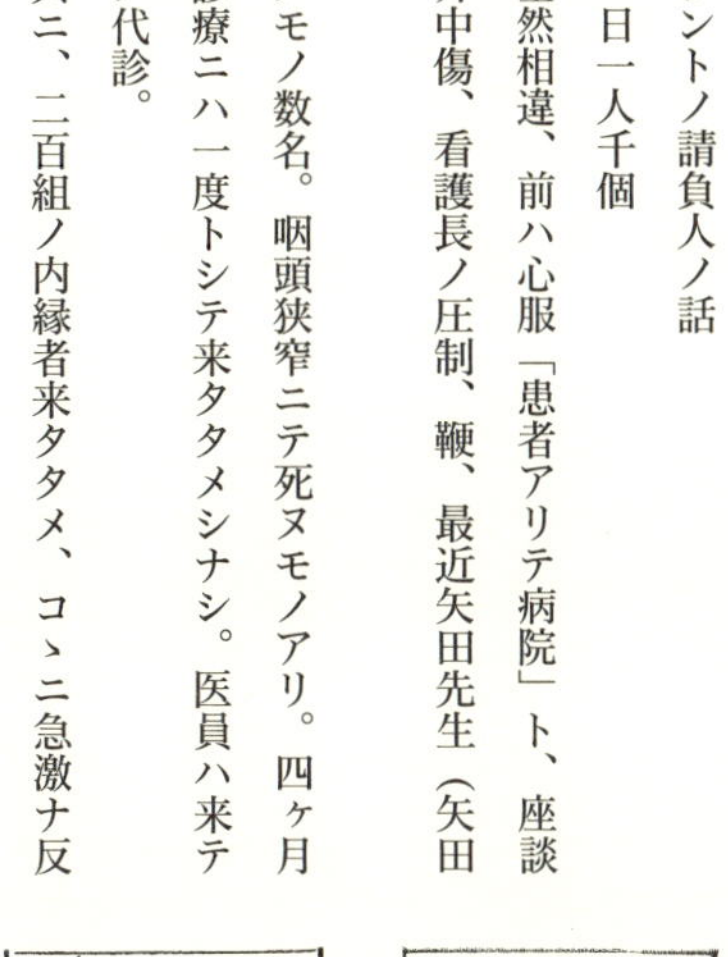

*「ピンデ」とは、朝鮮語で、「南京虫」の意味である。

「三井輝一談」の宮川メモは最後に、当時建設中の小鹿島更生園の施設見取図が書かれている。中央診療所・重症者病舎の西側に「洗濯場、浴場、炊事場」が各一棟が並び、さらにその西隣に「監禁室」と「精神病室」各一棟が並んで建てられている。一九三五年一〇月に完了した第一期拡張工事で、すでに小鹿島には刑務所とともに、「監禁室」と「精神病室」の別棟が建設されていることがわかる。沈田漢著『あゝ、七十年』によると、「浴場の前に赤い煉瓦で高い塀をめぐらした監禁室もつくった。双方に鉄条網を付け、間数《まかず》一五の監房をつくったが……日帝の刑務所の監房と同じ構造であった」。

三井輝一が長島愛生園に入園して一年後の一九三六年八月、長島事件が起った。園当局が作成した『長島愛生園患者騒擾事件顚末書』を見ると、木元巌、秋山信義、金元石（藤

枝静夫）、など二九名とともに、三井輝一は自治会執行委員に選ばれている。三井は、入園患者として患者の立場に立ち、入園者の「いのち」と生活を守るために抗議集会に参加し、ハンストにも加わったという。事件が終ると園当局は「思想的、暴力的首謀者」として一〇〇名ばかりブラックリストを作成し、警戒をした。その中に、三井輝一の名もあったという。翌一九三七年四月二二日、三井は長島愛生園を去った。その後の三井の足跡は杳《よう》として分らない。

八年余の歳月が流れた。小倉兼治（のち、長島愛生園の曙教会牧師）著『瀬戸のあけぼの』（一九五九年）によると、三井輝一は台湾楽生園に入園し、患者代表をつとめて、信仰からは離れていた。敗戦の末期の一九四五年、三井は栄養失調からきた腎臓炎に罹り、全身がゴムマリのように腫れ上がって病床についていたという。旧友の小倉兼治に看取られて、死去した。四十四歳であった。

三井輝一の魂には、Esu Saran Hashin……「主我を愛す」の歌声が、果たして聞えたであろうか。

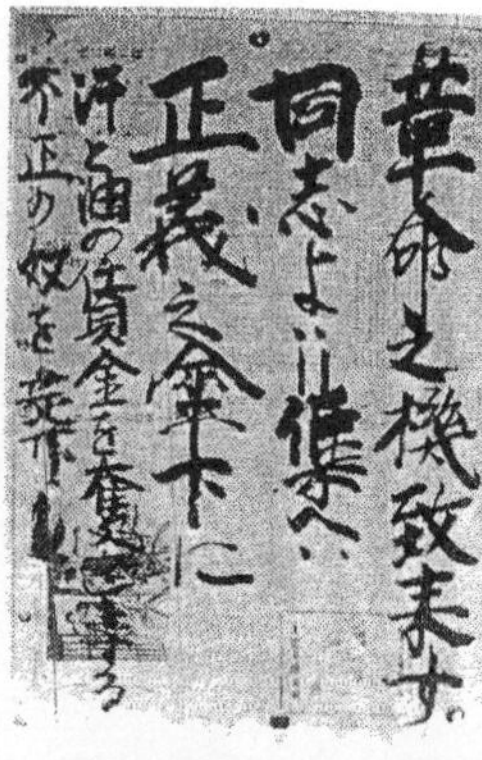

▶檄文「革命之機到来す。同志よ!!集へ正義之傘下に」（一九三六年八月）

八月 二十一日(金) 曇 岡山縣 長島町 國立 癩療養所의 紛擾事件을 해결하고자 하여 內務省 衛生局 奧村 理事官이 출장하여 禮拜堂에 患者 代表를 집합하고 第三次 協議會를 개최하였던 結果 自治制는 許하여도 職員 排斥은 不容한다는 回答을 받고 事件은 漸次 惡化하여 患者 七百餘名은 愛生園歌를 고창하면서 示威行列하다가 園長까지 구타하였다(大阪每日 十九日附)는 報道를 보고 우리 小鹿島는 항상 평온한가고 염려하다。

▶金教臣日記（一九七五年九月）

II 植民地支配とハンセン病

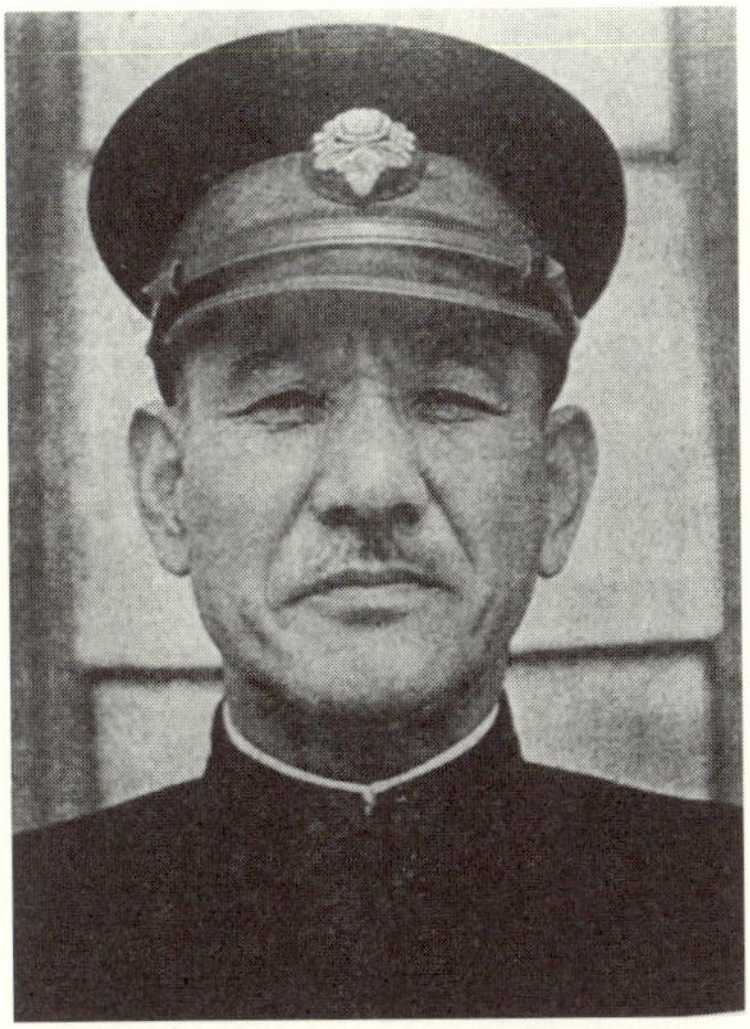

▲周防正季（1885〜1942）。京畿道衛生課長から1933年、第４代小鹿島更生園長となる。入所患者により、42年刺殺される。

1　浮浪し、行き倒れたハンセン病患者たち

日本統治下の植民地朝鮮において、浮浪し行き倒れて死亡する人びとの数は、おびただしい数にのぼった。当時朝鮮で発行された『大阪朝日新聞・朝鮮版』には、次のような「見出し」の記事を数多く見ることができる。

◆下層農民は依然！　ドン底生活／平南道内に草根木皮者五千戸（一九三三年五月三〇日）。「下層農民は依然として窮迫のどん底に喘いでをり、ことに春窮期（はざかいき）に入ってその日の食にも窮し、草根木皮を常食として糊口を凌いでいる窮民は道内に五千戸以上に上ってをり……殊に山間部における窮民の状況は甚だしく目もあてられぬ惨状を呈してゐる」。

◆売られ行く朝鮮の少女／五十円から百円でカフェ、食堂、飲食店等へ（一九三二年六月一七日）。「可憐な朝鮮の少女が売られてゆく。うちつゞく不景気のため府内の細民階級の娘達は生計のため……少しでも内地語がわかるもの、美しい少女は仲介人が紹介所の門前に待ちかまえて、カフェや食堂に連れてゆく」。

◆窮乏農村の奇抜な食料／酸性の粘土で空腹を凌ぐ／脱色工業の原料（一九三二年七月二日）。「このほど総督府警務局あて江原道から小さな小包が届いた……説明書によると、これは不況の重圧に喘ぎ苦しむ農民がすべての食料を失った結果、たゞ単に空腹を充たすだけの目的から盛んに食ひはじめた唯一の山の食料であることが判り、今更ながらその窮乏状態の甚だしさを思はせた」。

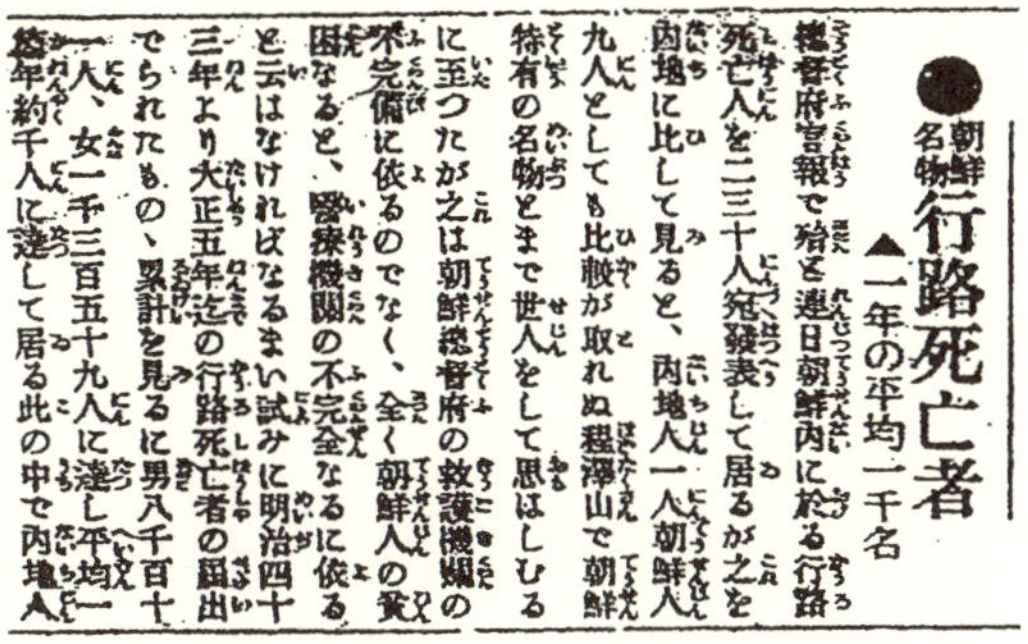

●朝鮮名物 行路死亡者

▲一年の平均一千名

總督府官報で殆ど連日朝鮮内に於る行路死亡人を二三十人宛發表して居るが之を内地に比して見ると、内地人一人朝鮮人九人としても比較が取れぬ程澤山で朝鮮特有の名物とまで世人をして思はしむるに至つたが之は朝鮮總督府の救護機關の不完備に依るのでなく、全く朝鮮人の貧困なると、警察機關の不完全なるに依ると云はなければなるまい試みに明治四十三年より大正五年迄の行路死亡者の屆出でられたもの、累計を見るに男八千百十一人、女一千三百五十九人に達し平均一箇年約千人に達して居る此の中で内地人

▶『朝鮮朝日』一九一八年五月二日

新聞が報じている記事だけではない。朝鮮総督府発行の月刊誌『朝鮮』＊一九二一年三月号には、総督府内務局第二課の山名善来が、「朝鮮に於ける行旅死亡人――公示せられたる悲惨事実」と題して、次のような記事を載せている。一九二一年といえば、朝鮮総督斉藤実の「文化政治」が始まった時期に当たる。また、小鹿島慈恵医院では、花井善吉がその年の六月に二代目の院長として着任した年でもあった。

病を得て治療の方法を有せず又は喰ふに食なく着るに衣なく放浪の身と為りて遂に山野又は路傍に倒れ姻戚又は故旧の看護も知らず独り儚なき人生の行旅に終焉を告ぐる者年年巨数に上るを見る……是に於て予は、今自ら進むで此任務に当たらむとし此悲惨なる事実の計数を調査し各種の事象を点検して隣むべき下級者の世相を知悉せしめむとせり。（中略）

大正九年中の官報登載の行旅死亡人の公示数は驚くべき多数にして実に総数二千百六十人を算せり。茲に云ふ行旅死亡人とは死亡当時に於て故旧縁辺者なく引取人なき者のみを指すものなるを以て行旅死亡人なりと雖当時引取人を有したる者にて公示せざる数は勿論右の数字中に属せず（一一四〜一一五ページ）。

山名善来は、『朝鮮』誌にこのように記して「行旅死亡人の公示数」、「死因と男女別」、「死亡者の年齢と性」、「死因と年齢」、「死因と月別」、「死亡と場所」、「死亡者の所持金品」、「公示の手段と引取人」、「行旅病人収容所」の九項目についての内容の分析を行っている。もちろん、山名善来の記述はハンセン病者に限り焦点化したのではないし、一九二〇年の一年間に限定したものである。朝鮮におけるハンセン病者の行旅死亡者（行き倒れた引取

＊

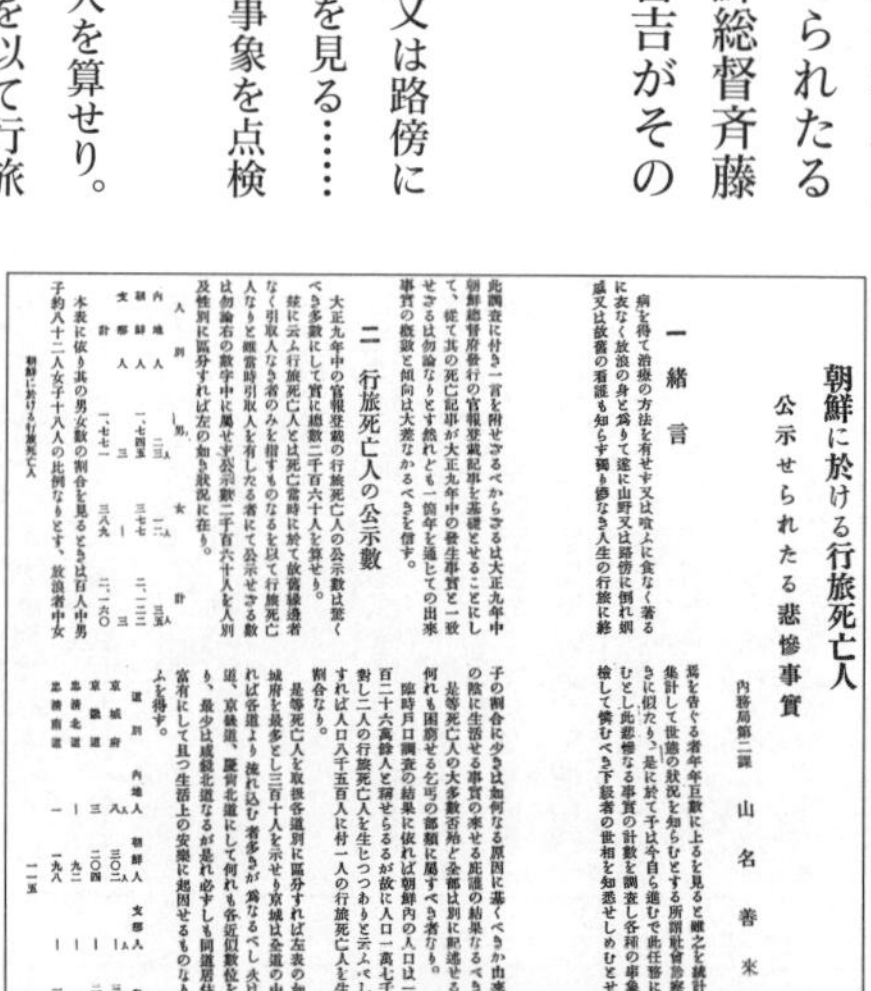
朝鮮に於ける行旅死亡人
公示せられたる悲慘事實
内務局第二課　山名善來

一　緒言

病を得て治療の方法を有せず又は喰ふに食なく著るに衣なく放浪の身と爲りて遂に山野又は路傍に倒れ姻戚又は故舊の看護も知らず獨り儚なき人生の行旅に終

此調査に付き一言を附せざるべからざるは大正九年中朝鮮總督府發行の官報登載記事を基礎とせることにして、從て其の死亡記事が大正九年中の發生事實と一致せざるは勿論なりとす然れども一箇年を通じての出來事實の概數と傾向は大差なかるべきを信す。

二　行旅死亡人の公示數

大正九年中の官報登載の行旅死亡人の公示數は驚くべき多數にして實に總數二千百六十人を算せり。

茲に云ふ行旅死亡人とは死亡當時に於て故舊緣邊者なく引取人なき者のみを指すものなるを以て行旅死亡人なりと雖當時引取人を有したる者にて公示せざる數は勿論右の數字中に屬せず公示數二千百六十人を人別及性別に區分すれば左の如き狀況に在り。

人別	男	女	計
内地人	二三人	一二人	三五人
朝鮮人	一、七四五	三七七	二、一二二
支那人	三	―	三
計	一、七七一	三八九	二、一六〇

本表に依り其の男女數の割合を見るときは百人中男子約八十二人女子十八人の比例なりとす、放浪者中女

焉を告ぐる者年年巨數に上るを見ると雖之を統計的に集計して世態の狀況を知らむとする所謂社會診察者なきに似たり、是に於て予は今自ら進むで此任務に當らむとし此悲慘なる事實の計數を調査し各種の事象を點檢して憐むべき下級者の世相を知悉せしめむとせり何

子の割合に少きは如何なる原因に基くべきか由來男性の陰に生活せる事實の來せる庇護の結果なるべきか。

是等死亡人の大多數否殆と全部は別に記述せる如く何れも困窮せる乞丐の部類に屬すべき者なり。

臨時戸口調査の結果に依れば朝鮮内の人口は一千七百二十六萬餘人と稱せらるるが故に人口一萬七千人に對し二人の行旅死亡人を生じつつありと云ふべし換言すれば人口八千五百人に付一人の行旅死亡人を生ずる割合なり。

是等死亡人を取扱各道別に區分すれば左表の如く京城府を最多とし三百十人を示せり京城は全道の中樞なれば各道より流れ込む者多きが爲なるべし次は黄海道、京畿道、慶尚北道にして何れも各近似數位を示せり、最少は咸鏡北道なるが是れ必ずしも同道居住者が富有にして且つ生活上の安樂に起因せるものなりと云ふを得す。

道別	内地人	朝鮮人	支那人	計
京城府	八人	三〇二人	―人	三一〇人
京畿道	三	二〇四	―	二〇七
忠清北道	―	九二	―	九二
忠清南道	一	一九八	―	一九九

朝鮮に於ける行旅死亡人
一一五

▶『朝鮮』一九二一年三月号

人のいない者）については、具体的に後述するが、ここではまず、山名が書いた『朝鮮』誌の記載についてのいくつかを紹介する。

「本表**に依り其の男女数の割合を見るときは百人中男子約八十二人女子十八人の比例なりとす、放浪者中女子の割合に少きは如何なる原因に基くべきか、……是等死亡人の大多数否殆ど全部は別に記述せる如く何れも困窮せる乞丐の部類に属すべき者なり。臨時戸口調査の結果に依れば朝鮮内の人口は一千七百二十六萬余人と称せらるるが故に人口一萬七千人に対し二人の行旅死亡人を生じつつありと云ふべし」（二一五ページ）と述べている。

「死因と年齢」については、次のような表を示している。（二一八ページ）

死因＼年齢	20歳以下	20歳以上60歳以下	60歳以上	計
病死	111	933	235	1,279
凍死	26	181	38	245
溺死	37	152	9	198
営養不良	21	121	37	179
自・他殺又は不慮等	6	56	6	68
餓死	5	47	11	63
老衰	—	10	28	38
中毒	—	20	2	22
不明	16	43	9	68
計	222	1,563	347	2,160

「……老年者に於ける死因は年少者と趣を異にし病死、凍死、営養不良、老衰、餓死、溺死等の順序に其の誘因を有せり、是等は何れも老いて其の子弟を有せず単独に其の活路を求めつつ世路に辛酸を嘗むるの止むなき結果、茲に至れるものなるべし」（二一八～二一九ペ

**

人　別	日本人	朝鮮人	中国人	計
男	人 23	人 1,745	人 3	人 1,771
女	12	377	—	389
計	35	2,122	3	2,160

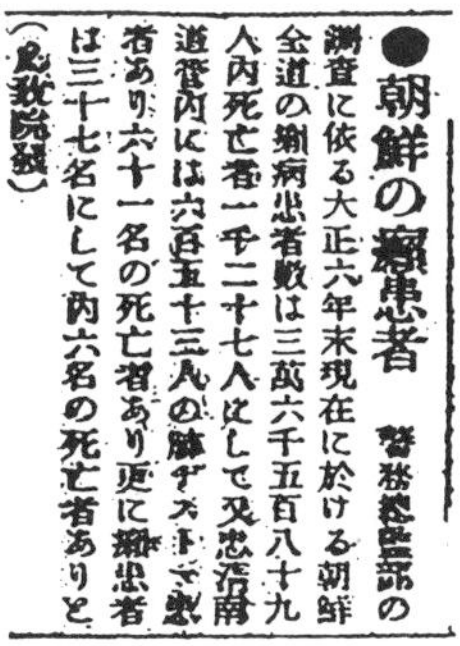
●朝鮮の癩患者　警務総監部の調査に依る大正六年末現在に於ける朝鮮全道の癩病患者数は三萬六千五百八十九人内死亡者一千二十七人にして又忠清南道管内には六百五十三人の[illegible]者あり六十一名の死亡者あり更に癩患者は三十七名にして内六名の死亡者ありと（[illegible]）

▶『朝鮮朝日』一九一八年六月二一日

ージ）といっている。

「死亡者の所持金品」については「余は……彼等の放浪転帰者の所持金品をも点検すべし、然れども本所持金品の調査は彼等死亡者が如何なる程度の者なるかを知る上に於て見逃すべからざるものなるを信ず」（一一二ページ）と書き、次の表を掲げている。

所持金品を有せざるもの	1,348
50銭以下の所持者	590
2円以下の所持者	111
10円以下の所持者	85
20円以下の所持者	17
30円以下の所持者	5
40円以下の所持者	1
50円以下の所持者	1
100円以下の所持者	1
100円以上の所持者	1
計	2,160

「死者が其の身に纏《まと》ふ襤褸《ぼろ》の外、何物をも有せざる者が前表の如く総数の実に六割二分四厘強に当れり、彼等は所謂純粋なる無産者なりと云ふべし、五十銭以下の所持者五百九十人を算すれと此内には僅に杖一本、診療券一枚、金一銭五厘、乞丐袋一個と云へる者多数を包含せるは注意すべし、故に此五百九十人は正に前示の純無産者と何等異なることなき程度の者なりとす」（一一一ページ）と述べている。

この『朝鮮』に総督府内務局の山名善来が「朝鮮に於ける行旅死亡者」を載せた七年後の一九二八年八月二八日の『東亜日報』社説には、「行旅病死者の激増」と題して次のような記事を掲載した。『東亜日報』紙は本社がソウルにある〈朝鮮民衆の表現機関〉を標榜して三・一独立運動の翌一九二〇年四月に創刊された朝鮮の新聞である。

京城府内務課で最近発表した統計に依れば行旅死亡者、行旅病者、棄児、迷児等が昨年の同期より二割以上増加し、七八年前に比する時は実に四倍以上の増加率を見せたさうだ。之は京城府だけの取扱統計であり、亦近年の京城は人口の増加が比較的激烈であつたから他地方も斯の如き激増があつただらうとは想像し難いが、現下の朝鮮人の生活相が日に萎縮し如何なる方法でゞも一大展開策を断行せねばならぬ時期に迫つてをるこの際であるから、各地方にも行旅死者が相当の数に達するだらうと云ふ不幸な推想を下さざるを得ないことを悲むのである。殊にその原因の大部分が純然たる生活難に陥つてをることを考へる時、人道的見地から見て坐視するに忍びないのである。（中略）第一事実問題として増加してゆく行路病者の生命を救ふは人道的事業であるのみならず、当局者の猛省を促し以て予算面に現はれる冗費を社会事業方面に使はしむる上に於ても大なる刺戟となるべきである（『朝鮮思想通信』第七四三号）。

以上は、ハンセン病者を含む朝鮮全体の行旅死亡者について見ていった。日本による植民地支配が強化され、朝鮮人の生活環境が破壊され「栄養状態が悪く抵抗力が弱く」なると、朝鮮人のハンセン病の発症者も多くなり、それに伴ってハンセン病者の行旅死亡者も増加していった。当時の情況について、偏見の強い記事ではあるが『大阪朝日新聞・朝鮮版』を見ることにする。さらに、行旅死亡者のことに関しては、『朝鮮総督府官報』に記載された内容を分析しながら、その問題について考えてみたいと思う。

◆釜山の海辺を慕うて集る癩患者の群れ／当局その処置に困る

毎年四月頃になると何処からともなく釜山の海を慕ふて南浜あたりの岸辺に集つて来る癩病患者は逐年増加するばかりで一般府民との間に往々感情上の衝突を醸すばかりでなく非常な危険が伴ふと

いふので当局も大変頭を悩ましてゐる。右に就き釜山署加加尾《かかを》署長は、……衛生的良心のない彼等を府内に放任して置くといふことは非常に危険であるから何とか処置をつけたいと思つてゐるが今の所何《ど》うする事も出来ぬ、まづ監視を厳重にして施設の完備する日を待つより致し方が無からうと語つてゐる（釜山）（一九二四年八月一二日）。

◆癩病患者の取締を陳情＊

香椎《かしひ》釜山会議所会頭等同所役員六氏は二十九日午前慶南道に和田知事を訪問し癩患者の処置につき長時間に亘り陳情したが右は

慶南道内における癩患は約一千三百名で釜山府内だけでも百五十名に上るが一定の職業もなく市内を徘徊し一般の迷惑はすくなからぬものがあるから当局が鮮内離れ島に患者の収容所を設置して収容療養せしむる対策を施して欲しい

との陳情に対し知事は

癩患の市中横行による一般の迷惑は認めてゐるが癩の予防取締上の根本法規が実施されてゐないしまた収容療養せしむるにも事情が許さぬから来年まで待てば全南小鹿島における癩患療養所を増設する計画もあるようだから多少の融通はつくだらう、また市内の盛り場をはじめその他でも出来るだけの取締りは行ふから

といふことであつた＝釜山（一九二七年八月三一日）。

◆癩病患者が物品を強要／府民が困る

【大邱】大邱府内に目下癩病患者は約八百余名の多きに達してゐる、その中四百名は病院に収容し三百名は府外飛山洞にて正業についてゐるも残りの百名は乞食同様市中を徘徊し物品を強要しその手段方法憎《にく》むべきもの多く一般は頗る迷惑してゐる（一九二八年六月一二日）。

◆慶南道の癩患者　年々増加す／当局取締に悩む＊＊

＊

癩病患者の
取締を陳情

香椎釜山會議所會頭等同所役員六氏は二十九日午前慶南道に和田知事を訪問し癩患者の處置につき長時間に亙り陳情したが右は
慶南道内における癩患は約一千三百名で釜山府内だけでも百五十名に上るが一定の職業もなく市内を徘徊し一般の迷惑はすくなからぬものがあるから當局が鮮内離れ島に患者の收容所を設置して收容療養せしむる對策を施して欲しい

▶『朝鮮朝日』一九二七年八月三一日

釜山の癩患者を
小鹿島に移す
更に便利な島嶼に
收容所設置を計畫

【釜山】釜山府内を徘徊群集する癩患の處置をいかにするかは當局のもつとも苦心を拂つてゐる大問題であるが長富慶南衛生課長は數日前本府當局に村山衛生課長を訪ひ對策を打合せたがそれによればさし當り全南小鹿島に患者を送ることゝし最初決定の約五十名を七、八十名に殖やすだけの諒解は得たもやうであるから小鹿島慈惠醫院の職制改正により醫員の增置が決定すれば直に狩集めに着手するはずであると、なほ全南小鹿島慈惠醫院の癩患收容力は一千名で當局ではさらに交通比較的便利な島嶼へ患者の收容施設を考慮中であるらしい

▶『朝鮮朝日』一九二八年五月一六日

【釜山】慶南道内における癩病患者は毎年増加する傾向にあり道衛生課最近の調査によると道内の患者数は

　釜山西面癩収容所に五百六十八名、同じく西面の癩相助会に百名、自宅で療養してゐるものが千五十名、常時徘徊してゐるものが四百二十名あり

その他未調査区域の分や調査洩れを合すと二千数百名に達する有様で鮮内では全南に次いで多い、これは釜山に癩収容所があるためこれに収容方を願うて集まり来るものらしく冬季は寒いため徘徊者が少いが夏季には更に増加する、府郡別にみて最も多いのは何といつても釜山で常時三百名あまりの患者が市中や郊外を徘徊し……（一九三一年一月二二日）。

　朝鮮のハンセン病患者が、浮浪・徘徊した理由の一つとして、職業に就くことが困難であったことがあげられよう。総督府は以前からハンセン病者の接客業や屠獣業などへの従業を禁じていた。

　朝鮮癩予防令が一九三五年四月二〇日に「制令」で公布され、その第三条で「行政官庁ハ……癩患者ニ対シ業態上病毒伝播ノ虞アル職業ニ従事スルヲ禁止スルコト」を定めると、各道知事は「道令」で「癩患者ノ職業禁止ニ関スル件」を制定した。その一例を江原道知事の「道令」について一二〇ページに掲載しているので、見てもらいたい。

　職業を奪われ、故郷を追われて浮浪・乞食をせざるをえない朝鮮人ハンセン病者たちは、行き倒れて死亡する場合も多かった。そのことを『朝鮮総督府官報』（以下『官報』という）を繰《く》っていくと、二日に一回くらいの間隔、場合においては毎回のように行旅死亡者が告示されている。ハンセン病患者の行き倒れの告示は、一九一二年一二月一四日と一二月二〇日に引きつづき出されている。その記述を次に掲げよう。

＊＊

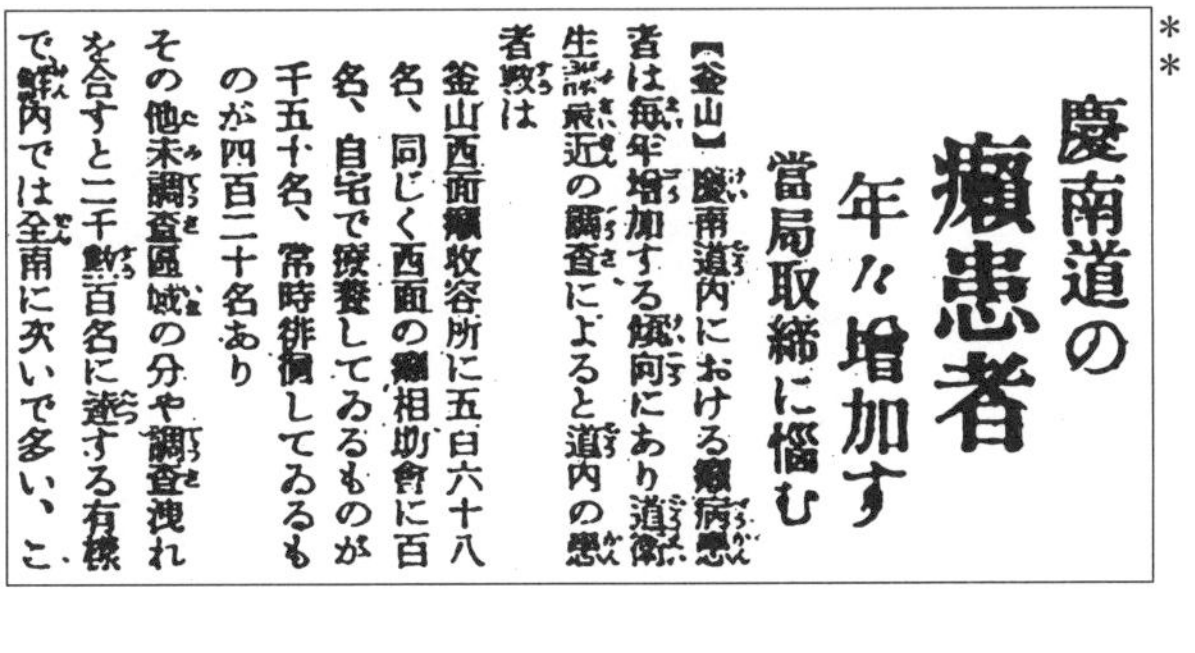
慶南道の
癩患者
年々増加す
當局取締に悩む

【釜山】慶南道内における癩病患者は毎年増加する傾向にあり道衛生課最近の調査によると道内の患者數は
釜山西面癩收容所に五百六十八名、同じく西面の癩相助會に百名、自宅で療養してゐるものが千五十名、常時徘徊してゐるものが四百二十名あり
その他未調査區域の分や調査洩れを合すと二千數百名に達する有様で鮮内では全南に次いで多い、こ

▶『朝鮮朝日』一九三一年一月二二日

◆住所不詳

朝鮮人男　　氏名不詳　　推定年齢六十五年位

人　相　商人体丈五尺五寸位、色黒、顔短キ方、目耳普通、鼻大ナル方口竝、歯竝、体格痩タル方、結髪

著　衣　白木綿鮮人服

所持品　白木綿製巾着一

死　因　癩病患者ニシテ老衰営養不良ノ結果餓死

死亡場所　全羅南道求禮郡県内面南西里

右大正元年十一月二十四日死亡セルヲ発見シ死体ハ全羅南道求禮郡懸内里長ニ於テ仮ニ埋葬ス心当リノ者ハ順天憲兵分隊、警察署又ハ県内面長ニ申出ヘシ

大正元年十二月十四日　　朝鮮総督府警務総監部

◆住所不詳

朝鮮人男　　氏名不詳　　推定年齢二十年位

人　相　丈五尺位、散髪鼻ナシ癩病ニ罹リ顔ノ各部凹凸セリ

着　衣　白ノ朝鮮衣

所持品　金壹円十二銭

死　因　癩病者ニシテ寒気ノ為

死亡場所　京畿道安城郡東里面場垈（市場仮小屋）

右大正元年十二月六日死亡セルヲ発見シ死体ハ京畿道安城郡東里面場基里長ニ於テ仮ニ埋葬ス心当リ

年　次	1人当り牛肉
1910年	2.86(kg)
1934	1.29
1935	1.26
1936	1.58
1937	1.53
1938	1.29
1939	1.37
1940	1.64

	朝鮮人1人当り米消費高	同指数
1915−19（平均）	0.71石	100
20−24（〃）	0.64	90
25−29（〃）	0.51	72
30−36（〃）	0.43	60

梶村秀樹『朝鮮史』講談社現代新書(1977)p164を参考

ノ者ハ安城警察署又は東里面長ニ申出ヘシ
　大正元年十二月二十日　　朝鮮総督府警務総監部

前者の行き倒れの老人は、浮浪乞食をしていたのだろうか。住所・氏名とも不詳で推定年齢六十五歳位、白木綿の朝鮮服を来て所持金は白木綿の巾着《きんちゃく》一つ。死因は「癩病患者ニシテ老衰営養不良ノ結果餓死」したという。身寄りも死んで引取人もいない餓え死した老人……。

後者も行き倒れて凍死した推定年齢二〇歳位の青年で、住所、氏名とも不詳。人相は「散髪鼻ナシ、癩病ニ罹リ顔ノ各部凸凹」していて、一円二〇銭を所持していた。寒気の厳しい一二月六日、京畿道安城郡の市場仮小屋で凍死した。「癩（ハンセン病）」を患ったこの青年は、暖のある部屋に泊まることが出来なかったのであろうか。

『朝鮮総督府官報』には、一九一二年一一月二一日の「官報第九四号」から日本の敗戦後の一九四五年八月三〇日の「官報第五五五六七号」まで、「行旅死亡者」が記載されている。『朝鮮総督府官報』はソウルの亜細亜文化社から一四万二千ページ・全巻が復刻され、調査することが可能となった。膨大な分量のため私は、とりあえず一九一六年、一九二八年、一九三三年、一九三八年、一九四〇年、一九四四年の六箇年のハンセン病者の行旅死亡者の記載について調べた。*

私は六か年分の『官報』を操り「行旅死亡者」について調べたにすぎない。この六か年分だけでも行旅死亡者の総数は一七、九五五人で、そのうちハンセン病患者と明記されている数は二四〇人であった。

まず『官報』でのハンセン病患者の行旅死亡者（『官報』で「癩」と明記されている者）を次の

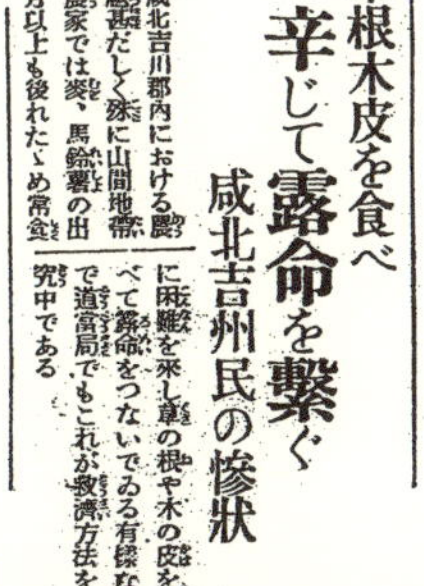

草根木皮を食べ
辛じて露命を繋ぐ
咸北吉州民の惨状

【京城】咸北吉州郡内における農作物は旱魃甚だしく殊に山間地帯における農家では粟、馬鈴薯の出来が一ヶ月以上も後れたゝめ常食に困難を來し草の根や木の皮を食べて露命をつないでゐる有様なので道當局でもこれが救濟方法を考究中である

▶『朝鮮朝日』一九二八年七月一〇日「草根木皮を食べ…」といった新聞記事が多く掲載されている。

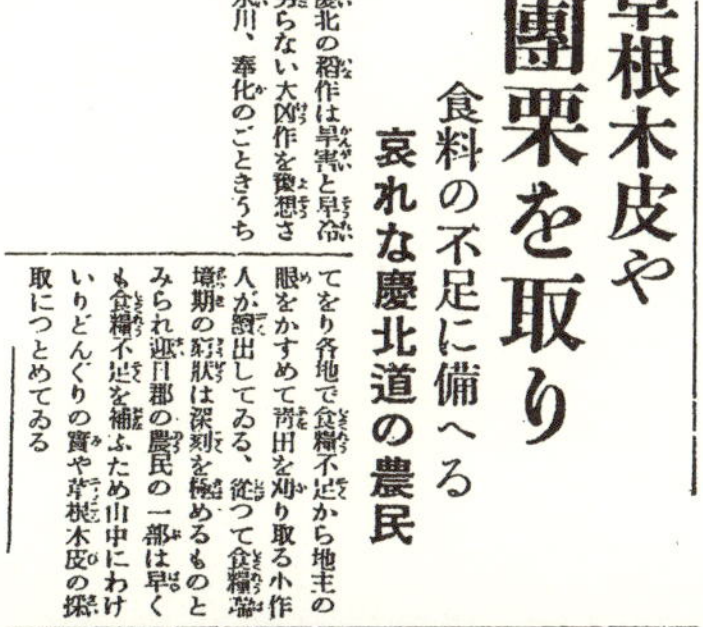

草根木皮や
團栗を取り
食料の不足に備へる
哀れな慶北道の農民

【大邱】慶北の稻作は旱害と早冷で昨年に劣らない大凶作を豫想され迎日、永川、奉化のごときうちてをり各地で食糧不足から地主の眼をかすめて青田を刈り取る小作人が續出してゐる、從つて食糧端境期の窮状は深刻を極めるものとみられ迎日郡の農民の一部は早くも食糧不足を補ふため山中にわけいりどんぐりの實や草根木皮の採取につとめてゐる

▶『朝鮮朝日』一九二九年一〇月一六日

＊調査の内容は、滝尾英二編著『日帝下朝鮮の「癩」政策と小鹿島に生きた人びと』広島青丘文庫（一九九五年）に掲載した。

「表」でみていこう。

年	行旅死亡者		Ⓐに対するⒷの比率
	総数Ⓐ	ハンセン患者Ⓑ	
1916	1,664人	20人	1.20%
1928	3,348	55	1.64
1933	4,388	78	1.78
1938	3,285	44	1.34
1940	3,499	21	0.60
1944	1,771	22	1.24
計	17,955	240	1.34

この表からわかることは、一九二七年三月に始まる金融恐慌、一九二九年一〇月からの世界恐慌とそれに伴う経済不況は、日帝統治下の朝鮮の人びとの深刻な影響を与えている。『官報』にあらわれた「行旅死亡者」の数は、一九二八年から一九四〇年までをみると、各年とも三、二〇〇人から四、三〇〇人を数えている。ハンセン病患者の行旅死亡者も、一九三三年には七八人にのぼった。*

一九三三年から始まった小鹿島ハンセン病病療養所の相次ぐ拡張工事と朝鮮全土からのハンセン病患者の隔離・収容者数は六、〇〇〇人に及んだ。そのため、一九三八年以降のハンセン病患者の行旅死亡者は減少したとはいえ、依然として一九三八年の四四人、一九四〇年の二一人、一九四四年の二〇名とそのあとは絶えていない。

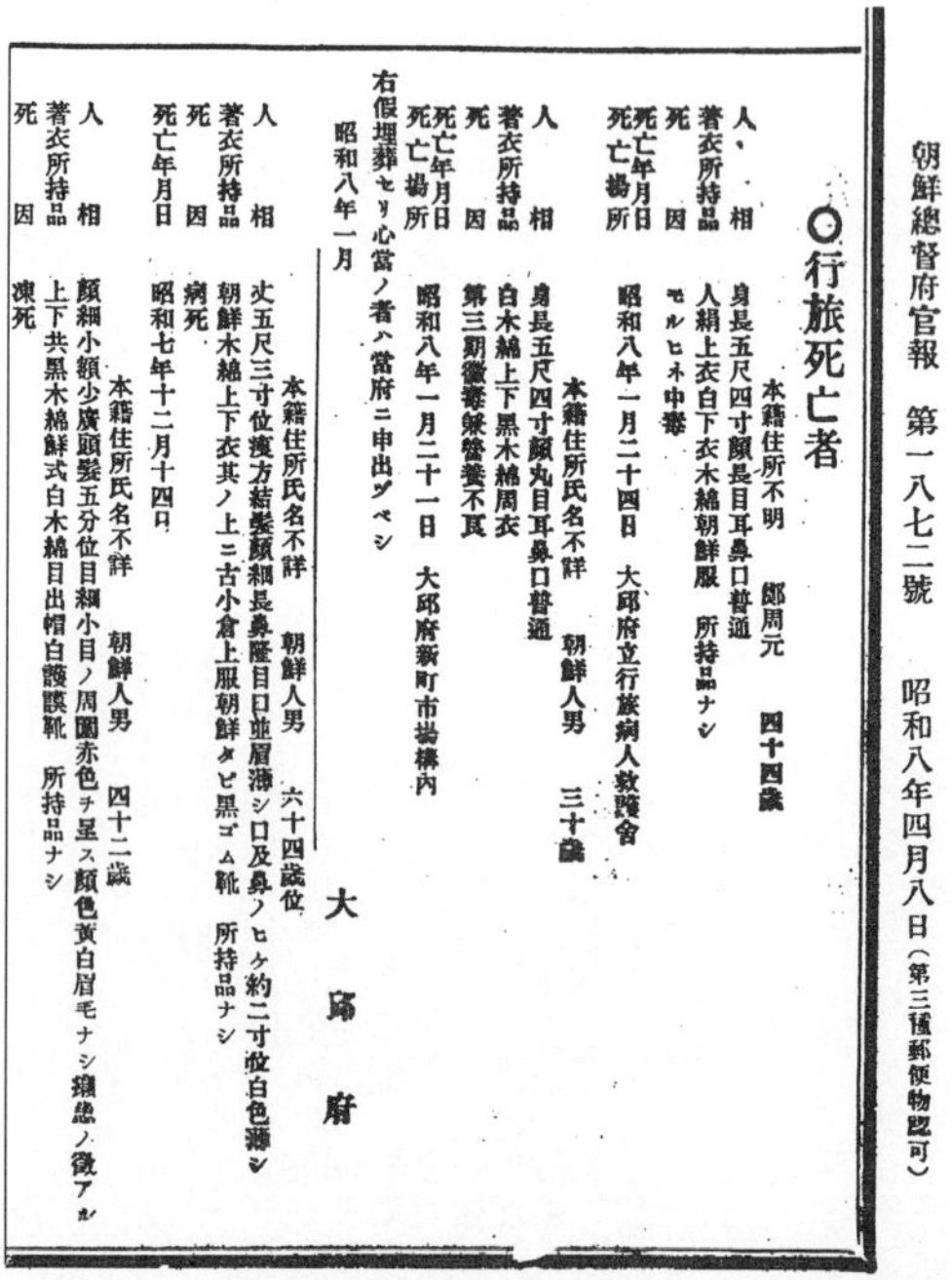
朝鮮總督府官報　第一八七二號　昭和八年四月八日（第三種郵便物認可）

○行旅死亡者

本籍住所不明　鄭周元　四十四歳
人相　身長五尺四寸顔長目耳鼻口普通
著衣所持品　人絹上衣白下衣木綿朝鮮服　所持品ナシ
死因　モルヒネ中毒
死亡年月日　昭和八年一月二十四日
死亡場所　大邱府立行旅病人救護舍

本籍住所氏名不詳　朝鮮人男　三十歳
人相　身長五尺四寸顔丸目耳鼻口普通
著衣所持品　白木綿上下黒木綿周衣
死因　第三期黴毒緜營養不良
死亡年月日　昭和八年一月二十一日
死亡場所　大邱府新町市場構內
右假埋葬セリ心當ノ者ハ當府ニ申出ヅベシ
昭和八年一月　大邱府

本籍住所氏名不詳　朝鮮人男　六十四歳位
人相　丈五尺三寸位瘦方結髪顔細長鼻隆目口並眉薄シ口及鼻ノヒゲ約二寸位白色薄シ
著衣所持品　朝鮮木綿上下衣其ノ上ニ古小倉上服朝鮮タビ黒ゴム靴　所持品ナシ
死因　病死
死亡年月日　昭和七年十二月十四日

本籍住所氏名不詳　朝鮮人男　四十二歳
人相　顔細小額少廣頭髪五分位目細小目ノ周圍赤色ヲ呈ス顔色黄白眉毛ナシ癩患ノ徵アル
著衣所持品　上下共黒木綿鮮式白木綿目出帽白護謨靴　所持品ナシ
死因　凍死

次に調査した六か年のハンセン病患者の二四〇人の「死因」について考えみよう。ハンセン病患者が「癩性疾患」で死亡することは極めて低い。『官報』の死因とされる「癩病・癩」の表現は、あいまいで適切でない。このことについて、多磨全生園患者自治会編『倶《ぐ》会《え》一処《いっしょ》』（一光社、一九七九年）の年表には、「一九三〇年一月、患者の死亡診断書は従来死因として「癩」と記載されていたが、所長会議に於て多数の反対が出され、赤木衛生局長の『統計よりも癩患者の保護を』との趣旨にもとづいて、死亡診断書に「癩」と書くことをやめ、死亡の直接原因となった疾病名を記入することになった」（年表二一ページ）と書かれてある。しかし、『官報』には依然として「死因癩病」と書き続けた。

それにしても、『官報』に記述されている行旅死亡者のハンセン病の死因に「餓死・営養不良・凍死・自殺」の合計が二四〇人中八三人（三四・六％）もいることである。朝鮮総督府はハンセン病患者を小鹿島へ強制隔離・収容することに力を入れるのでなく、こうした「社会的な死因」について目を注ぐことが必要であった。「死亡場所」であるが、行旅死

［表］行旅死亡者のなかのハンセン病患者の「死因」

死因／年	癩・癩病	餓死・栄養不良	凍死	自殺	その他の死因	計
1916	15	2	—	—	3	20
1928	26	17	6	1	5	55
1933	45	20	3	2	8	78
1938	19	8	9	1	7	44
1940	10	5	3	—	3	21
1944	15	—	6	—	1	22
計	130	52	27	4	27	240

＊大谷藤郎監修『ハンセン病医学』東海大学出版部（一九九七年）の「第十七章近代ハンセン病医療史」に「その当時韓国の各地で行き倒れとなり、病死もしくは凍死した者の約八割がハンセン病患者であったという記録からみて」（二八九ページ）と記述されている。この執筆者は、どの記録をみて書いたか明らかにしていないが、「約八割がハンセン病患者であった」という事実は、考えられない割合である。

亡するハンセン病者は浮浪・乞食する人が多かったので、しぜん「橋下、道路下、路辺、空家、市場ノ一隅、空地、林、山麓、野原、行旅病人救護所」などが多い。

朝鮮總督府官報　第二五六二號　昭和十年七月二十七日（第三種郵便物認可）

○地方廳公文

朝鮮總督府江原道令第十六號
癩患者ノ從業禁止ニ關スル件左ノ通定ム
昭和十年七月十三日　朝鮮總督府江原道知事　孫永穆

朝鮮癩豫防令第一條第一項及同第四條ニ依リ癩患者ト診定セラレタル者ハ左ノ職業ニ從事スルコトヲ得ズ

一　旅店、下宿屋、貸座敷、料理店、飲食店、理髪店其ノ他客ノ來集ヲ目的トスル業務及産婆、看護婦、鍼、灸、按摩、藝妓、酌婦、女給其ノ他直接客ニ接スル業務

二　菓子、鮨、肉、乳其ノ他ノ飲食物ノ製造、調理、販賣又ハ取扱ニ直接從事スル業務

三　箸、楊枝其ノ他ノ飲食器具（金屬陶器類ヲ除ク）及玩具ノ調製販賣又ハ取扱ニ直接從事スル業務

四　貸蒲團、貸本、古着其ノ他之ニ類スル物件ノ販賣又ハ授受ニ直接從事スル業務

附　則

本令ハ發布ノ日ヨリ之ヲ施行ス

▶ハンセン病に罹ると法律（道令）で職業を奪われた。それが行旅死亡者の要因ともなっている。右文の「朝鮮総督府江原道令」を挙げておく。

2　不況下の小鹿島慈恵医院
――第三代院長矢澤俊一郎の時代――

「朝鮮総督府施政二〇年」ということもあり、一九二九年九月一二日から五〇日間、朝鮮博覧会がソウルに於いて開催された。朝鮮総督府の発行する月刊誌『朝鮮』第一七三号は「朝鮮博覧会開設記念号」と銘打って三五八頁の特集を同年一〇月に発行した。そして、斎藤実朝鮮総督をはじめ政務総監や総督府各局長、各道知事等が各行政の回顧や現況、展望などについて述べている。

総督府警務局長浅利三郎は「朝鮮の警察と衛生」と題して書いているが、そのなかの「癩患者の療養に関する問題」の項で次のように述べている。

> 朝鮮に於ける癩患者は、最近の調査に依れば病状顕著なる者のみでも五千四百余名を算し、其の実数に至っては更に多数を算すべきは殆んど疑を容れざる所である。(中略)本府は小鹿島慈恵医院を拡張して患者一千名を収容する計画を樹て、不取敢大正十五年度に於て之が所要敷地約二十八町歩を買収し、昭和二、三両年度に於て患者五百名増員収容の新営を爲すことに決定し、本年度より患者七百五十名を収容することゝなつた。而して小鹿島一千名収容後は、更に他に二千名を収容する設備を為し、以て本問題を解決せむとしてゐる（六四～六五ページ）。

浅利三朗警務局長の「朝鮮の警察と衛生」が『朝鮮』に出された一九二九年一〇月、小鹿島慈恵医院の花井善吉院長は、同島で病死した。同じ月の二四日、ニューヨーク株式相場が大暴落し、世界大恐慌が始まり朝鮮も深刻な不況に落ち込んだ。

小鹿島慈恵医院の第三代院長として矢澤俊一郎に辞令が出たのは、一九二九年一二月二八日である。矢澤はかつて九州で皮膚科の「矢澤病院」を開業していた民間の医者である。小鹿島慈恵医院の初代院長の蟻川亨、第二代院長花井善吉がともに陸軍々医であったし、後任の第四代院長周防正季、第五代院長の西亀《にしき》三圭はともに朝鮮総督府の医務・衛生担当の高級官僚であったのと違い、「市井の人」矢澤は異色である。

『朝鮮総督府官報』の「叙任及辞令」の欄をみると、総督府慈恵医院に任じられた矢澤は「高等官四等」に叙せられ、三級俸を「下賜」されている。「正五位勲五等」といった位階はなく、そこが他の四人の院長と異なるところである。矢澤が院長になるまでを『日本MTL』第二〇号（一九三二年一〇月）の「忘れ得ぬ兄弟」と題して林文雄（長島愛生園医官）は、小鹿島を訪ねての思い出として次のように書き残している。

重症の病舎にN君を訪れた。

N君は九州である。こゝ（小鹿島）の矢澤院長も過去数年九州のF町で開業して居られた。皮膚科を開業して居られた関係上長い診療生活中には数人の（癩）病患者の診察もされた事であつた。N君は実にその中の一人であつた。

彼は矢澤病院に通つた時の矢澤氏の親切を忘れる事が出来なかった。（中略）矢澤氏が花井氏のあとをおふて小鹿島病院の院長となつた。それを聞いたN君はどんなに喜んだ事であろう。『新任の院長に逢はせて下さい。私は曾つて先生に診て戴いたNと云ふ者です』と係の人に申し込んだ。矢澤院長は

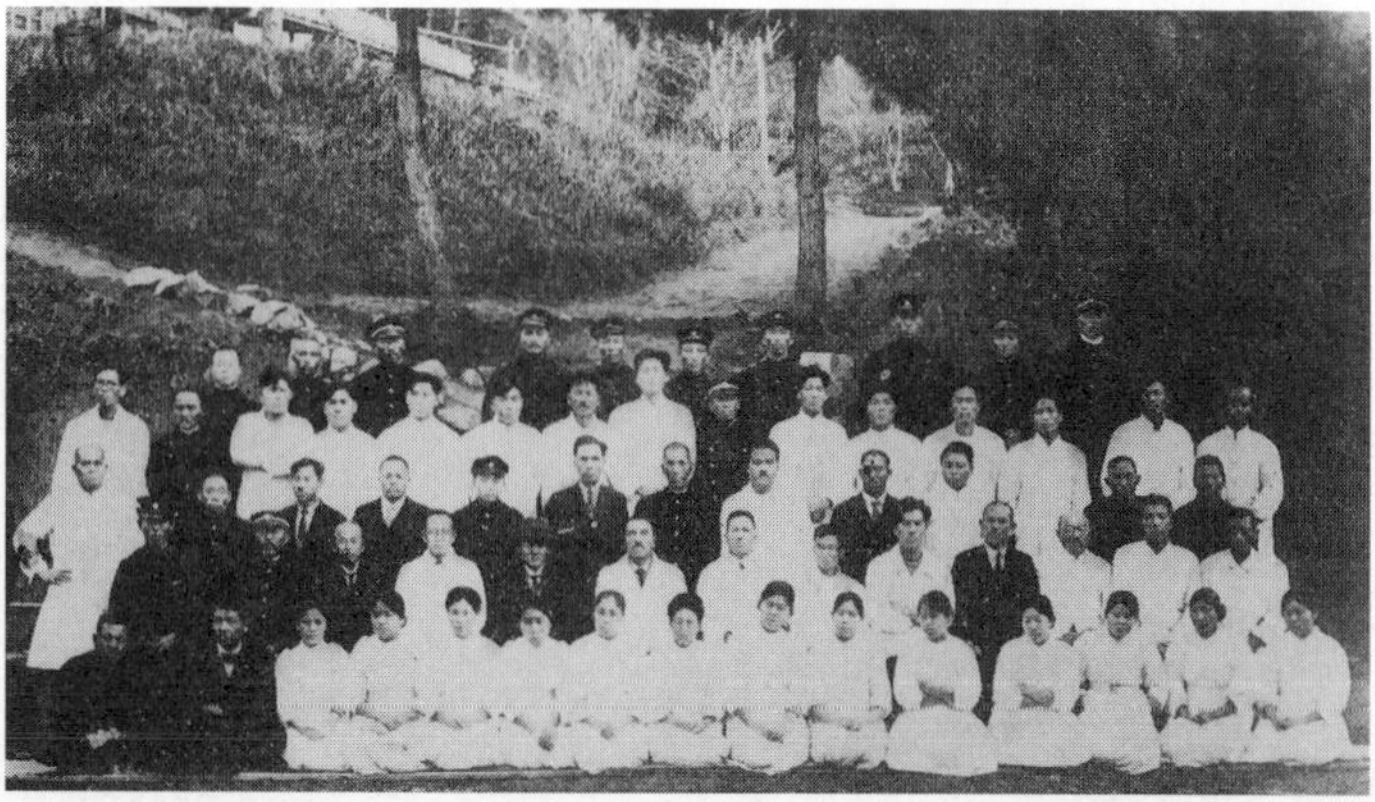

▶第3代小鹿島慈恵医院長矢澤俊一郎時代の職員たち（一九三一年『年報』）

> 直にこの病舎へやって来た。（中略）そこには重症の盲の癩者が微笑を浮べて院長の方を向いて居た。そしてその変り果てた顔の中に町でかつて矢澤氏を訪れた若い元気な軽症患者の面だちが次第に浮んで来るのを感じた。「N君」「矢澤先生」矢澤氏はNの麻痺した手を固く握つた。二人共無量の感慨に溢れつゝ（二ページ）。

文の冒頭、総督府警務局長浅利三朗の「小鹿島一千名収容後は、更に他に二千名を収容する設備を為し、以て本問題を解決せんとしている」との言葉は、当初はまったくの空手形であった。

〔表１〕　小鹿島慈恵医院の状況

年（末）	患者定数	患者現員	建坪（平方米）	
1927	250	250	733	
1928	450	443	1,266	
1929	750	745	1,360	
1930	750	745	2,048	矢澤院長時代
1931	750	764	2,048	
1932	770	790	2,049	
1933	1,270	1,212	4,495	
1934	2,770	2,198	27,243	
1935	3,770	3,733	34,119	

（注）『朝鮮総督府統計年報』各年版等に依る。

次に示す二つの表をみてもらいたい（［表２］［表３］）。矢澤院長が在任中の一九三〇年度か

〔**表 2**〕 小鹿島慈恵医院収容患者一人当り経費

年　次	経常部決算額		薬品及治療材料決算額		食費決算額		被服費決算額	
	金　額	1人1日当	金　額	1人1日当	金　額	1人1日当	金　額	1人1日当
1927年度	円 56,641	銭 62.6	円 4,581	銭 05.0	円 18,113	銭 20.1	円 2,270	銭 02.5
1928年度	88,502	74.1	8,403	07.1	22,994	19.3	5,538	04.6
1929年度	148,783	73.2	13,354	06.6	40,367	19.8	8,704	04.2
1930年度	143,854	53.1	12,767	04.7	44,145	16.3	7,481	02.8
1931年度	125,664	45.5	10,805	03.9	26,061	09.5	4,732	01.7
平　均	112,689	61.7	9,982	05.5	30,336	17.0	5,765	03.2

(備考)「昭和6年(1931年)度食費決算額ノ著シク減少ヲ見タルハ相当多量ナル糧食品ノ繰越アリタルニ因ル」

——この(備考)欄は印刷でなくペン字での書込みである。

(朝鮮総督府『昭和六年小鹿島慈恵医院年報』1932年9月、11頁より)。

〔**表 3**〕 収容患者一人当り経費の増減比　　(1929年度額を1.00として)

年　次	経常部決算額		薬品及治療材料決算額		食費決算額		被服費決算額	
	1人1日当	比	1人1日当	比	1人1日当	比	1人1日当	比
1927年度	銭 62.6	0.86	銭 05.0	0.76	銭 20.1	1.02	銭 02.5	0.60
1928年度	74.1	1.01	07.1	1.08	19.3	0.97	04.6	1.10
1929年度	73.2	1.00	06.6	1.00	19.8	1.00	04.2	1.00
1930年度	53.1	0.73	04.7	0.71	16.3	0.82	02.8	0.67
1931年度	45.5	0.62	03.9	0.59	09.5	0.48	01.7	0.40
平　均	61.7	0.84	05.5	0.83	17.0	0.86	03.2	0.76

(朝鮮総督府『昭和六年小鹿島慈恵医院年報』1932年9月より作成)

ら一九三二年度の三か年間、患者定員は七五〇名が二〇名増員されて七七〇名となっただけ、小鹿島慈恵医院の経常部決算額、薬品及治療材料決算額なども一九二九年に比べて、矢澤院長の時代は減少していった。当然のこととして、収容患者一人当りの経費は極端に減少していった。

［表2］をもとに、一人一日当りのそれぞれの額を、一九二九年度を一・〇〇として各年度の額の比率を出してみると、［表3］のようになる。

朝鮮が不況に見舞われた一九三〇年以降、ちょうどその時期は矢澤院長の時代に重なる［表3］をみてもわかるように、小鹿島慈恵医院に収容された朝鮮人ハンセン病患者の生活は、極度に低下している。経常部決算額、薬品及治療材料決算額、食費決算額、被服費決算額の収容患者の一人一日当りの比率は一九二九年度を一・〇〇とした場合、一九三〇年度は各項目とも約七割、一九三一年度は実に五割近く減少している。

長引く不況と植民地支配の強化は、朝鮮経済を悪化させそれに伴って多数の浮浪するハンセン病患者を激増させた。

前掲の『日本MTL』第二〇号（一九三二年一〇月号）に、矢澤院長は「朝鮮の癩問題」と題して、次のような内容の文を寄せている。

別項にもある如く我鮮内の浮浪癩患者の実数には驚く可く多数であつて、是等の環境から嫌忌され居る憐れなそして溢れゐる癩人は彼方の道から追はれ、此方の村で断られ、転々として橋の下に寝ね、山の端に巣喰ひ、或は三々伍々僻地に聚落をなし、或は隊を組んで移動し、村落や都会に入り込んでは乞食生活から強請強迫をする等……全く各地方官憲も手を焼いてゐる状態である。

吾等は先年来反覆鮮内の救癩問題は、先づ此浮浪患者の一掃に在りと強調し来たったので有つて、

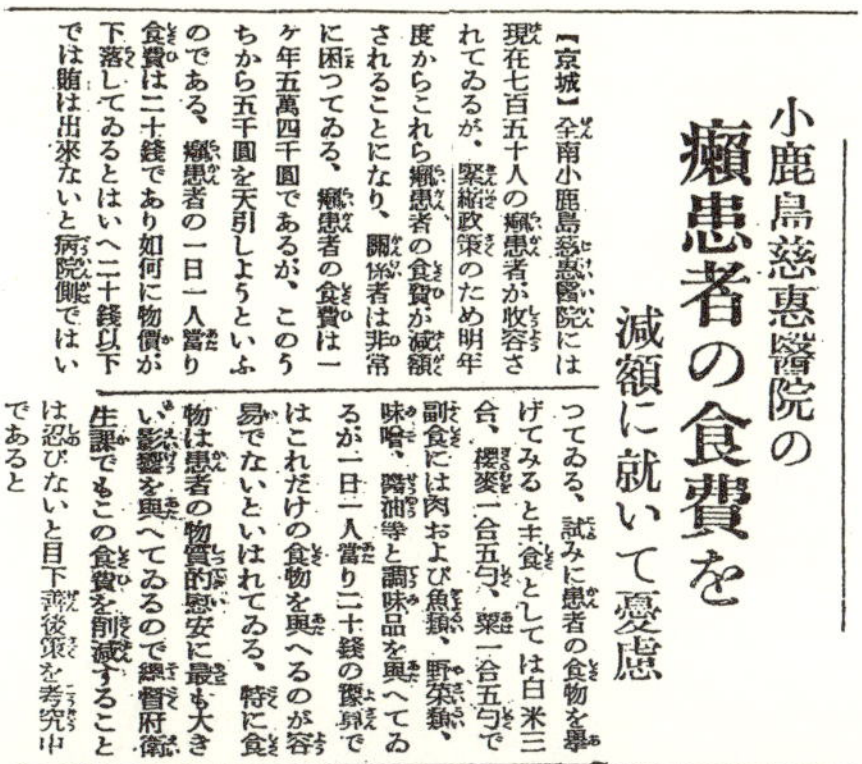

小鹿島慈惠醫院の
癩患者の食費を
減額に就いて憂慮

【京城】全南小鹿島慈惠醫院には現在七百五十人の癩患者が收容されてゐるが、緊縮政策のため明年度からこれら癩患者の食費が減額されることになり、關係者は非常に困つてゐる、癩患者の食費は一ヶ年五萬四千圓であるが、このうちから五千圓を天引しようといふのである、癩患者の一日一人當り食費は二十錢であり如何に物價が下落してゐるとはいへ二十錢以下では賄は出來ないと病院側ではいつてゐる、試みに患者の食物を擧げてみると主食としては白米三合、裸麥一合五勺、粟一合五勺で副食には肉および魚類、野菜類、味噌、醤油等と調味品を與へてゐるが一日一人當り二十錢の豫算ではこれだけの食物を與へるのが容易でないといはれてゐる、特に食物は患者の物質的慰安に最も大きい影響を與へてゐるので總督府衛生課でもこの食費を削減することは忍びないと目下善後策を考究中であると

▶『朝鮮日報』一九三〇年七月一五日

此問題が先決せられない限り、癩予防法の適用の如きも全く無意義であるとの意見も尤もな次第である。……依然として鮮内癩患者の救護状態は其進歩を認め得ぬ実状は国家財政上の関係によるものとは云へ、吾人としては、何としても遺憾に堪へぬ所である（一ページ）。

小鹿島慈恵医院長として、総督府の同医院への経費が大幅に削減されている事情を右の統計や文章をとおして説明したのである。その当時、日本国内でも収容したハンセン病患者にたいする国の予算は少なかった。長島愛生園では一九三一年三月に、全生病院から開拓患者として八一名、途中収容の四名とともに海路長島へ上陸、はじめての入園者となり、八月には入園者は四〇〇名を突破した。その年の一二月、長島愛生園の光田健輔園長は、患者の住宅不足を訴え、十坪住宅運動を開始した。十坪住宅運動とは、建築資金を行政の予算からでなく、民間の寄付に求め、患者の作業で患者住宅を建てようというのである。寄付受付けのトップは一九三一年一一月であり、住宅竣工の第一号は一九三二年五月一九日長島愛生園慰安会十坪住宅「慈岡寮」竣成であった（長島愛生園『昭和十年年報』六ページ）。

前述の矢澤院長の「朝鮮の癩問題」と題する一九三二年一〇月に発表した文章には、長島愛生園で始まった十坪住宅運動の例にならって、民間の寄付金でハンセン病療養所の拡張・増設工事を行おうというのである。

昨年希望社では全鮮の社員諸君より二千余円を醵出せられ、二棟の病舎を本病院に寄贈せられた事は誠に特筆すべき美挙であって、厚く感謝する次第である。私共も院経済の許す限り一名でも多くの定員外増収容を行ひ、更に又長島の例に傚ひ慈恵病舎建設の計を立てゝゐるのであるが、根本的に療養所の拡張若しくは増設は実に目下の急務である。（一ページ）

つづけて矢澤院長は、療養所内の諸施設も日本国内と朝鮮とを比較して「其差甚しきに過ぐる感少からず」と述べ、日本国内の先覚者諸君が「大に此点に留意せられ研究せられ、そして力強き御後援を与へられむ事を切望する次第で有る。（七・八・九）」と書き残した。（七・八・九）とは、一九三二年八月九日に記したということである。矢澤院長が「希望社では二千余円を醵出」というのは、次のことを指す。すなわち、一九三一年三月まで「京城帝国大学総長」で朝鮮のハンセン病患者の隔離収容の推奨していた志賀潔は、当時「希望社京城聯盟主事」の仕事をしていた。志賀は一九三一年九月一四日に小鹿島慈恵医院を訪れ、醵金二千余円を寄付したことへの謝意を受けている。「一般社会ノ同情」に頼って患者の増収容を図ろうという矢澤院長の意向がうかがわれる。次の資料は、希望社の寄贈金にかかわる『昭和六年小鹿島慈恵医院年報』（一九三一）の記述内容である。

癩救療事業ハ鮮内ニ於テモ次第ニ一般社会ノ認識ヲ増シツツアルハ真ニ喜フヘキ現象ニシテ本年中本院カ全鮮ニ亘リテ享ケタル同情ハ希望社京城聯盟ノ寄贈ヲ以テ其ノ最タルモノトナスヘク即チ鮮内各地ノ同支部ヨリノ醵金二千有余円ヲ以テ本院内南北両病毒《ママ》地帯ニ新ニ各十七坪二合五勺ノ病舎一棟宛ヲ建設寄贈セラレ之ニ希望病舎ノ名称ヲ附シ昭和七年度ヨリ患者二十余名ノ増収容ヲ行ヒ得ルニ至レリ（一七〜一八ページ）。

矢澤院長在職中の一九三一年一二月末現在の「入院患者道別表」と「入院患者の入院前に於ける職業別表」（二二〜二三ページ）について、次に掲げておく。

[表4]からわかることは、小鹿島慈恵医院へ収容されたハンセン病患者七六四人のうち、九八％を占める七五〇人が全羅両道と慶尚両道の人びとである。

「癩病者に対する不安、慶北当局は何うしてをるか」と題して一九三一年二月の『朝鮮日報』社説は、次のような論説を載せている（『朝鮮通信』第一四六九号、一九三一年二月一〇日付より重引）。

> 癩病患者は南鮮地方に最も多くその中にも慶尚北道の管内には二千六百余名の患者を算する由であり、それに依る道民の不安の程度を推して知るべしである。聞く所に依れば二千六百余名といふ統計数字も表面に現れた癩病患者だけを調査したものであり、隠れてをる患者は極めて調査し難いため全く含まれてゐない由なれば、それを合せば或はその倍数に達するかも知れない。……先づその統計のみを以て見ても病院に収容されてをるものは僅に四百五名に過ぎず、其他は居住を有つてをるとはいへ、医療を断念してをるもの殆ど全部であり、六百余名は街頭に彷ふてをるものださうである。……

〔表４〕　現在入院患者道別表

道別	男	女	計
全羅南道	268	79	347
全羅北道	30	7	37
慶尚南道	146	62	208
慶尚北道	117	41	158
江原道	―	1	1
忠清南道	4	1	5
忠清北道	2	―	2
京畿道	1	―	1
咸鏡南道	2	―	2
咸鏡北道	2	―	2
平安北道	1	―	1
計	573	191	764

（1931年12月末調）

萬一之に関心を避けるとせば、道当局の衛生行政上の失態は文字の如く明かなりと指摘しておきたい（『朝鮮思想通信』第二十一巻、景仁文化社、一九八九年、五八ページ）。

次に、同医院に収容された患者たちの、収容前における職業はなんであったのかを、次の［表5］で示そう。

〔表5〕　患者の収容前に於ける職業

職業別	男	女	計
農業	533	96	629
漁業	1	3	4
乾物商	2	—	2
雑貨行商	12	—	12
教師	3	—	3
大工	1	—	1
飲食店	2	6	8
普通学校児童	11	5	16
無職	8	81	89
計	573	191	764

（1931年12月末調）

［表5］からわかることは、収容前の患者の職業は患者数七六四人中、農業が六二九人の八二％を占めている。ハンセン病患者のうち一六人の「普通学校児童」がいること、三人の教師が含まれていることが注目される。

医院のなかの南北両病舎に、普通学校（初等学校）の教科書を使用し、患者のなかで学識のある者を選んで教育を実施し「目下其ノ生徒数百九十三名ヲ算スルニ至レリ」と前掲の『小鹿島慈恵医院年報』には記述してある（二〇ページ）。

この時代には、小鹿島慈恵医院に収容したハンセン病患者以外にも医院は「外来患者ノ診療」を行っていた。前掲の『年報』には、そのことについて次のように述べている。

当院ハ僻陬ノ地ニ偏在シ附近界隈ニハ医療機関不備ナルカ為本来ノ癩救療事業ノ他別ニ一般外来患者ノ診療ニモ従事シ之ヲ普通及施療ニ区別シテ毎日健康地帯内ノ診療所ニ於テ診療シツツアリ、通院患者ハ一日平均二十一名ニシテ重症者ハ入院加療セシム。

尚院務ニ支障ナキ限リ往診ノ需メニ応シツツアリテ本年中ノ往診回数十八回ナリ（一二ページ）。

一九三二年一二月二三日、朝鮮総督府政務総監今井田清徳、同警務局長池田清、同警務局衛生課長西亀三圭、同学務局長林茂樹の四名は「朝鮮癩予防協会設立委員代表」とし、財団法人設立の許可を朝鮮総督に出願し、同年一二月二七日その許可を得て、ここに朝鮮癩予防協会は設立された。日本植民地支配下朝鮮の「癩」政策は、これを契機に大きく変ぼうする。矢澤俊一郎が小鹿島慈恵医院長に命ぜられてから、ちょうど丸三年が経っていた。

矢澤はその後しばらく院長をつとめたが、翌一九三三年八月二六日にその職を免ぜられ、小鹿島を去った。

3　朝鮮癩予防協会の設立

一九二四年三月、朝鮮南部の各地を視察中であった朝鮮総督府政務総監の有吉忠一は、同月二九日に釜山に来て「癩患者救済は経費が許さぬ」と談話したことを『大阪朝日新聞・朝鮮版』（一九二四年四月三日）の記事は、次のように報じている。

「鮮内癩病患者の救済策に就いては夙《つと》に頭を悩ましてゐる次第で勿論全南の官立癩病院を始め全鮮にある宣教師経営に係る三個所の収容所に対しても出来る丈《だけ》の援助もしてゐるのだが若し之れが完全を期しやうとすれば到底今のやうな設備では駄目だ、と云つてもこれも又経費の問題で今直に解決する訳にも行かない。釜山のマツケンジイ氏の如きも多大の犠牲を払つてゐるとのことであるから今後及ぶ限りの援助はする心算《つもり》だが何しろ既に内地に於てさへ癩病患者の保護方法は実に不完全なもので之れを一朝一夕に朝鮮に於て希《のぞ》んだ所で到底出来る相談ではない云々（釜山）」。

実際、この有吉政務総監談話のあった二年後の一九二六年のハンセン病患者の収容人員の現状は、キリスト教医療宣教師の経営する光州、釜山、大邱の三療養所の合計が一八四七名であるのに対し、官立のハンセン病療養所である全羅南道小鹿島慈恵医院の収容患者数は僅か二四九名である。それも収容患者の定員は一二五名で定員を一二四名も越し、二倍もの過員であった。

　官立の小鹿島慈恵医院へのハンセン病患者収容は、一九一六年に開設されてはいたが、申し訳程度のもので、その大部分はキリスト教医療宣教師の経営する私立の療養所に依存したものであった。これら私立ハンセン病療養所は、基本的に海外の救癩宣教会から送ってくれる資金で運営され、その他に一九二三年から毎年、朝鮮総督府から経費補助をうけるようになっていた。

　一九二〇年代の中葉、ハンセン病患者を収容する療養所は、私立・官立を併せて二〇〇〇余りである。収容を断られた患者たちは、集団して一部落をつくり、相互扶助会を組織し、総督府など行政に対する要求活動を行った。そのことをその当時の朝鮮の新聞記事で見ていくことにしよう。

◆*慶北達城《タルソン》に癩病患者の相助会／病気の治療と伝染予防が目的／全朝鮮に患者が二万名以上

　朝鮮には、約二万名の患者が存在し、……彼らを救済する機関としては外国人が経営する光州、大邱、釜山にある三カ所の「癩病患者収容所」、及び総督府が経営する小鹿島の「収容所」が一つあり、そこで一〇〇〇名以上の患者を収容している。しかしその他の一九〇〇〇名の患者は、生きる術もなく死んだも同然の有様で、彼らを救済しようとする人はいない。この癩病患者たちは、自分たち同士で団結し、生きる道を探すべく最近、大邱癩病患者相助会を設立したという。彼らは、お金を寄せ合って共に治療を受けたり、互いを助けいたわり合うと同時に、他人に伝染しないよう努力して行くという。……現在、会長・総務・会計など五、六名の職員を有するが、この会の発展に従い将来は朝鮮各地に支部を設け、病気の治療及び伝染病の予防のため努力する計画であるという（『東亜日報』一九二三年一二月三一日）。

*

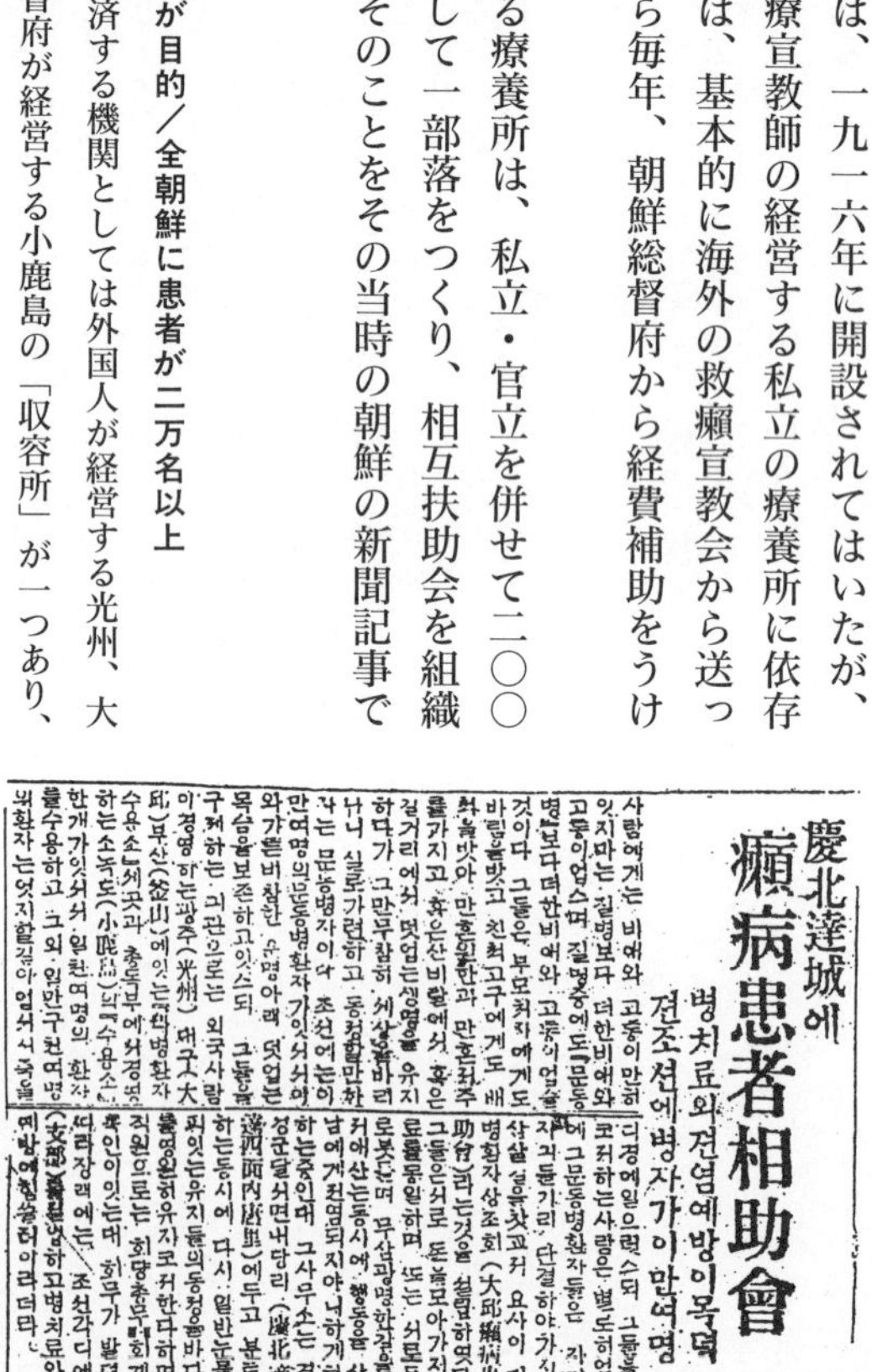

▶『東亜日報』一九二三年一二月三一日

◆**癩病患者で一部落を造る／連城郡連西面に**

大邱には外人の経営ではあるが慈善癩病院があるので各地から同病患者が来集するが之等を収容する能力が甚薄いので目下五十名位収容し得る病舎を建築中である、之の病院に恵まれざる患者等は連城郡連西面に百五十五名集団して一部落を作りてゐて男女同居であるから子供は生れ血統患者は益《ますく》増加するのみであるから大邱署は原籍地に送還する方針を採つてゐる（大邱）（大阪朝日新聞・朝鮮版、一九二四年五月二七日）。

◆**癩患者の集り来る／釜山の悩み**

釜山において鮮人癩病患者が相互扶助会を組織し全鮮各地の扶助会と連絡をとり療治係、外交部、会計部等を設け治療を主として集団的共同生活を営まんと計画中であつたが最近宣伝部が猛烈に田舎地方に宣伝したゝめ癩患者の釜山に集つてくるもの多くすでに東莱郡西面に百五十名の患者が一部落を作り毎日釜山府内に乞食して歩くので当局も面喰つてゐるが解散を命じるわけにもゆかず夏季に向ひ醜体が群《むれ》をなして徘徊するのは衛生上にもよくないので放任して置くわけにもゆかず目下その救済策に頭を悩ましてゐる＝釜山（大阪朝日新聞・朝鮮版、一九二六年六月二六日）。

◆**癩病患者が補助を懇願／斎藤総督宛に**

慶南東莱郡西面《せいめん》戸谷里《ここくり》の癩病患者相助会員百三十名の代表者金敬仕は十四日斎藤総督に宛て吾等相助会員は近頃薬品が高くなつたので治療も出来ずいまでは見るも哀れな有様となつた、この際われ等のため一箇年の治療費六千四百十六円の補助を仰ぎたいとの嘆願書を出した、この集団は外人経営の病院に入つて治療するため来たものであるが病院が満員のためその欠員となるのを待つてゐるが附近の者からは圧迫され一方では治療費がなく薬品代は高くなるためかなり惨めな生活をしてゐる＝京城

癩病患者が
補助を懇願
齋藤總督宛に

慶南東萊郡西面戸谷里の癩病患者相助會員百三十名の代表者金敬仕は十四日齋藤總督に宛て吾等相互會員は近頃藥品が高くなつたので治療も出來ずいまでは見るも哀れな有樣となつたこの際われ等のため一箇年の治療費六千四百十六圓の補助を仰ぎたいとの嘆願書を出したこの集團は外人經營の病院に入つて治療するため來たものであるが病院が滿員のためその缺員となるのを待つてゐるが附近の者からは壓迫され一方では治療費がなく藥品代は高くなるためかなり慘めな生活をしてゐる＝京城

▶『朝鮮朝日』一九二六年一〇月一六日

治療費の
下附を陳情
癩病患者が

釜山郊外赤崎牛島附近に集まる癩患百五十名は金敬化を代表者として慶南道を通じて齋藤總督に對し一箇年間の治療費六千四百餘圓の下附を陳情してゐるが彼等の欲求してゐる陳情書は悲慘な文字で綴られてあり道當局でも重大な一社會問題とみてゐる

▶『朝鮮朝日』一九二六年一一月七日

（大阪朝日新聞・朝鮮版、一九二六年一〇月一六日）。

◆**東萊に巣喰ふ癩患者の群れ／相助会を組織し共産的に生活をなす／補助金交付は却下さる**

慶南東萊郡西面戸谷里には二三年前から鮮人癩患者が部落をつくり年毎にその数を増して現在では百三十余名に上りその大部分が釜山府内に出て物貰ひをして歩くので府民の間ではいろ〳〵な苦情を持ち出すものがあるが

彼等の間にはすでに昨年半ば頃相助会を組織し二十戸の家屋さへ建築し一人前一箇月二十銭の会費を収めこれによつて重患者の食費および医薬料にあてるといふ共産村的の生活をやつてゐるといふが

この村の村長格の金敬化といふ男からこの程本府に対し年額六千四百円の補助を申請して来たので本道衛生課で調査中のところ当局の方針としては右補助は必要なしといふことに決定しその旨本府に回答するとゝもに申請者にもこれを通達したがそれかといつて捨てゝおくわけにも行かぬので目下救済策につきいろ〳〵腐心してゐると＝釜山（大阪朝日新聞・朝鮮版、一九二六年一二月二日）。

◆**光州癩病共済会陳情／余生の救済を哀切に願ふ**

光州陽村里癩病院は基督教宣教師等の主管であつたが今春同病院を麗水に移転すると共に在来収容されてをつた数百名の内現在光州に残存せる者等は収容人員の関係上収容されなくなつたのでこの未収容の者等丈朝鮮癩患者共済会を組織し流離乞食する患者等の活路を開拓する為めに自作自給し得るだけの農業を営むべき目的を以て社会側に対し同情を求むると共に全南知事及朝鮮総督に陳情書を出したさうだがその陳情内容は実に涙ぐましいものにして全鮮に於ける二万余患者の独占居住すべき特殊地域を下附し農業に従事さすことを願出たものであると（中外）（一九二八年六月二七日、『朝鮮思

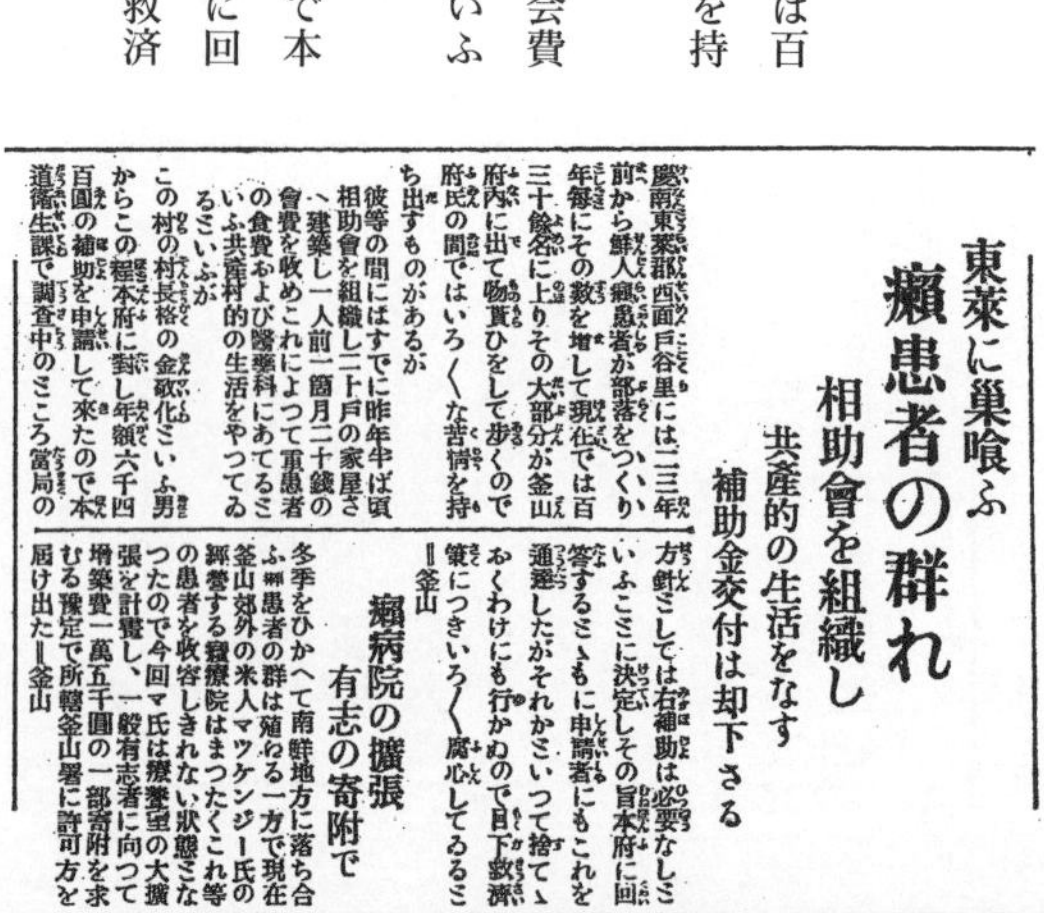

東萊に巣喰ふ
癩患者の群れ
相助會を組織し
共産的の生活をなす
補助金交付は却下さる

慶南東萊郡西面戸谷里には二三年前から鮮人癩患者が部落をつくり年毎にその数を増して現在では百三十餘名に上りその大部分が釜山府内に出て物貰ひをして歩くので府民の間ではいろ〳〵な苦情を持ち出すものがあるが

彼等の間にはすでに昨年半ば頃相助會を組織し二十戸の家屋さへ建築し一人前一箇月二十錢の會費を收めこれによつて重患者の食費および醫藥料にあてるこいふ共産村的の生活をやつてゐるこいふが

この村の村長格の金敬化こいふ男からこの程本府に對し年額六千四百圓の補助を申請して來たので本道衞生課で調査中のところ當局の方針こしては右補助は必要なしこいふここに決定しその旨本府に回答するこゝもに申請者にもこれを通達したがそれかこいつて捨てゝおくわけにも行かぬので目下救濟策につきいろ〳〵腐心してゐるこ＝釜山

癩病院の擴張
有志の寄附で

多季をひかへて南鮮地方に落ち合ふ癩患者の群は殖ゐる一方で現在釜山郊外の米人マツケンジー氏の經營する癩療院はまつたくこれ等の患者を收容しきれない狀態こなつたので今回マ氏は療養室の大擴張を計畫し、一般有志者に向つて増築費一萬五千圓の一部寄附を求むる豫定で所轄釜山署に許可方を屆け出た＝釜山

▶『朝鮮朝日』一九二六年一二月二日

想通信』第六九〇号）。

三・一独立運動の翌一九二〇年四月に「民族新聞」として創刊された『東亜日報』は朝鮮総督府のハンセン病患者に対する施策に、どのような論説を述べたか。

同社の一九二二年四月二六日「社説」は「癩病者救済に対して」をあげてその必要を論じ、一九二三年七月二六日には「癩病者とモヒ中毒者に対する無誠意な当局の態度」と題する社説をあげ、総督府の態度を批判している。

一九二四年三月二六日には「月曜欄」で統営海東病院　金尚用の記事を載せ、その中で「癩病者相助会の創立を祝賀し、同相助会の将来発展と充実を祝福す」と述べている。

一九二五年五月二四日には「再び癩病者に対する施設に関して、当局と一般社会の注意を喚起する」との「社説」をかかげ、一九二七年一月一九日には「大邱癩病患者相助会」が救済について総督府に陳情したことを報じ、二八年六月一四日の同紙は「癩病患者の救済問題」を「社説」にかかげている。前述した朝鮮のハンセン病に対する社会的な動向のなかで、朝鮮癩病根絶策研究会は設立されたのである。

大韓癩管理協会『韓国癩病史』（一九八八年）の八一ページには、同研究会の設立の経緯について、次のように述べている。

——この国の先覚者たちは、日帝の侵略に我慢強い抗争を続けながら、外国人の手により行われていた救癩事業に民族自尊の目をむけ、一九二八《マ マ》年四月六日、韓国最初の民間救癩団体である朝鮮癩病根絶策研究会を誕生させた。当時、麗水でウイルソンと共に救癩活動に身を投じていた崔興琮は、わが国の癩患者は我々の手で面倒を見、救済しなければならないという覚醒により全国的な救癩機関の設立を推進しようと立ち上がったのである。

此れに発起した崔興琮は、ウイルソンと共に京城（ソウル）に行き、指導級の人たちをすべて訪ね、この必要を説いた。……このような崔興琮の努力で糾合された同志三八名は、趣旨分を採択・公布し、朝鮮癩病根絶策研究会を発足させたのだが、朝鮮日報主筆安在鴻が起草したこのときの趣旨文は、民族の自尊と独立精神を含んでいる（原文は朝鮮語）。

『韓国癩病史』では、同研究会の創設を一九二八年四月六日としている。しかし、当時の『東亜日報』を見ると一九三一年九月二四日に「社会有志の発起で朝鮮癩患者救済研究会」がソウルの鐘路の基督教青年会館で開かれ（『東亜日報』一九三一年九月二六日付）、また、同癩病救済会委員会が同月二八日開催され、執行委員長に尹致昊、常務委員に崔興琮が選ばれたとあり、『韓国癩病史』の記述と異にしている。

翌一九三二年一月二六日の『東亜日報』には、「癩病根絶会章程の趣旨／数万枚を印刷分布」の見出しで朝鮮癩病根絶策研究会の「根絶策研究会章程」と「根絶策研究会趣旨」を掲載している。次に同会の「趣旨」の一節を『韓国癩病史』から訳出しておく。

「人類愛の至極な衝動において、及び民族保健の懇切な要求に我々は朝鮮癩病患者の救済とその予防事業を確立することを熱烈に主張する。……癩病の絶対根絶が必要である以上、癩病を絶対隔離することは、一日も遅緩することの出来ない急務の問題である。しかし、隔離するには、その安全と慰安及び医療がなくてはならず、これには予防と救済の二つが欠かすことが出来ない。朝鮮の癩病患者は今日、一万六千を数えている。三十年前、少数であったのに比べ、三十年後の今日、このように増加したのは驚くべき事実であり、三南（忠清・全羅・慶尚三道の総称）各地から北部朝鮮にまで拡がる病魔の跋扈は、実に全民族の生命をおびやかし、救済されない癩病者たちの限りない放浪は、社会風土と民衆保健上、なによりの威嚇になるのである。

……朝鮮においては、外国宣教会及び為政当局の施設への収容と救済が二千五百人に充みたず、その治療と予防の不足は余りにも明白な事実である。

隔離の趣旨は他にあらず、交通と接触と媒介で病菌の繁殖を根絶しようというのが唯一の目的であり、そのためには気候と物産が適当な隔離島の選択と農芸と工作でその生活を保障し、その慰安を与えるのが最も必要なことである。癩病者救済の事業はこれらを実現することで、その趣旨を貫徹でき、このために内外各界のあらゆる支持と助力を必要とする。また有識者と篤志家の公私各界の合作を期する次第である。人道の大義はすべての力を駆使できるだろう。天下の血誠ある士女たちは、誠と力を結集できないはずはない。民衆保健にできるあらゆる力量を集中しよう！」（八一〜八二ページ）。

この民族自尊の旗印を高くかかげて発足した民間救癩運動は、事業の必要な資金を確保することができず、座礁してしまった。この募金を妨害したのは、朝鮮総督府による弾圧によってである。総督府は、朝鮮民族がうちたてた朝鮮癩病根絶策研究会に圧迫を加えながら、一方で、官制の「朝鮮癩予防協会」を設立した。

『東亜日報』が朝鮮癩病根絶策研究会の「章程」と「趣旨」を掲載した一箇月後の一九三二年二月二七日に、『大阪朝日新聞・朝鮮版』*は「癩病予防協会設置に決定す／本部を総督府に各道に支部」の見出しで、次のような記事を載せた。

【京城】癩病予防協会の設立についてはかねて総督府衛生課で具体案の考究中であつたがこのほど成案を得たのでいよ／＼設置することになり近く趣意書を一般に配布して会員の募集に着手することにな

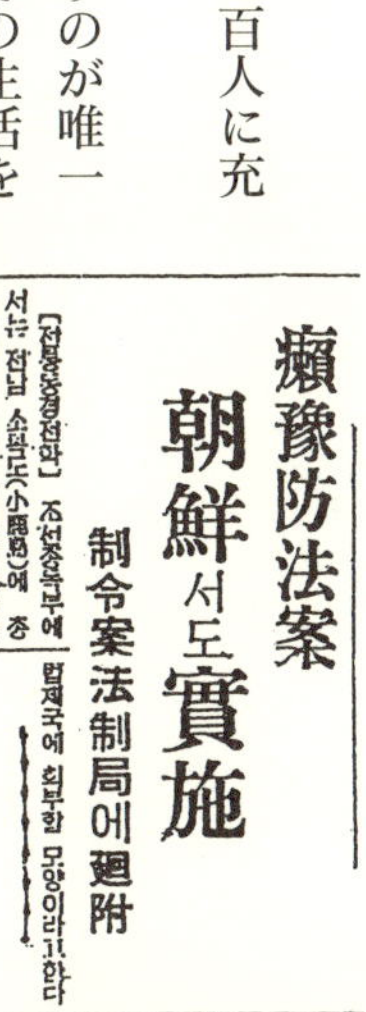

▶「癩予防法案が朝鮮にも実施、制令案法制局に廻附」と報じる『東亜日報』。一九三五年二月一三日

＊

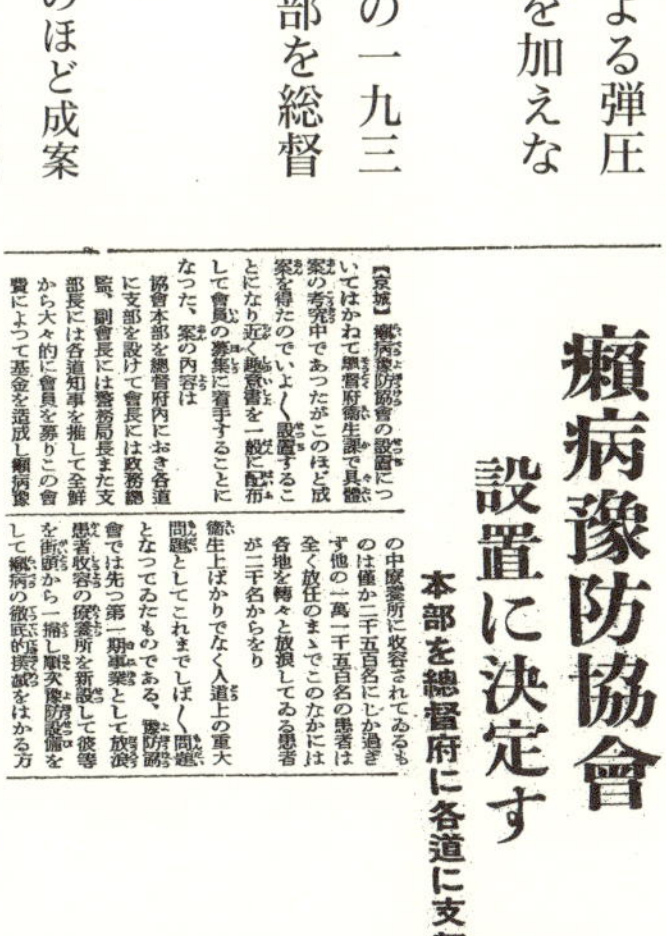

▶『朝鮮朝日』一九三二年二月二七日

った、案の内容は

協会本部を総督府内におき各道に支部を設けて会長には政務総監、副会長には警務局長また支部長には各道知事を推して全鮮から大々的に会員を募りこの会費によつて基金を造成し癩病予防施設をなす方針で各道との打合せが済み次第発会式を挙げることになつてゐる

なほ朝鮮における癩病患者は

現在一万四千名の多数に上りこの中、療養所に収容されてゐるものは僅か二千五百名にしか過ぎず他の一万一千五百名の患者は全く放任のまゝでこのなかには各地を転々と放浪してゐる患者が二千名からをり

衛生上ばかりでなく人道上の重大問題としてこれまでしば〳〵問題となつてゐたものである、予防協会では先づ第一期事業として放浪患者収容の療養所を新設して彼等を街頭から一掃し順次予防設備をして癩病の徹底的撲滅をはかる方針である……。

日本国内でもその前年の一九三一年一月二一日、「癩予防協会」の創設総会が開催され、三月一八日に財団法人として内相より同協会は認可されている。ほぼ同じ三〇年代の初頭に設立された癩予防協会ではあるが、日本国内と植民地支配下にあった朝鮮とでは、設立の経過や募金等を含む事業内容において、かなり異なった展開をしている。その相違点について考えてみたい。

日本国内の癩予防協会は、皇太后節子（一九五一年に死去し、貞明皇后と追号された。昭和天皇の生母）よりの「下賜金」一〇万円（一万円を一〇年間）が同協会の基金に組込まれ、国庫補助金、会員の醵金、篤志家の寄付金品などにより運営された。事務所は内務省衛生局内におかれた。

癩病豫防協會
いよ〳〵近く設立
半島から患者一掃を計畫

【京城】癩病豫防協會設立については總督府衞生課が中心となつて考究中であつたがすでに具體案の決定を見たので目下開催中の知事會議に提案し各道知事の意見を聽取した上いよ〳〵近く設立することになつた、同協會は會員制度とし京城に本部各道に支部を設けて癩病患者の救濟保護施設を行ひ半島から癩患者を一掃しようといふ計畫でこれが設立の曉はこれまで殆ど放任状態に置かれてゐた朝鮮内の癩病患者は大いに惠まれるわけで一般から期待されてゐる

▶『朝鮮朝日』一九三二年七月一日

会頭には元首相の清浦奎吾、副会頭・理事長には内務次官、常務理事に衛生局長と予防課長がそれぞれ就任した。具体的な活動内容を一九三三年度でみると、宣伝活動とりわけ皇太后節子の「皇恩」の強調、ハンセン病に対する調査研究活動として学術援助などが主なものであった。

それに対して、一九三二年一二月二七日に財団法人として設立された朝鮮癩予防協会の場合はどうか。

朝鮮総督府協会の主要役員は、すべて朝鮮総督府の「高級官僚」によって占められている。会長は政務総監今井田清徳、副会長・理事長に同警務局長池田清、常務理事に同警務局衛生課長西亀三圭が就任した。

総督府内務局長より全羅南道知事宛の一九三三年五月一一日付通牒によると「道郡官吏ガ該協会ノ委託ニ依リ貴官ノ承認ヲ得テ出張シタル場合……特ニ之ヲ黙認セルベキニ付為念」とあり、地方庁事務費（一般経費）として旅費一五〇〇円を含む一六五〇〇円が予算増配されている。朝鮮癩予防協会は民間団体の体裁をとりつつも、実質的には朝鮮総督府の支配下に置かれていた「御用団体」であった。

一九三五年十月に発行された『朝鮮癩予防協会事業概要』によると、朝鮮癩予防協会は「癩ノ予防及救療ニ関スル施設ヲ為シ其ノ根絶ヲ図ルヲ目的トシ」と書き、その「目的ノ達成ノ為」左の事業を行うとして、次の五項目を示している*。

一、癩の予防及救療に関する諸事業の後援並に連絡
二、癩の予防及救療に関する施設
三、癩の予防及救療に関する調査研究並に宣伝

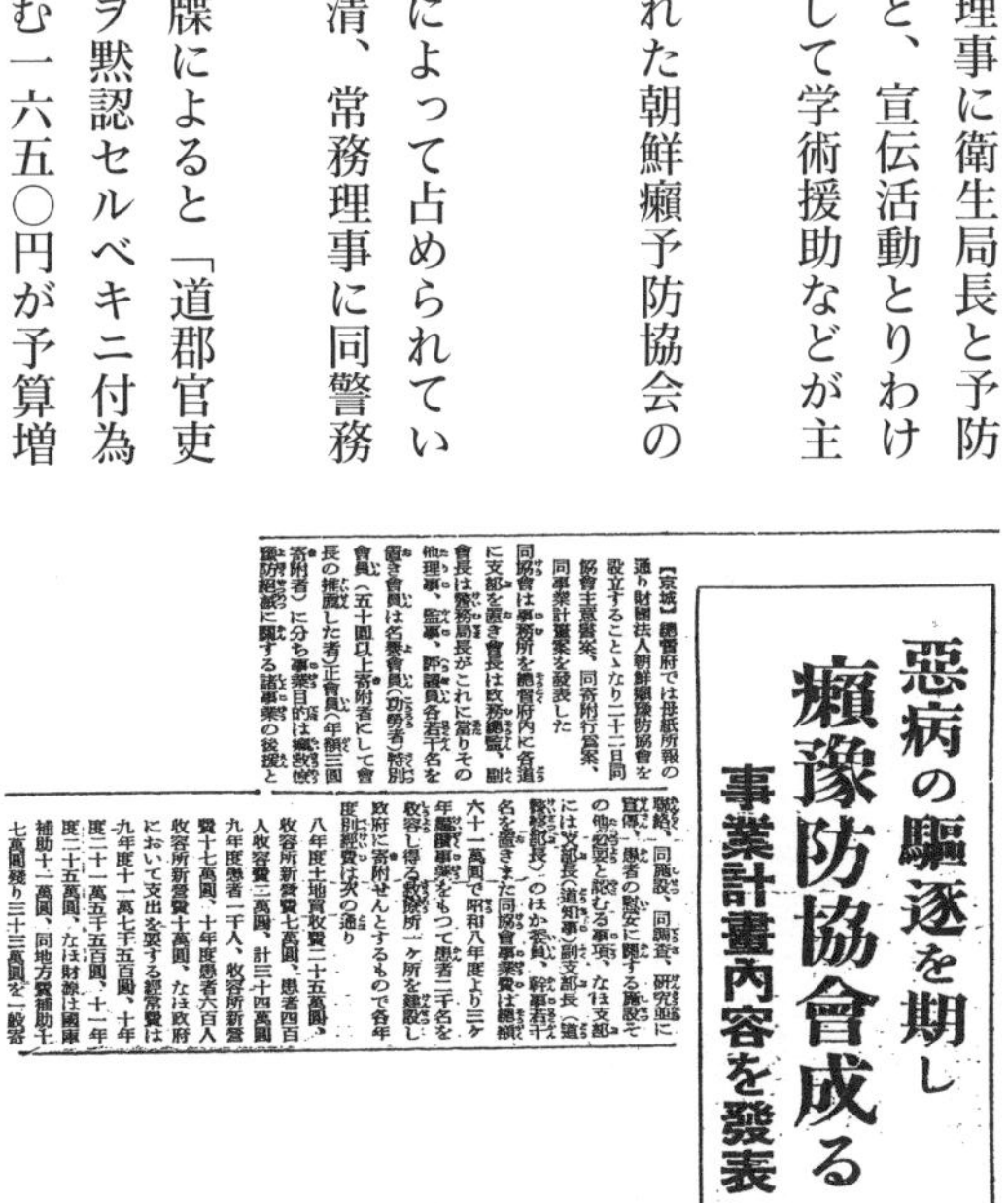
惡病の驅逐を期し
癩豫防協會成る
事業計畫内容を發表

【京城】總督府では既報の通り財團法人朝鮮癩豫防協會を設立することゝなり二十二日同協會主意書案、同寄附行爲案、同事業計畫案を發表した
同協會は事務所を總督府内に各道に支部を置き會長は政務總監、副會長は警務局長がこれに當りその他理事、監事、評議員各若干名を置き會員は名譽會員(功勞者)特別會員(五十圓以上寄附者にして會長の推薦した者)正會員(年額三圓寄附者)に分ち事業目的は癩の豫防絶滅に關する諸事業の後援と聯絡、同施設、同調査、研究並に宣傳、患者の慰安に關する施設その他必要と認むる事項、なほ支部には支部長(道知事)副支部長(道警察部長)のほか委員、幹事若干名を置きまた同協會事業費は總額六十一萬圓で昭和八年度より三ケ年繼續事業をもつて患者二千名を收容し得る救療所一ケ所を建設し政府に寄附せんとするもので各年度別經費は次の通り
八年度土地買收費二十五萬圓、收容所新營費七萬圓、患者四百人收容費三萬圓、計三十四萬圓
九年度患者一千人、收容所新營費十七萬圓、十年度患者六百人收容所新營費十萬圓、なほ政府において支出を要する經常費は九年度十一萬七千五百圓、十年度二十一萬五千五百圓、十一年度二十五萬圓、なほ財源は國庫補助十一萬圓、同地方費補助十七萬圓殘り三十三萬圓を一般寄

▶『朝鮮朝日』一九三二年一一月二三日

*朝鮮総督府『朝鮮』第二二二号（一九三三年一月）「朝鮮癩予防協会の設立」（一九一～一九四ページ）の「目的及事業」の記述は「癩の予防及救療に関する…」が「癩の救療・予防及絶滅に関する…」となっていて、上記の記述と異なっている。

四、癩患者の慰安に関する施設
五、其の他癩の予防及救療に関し必要と認むる事項（三ページ）。

しかし、同協会の主な事業は、総督府の委託事業である癩病根絶計画の樹立、必要資金募集、並びに小鹿島慈恵医院の拡張工事であった。勿論、同協会はこのような事業を担当しながら、事業自体を管理し、監督する権限はもっておらず、朝鮮総督府が実際に支配・統制していた。

次に朝鮮癩予防協会の収入状況を下賜金、国費及び道費補助、寄付金にわけて、見ておこう。

皇太后は一九三三年から毎年一万円ずつ三か年で計三万円、李王も毎年二万円ずつ三箇年で計六万円の「下賜」金を醵出した。その金額は、当初の朝鮮癩予防協会の総事業費百五十万円余に比べ、非常に少額であったにもかかわらず、総督府は小鹿島「癩」療養所が皇室・王家の「下

『朝鮮公論』（一九三三年五月号）

朝鮮癩豫防協會
第一回評議員會開催

——朝鮮癩豫防協會——

朝鮮癩豫防協會に於ては、第一回評議員會を四月十五日正午より京城長谷川町朝鮮ホテルに於て開催したるが、出席者は同會々長今井田清德氏、副會長池田清氏、理事西龜三圭氏及俞萬兼氏を始め評議員八十六名中京城在住者二十名地方在住者三十六名にして、先づ今井田會長左の如き挨拶を述べ、亞て理事長として池田清氏は左の通り同會の事業報告を詳細に述べ終つて理事及監事の選擧に移りたるが議長たる今井田會長に之が選任方一任の動議出て滿場一致之に贊成したるを以て、今井田會長は左の八名を指名したる後、閉會を宣し午後一時三十分盛會裡に散會せり。

理事
京城府　朴永喆氏
同　森榮一氏
全南高興郡　金相亨氏
慶北大邱府　徐丙朝氏
慶南昌寧郡　河駿錫氏

監事
京城府　韓相龍氏
同　武者錬三氏
全北淳昌郡　金英武氏

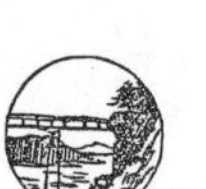

朝鮮癩豫防協會
第一回評議員會に於ける
今井田會長の挨拶

——朝鮮癩豫防協會——　33

本日評議員會を開催致しました處、御多用中にも拘らず御揃にて態々御來會下され、洵に感謝に堪へません、厚く御禮を申上げます。

朝鮮に於ける、保健衛生の施設は漸次完備向上致しつつあるのでありますが、尚不備の點が尠くないのであります。就中癩の救療豫防に關する施設に付きましては遺憾ながら甚不十分であつたのでありますから、屢々之が根絶の計畫を樹てんとしたのでありますが、何しろ多額の經費を要しますので今迄其の實現を見ることが出來なかつたのであります。然るに本病救療豫防の如き社會的大事業は、國民の理解を根抵とし官民一致協力するに非ざれば、克く其の目的を達成することが出來ないのを認めまして、客年末朝鮮癩豫防協會の設立を計畫致しました處各位の甚大なる御盡力に依りまして總ての事業が洵に順調に、且迅速に進捗致しまして同年十二月二十七日愈財團法人として協會を設立するに至つたのであります。

而して寄附金募集の成績に付きましても御承知の通り、本會に對する一般の同情が翕然として集り、寄附申込高は豫定額の幾倍にも上ると言ふ有樣で、皆樣の御手許に差上げてある書類にある通り、本年三月末日迄の寄附申込高百十一萬七千七百七十九圓に達し、內現金收納高も既に六十九萬一千百四十九圓を算するに至つたのであります。右醵金者の中には一人にて數千圓又は一萬圓を超ゆる樣な巨額を醵出せらるる特志の方も少くありませんので、之等の方に對しては國家又は公共團體に寄附せられたのと、同樣褒賞條例に依り表彰して頂くことが妥當であると考へまして、本會を褒賞條例に關する內規第二條に依る公益團體としての認定を申請致しました處、本會事業の性質上

項目		金額		比率（%）
「下賜」金	皇太后	30,000	90,000	6.0
	李王	60,000		
国費補助額		111,000		7.5
道費補助額		170,000		11.4
寄附金（申込み含）		1,117,779		75.1
合計		1,488,779		100.0

賜」金で建てられたかの如き宣伝をした。

同協会の事業資金の大部分は、民間からの寄付金でまかなわれ、全体の七五％強を占めていた。この場合、名目上は寄付金であったが、実際には官公吏たちの給料から*は天引きされ、一般住民、学生に至るまで殆ど強制的に寄付金を提出させた。各種社会団体ならびに宗教機関においても寄付行為が強要され、該当募金まで実施されて集められた。

一九三三年四月一五日、朝鮮癩予防協会の第一回評議委員会が開催される。

朝鮮癩予防協会の評議会は、評議員八六名中五六名の出席を得て、ソウルの朝鮮ホテルにおいて開催された。席上、理事長の池田清（総督府警務局長）が事業報告を行なったが、そのなかで次のように述べている。


……歳末の寒空をも厭はず街頭に立つて、一般民間の同情に訴へて義援金を募集せられ、或は音楽会を開催せられ其の純益金を寄附せられ、或は基督教会に於ては多数の信者を勧誘して寄附金を集め、又小学校や普通学校の生徒達が各自に一銭二銭と云ふ零細な金でありますが之を集めて醵金したり、想像だもしなかった刑務所に収容せられて居る人が、各自に之れ亦五銭十銭と言ふ金を醵出して寄附をして呉れました（『朝鮮公論』一九三三年五月号）。

それだけではない。当時発行されていた『大阪朝日新聞・朝鮮版』を見ると、癩予防協会基金の大口寄附者に対しては、「政府当局から施賞が行はれるが、一萬円以上の個人寄附者に対しては紺綬褒章、同じく団体に対しては表彰状、一萬円以下千円以上のものに対しては金杯また木杯等を授与されることになつてゐる……。一萬円以上の大口申込者は左記二十四口」（一九三三年一〇月八日付）と報じている。

＊
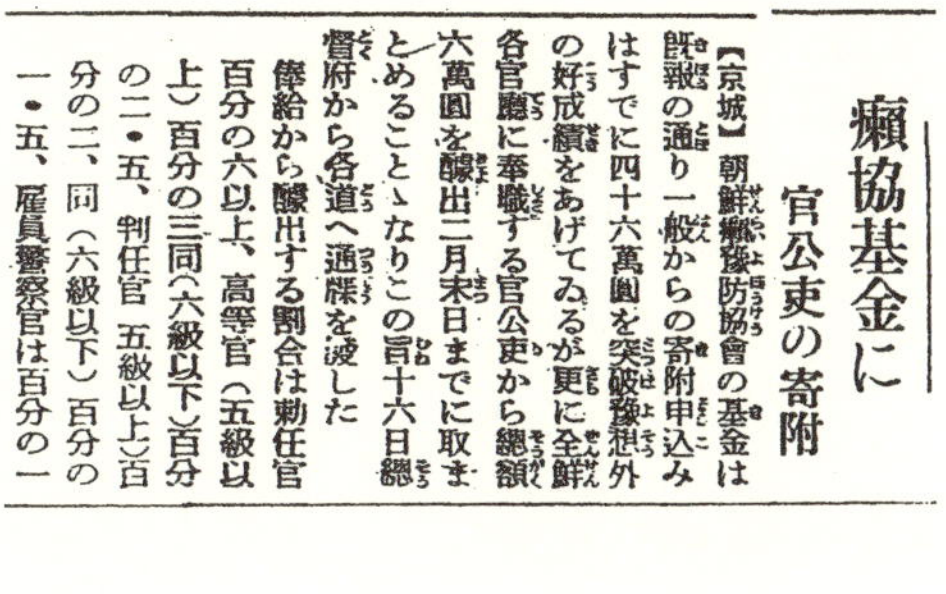
癩協基金に
官公吏の寄附
【京城】朝鮮癩豫防協會の基金は既報の通り一般からの寄附申込みはすでに四十六萬圓を突破豫想外の好成績をあげてゐるが更に全鮮各官廳に奉職する官公吏から總額六萬圓を醵出二月末日までに取まとめることゝなりこの旨十六日總督府から各道へ通牒を發した
俸給から醵出する割合は勅任官百分の六以上、高等官（五級以上）百分の三同（六級以下）百分の二・五、判任官 五級以上）百分の二、同（六級以下）百分の一・五、雇員警察官は百分の一

▶『朝鮮朝日』一九三三年一月一八日

さらに、「癩協会へ温い寄附金／料亭の女将や芸妓／女中さんが真先に」*（一九三二年一一月二七日付）とか、「素晴らしい成績／癩協への寄附金／各方面より応募申込み殺到／大口の寄附ぞく〳〵」（一九三二年一二月三日付）といった新聞の見出しの活字がおどっている。

このようにして、朝鮮総督府「権力」は民間人たちの寄附行為の強要、実施の過程で、ハンセン病患者だけでなく、一般の民間人たちも国家の社会秩序の統制に組み込まれたので寄附金額もその割合も高い。しかも、短期間で実行されたこと、道費補助金といった地方費が一一・四％にも及んでいることなどに、その特徴がある。

このことから窺えることは、一九三一年九月に始まる中国東北地域（いわゆる「満州」）に対する侵略を契機に、日本の軍国主義＝ファシズムが一層進行し、朝鮮の大陸兵站基地としての役割が進む過程で、必要な社会的動員体制をつくり、それと関連した社会的統制を行使することであった。いま一つは、国家権力が朝鮮人ハンセン病患者を隔離・収容を専門的に受け持つことにおいて、必要とする莫大な財源を民間人たちの寄附金で充当しようとしたことであった。

長島愛生園の事務官で庶務課長の四谷義行は『愛生』誌第五巻第二号（一九三五年二月号）の巻頭文「癩の根絶と参銭醵金運動」のなかで、次のように述べている。

「朝鮮癩予防協会が、創立頭初に於て予定した寄附金は、六拾萬円に過ぎなかつた。而もその実際に於て僅に二年の短期間に、易々として、実に壱百六拾萬円の寄附を得た事実と、内地の癩予防協会が創立の頭初の予定せる弐百萬円の寄附額が荏苒四年を経過せる今日、尚僅にその半額たる百余萬円に停まる事実と、此の両者間の相違は、凡そ何を物語るか。曰く『国民熱度の相違』之のみ」。

*

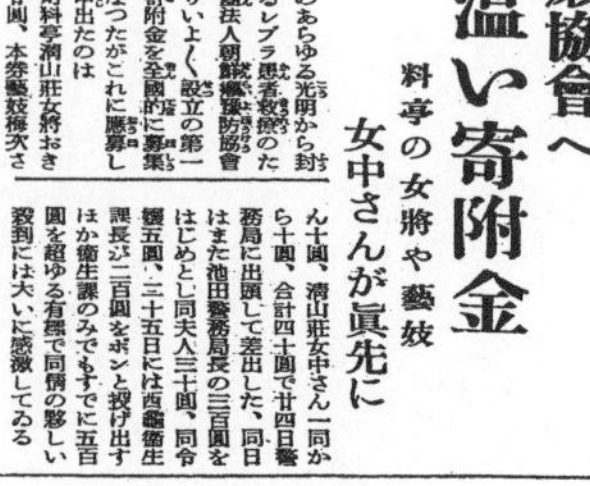
癩協會へ
温い寄附金
料亭の女將や藝妓
女中さんが眞先に

【京城】世のあらゆる光明から封鎖されてゐるレプラ患者救濟のため起つた財團法人朝鮮癩豫防協會は既報の通りいよいよ設立の第一段階を踏み寄附金を全國的に募集することになつたがこれに應募して眞先きに申出たのは京城南山町料亭淸山莊女將おきよさんが廿圓、本券藝妓梅次さん十圓、淸山莊女中さん一同から十圓、合計四十圓で廿四日警務局に出頭して差出した、同日はまた池田警務局長の三百圓をはじめとし同夫人三十圓、同令孃五圓、二十五日には西龜衛生課長が二百圓をポンと投げ出すほか衛生課のみでもすでに五百圓を超ゆる有樣で同情の夥しい殺到には大いに感激してゐる

▶『朝鮮朝日』一九三二年一一月二七日

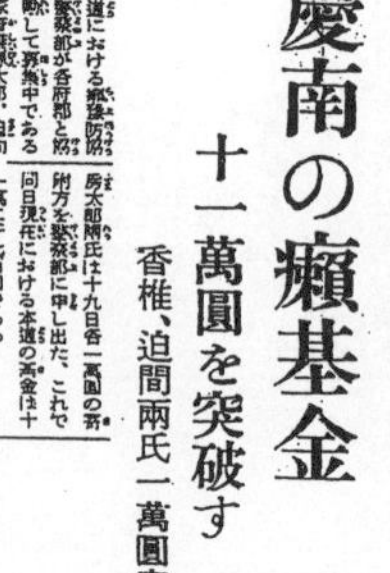
慶南の癩基金
十一萬圓を突破す
香椎、迫間兩氏一萬圓寄附

【釜山】慶南道における癩豫防協會の基金は道警察部が各府郡と協力し各署を督勵して募集中であるが釜山の實業家香椎源太郎・迫間房太郎兩氏は十九日各一萬圓の寄附方を警察部に申し出た、これで同日現在における本道の基金は十一萬二千七百圓である

▶『朝鮮朝日』一九三三年一月二一日

四谷課長のいうように、両者間の相違は、「癩の根絶」への『国民熱度の相違』といったものでないことは、確かである。

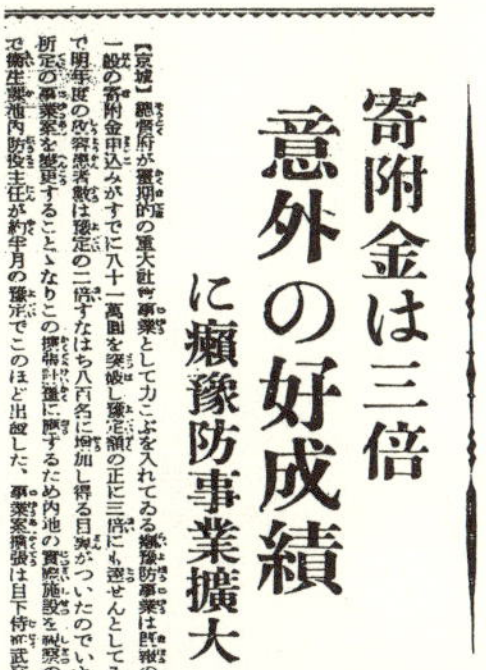

寄附金は三倍
意外の好成績
に癩豫防事業擴大

【京城】総督府が画期的の重大社会事業として力こぶを入れてゐる癩豫防事業は既報の通り一般の寄附金申込みがすでに八十一萬圓を突破し豫定額の正に三倍にも達せんとしてゐるので明年度の收容患者數は豫定の二倍すなはち八百名に増加し得る目算がついたのでいよいよ所定の事業案を變更することゝなりこの擴張計畫に應ずるため内地の實際施設を視察の目的で衛生課池内防疫主任が約半月の豫定でこのほど出發した、事業案擴張は目下侍從武官と共

▶『朝鮮朝日』一九三三年二月二二日

4　小鹿島慈恵医院の第一期拡張工事

朝鮮癩予防協会の設立（一九三二年一二月）に参画し、小鹿島慈恵医院拡張基本計画の実務責任者となったのは、同協会常務理事で朝鮮総督府警務局衛生課長の西亀三圭であった。

西亀は広島県の出身で、一八八四年二月に生れた。一九一一年京都帝大医科大学医学科を卒業、一九一四年六月神奈川県学校医を振出しに官界生活に入り、同年七月神奈川県技師、一九一九年防疫官となり、二一年一〇月特許局技師を兼ね、翌々年五月内務局技師を兼任した。一九二四年四月朝鮮総督府技師となり、朝鮮に渡り警務局衛生課に勤務し、一九二八年九月衛生課長事務取扱を経て、一九三〇年四月衛生課長に進んだ。

『大阪朝日新聞・朝鮮版』は「衛生課長に西亀氏就任」の見出しで記事を載せ「【京城】西亀総督府衛生技師は今回警務局衛生課長に就任した、衛生技師で課長に任命されたのは今回が最初であり技師より課長に昇任の途を開かれたことは一般に好評をうけてゐる」と報じた（一九三〇年四月一五日付）。

西亀三圭は、まず「癩」患者二〇〇〇名を収容できる施設拡張を第一次目標とし、事業計画を樹立したが、この計画は次のような実態に基づいて立案された。「朝鮮に於ける癩患者は、昭和六（一九三一）年一二月末日現在に於いてその数八〇三一人あり、其の内訳左の如し」とし、「事業計画案」として、次のような数を挙げている。

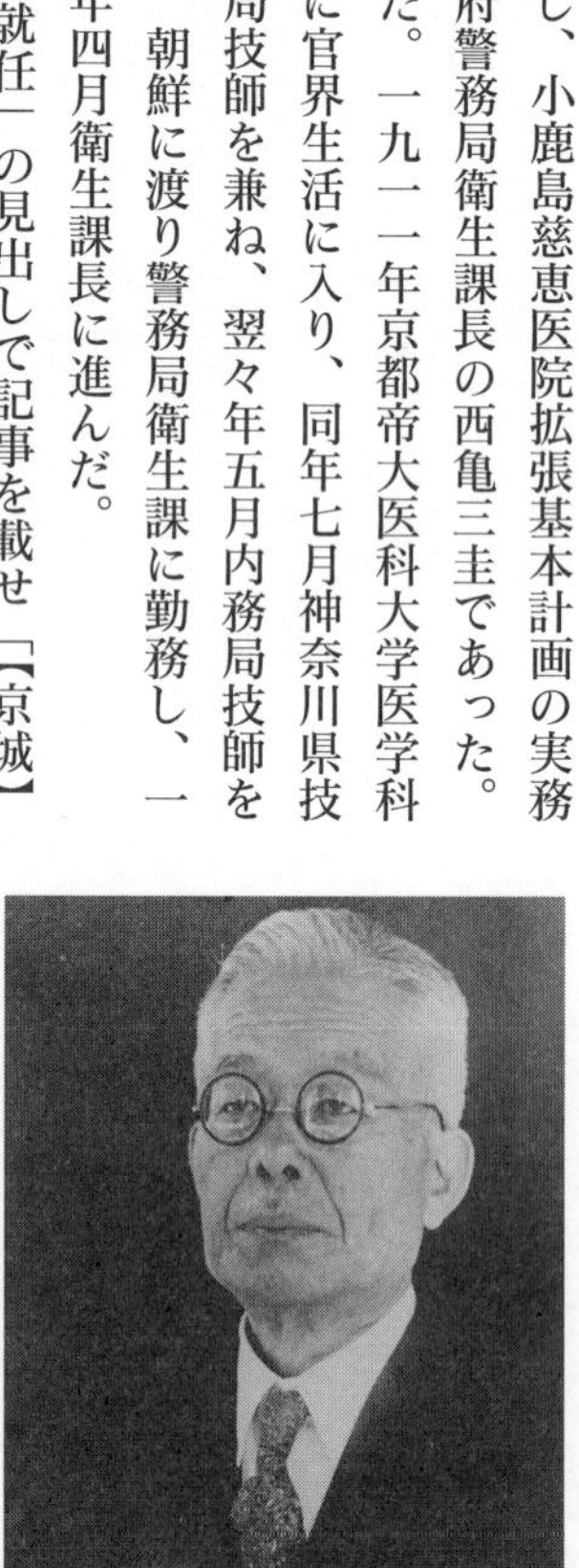

▶**西亀三圭**（一八八四〜?）一八八四年十二月、大分県に生まれ、一九〇九年、広島県西亀利貞の養子となる。一九一一年京都大学医科を卒業し、一九三〇年朝鮮総督府警務局衛生課長、一九四二年第五代小鹿島更生園長となり、敗戦をむかえる。同年引揚げ、戦後、厚生技官となり、栗生楽泉園医務課長に就任(一九五〇年六月)。五二年五月退職転出。

「小鹿島慈恵医院と其の他の三私立
療養所に収容治療中の患者　二五〇〇人
浮浪患者　一五〇〇人
無資産患者　一五〇〇人
資力ありて当分浮浪の虞なき患者　二五三一人
合　計　八〇三一人

「従つて差当り現に各地を放浪徘徊する者一千五百人及び無産者中浮浪の虞ある者五百人を加へ、約二千人を収容するときは、浮浪徘徊の虞のある者全部を収容救療し得べきに付第一期事業として、二千人を収容するに必要な土地・建物その他の設備を整へ、これを(朝鮮癩予防協会から)政府に寄附せんとするの計画を樹てた。」

第一期計画に要する経費を示せば、次の通りであるとし、

▽一九三三年度　三四万円
内訳　土地買収費　二五万円
患者四〇〇人収容所新営費　七万円
患者四〇〇人約五箇月間
収容費(職員人件費を含む)　二万円
▽一九三四年度　一七万円
患者一〇〇〇人収容所新営費一七万円
▽一九三五年度　一〇万円
患者六〇〇人収容所新営費　一〇万円
合　計　六一万円

衛生課長に
西龜氏就任

【京城】西龜總督府衛生技師は今回警務局衛生課長に就任した、衛生技師で課長に任命されたのは今回が最初でありかく技師より課長に昇任の途を開かれたことは一般に好評をうけてゐる

▶『朝鮮朝日』一九三〇年四月一五日

右に対し国庫より約十一万円、地方費より約十七万円、計二十八万円を補助される見込みなので、約三十三万円は一般寄附に俟つものであると考えた（朝鮮総督府『朝鮮』第二一二号・一九三三年一月号一九五〜一九六ページ）。

以上は朝鮮癩予防協会の当初の計画案であった。ところが、一九三三年二月下旬、朝鮮総督府（癩予防協会）は大規模な「癩患者一斉調査」を実施したところ、官私立癩療養所に収容中の三四六一人を除いて、九六五九人となり、両者を併せると一万三一二〇人に及び、浮浪患者だけでも二四六一人に上ることが判明した。*

そこで、当初の二千人収容計画では「猶不足ナルヲ以テ、更ニ一千人増加収容スルコトトシ、最初ノ予定ヲ変更シ、三千人収容ノ計画ヲ樹テ」（第七十三回帝国議会説明資料）、一九三三年を初年度とし、三箇年度にわたり整備して、これを政府に寄附しようとし、総経費予算として百十五万余円を計上した。

癩療養所の建設場所は、官立の療養所の所在地である全羅南道小鹿島を最適地と認め、同島の民有地全部の買収、家屋その他各種既得権の補償等の交渉を始め、数次の交渉・懇談の結果、一九三三年四月五日までに、家屋百五十余戸、住居者約九百余人の立退きが了承され、同年六月末をもって島民全部の退去・移転が完了した。

右の買収契約価格は、土地（一五万八八四一円）、家屋（三万五四四四円）、林産物（二万六四一七円）、水産物（三万二四六五円）、移転料（一万六六二一円）で、以上確定額の合計は二六万四千八百八八円である。

なおその他、墳墓及び碑石、農産物、漁船漁具にも移転料・補償が支払われた。

朝鮮癩予防協会が土地・家屋のすべての買収、各種の既得権の補償、立退きの交渉をわ

＊「第七三回帝国議会説明資料」（一九三七年）によれば、一九三六年末現在の「癩患者調」では、収容せる患者は、官立三八三八人、私立二〇〇七人、未収容の患者七四五五人で合計一三三〇〇人となっている（『日帝下支配政策資料集』第二巻、高麗書林、三七二ページ）。

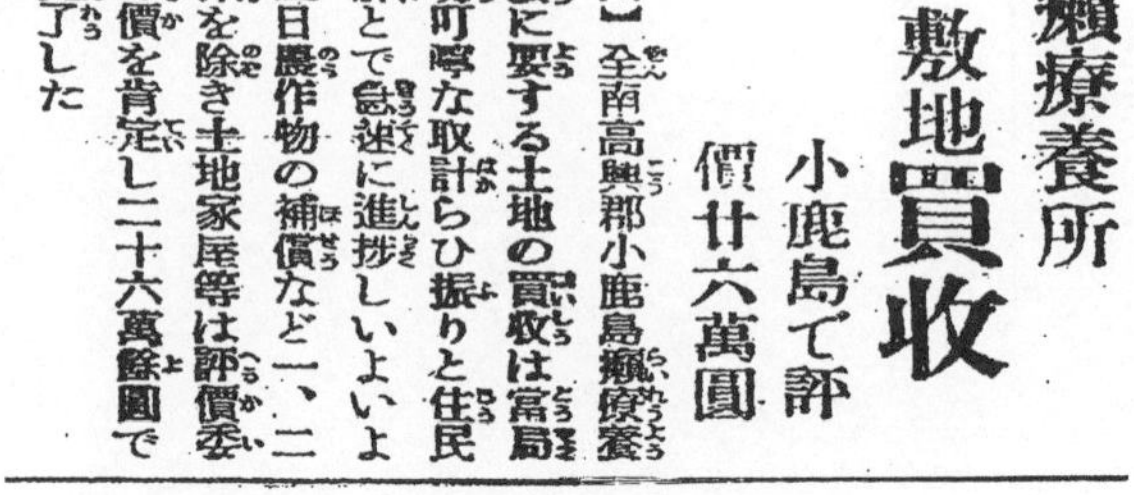

癩療養所
敷地買收
小鹿島で評
價廿六萬圓

【光州】全《ぜん》南高興《こう》郡小鹿島癩療養《らいれうやう》所擴張《かくてう》に要《よう》する土地の買收《ばいしう》は當島《たうたう》の懇切《こんせつ》叮嚀な取計《はか》らひ振《ぶ》りと住民の理解《りかい》とで急速《きうそく》に進捗《しんちよく》しいよいよ四月五日農《のう》作物の補償《ほせう》など一、二の案件《あんけん》を除《のぞ》き土地家屋等は評價《へうか》委員《いゐん》の評價《へうか》を肯定《こうてい》し二十六萬餘《よ》圓で買收完了《ばいしうかんれう》した

▶『朝鮮朝日』一九三三年四月九日

ずか二十余日で終え、島民との契約を終了したことは、土地は市価の三倍を与え、墳墓一基に付き一五円乃至四〇円の移転料を支払い、家屋移転費二五円という比較的手厚い代価を与えたこともあった。同時に、一九一六年以来二回にわたる抵抗運動が失敗し、島民たちが永住希望を捨てた状態であり、*総督府による脅迫と懐柔で住民たちが、自暴自棄の状態であったため、買収作業は外観上は比較的平穏な中で行なわれた。

しかし、買収された小鹿島に同協会の募金等で大規模な拡張工事が始まるのは、第三代院長矢澤俊一郎が一九三三年八月二八日に「依願免」になり、京畿道衛生課長だった周防正季（一八八五～一九四二）が同年九月一日付けで第四代院長として発令された一か月後の同年一〇月初めからであった。

朝鮮癩予防協会の第一回評議委員会は一九三三年四月一五日開催され、副会長で理事長を兼ねる池田清は事業報告を行なった。そのなかで、植民地朝鮮のハンセン病患者の「収容救療の設備」と「療養所の経費」についての計画を次のように述べている。

> ……収容所の新営設備に要する費用と収容後の経常費のことであります。内地に於きましては、官立癩療養所たる岡山県下長島療養所は患者四百人収容に対し建築及設備費約百万円を費し、群馬県下草津療養所も一千人収容に対し百余万円の予算で只今建設中であります。
>
> 然るに朝鮮に於きましては、寄附募金の成績が良好であつたと申しましても七十万円足らずの金で三千人以上の収容設備を為さうと言ふのでありますから、……建築の方法に於きましても出来得る限り軽症なる患者を使役……相当経費を節約軽減することが出来ると考へられるのであります。……経常経費に於ても内地に於ける療養所の経費は一人当三百円内外を要し……朝鮮に於ては僅かに百二三

*

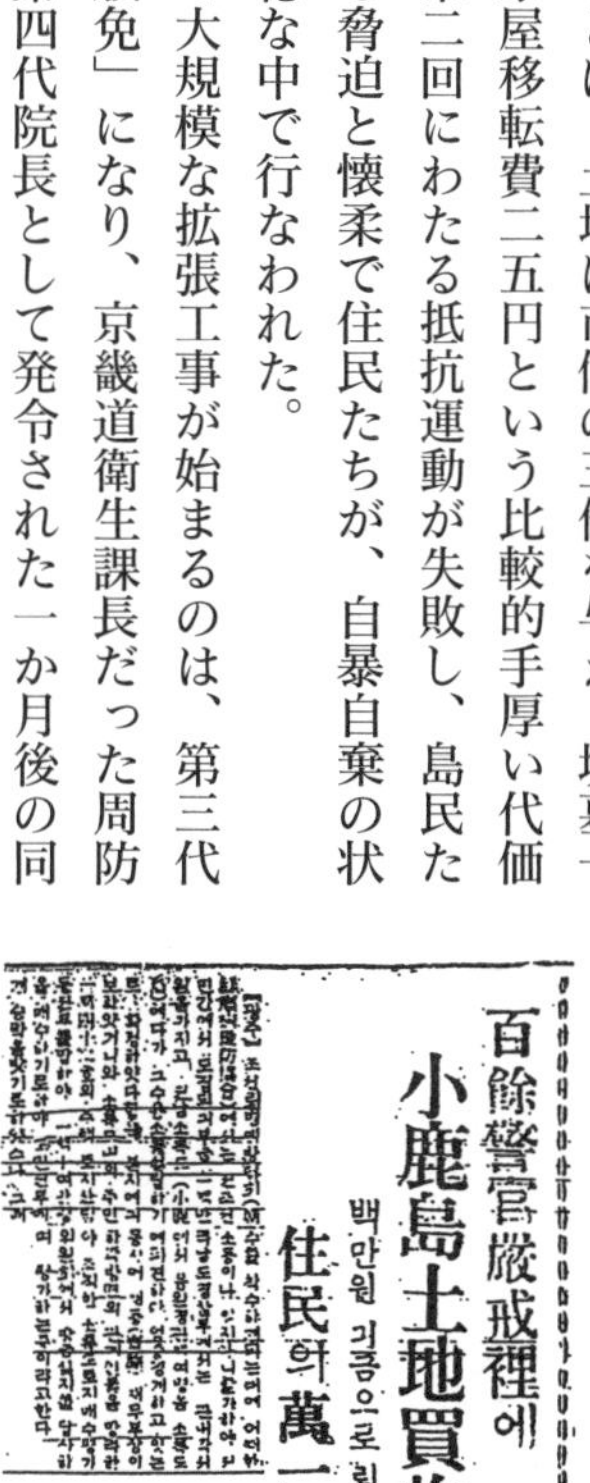
百餘警官嚴戒裡에
小鹿島土地買收
백만원 기금으로 뢰병 수용소
住民의 萬一을念慮

▶百余名の警官厳戒裡に小鹿島の土地買収が強行されたことを報じる『東亜日報』。一九三三年三月一八日

十円で経理しやうと言ふ計画であります（『朝鮮公論』一九三三年五月号、三八〜三九ページ）。

このように、朝鮮癩予防協会つまり朝鮮総督府の幹部は、小鹿島「癩」療養所の拡張計画に際し、当初から、日本国内の「癩」療養所より更に大幅に安上りの収容施設・設備と収容患者の労役によって、療養所の経費の節減を考えていたのである。

小鹿島「癩」療養所の第一期拡張工事（一九三三年一〇月から三五年九月まで）を小鹿島において直接に陣頭指揮したのは、第四代院長になった周防正季である。彼はどのような経歴の持主であったか述べてみたい。

周防正季は、一八八五年一〇月八日に滋賀県栗太郡老上村字矢橋（現在の草津市矢橋町）で生れた。生家の姓は「大神《おおが》」で、代々鞭崎八幡宮の宮司をつとめていた。四男であった正季は一九〇二年、一七歳のとき同村の医者周防俊彦の養嗣となった。滋賀県立第一中学校を経て、一九〇五年一月に愛知県医学専門学校（名古屋大学医学部の前身）に入学し、一九〇九年三月卒業、医師資格を得たのち、愛知県立岡崎病院外科部に診察医として就職、一年ほどして内務省防疫官補となって広島で勤務した。

一九一四年、養父の死去のため岐阜県矢橋の故郷に帰り家業を継いだ。しかし、一九一六年再び官界に復帰し、滋賀県警察部技師学校衛生主事となり、一九一九年には愛知県技師学校衛生主事に転任した。その頃、夜学校に通って建築、設計、製図の技術を習得しているが、この経験がのちに如何なく発揮されることになる（佐久間温巳「日本統治下の朝鮮救癩事業に一生を捧げた周防正季博士」一九八五年）。*

一九二一年三月三〇日、周防正季は愛知県技師から朝鮮総督府技師に任じられ、京畿道

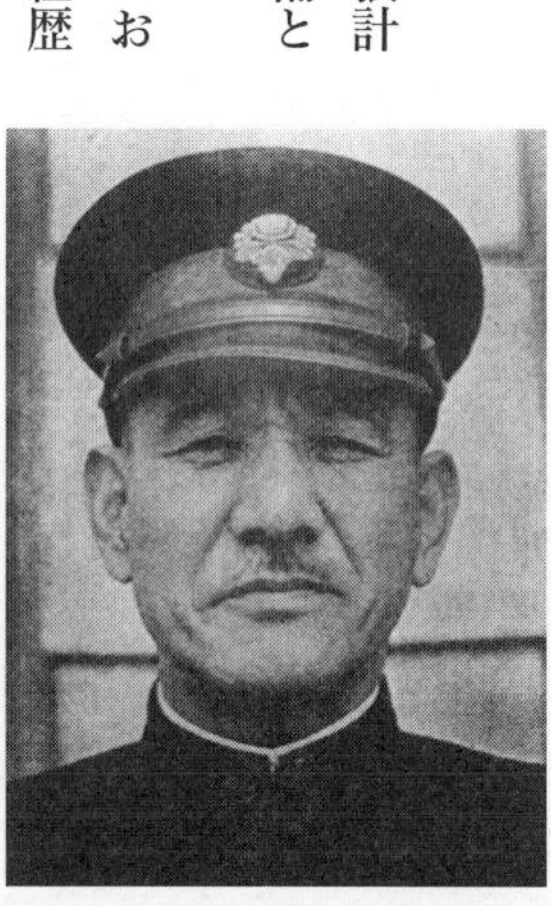

▶周防正季（一八八五〜一九四二）　京畿道衛生課長から、一九三三年、第四代小鹿島更生園長となる。入所患者により四二年六月二〇日、刺殺される。

＊佐久間温己「日本統治下の朝鮮救癩事業に一生を捧げた周防正季博士」は、『名大医学部学友時報』第四二二〜四二四号（一九八五年三月〜五月）に三回に分けて掲載された。小鹿島慈恵医院長に赴任する一九三三年九月までの周防の経歴については、この論文に負うところが多い。

警察部衛生課長に就任した。一九二六年九月には「朝鮮道立医院医官を兼任」し、翌二七年七月まで欧米各国の医療衛生事情の視察のため出張を命じられている。帰朝後は京畿道警察部衛生課長として、京畿道の麻薬（阿片、モルヒネ、ヘロインなど）中毒患者の対応に当った。* その一方で京城帝国大学薬理学教室に籍をおき、「モルフィン」中毒についての研究を行なった。彼はその研究成果をまとめて京都帝国大学医学部に学位を申請し、一九三二年一〇月二七日、医学博士の称号を得た。

こうした周防のことは、総督府警務局衛生課長西亀三圭ら朝鮮総督府首脳の目にとまったと考えられる。一九三二年一二月の朝鮮癩予防協会の設立に際しては発起人に名を連ね、京畿道警察部衛生課長として多額の寄附金を道内から集めたといわれている。浅黒い顔に六尺（一・八メートル）の長身の頑丈な体軀をもった野心的で推進力の強い人物で、名誉欲も大きかった。

小鹿島慈恵医院の第三代院長矢澤俊一郎が「依願免」で職を辞すと、周防が第四代院長として小鹿島に赴任することになった。「彼が任命されたのはかれが自ら願ったこともあったが、何よりも癩病療養所の拡張を計画していた朝鮮総督府が、医師であり建築技師である彼の経歴を高く評価したためとみられる」（崔晶基「周防正季―癩患者に殺害された小鹿島園長―」鄭根埴ら著『近現代の形成と地域エリート』新しい道（セギル）一九九五年、二〇九―二一四ページ）。

当時の『大阪朝日新聞・朝鮮版』にも、「衛生警察の父と仰がる周防新任院長」** の見出しで報じられ、また、「レプラ患者の収容割当きまる／慈恵医院長も決定す」の見出しで、「過般退職した小鹿島慈恵医院長矢澤俊一郎氏の後任は一日付で京畿道衛生課長周防正季氏に決定したがこの重大な特殊事業にあたるには同氏の閲歴手腕から適任と評されてゐる」と書き、さらに「小鹿島国立慈恵医院長に決定した京畿道衛生課長周防正季氏は大正十年愛

＊『大阪朝日新聞・朝鮮版』（一九二七年八月三一日）には、「土曜漫筆・モルヒネ誘惑」を京畿道衛生課長の肩書で周防正季は執筆している。

＊＊

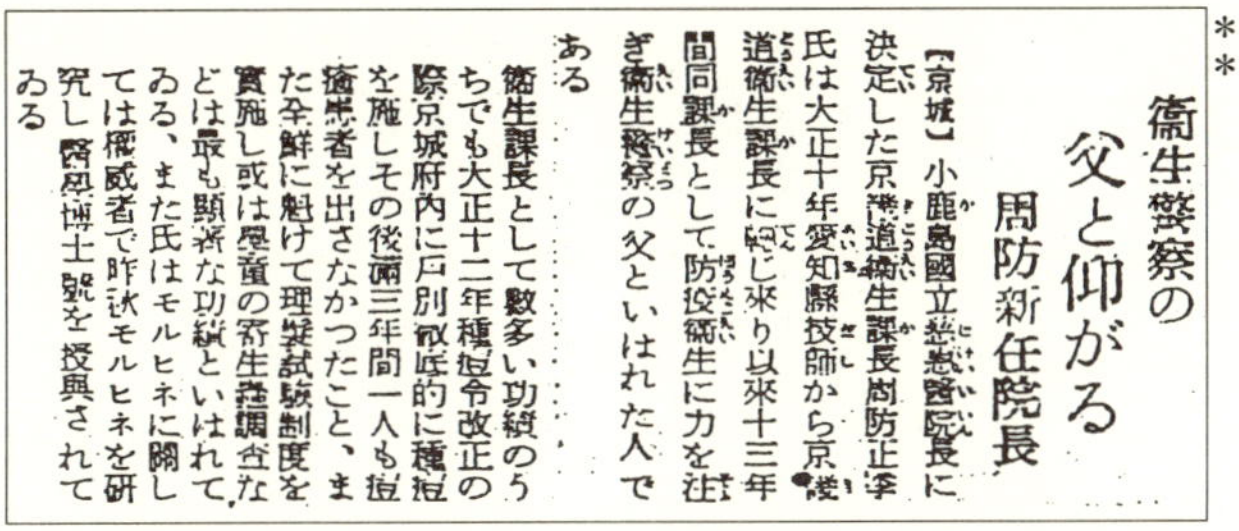
衞生警察の
父と仰がる
周防新任院長

【京城】小鹿島國立慈惠醫院長に決定した京畿道衞生課長周防正季氏は大正十年愛知縣技師から京畿道衞生課長に轉じ來り以來十三年間同課長として防疫衞生に力を注ぎ衞生警察の父といはれた人である

衞生課長として數多い功績のうちでも大正十二年種痘令改正の際京城府内に戸別徹底的に種痘を施しその後滿三年間一人も痘瘡患者を出さなかつたこと、また全鮮に魁けて理髮試驗制度を實施し或は學童の寄生蟲調査などは最も顯著な功績といはれてゐる、また氏はモルヒネに關しては權威者で昨秋モルヒネを研究し醫學博士號を授與されてゐる

▶『朝鮮朝日』一九三三年九月三日

知県技師から京畿道衛生課長に転じ来り以来十三年間同課長として防疫衛生に力を注ぎ衛生警察の父といはれた人である……」（一九三三年九月三日付）と紹介している。

このようにして、小鹿島における大規模な第一期拡張工事が始まったのである。

小鹿島の敷地総面積一四八万七五九五坪（約四九一万平方メートル）のうち東側三分の一を「健康地帯」、西側三分の二を「病舎地帯」に分け、建築は一九三三年一〇月から始まった。拡張工事において何よりも先行しなければならないのは、煉瓦生産と考えた周防院長は、販売収益までも考慮し、年百四〇万箇の生産をもつ煉瓦工場を前もって建てた。煉瓦を自給できたのは、島のなかに良質の原土が無尽蔵にあり、患者たちに作らせば工事費も節減できると考えたからである。煉瓦工場についで翌三四年三月末には、船着場工事および船着場と直接に工事現場を結ぶ道路の工事がほぼ終り、拡張工事に必要な材料など諸物資の運搬等が容易になった。

前述したように、拡張工事には収容患者たちの多量の労働力が動員された。『朝鮮癩予防協会事業概要』（一九三五年一〇月）には、「患者ノ活動」として、次のような記述が見られる（原文はカタ仮名）。

> 官舎地帯の土木工事は普通人夫を使用したるも病舎地帯は主として患者の労力に俟つ方針を採りたる為、軽症病舎、各種附属建物、公会堂、刑務支所、運動場等の敷地工事の全部及道路竝に埋立工事の大部分は患者の手に依り行はれたのみならず病舎地帯に於ける煉瓦、木材、栗石、砂利、砂等建築材料の陸揚又は運搬、基礎「コンクリート」工事、各病室の温突貼り等も亦大部分患者の就役に依りて成り又煉瓦製造にも出役し……、其の出役総延人員は九万八千余人の多数に上り工事の進捗と工費の軽減に多大なる功績を挙げたり。而して之等就役者に対しては僅少なる作業手当を給したり（二〇ペ

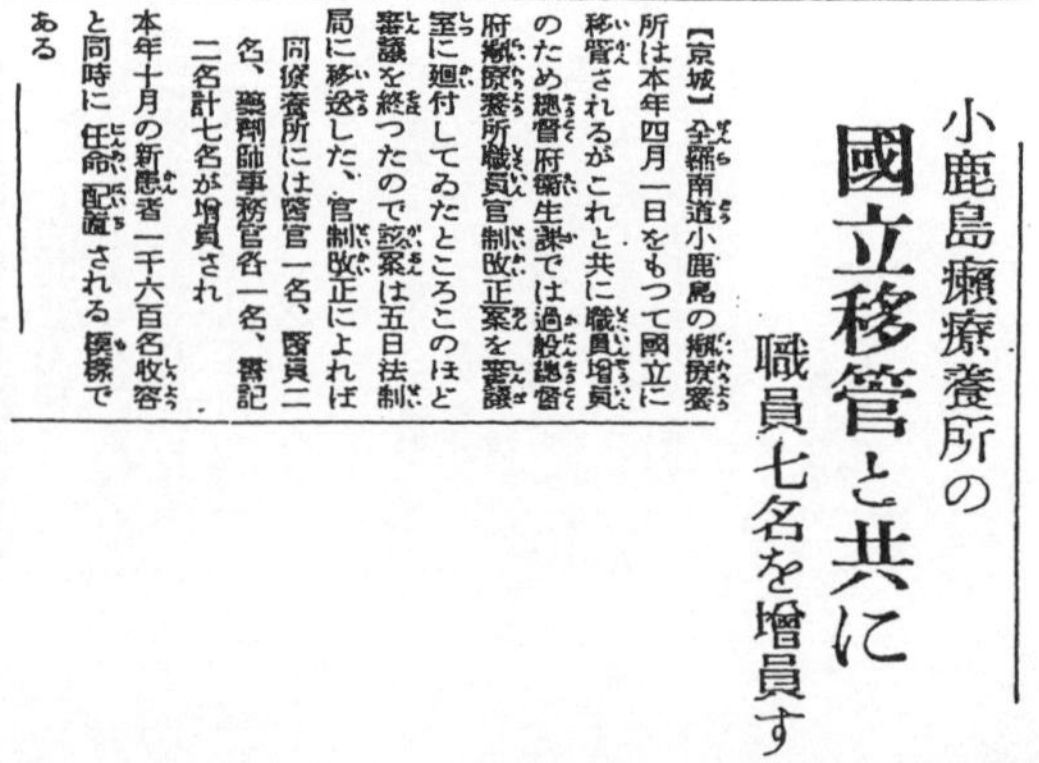

小鹿島癩療養所の
國立移管と共に
職員七名を増員す

【京城】全羅南道小鹿島の癩療養所は本年四月一日をもつて國立に移管されるがこれと共に職員増員のため總督府衛生課では過般總督府癩療養所職員官制改正案を審議室に廻付してゐたところこのほど審議を終つたので該案は五日法制局に移送した、官制改正によれば同療養所には醫官一名、醫員二名、藥劑師事務官各一名、書記二名計七名が増員され本年十月の新患者一千六百名收容と同時に任命配置される模様である

▶小鹿島癩療養所が国立に移管し職員七名が増員されたことを報じる新聞記事。『朝鮮朝日』一九三四年三月六日

ージ)。

一九三四年九月一四日、勅令第二百六十号「朝鮮総督府癩療養所官制」が公布され、道立小鹿島慈恵医院は「朝鮮総督ノ管理ニ属」する国立癩療養所となった。それに基づいて総督府は「府令」により名称を小鹿島更生園と命名し、同年一〇月一日付で職員が発令された。幹部職員をあげると、周防正季は引き続き所長（園長）となり、庶務課長に吉崎達美、医務課長に多田景義、薬剤課長に仁田良逸が任命された。また「府訓令第四十一号」による「朝鮮総督府癩療養所事務分掌規程」で、庶務課は「患者ノ入所及退所ニ関スル事項」、「患者ノ作業、慰安及教養ニ関スル事項」、「所内取締ニ関スル事項」などの事務を掌ると定められた。同課長となった吉崎達美はそれ以前、朝鮮総督府全羅南道警察部高等課長（警視）からの転任であった。吉崎は一九四一年九月までの七年間にわたり、小鹿島更生園の庶務課長を勤めている。

二年余かかった第一次拡張工事の結果、大小五百余の施設の大普請は仕上がり、三七七〇人の収容能力をもつ施設が完成し、一九三五年一〇月二一日に盛大な落成式をあげた。一九三六年一月号の『愛生』誌には「小鹿島見聞」と題して、内務省衛生局予防課長高野六郎の手記を載せている。その一部を次に紹介しよう。

> 船着場に自動車が並らむでる。バスも何台か首を揃へて居る。内地の癩療養所では長島にも大島にも自動車の影を見ない。成るほど是は大規模であると又感心する。
> ……自動車は暫く走つて小鹿島神社*の鳥居前で停る。神社は丘上にあって眺望開闊、恰も京城にある

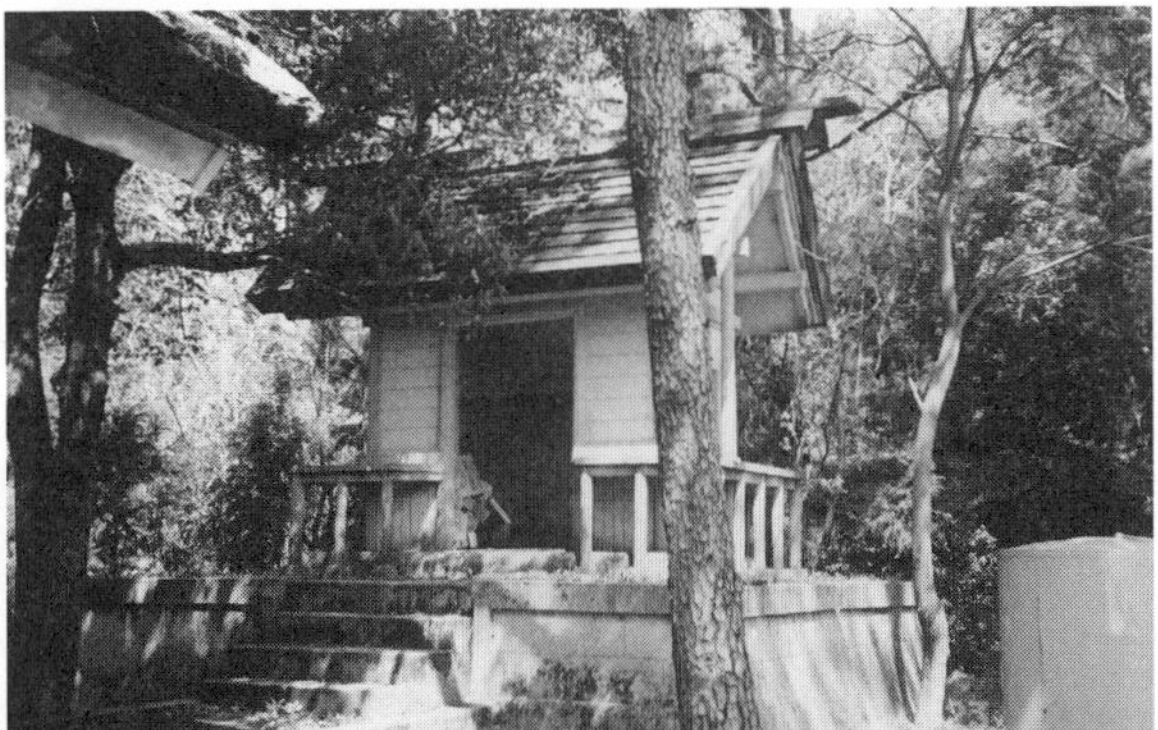

＊▶現在も残っている小鹿島神社の遺構。もちろんいまは、祭神はなく、本殿の内は物置となっている。(一九九五年四月二二日 筆者撮影)。

朝鮮神宮を思はせる。更生園普請の余つたコンクリートで築いたので頗る安く出来上つたと、西亀課長が神威を冒瀆しない程度で自慢する。社前からは海が見え対岸も見え……。

最後に驚いたのは此の島には癩患者の刑務所まで出来ることである。之は在島患者の不良を入れるといふ意味の禁錮室でなく、全く本島の刑務所なのである。朝鮮全土の刑務所に服役中の癩患者は追て此処へ集めて、癩患者に対する刑務を十分に行はふといふのである。此所の監視員等は元来更生園の職員中から有志者を募集し、之に刑を習得せしめたものであるから、其の職務遂行には遺漏なきを期し得るであらう。癩患者刑務所はまだ内地にも無い施設である（一七〜一九ページ）。

小鹿島神祠は、小鹿島慈恵医院開設に伴い一九一七年八月、長谷川朝鮮総督の勧請により造営され、天照大神を祭神とした。小鹿島「癩」療養所第一次拡張工事に際し、在来の祠殿はきわめて小さく且つ古くなって腐朽しているので、鉄筋コンクリート造りで一九三五年四月に起工、神祠のほか拝殿・鳥居・手洗所・石段・灯篭などをもつ小鹿島神社を造営し、「病舎地帯」にはその分祠を建立した。そして、日本人職員は収容した朝鮮人患者たちに「神社参拝」を強制したのである。

朝鮮癩予防協会は、小鹿島に刑務所および刑務所職員官舎などの建物を新築して、これを政府に寄附した。新築費として三万七五〇〇円を計上し、一九三五年四月に着工し、煉瓦造瓦葺で四百坪（一三二〇平方メートル）の新築を同年九月に完成した。すでに、同年七月には光州刑務所小鹿島支所が設置され、同支所長には小鹿島更生園書記の横川基が任命された。日本国内の「癩療養所長」の会議でたびたび要望しながら、実現できなかった刑務所を、小鹿島更生園では一九三五年の拡張工事において設置していたのである。

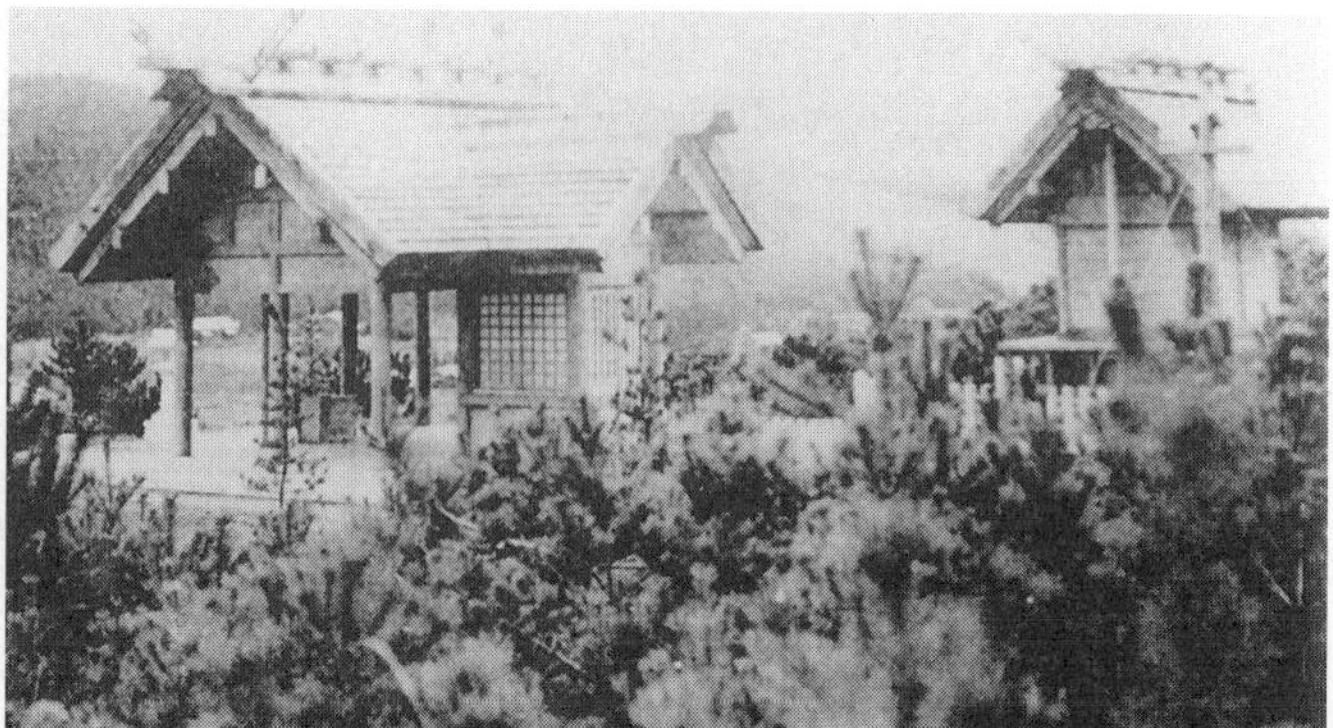

▶小鹿島更生園に建つ小鹿島神社（一九三五年九月造営・当時の写真）

一九三六年八月一〇日に長島愛生園で起きた「長島事件」がようやく「沈静」をみた八月二八日から一か月余り経った十月一、二の両日「官公立癩療養所々長会議」が内務省会議室で予定を繰り上げて開かれた。各療養所の園長のほかに事務官や書記、当該県の衛生課長、内務省、司法省、拓務省の職員など三三名が出席した。長島愛生園からは光田健輔園長、四谷義行事務官、宮川量書記の三名が出席している。

この会議には、植民地として支配していた台湾の楽生院長上川豊、朝鮮の小鹿島更生園長周防正季と書記の二枝照雄、南洋庁サイパン医院長藤井秀旭の四名が参加している。所長会議で協議された議題は、事件の再発防止と「不良」患者を収容する監禁所及び「癩」刑務所の設置要求などであった。同会議の詳細な議事録は、長島愛生園の宮川量書記によって記され、いま「愛生図書室」に保管されている。この会議録には、「長島事件」に関する園当局の手になるB四判で二一枚の資料が添付されている。*

所長会議が開催された前日の九月三〇日、東京神田の基督教青年会館で午後一時より「下打合会」が開かれた。出席者は、長島愛生園・栗生楽泉園・星塚敬愛園・宮古療養所・全生病院・北部保養院・外島保養院・大島療養所・九州療養所の各園長と若干の職員であり、植民地の「癩」療養所としては小鹿島更生園長周防正季がただ一人出席した。下打合会の出席者数は一六名であった。

冒頭、長島愛生園の光田健輔園長は「事件ノ原因の大略ヲ叙べ、コレハ各療養所ノ聯体責任デアル。今後コレニヨッテ一萬人計画ノ齟齬《そご》セシメナイヨウニシナケレバナラヌ」と挨拶した。次いで、長島愛生園の四谷事務官から、事件の原因、説明がなされた。

協議のなかで光田園長は「……一般ニ無理解デ、今度ノ事件デモ岡山ノ検事正ハ『餌ガ足リナカッタノデハナイカ』等ト片ツケテシマウタ……」と述べている。当時の検察官の

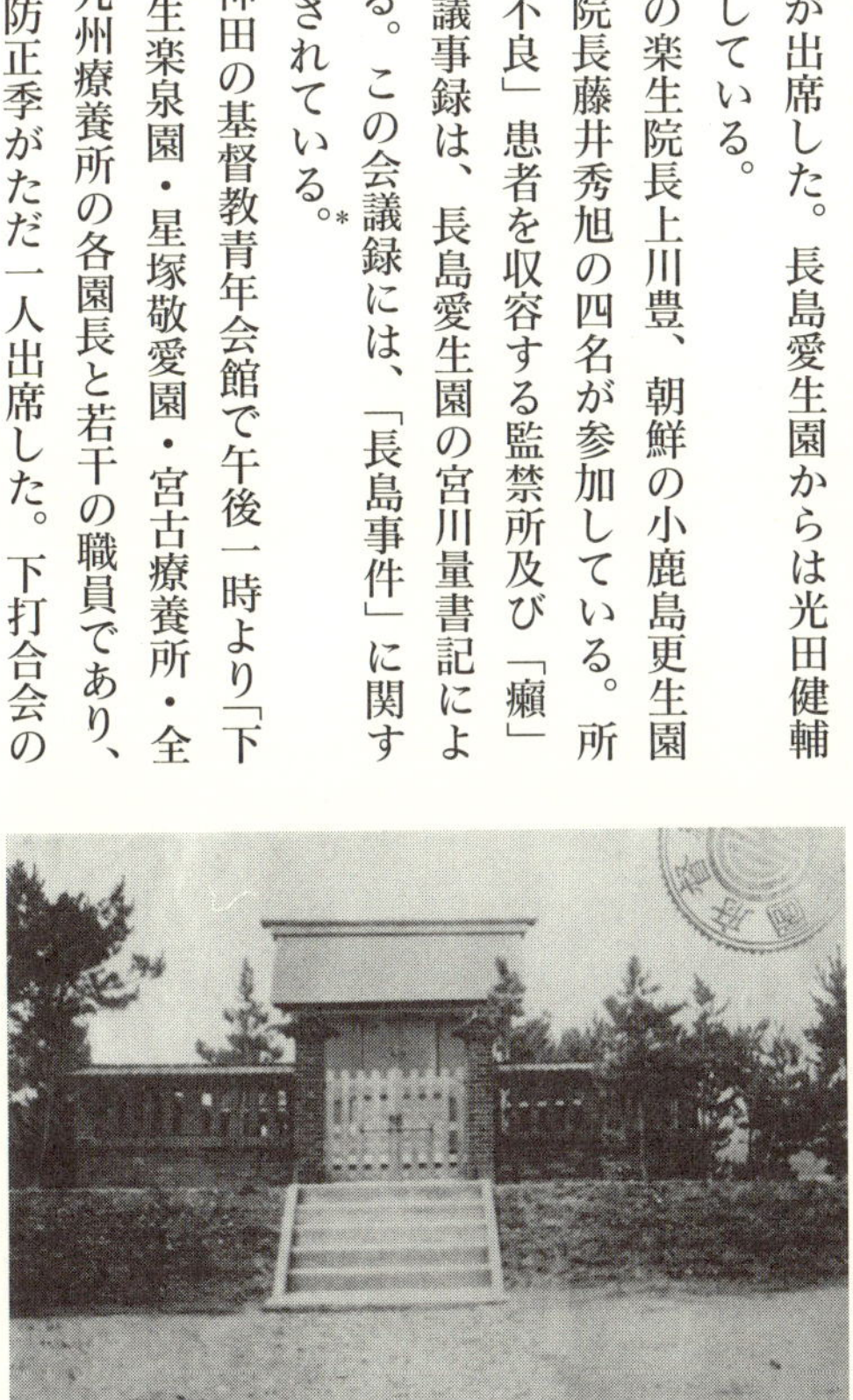

◀「小鹿島神社分社（病者地帯の公会堂の後ろに建てられた）」。日本敗戦とともに、この「小鹿島神社分社」は、患者たちにより、焼き打ちされた。（『昭和十年年報』）

＊この「議事録」については、森田竹次遺稿集刊行委員会が発行した森田竹次『全患協斗争史』資料篇で「官公立癩療養所長会議々事録」（一九三六年）が収録されている（二一五―二二六ページ）。定本は私の利用した「宮川量会議録」と異なっている箇所があるので、両者の資料を対照しながら同会議内容の検討が必要である。

ハンセン病患者に対する差別意識丸出しの情況がうかがわれよう。

小鹿島更生園の周防正季は、一〇月一日の所長会議において「小鹿島刑務所の実況説明」として、次のように述べている。

「朝鮮デハ刑務所ハ昭和八年頃ニ計画サレタガ、刑務局ト法務局トノ感情問題上失敗、第二回目モウマク行カヌ。第三回ニ膝ヅメ談判シテ十万円ノ予算ヲ計上シタガ削ラレタガ、山崎検事正ガ働イテ設備費ハ（朝鮮癩）予防協会デ出シ、経常費ハ刑務局デ出スコトニ話ガツイタ。三万八千円トイフ金ヲ貰ッタガ、実際ハ一万八千円、百名見当デ作ッタ。現在五十八名。一番多ク入レタ時六十五名デアッタ。入所者ハ二別スル事が出来ル……。

コノ間、北病舎ノ主脳者十一名ガ巡視ヲ殴打シタ事件ガアッタ。二日ニ事件発生当時、自分ハ京城ニ居タガ事件ヲ聞キ直ニ検事正ト打合セ、八日告発、公判ハ一日デ済セ収監シタ。刑務所ノ設立ニハ司法省ノ上ノ方ガ熱心デナケレバ駄目デアル。最初未決拘留場ヲ作ルヤウニ計画シタガ用ヒラレナカッタ。現在、警手十三名ト看守長一名デヤッテイル。表面ハ司法省ノ管下デアルガ、実際ハ院〔園〕長ノ自由ニナルヤウニ出来テイル。コノ間二名ヲ殴殺シタ。刑務所ハ取扱困難ナリ」（「昭和十一年十月一、二日官公立癩療養所々長会議々事録」）。*

＊この『所長会議々事録』の宮川量記録の全文は滝尾英二編『小鹿島「癩」療養所と周防正季〔資料編〕』広島青丘文庫（一九九六年）の五二〜五九ページに収録している。

5　ハンセン病患者への国家管理政策の強化

「朝鮮癩予防令」は、「明治四十四年法律第三十号ニ依リ勅裁ヲ得テ」一九三五年四月二〇日朝鮮総督宇垣一成により公布され、「制令第四号」によって朝鮮総督が制定した。同予防令は「府令第六十一号」により、同年六月一日より施行された。また、四月二〇日、「府令第六十二号」で「朝鮮癩予防令施行規則」が定められた。

「朝鮮予防令」公布に先立って、一九一九年四月八日、朝鮮総督府は「府令第六十号」で「学校伝染病予防及消毒方法」を次のように定めている。

伝染病の種類として第一条で「第一類乙」に百日咳、流行性感冒とともに「癩」を挙げ、第三条では「第一類乙又ハ第三類ノ伝染病ニ罹リタル職員生徒ハ其ノ病況ニ依リ医師ニ於テ適当ノ処置ヲ施シ伝染ノ虞ナキコトヲ證明シタル後ニ非サレハ昇校スルコトヲ得ス」と定めている。日本国内では「学校伝染病及消毒方法」のような「癩」を学校に関する法令のなかに入れたものはなかった。

「癩予防令」をめぐって、当時の朝鮮で発売された新聞はどのような報道をしたかを、見ていくことにする。一九三三年六月二〇日の『大阪朝日新聞・朝鮮版』は、「癩予防令九月ごろ発布」の見出しで、次のように報じている。

【京城】癩予防協会の事業計画進捗とともに総督府衛生課では癩患者の強制収容、隔離消毒等を規定せる癩予防令をもつて発布することになり過般来内地の実情および法令適用の実際につき検討を重ねてゐたところこのほど課内における最終的の審議を終つたので近日中審議室に回付することに決した。

同令適用の実際は内地の国立療養所のそれに則り癩患者の収容治療に萬全を期し、ことに危険性ある放浪患者の処置については遺憾なきやう考慮をなすはずで発布は九月ごろとなる見込みである。

○府令

朝鮮總督府令第六十號

學校傳染病豫防及消毒方法左ノ通定ム

大正八年四月八日　　朝鮮總督　伯爵長谷川好道

學校傳染病豫防及消毒方法

第一章　豫防方法

第一條　學校ニ於テ特ニ豫防スヘキ傳染病ノ種類左ノ如シ

第一類

甲　痘瘡及假痘、ヂフテリア、猩紅熱、發疹チフス、ペスト、流行性腦脊髓膜炎

乙　百日咳、痲疹、流行性感冒、流行性耳下腺炎、風疹、水痘、肺結核、癩

第二類

赤痢、コレラ、腸チフス、パラチフス

第三類

傳染性皮膚病、傳染性眼炎

第二條　第一類甲又ハ第二類ノ傳染病ニ罹リタル職員生徒ハ昇校スルコトヲ得ス

前項ノ職員生徒其ノ傳染病治癒シタル後昇校セムトスルトキハ先ツ全身浴ヲ行ヒテ衣服ヲ更メ且醫師ニ於テ傳染ノ虞ナキコトヲ證明スルコトヲ要ス

第三條　第一類乙又ハ第三類ノ傳染病ニ罹リタル職員生徒ハ其ノ病況ニ依リ醫師ニ於テ適當ノ處置ヲ施シ傳染ノ虞ナキコトヲ證明シタル後ニ非サレハ昇校スルコトヲ得ス

この新聞の報道記事のいう「内地の法令適用の実際」とはなにかについて、説明する。日本国内では、一九〇七年三月一八日に公布された「癩予防ニ関スル件」(法律第十一号)がある。「この法律の成立については池田敬正氏が概略をまとめ、……『医療保護のための立法というより治安立法的性格が強かった』という評価を下している」(藤野豊『日本ファシズムと医療』一九九三年、七ページ)。

藤野豊さんは、さらに『ハンセン病と人権・一問一答』解放出版社(一九九七年)のなかで、次のように述べている。

「予防法の歴史をみますと、法律第十一号は一九一六(大正五)年に一部改正され、療養所長に、患者にたいする懲戒検束権が与えられました。公立療養所の実態は、療養とは名ばかりで取り締まる一方

で、当然反抗する患者もいましたが、療養所側はこの改正によってそれらの患者にたいして最高で三〇日以内の監禁をはじめ、七日以内二分の一までの減食などの制裁をおこなえるようになりました。さらに法律は、……一九三一（昭和六）年の改正で、法律名も「癩予防法」となり、それまでの放浪する患者中心の隔離から全患者の隔離を法律で規定しています」（三八〜三九ページ）。

前掲の三三年六月二〇日の『朝日新聞・朝鮮版』の記事も、国内で一九三一年四月一日に全面的に改正された絶対隔離主義の「癩予防法」に影響されてつくられたものである。

朝鮮では「癩予防令」が具体化するのは、国内より四年遅れた一九三五年初頭からである。

朝鮮で発行・発売の一九三五年一月九日付け新聞は「癩予防令制定立案」について、三段・四段抜きの見出しで、これを報じている。

▼天刑病根絶策で癩予防令立案／患者を発見すれば強制収容／小鹿島収容は四千名（『東亜日報』）。

▼癩病患者強制収容・統制の癩防止令制定／警務当局が立案審議／発表は来四月頃（『朝鮮中央日報』）。

さらに同年二月一三日には、

▼癩予防法案／朝鮮にも実施／制令案法制局に回付（『東亜日報』）。

また、一九三五年二月二六日の『大阪朝日新聞・朝鮮版』は、

▼癩予防令は内地と大差ない／西亀衛生課長語る、との見出しで、次のような記事を掲載している。

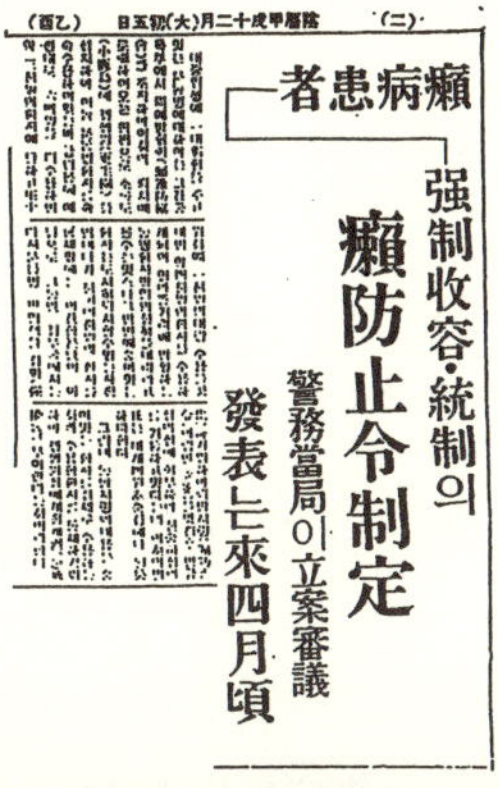
癩病患者
強制收容・統制의
癩防止令制定
警務當局이立案審議
發表는來四月頃

▶癩病患者強制収容・統制の癩防止令（「癩予防令」）制定を朝鮮総督府警務当局が立案審議し、来四月頃発表と報じる『朝鮮中央日報』。一九三五年一月九日の記事。

東上中の総督府西亀衛生課長は二十三日朝釜山着、同夜釜山発帰城したが近く公布される癩予防令につき語る

癩予防令は目下法制局に廻され審議中で施行細則も殆んどでき上つてゐるから遅くとも本年中には施行をみるはずで、その内容は内地のものと大差なく法令で患者の診定届出、予防消毒、収容隔離などを規定するものである、現在鮮内には約一万二千の患者がをり全南小鹿島に二千三百名、ミッションに約一千七百名収容してゐるが本年中に小鹿島に更に千六百名を収容するから浮浪患者は殆んど跡を断つであらう、その上に癩予防令が実施されたら取締りも万全を期することができる訳である。

癩豫防令は内地と大差ない
西龜衛生課長語る

東上中の總督府西龜衛生課長は二十三日朝釜山着同夜釜山發歸城したが近《ちか》く公布される癩豫防令につき語《かた》る

癩豫防令は目下法制局に廻され審議中で施行細則も殆んどでき上つてゐるから遅くとも本年中には施行をみるはずで、その内容は內地のものと大差なく法令で患者の診定屆出、豫防消毒、收容隔離などを規定するものである、現在鮮內には約一萬二千の患者がをり全南小鹿島に二千三百名、ミッションに約一千七百名收容してゐるが本年中に小鹿島に更に一千六百名を收容するから浮浪患者は殆んど跡を斷つであらう、その上に癩豫防令が實施されたら取締りも萬全を期することができる譯である

▶『朝鮮朝日』一九三五年二月二六日

朝鮮総督府は、小鹿島「癩」療養所の第一期拡張工事竣工を目前にした一九三五年四月二〇日、「制令第四号・朝鮮癩予防令」を公布し、前述したように「府令第六十一号」でその実施は六月一日より施行することとした。また、「府令第六十二号」で朝鮮癩予防令施行規則をも制定した。これらは、癩管理の法律的措置をとることによって、ハンセン病患者の国家管理と強制隔離政策を強化したことを意味する植民地立法であった。

「朝鮮癩予防法」が公布された翌四月二一日の『東亜日報』は次のような大見出で、その内容を報じた。

▼朝鮮癩予防令二十日附で発表／全文十二条で構成
▼病毒伝播の防止に根絶策／池田警務局長談
▼所持品処分を制限／公衆場所出入も禁止／全文十二条構成す／朝鮮癩予防令昨日発表

そして、同紙は「朝鮮癩予防令」の全文を掲載した。

四月二五日の『大阪朝日新聞・朝鮮版』は、「放浪患者の取締り強行／癩予防令内容」の見出しで次のように書いている。

「街の恐怖」である一万二千の癩患者根絶を期して朝鮮癩予防令は既報の通り公布されいよ〳〵六月一日から実施の運びとなつたが、特に南鮮地方で多年持てあましてゐた浮浪レプラに対しては同令第三条に左の通り規定され警察その他の関係官庁は予防上これを強行することが出来ることになり今後の取扱ひはすこぶる厳重となるわけである

癩患者に対し業態上病毒伝播のおそれある職業に従事するを禁止すること▲癩患者に対し市場、劇場その他多衆の集合する場所に出入を禁止すること▲古着、古布団、古本、紙屑、襤褸、飲食物その他の物件にして病毒に汚染し、またはその疑ひあるものの売買若しくは授受を制限、禁止しその物件の消毒もしくは廃棄をなさしめまたはその物件の消毒もしくは廃棄をなすこと

また第一条には医師の届出、第二条には家屋の消毒について規定しこれらに違反したものは百円以下の罰金または科料に処すことになってをり、行政官庁は予防上必要と認むれば患者を本府癩療養所に入所せしむることを得、入所患者には必要な懲戒または検束を加へることになってゐる。

これを、朝鮮癩予防令の条文に沿って見ていこう。

第二条　行政官庁ハ癩患者アル家又ハ病毒ニ汚染シ若ハ其ノ疑アル家ニ付家屋物件ノ消毒其ノ他ノ予防方法ヲ施行シ又ハ其ノ施行ヲ患者及家人ニ命ズルコトヲ得

第三条　行政官庁ハ癩予防上必要アリト認ムルトキハ左ノ事項ヲ行フコトヲ得

一　癩患者ニ対シ業態上病毒伝播ノ虞アル職業ニ従事スルヲ禁止スルコト

【資料六二】

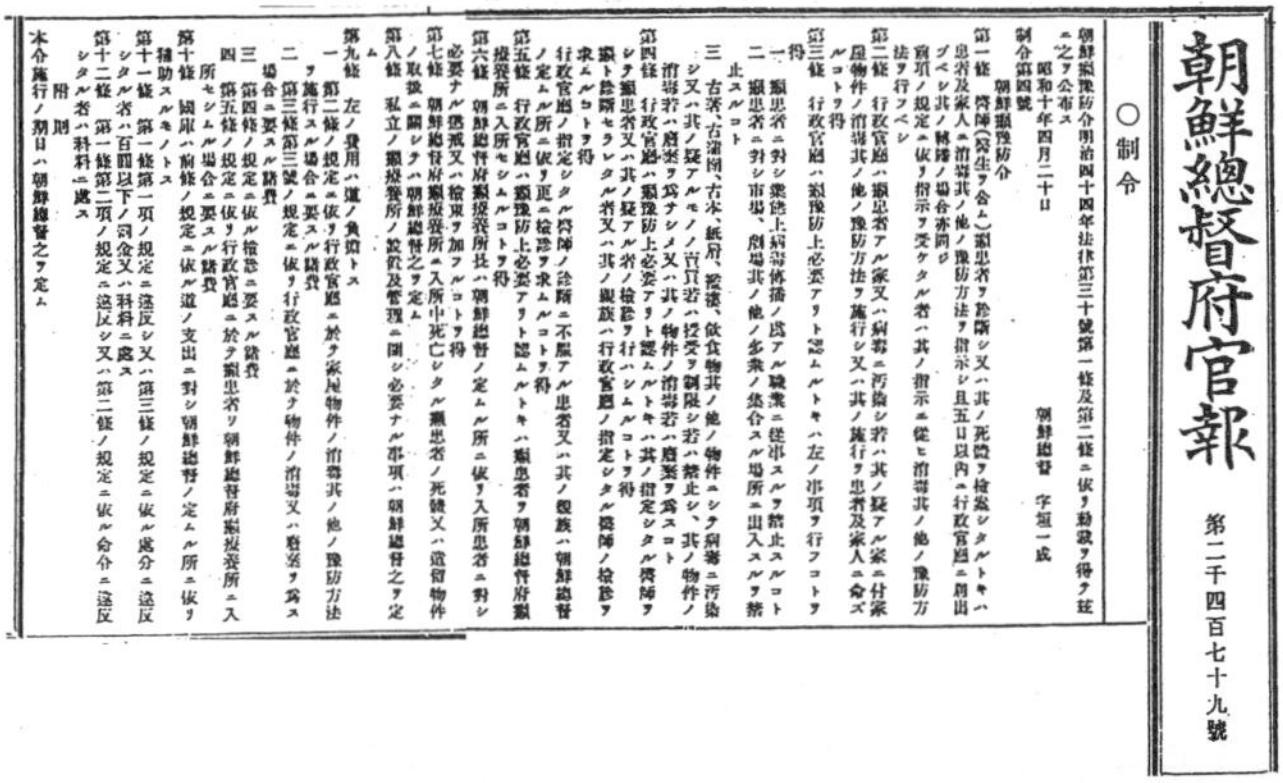
朝鮮總督府官報

第二千四百七十九號

○制令

朝鮮癩豫防令明治四十四年法律第三十號第一條及第二條ニ依リ勅裁ヲ得テ茲ニ之ヲ公布ス

昭和十年四月二十日　朝鮮總督　宇垣一成

制令第四號

朝鮮癩豫防令

第一條　醫師（醫生ヲ含ム）癩患者ヲ診斷シ又ハ其ノ死體ヲ檢案シタルトキハ患者及家人ニ消毒其ノ他ノ豫防方法ヲ指示シ且五日以內ニ行政官廳ニ屆出ヅベシ其ノ轉歸ノ場合亦同ジ

前項ノ規定ニ依リ指示ヲ受ケタル者ハ其ノ指示ニ從ヒ消毒其ノ他ノ豫防方法ヲ行フベシ

第二條　行政官廳ハ癩患者アル家又ハ病毒ニ汚染シ若ハ其ノ疑アル家ニ付家屋物件ノ消毒其ノ他ノ豫防方法ヲ施行シ又ハ其ノ施行ヲ患者及家人ニ命ズルコトヲ得

第三條　行政官廳ハ癩豫防上必要アリト認ムルトキハ左ノ事項ヲ行フコトヲ得

一　癩患者ニ對シ業態上病毒傳播ノ虞アル職業ニ從事スルヲ禁止スルコト

二　癩患者ニ對シ市場、劇場其ノ他ノ多衆ノ集合スル場所ニ出入スルヲ禁止スルコト

三　古著、古蒲團、古本、紙屑、襤褸、飲食物其ノ他ノ物件ニシテ病毒ニ汚染シ又ハ其ノ疑アルモノノ賣買若ハ授受ヲ制限シ若ハ禁止シ、其ノ物件ノ消毒若ハ廢棄ヲ爲サシメ又ハ其ノ物件ノ消毒若ハ廢棄ヲ爲スコト

第四條　行政官廳ハ癩豫防上必要アリト認ムルトキハ其ノ指定シタル醫師ヲシテ癩患者又ハ其ノ疑アル者ノ檢診ヲ行ハシムルコトヲ得

癩ト診斷セラレタル者又ハ其ノ親族ハ行政官廳ノ指定シタル醫師ノ檢診ヲ求ムルコトヲ得

行政官廳ノ指定シタル醫師ノ診斷ニ不服アル患者又ハ其ノ親族ハ朝鮮總督ノ定ムル所ニ依リ更ニ檢診ヲ求ムルコトヲ得

第五條　行政官廳ハ癩豫防上必要アリト認ムルトキハ癩患者ヲ朝鮮總督府癩療養所ニ入所セシムルコトヲ得

第六條　朝鮮總督府癩療養所長ハ朝鮮總督ノ定ムル所ニ依リ入所患者ニ對シ必要ナル懲戒又ハ檢束ヲ加フルコトヲ得

第七條　朝鮮總督府癩療養所ニ入所中死亡シタル癩患者ノ死體又ハ遺留物件ノ取扱ニ關シテハ朝鮮總督之ヲ定ム

第八條　私立ノ癩療養所ノ設置及管理ニ關シ必要ナル事項ハ朝鮮總督之ヲ定ム

第九條　左ノ費用ハ道ノ負擔トス

一　第二條ノ規定ニ依リ行政官廳ニ於テ家屋物件ノ消毒其ノ他ノ豫防方法ヲ施行スル場合ニ要スル諸費

二　第三條第三號ノ規定ニ依リ行政官廳ニ於テ物件ノ消毒又ハ廢棄ヲ爲ス場合ニ要スル諸費

三　第四條ノ規定ニ依ル檢診ニ要スル諸費

四　第五條ノ規定ニ依リ行政官廳ニ於テ癩患者ヲ朝鮮總督府癩療養所ニ入所セシムル場合ニ要スル諸費

第十條　國庫ハ前條ノ規定ニ依ル道ノ支出ニ對シ朝鮮總督ノ定ムル所ニ依リ補助スルモノトス

第十一條　第一條第一項ノ規定ニ違反シ又ハ第三條ノ規定ニ依ル處分ニ違反シタル者ハ百圓以下ノ罰金又ハ科料ニ處ス

第十二條　第一條第二項ノ規定ニ違反シ又ハ第二條ノ規定ニ依ル命令ニ違反シタル者ハ科料ニ處ス

附　則

本令施行ノ期日ハ朝鮮總督之ヲ定ム

▶「癩予防令」は、朝鮮総督宇垣一成が一九三五年四月二〇日に「制令」として公布した。

二　癩患者ニ対シ市場、劇場其ノ他ノ多衆ノ集合スル場所ニ出入スルヲ禁止スルコト

三　古着、古蒲団、古本、紙屑、襤褸、飲食物其ノ他ノ物件ニシテ病毒ニ汚染シ又ハ其ノ疑アルモノノ売買若ハ授受ヲ制限シ若ハ禁止シ、其ノ物件ノ消毒若ハ廃棄ヲ為サシメ又ハ其ノ物件ノ消毒若ハ廃棄ヲ為スコト

第五条　行政官庁ハ癩予防上必要アリト認ムルトキハ癩患者ヲ朝鮮総督府癩療養所ニ入所セシムルコトヲ得

第六条　朝鮮総督府癩療養所長ハ朝鮮総督ノ定ムル所ニ依リ入所患者ニ対シ必要ナル懲戒又ハ検束ヲ加フルコトヲ得

これらの条文は、朝鮮人ハンセン病患者の国家管理、統制と強制隔離の徹底および人権抑圧の露骨な表明の現われである。同時に「朝鮮癩予防令」の全条を通じて、行政官庁の監督ならびに強制的な施行方針を法律として規定し、行政官庁の強制処分権の強化をねらったものであった。

一九三七年に総督府警務局が作成した「第七十三回帝国議会説明資料」*のなかで、「本病予防上必須要件タル患者収容隔離機関ハ著シク拡張ノ機運ニ到達セルヲ以テ昭和十年四月朝鮮癩予防令ヲ制定シ六月一日ヨリ施行シテ患者ノ強制収容、消毒、予防方法其ノ他癩予防上必要ナル措置ヲ為シツツアル」（三六六ページ）ことを警務局が認めている。つまり、小鹿島の拡張工事の実行によって、朝鮮癩予防令の公布・施行が可能となったのである。

「府令第六十二号・朝鮮癩予防令施行規則」もまた、国内で公布された「内務省令第十六号・癩予防法施行規則」（一九三一年七月一五日）の模倣であった。「朝鮮癩予防令」の第六条の「朝鮮総督府癩療養所長ハ……入所患者ニ対シ必要ナル懲戒又ハ検束ヲ加フルコトヲ得」

＊辛珠柏編『日帝下支配政策資料集』第二巻、高麗書林（一九九三年）三六四～三八八頁に収録。

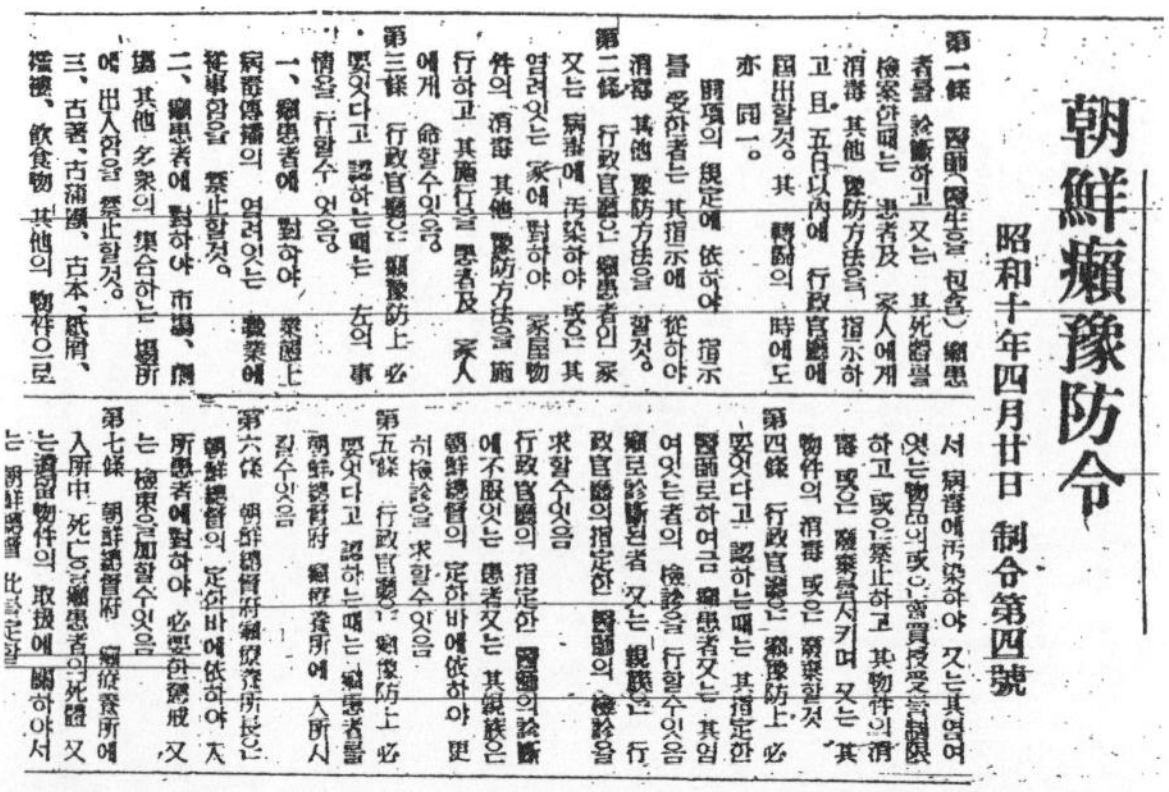

朝鮮癩豫防令

昭和十年四月廿日　制令第四號

第一條　醫師(醫生을 包含)은 癩患者를 診斷하고 又는 其死體를 檢案한때는 患者及 家人에게 消毒 其他 豫防方法을 指示하고 且 五日以內에 行政官廳에 屆出할것。其 轉歸의 時에도 亦同一。

前項의 規定에 依하야 指示를 受한者는 其指示에 從하야 消毒 其他 豫防方法을 할것。

第二條　行政官廳은 癩患者인 家 又는 病毒에 汚染하야 或은 其 염려잇는 家에 對하야 家屋物件의 消毒 其他 豫防方法을 施行하고 其施行을 患者及 家人에게 命할수잇음

第三條　行政官廳은 癩豫防上 必要잇다고 認하는때는 左의 事情을 行할수 잇음

一、癩患者에 對하야 業態上 病毒傳播의 염려잇는 職業에 從事함을 禁止할것。

二、癩患者에 對하야 市場、劇場 其他 多衆의 集合하는 場所에 出入함을 禁止할것。

三、古著、古蒲團、古本、紙屑、襤褸、飲食物 其他의 物件으로서 病毒에 汚染하야 又는 其염려잇는 物品의 賣買授受를 制限하고 或은 禁止하고 其物件의 消毒 或은 廢棄를 식히며 又는 其 物件의 消毒 或은 廢棄할것

第四條　行政官廳은 癩豫防上 必要잇다고 認하는때는 其指定한 醫師로하여금 癩患者又는 其염려잇는者의 檢診을 行할수잇음

癩로 診斷된者 又는 親族은 行政官廳의 指定한 醫師의 檢診을 求할수잇음

行政官廳의 指定한 醫師의 診斷에 不服잇는 患者又는 其親族은 朝鮮總督의 定하바에依하야 更히 檢診을 求할수잇음

第五條　行政官廳은 癩豫防上 必要잇다고 認하는때는 癩患者를 朝鮮總督府 癩療養所에 入所시킬수잇음

第六條　朝鮮總督府癩療養所長은 朝鮮總督의 定하바에依하야 入所患者에對하야 必要한 懲戒 又는 檢束을 加할수잇음

第七條　朝鮮總督府 癩療養所에 入所中 死亡한 癩患者의 死體 又는 遺留物件의 取扱에 關하야서는 朝鮮總督 此를定할

を受けて「施行規則」も第八条では、左記の如き内容を定めている。この条文は、朝鮮人ハンセン病患者の人権抑圧のきわめて露骨な表明の現われであった。

第八条　予防令第六条ノ規定ニ依ル懲戒又ハ検束ハ左ノ各号ニ依ル

一　譴責
二　三十日以内ノ謹慎
三　七日以内常食量二分ノ一迄ノ減食
四　三十日以内ノ監禁

前項第三号ノ処分ハ第二号又ハ第四号ノ処分ト併科スルコトヲ得

第一項第四号ノ監禁ニ付テハ情状ニ依リ朝鮮総督ノ認可ヲ受ケ其ノ期間ヲ六十日迄延長スルコトヲ得

一九三九年一〇月発行の小鹿島更生園『昭和十三年年報』は、「朝鮮総督府癩療養所患者懲戒検束規程」を掲載している。(『年報』七三～七五ページ)。これは、「同令施行規則」第九条の「懲戒又ハ検束ニ関シ必要ナル事項ハ朝鮮総督ノ許可ヲ受ケ療養所長之ヲ定ムベシ」に基づいて定められたものである。同規程の第四条には、次のような内容を定めている。

第四条　入所患者左ノ各号ノ一ニ該当スルトキハ減食若ハ監禁ニ処シ又ハ之ヲ併科ス

一　逃走シ又ハ逃走セントシタルトキ
二　濫リニ他人ノ物ヲ使用シ又ハ共用品ヲ占有シタルトキ
三　多衆聚合シテ陳情請願ヲ為サントシタルトキ

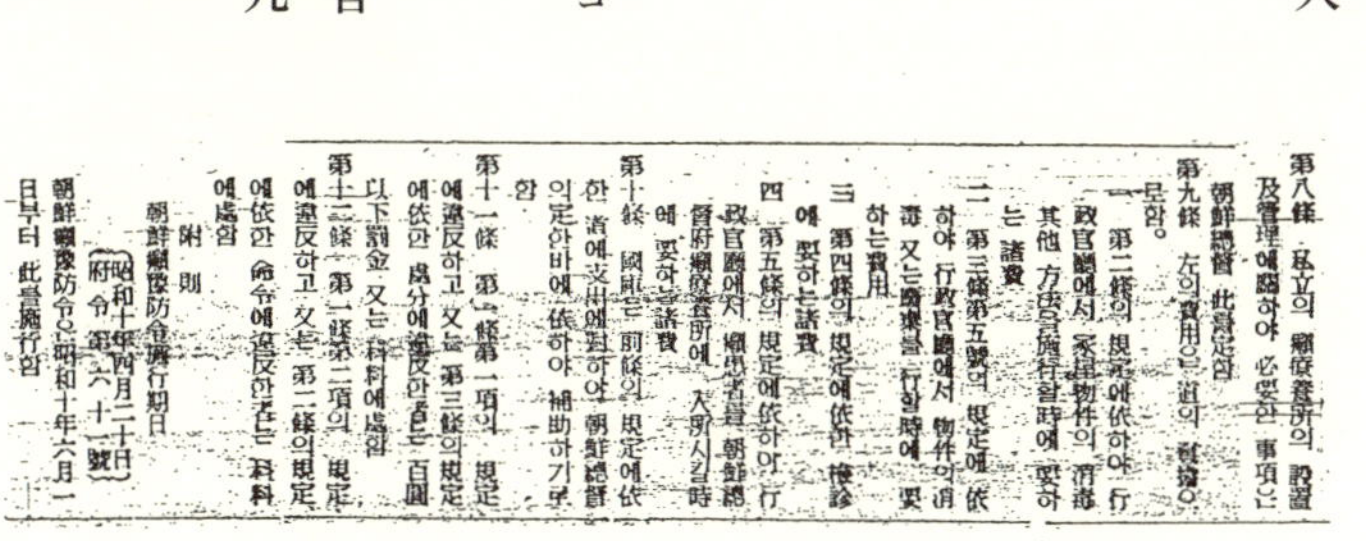
第八條 私立의 癩療養所의 設置及管理에關하야 必要한 事項은朝鮮總督 此를定함
第九條 左의費用은 道의 負擔으로함。
一 第二條의 規定에依하야 行政官廳에서 家屋物件의 消毒其他 方法을施行할時에 要하는 諸費
二 第三條第五號의 規定에 依하야 行政官廳에서 物件의消毒 又는廢棄를 行할時에 要하는費用
三 第四條의 規定에依한 檢診에 要하는諸費
四 第五條의 規定에依하야 行政官廳에서 癩患者를 朝鮮總督府癩療養所에 入所시킬時에 要하는諸費
第十條 國庫는 前條의 規定에依한 道의支出에對하야 朝鮮總督의定한바에 依하야 補助하기로함
第十一條 第六條第一項의 規定에違反하고 又는 第三條의規定에依한 處分에違反한者는 百圓以下罰金 又는 科料에處함
第十二條 第一條第二項의 規定,에違反하고 又는 第二條의規定,에依한 命令에違反한者는 科料에處함
附 則
朝鮮癩豫防令施行期日
〔昭和十年四月二十日 府令第六十一號〕
朝鮮癩豫防令은昭和十年六月一日부터 此를施行함

▶『東亜日報』一九三五年四月二一日

四　職員其ノ他ノ者ニ対シ暴行又ハ脅迫ヲ加ヘントシタルトキ
五　其ノ他所内ノ安寧秩序ヲ害シ又ハ害セントシタルトキ

日本国内でも、一九三〇年一一月二〇日に最初の国立癩療養所・長島愛生園が開設されると、翌三一年一月三〇日に全十一条より成る「国立癩療養所患者懲戒検束規定」が内務大臣から認可されている。* 朝鮮の「患者懲戒検束規定」の内容は、日本国内のものとほぼ同様であるが、次の箇所において、よりきびしいものとなっている。

第四条は入所患者の「減食若ハ監禁ニ処シ又ハ之ヲ併科」する行為を定めているが、日本国内にはない項目が植民地朝鮮では、付加されている。それは、

二　濫リニ他人ノ物ヲ使用シ又ハ共用品ヲ占有シタルトキ
三　多衆聚合シテ陳情請願ヲ為サントシタルトキ

の二項目である。このことは、日本国内以上に、恣意的・非人間的な性格をもった「患者懲戒規定」が、植民地朝鮮のハンセン病患者収容所では通用していたことを意味している。

小鹿島「癩」療養所で、第二期拡張工事が始まる前年の現状を一瞥してみよう。

一九三六年七月、長島愛生園書記・宮川量（一九〇五～四九）は鹿洞《ノクトン》の波止場より慈慶丸に乗って小鹿島を訪ねた。二度目の訪問である。

この時の訪問の記録を宮川は、ペン字で便箋一四枚として書き残している。** 同記録は、小鹿島で見たり、聞いたりしたことを長島愛生園と比べながら、率直に記している。次に

＊大竹章著『無菌地帯』草土文化（一九九六年、六〇三～六〇五ページ）収録。

＊＊滝尾英二編『小鹿島「癩」療養所と周防正季』広島青丘文庫（一九九六年、四五～五一ページ）収録。

宮川が書き残したものから、何か所かを抜き出しておく。ここで書かれている内容から、小鹿島更生園（朝鮮総督府立「癩」療養所）はハンセン病患者の療養所ではなく、患者の人権をかえりみない「強制収容所」と化していることがうかがわれよう。

職員――内鮮人の比　内地人より鮮人の方が、少し多い位の由。看護婦は四十人、朝鮮人は全看護婦の約五分の三。

職員間　大部分は官憲あがりの人、イバリたい人が多くて職員間の温かいなりは、愛生園の如くならずといふ

園長対職員達　職員は何とかして園長のお気に入つてもらはうとつとめ首を切られぬかと戦々恐々としてゐるといふ。園長様の御出かけといつて桟橋までお送りする長島の様な風景は見られなかつた。

患者対職員　昨年頃迄は、各生里（部落）の詰所に笞を置いて患者の従はぬ時は之をぶつた。矢田氏（島の牧師）が、これは、患者にぶつ事を教へるのであり、やがて幾千もの此の患者が心を合はせて、職員をぶつ日が来るぞと、職員にその非を悟して大へんにくまれた。

園長は之を知らない振りをしてゐた。……笞こそ使はぬが、手で彼等をうつ事はタマにはあるらしい。職員と患者が親しくする事を園長はイヤがるそうだ。一寸患者の舎にでも行つて（勤務以外に）子供でもだつこしたりして遊んでゐると、すぐ事務の人に叱られると三木看護婦さんは言つた。

（中略）

患者は職員を信頼せぬ　患者の大部分はクリスト教徒なり。只習慣として集会に出席す

るだけの如くなるも、やはりそうではなく彼等には一つの主義（キリスト教主義）があり、……ものの善悪、人物の如何は嗅ぎわける。

故に信頼を受けてくれるに足る誠意のない者に信頼してゆかないといふことだ。患者はお互に非常にかたく団結して、悪事があつても決して職員に告げ口をしたりせぬ。自分達でかばひ、又かくしてしまふ。

医療問題　**夜間の異常**――中央には中央病室があり一二〇〇名入室してゐる。全患者は四〇〇〇名だ。それだのに当直医師は一人なり。当直看護手は一人づつ各部落の詰所にゐる。看護婦は当直なし。

中央病室にゐる者はいざしらず、部落にゐる者の夜間の異状に対しては手当をうけ得る事は稀であつて、頼んでも〳〵医師が来ず、遂に医師の診察を受けぬまゝで死亡するのが多いといふことだ。他の事はとも角も、死に際はだけはねと、病者は淋しそうに云つた。

（中略）

男女間の問題――**1**　**洗濯関係**　男が女に衣類を洗つてもらふ、そこに恋愛関係が生じる、これを云ふ。2　**夫婦関係**　一、本年四月より古い病室などを夫婦舎にあてて夫婦制度を認める。ワゼクトミー（輸精管切除手術）をうけて夫婦舎に入るのである。

現在の夫婦は約二百組。

旧重病室四畳に一組づつ、八畳に二組づつ、その他四組づつあり、夜間はカーテンをひいて一組づつ区別する。蚊帳は別々に（一組づつ）吊るのかと問へば、まだ蚊帳が支給されてゐない。蚊はあるだろふと矢田氏に問へば、ハイありますといふ。（いづれもオンドルなれば、畳数はハッキリとしてはゐない)。いづれ、ゆく〳〵は夫婦舎も建つことだろふとのこと。

二、(中略)

三、**片方が不自由者であった場合起る困難**　働けぬものには、一ヶ月金拾銭づつ支給されるといふ。今迄夫婦制度の認められぬうちは、不自由者には附添人をつけてくれてゐたが、これが夫婦舎に入ればその附添がなくなって、妻が不自由者であっても、夫が不自由者であっても、その世話は健康な方の対手がせねばならなくなる。そうなると、今迄働いてお金をとってゐた夫なり、妻なりが働らきに出られなくなり、収入の道が絶える。即ち此の夫婦者は不自由者にあたへられる金十銭也をお小遣として(二人の)、ゆかねばならぬので、非常に困るとの事であった。

▲近頃ようやくワゼクトミーをきらわなくなったといふ。

四、**熱烈なクリスト教徒としてある一部の者の困る問題**

一組のカップルと認められて夫婦舎に入る為には小鹿島神社の分社に参拝して報告をせねばならぬ事にしてゐるが、キリストの外に神なしと信じる者には考へ方によつては、これは大変苦しい事になり、それをためらって夫婦舎に入らぬ者がある、ときいた。小鹿島の患者はホーリネスの熱心をそのまゝにうけてゐる。

(中略)

患者の慰安――外部よりの参観人はあつて、そのために患者はその都度「掃除をきれいにせよ」と云はれるが、患者を慰問してくれる者はない。映画など持って来てくれぬ。患者同志の芸でお互に楽しむといふこともない。少女がいても遊び道具がない。お人形の一つも、壁かけの一つでもあげて少女の心をうるほしてあげ、大人の心をもなぐさめてあげ

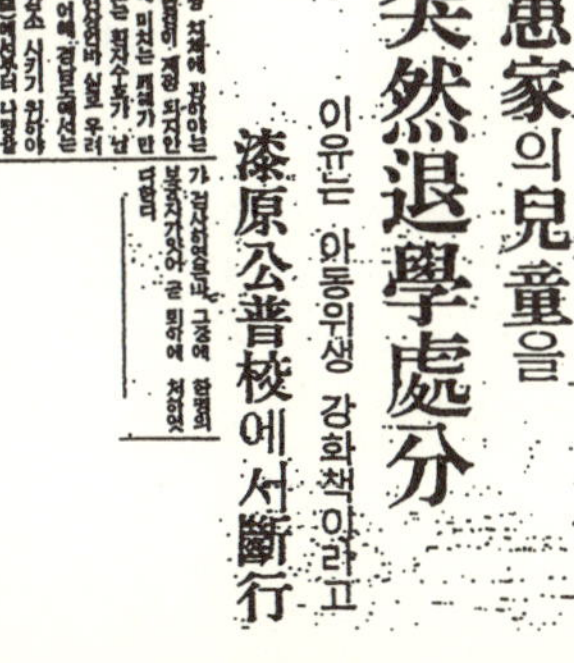
癩患家의兒童을
突然退學處分
이유는 아동위생 강화책이라고
漆原公普校에서斷行

▶ハンセン病患者の児童が突然、公立普通学校を退学処分になったことを報じる『東亜日報』。一九三七年一〇月二一日の記事

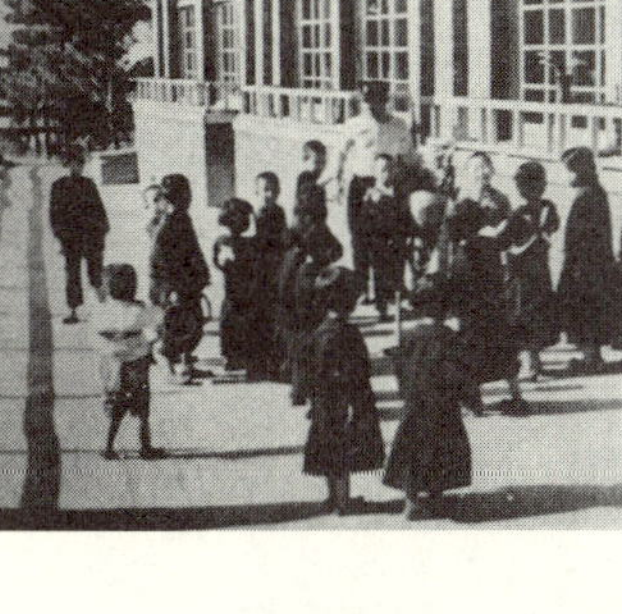

▶小鹿島更生園へ親たちと入園してきた子供の「児童保育所」

たいと思つた。

*作業賃を支払つてまでも、僧侶のお説教を聞かすのは愚のないことでそんなことをするから患者が当事者を笑つてゐるのを見受けた。

*自動車が幾台あつても患者はそれに乗れないのだ。たまにトラックにのつて働らかしてもらへるだけだ。（以下略）

『朝鮮朝日』、『東亜日報』、『朝鮮毎日』など見ていくと、朝鮮総督府統治のもとで、警察や行政当局による「癩患者集落」の焼き払いがおこなわれたという記事が多い。そのなかから、いくつかの事例をあげておこう（傍線は筆者）。

◆癩患者部落を焼き払つて追放／まだ判らぬ首と胴体

「【亀浦＝河村記者】京釜線亀浦《きほ》駅附近の路線上で発生した女の轢死体の首と胴なし事件は怪奇な事件として世人の興味をあつめてゐるが亀浦駐在所では犯人が附近に巣くふ癩患によるものと認め十七日早朝松主任以下署員数名からなる遺骸の首と胴体および所持品の調査班を組織し附近の癩患者部落二ヶ所の厳重な捜査を行つたが証拠品を発見するに至らぬのでひきつづき捜査を続行する、なほ右の部落は同日中に焼き払つて癩患者を他に追放することになつた」（大阪朝日新聞・朝鮮版、一九三三年五月十八日）。

◆大邱府内から癩患者を一掃

「大邱署では大邱府外坪里洞、飛山洞及び内塘洞に居住する癩患者約五百名の一掃について考究中であつたが、今回慶北道内より二百五十戸の癩患者を小鹿島癩療養所へ収容するにつき右人員を全部大

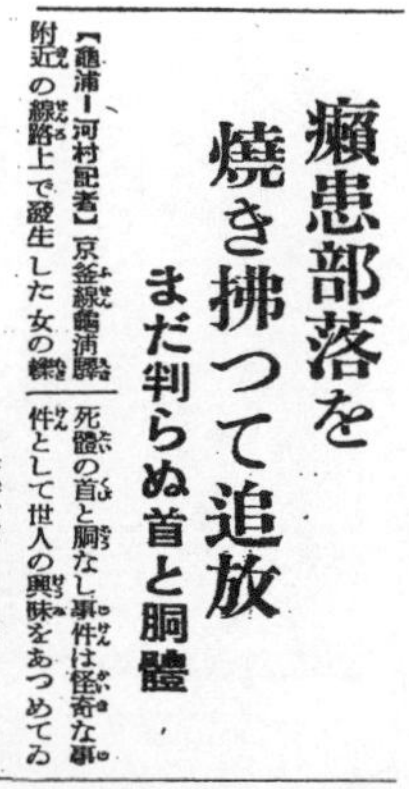
癩患部落を焼き拂つて追放
まだ判らぬ首と胴體
【亀浦ー河村記者】京釜線亀浦驛附近の線路上で發生した女の轢死體の首と胴なし事件は怪奇な事件として世人の興味をあつめてゐるが亀浦駐在所では犯人が附近に巣くふ癩患によるものと認め十七日早朝松主任以下署員數名からなる遺骸の首と胴體および所持品の調査班を組織し附近の癩患者部落二ヶ所の嚴重な捜査を行つたが證據品を發見するに至らぬので引つゞき捜査を續行する、なほ右の部落は同日中に燒き拂つて癩患者を他に追放することになつた

◀『朝鮮朝日』一九三三年五月一八日

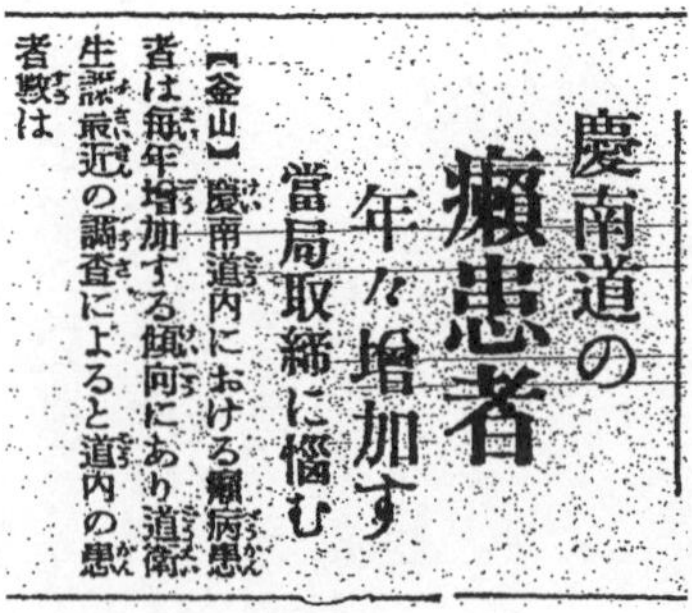
慶南道の癩患者
年々増加す
當局取締に悩む
【釜山】慶南道内における癩病患者は毎年増加する傾向にあり道衛生課最近の調査によると道内の患者數は

邱署管内の患者をもつて充当してもらふこと〻なり
前記五百名中二百五十名を小鹿島へ、うち百名を大邱癩療養所へ、残り百五十名は同署で旅費の一部を給与し、前記三洞の百五十余戸にわたる患者部落を二十八日一斉に焼払はしめてそれぞれ本籍地へ帰郷せしめることとなり
これで多年府民に不快な感を覚えさせてゐた癩患部落はやうやく影を没し患者は府内に姿をみせぬことになつた、なほ小鹿島行は二十八日朝大邱駅より釜山へ廻送された」（大阪朝日新聞・朝鮮版、一九三五年十一月十九日）。

◆釜山をウロついた癩病患者一掃さる／四百名を小鹿島へ送る

「【釜山発】慶尚南道から全南道小鹿島更生園に収容の癩病患者四百名は来月六日同園の専属輸送船で釜山から出帆する、患者の大部分は釜山府内をうろつくもので今度収容により同府の都市景観は面目を一新することにならう」（大阪毎日・朝鮮版、一九三九年一〇月二八日）。

「【釜山発】釜山府民の脅威とされてゐた同府大瀛里に集団居住する癩患者数百名は一人残らず全南小鹿島の療養所に収容されることになつたが、釜山府はこの癩患者の居住した家屋は全部買上げの上焼却することに決定、十一月六日午後一時府会を招集この経費三千余円の予算を附議することに決定した」（大阪朝日新聞・朝鮮版、一九三九年十月二十八日）。

『東亜日報』にも「癩病者の巣窟を焼却／六十名を小鹿島に移送／統営市民脅威除去」（『東亜日報』一九三三年一〇月六日）とか、「大邱の名物癩病患者／今後は断然絶滅方針／小鹿島輸送か、郷里へ送還／癩患者相助会も解散」「解散反対派検挙し、集団三部落焼盡」（一九三五

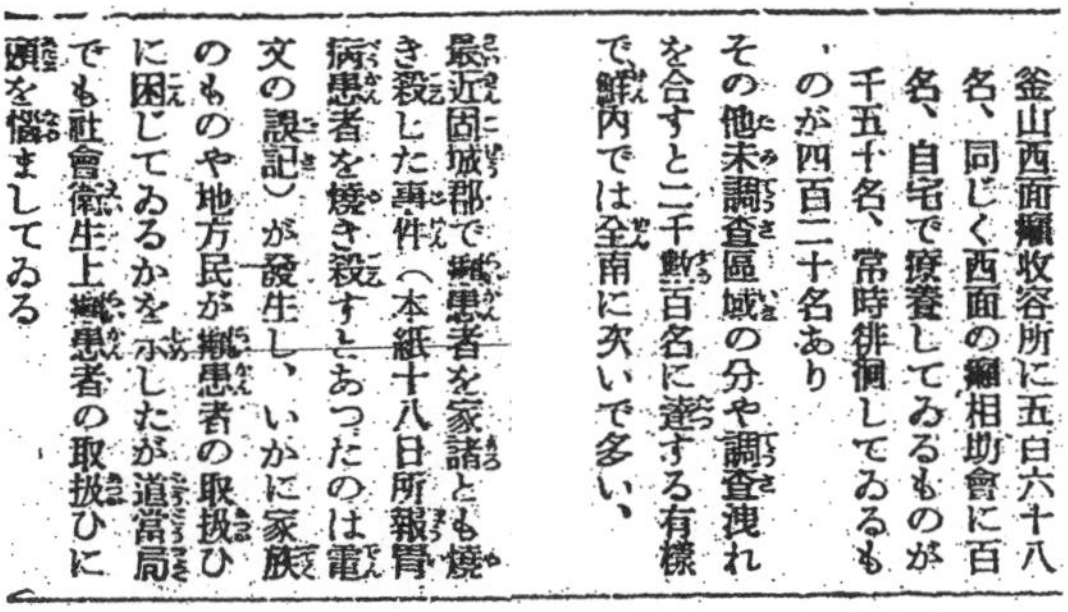
釜山西面癩収容所に五百六十八名、同じく西面の癩相助會に百名、自宅で療養してゐるものが千五十名、常時徘徊してゐるものが四百二十名あり
その他未調査區域の分や調査洩れを合すと二千數百名に達する有様で鮮内では全南に次いで多い、
最近固城郡で癩患者を家諸とも燒き殺した事件（本紙十八日所報癩病患者を燒き殺すとあつたのは電文の誤記）が發生し、いかに家族のものや地方民が癩患者の取扱ひに困じてゐるかを示したが道當局でも社會衛生上癩患者の取扱ひに頭を惱ましてゐる

▲固城郡で、癩患者は家族ともに焼き殺される事件が発生している。『朝鮮朝日』1931年1月22日

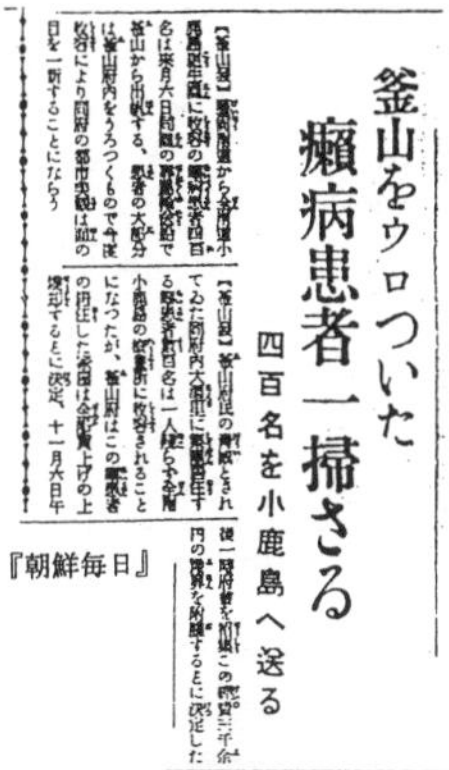
釜山をウロついた
癩病患者一掃さる
四百名を小鹿島へ送る

『朝鮮毎日』

▶『朝鮮毎日』一九三九年一〇月二八日

年十一月三十日）といった記事が散見する。

なぜ、このように「癩集落」を警察や行政当局は焼き払うのだろうか。藤野豊さんは、『日本ファシズムと医療』（岩波書店、一九九三年）で「住宅を焼き払うということは、住民を二度とその場に立ち戻らせないためであり、また消毒のためでもあった」（七九ページ）という。朝鮮の場合、集落の焼き払いは、ハンセン病患者を小鹿島更生園への強制収容するということを伴っていた。同時に、「癩集落」が行政に対して患者の医療費などを要求する拠点ともなっていたことから、治安上それを焼き払うといった側面を持っていた。

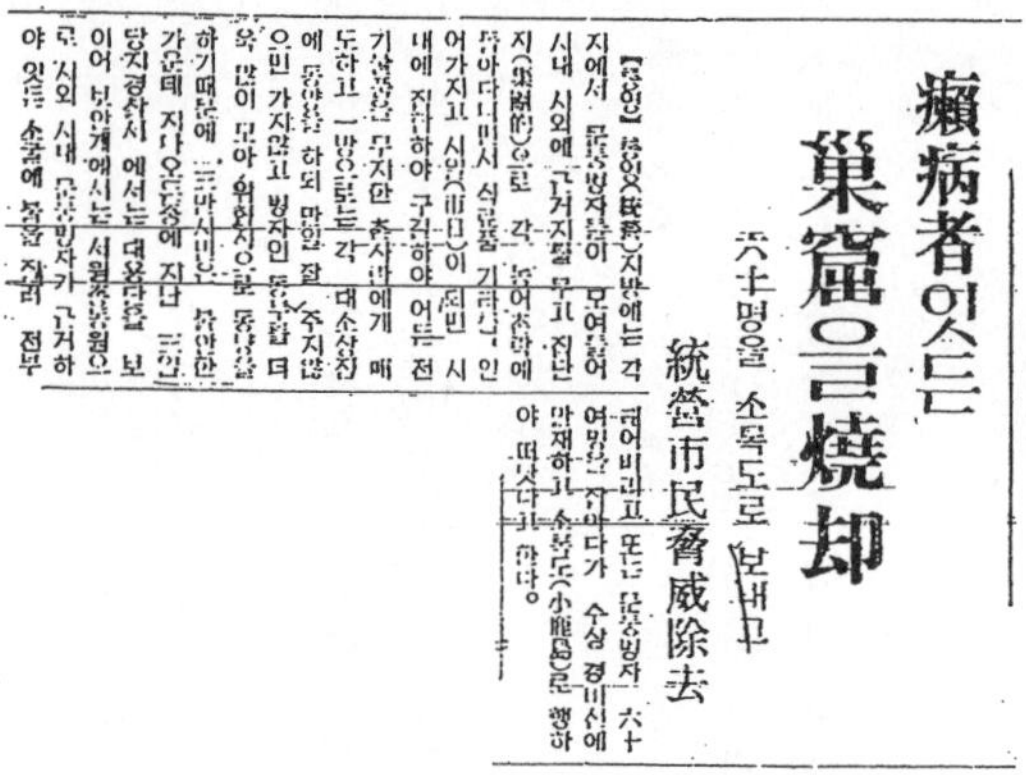
癩病者의 巢窟을 燒却
六十명을 소록도로 보내고
統營市民脅威除去

▲統営市民の脅威除去のため癩病者の家々を焼却し、60名を小鹿島へ送ったことを報じる『東亜日報』1933年10月6日の記事。

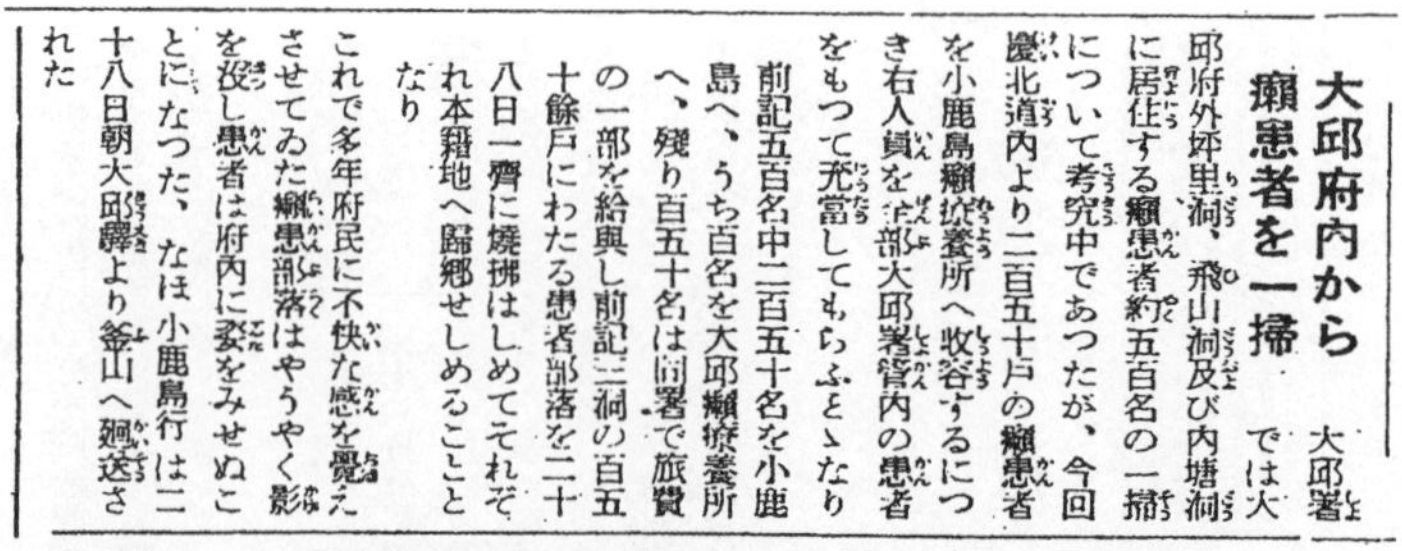
大邱府内から
癩患者を一掃

大邱署では大邱府外坪里洞、飛山洞及び内塘洞に居住《きよじゆう》する癩患者約五百名の一掃について考究《かうきう》中であつたが、今回慶北《けいほく》道内より二百五十戸の癩患者を小鹿島癩療養所へ收容《しうよう》するにつき右人員《じんゐん》を全部《ぜんぶ》大邱署管内《くわんない》の患者をもつて充當《じゆうたう》してもらふこととなり前記五百名中二百五十名を小鹿島へ、うち百名を大邱癩療養所へ、殘り百五十名は同署で旅費の一部を給與し前記三洞の百五十餘戸にわたる患者部落を二十八日一齊に燒拂はしめてそれぞれ本籍地へ歸郷せしめることとなり

これで多年府民に不快な感を覺《おぼ》えさせてゐた癩患部落はやうやく影を沒《ぼつ》し患者は府内に姿《すがた》をみせぬことになつた、なほ小鹿島行は二十八日朝大邱驛《えき》より釜山へ廻送《くわいそう》された

▲大邱府のハンセン病患者百50余戸の集落を1935年10月28日、一斉に焼払ったことを報じる1935年11月19日の『朝鮮朝日』の記事。

III

「断種」と優生思想

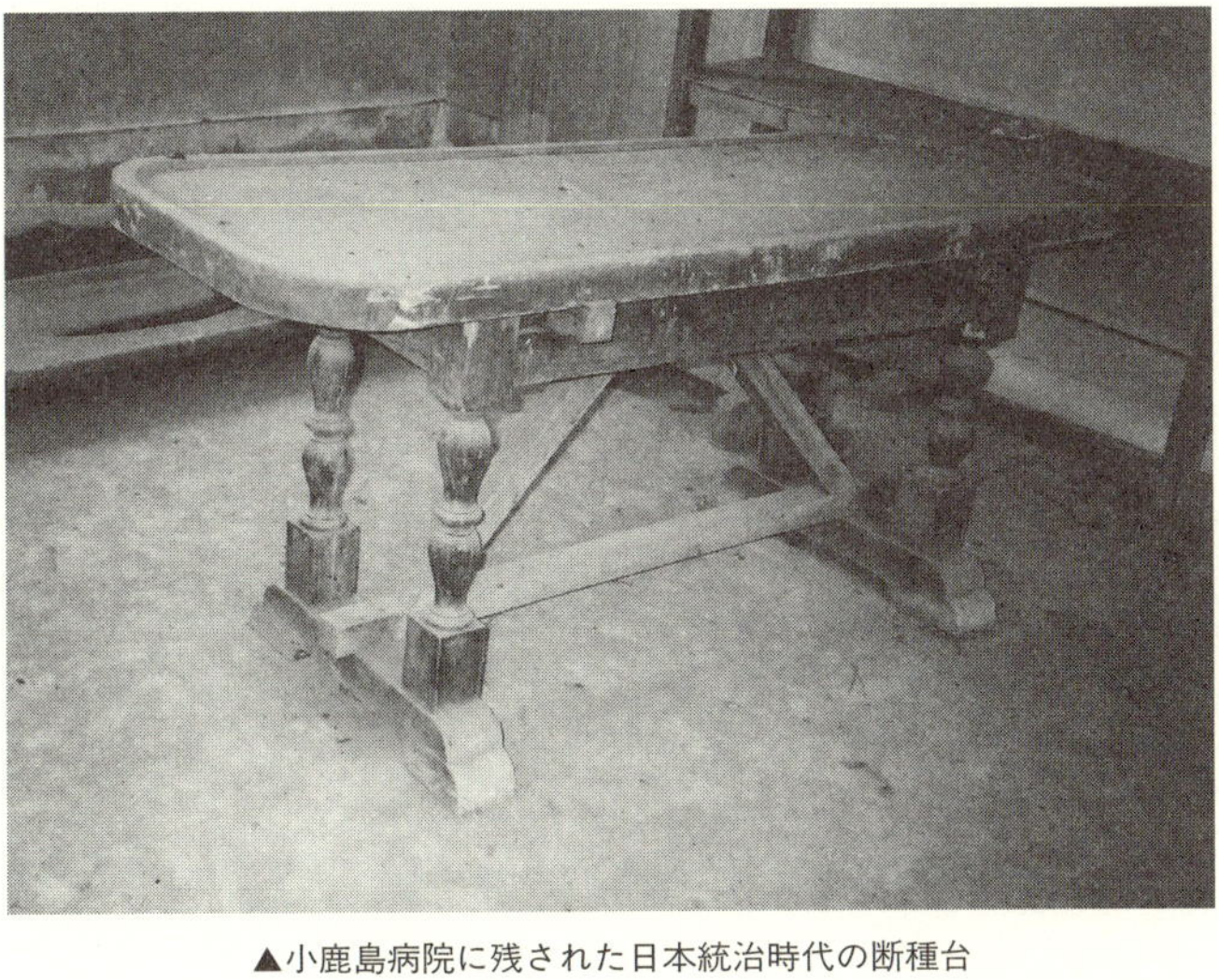

▲小鹿島病院に残された日本統治時代の断種台

1　ハンセン病患者への「断種」の実施

一九三五年一一月二七日、開園したばかりの星塚敬愛園の園長林文雄は、同園医務課長塩沼英之助にハンセン病患者収容の指揮をとるため、急遽沖縄へむけ出発せよと命じた。翌二八日に二人の職員を伴って、塩沼は鹿児島港から沖縄航路首里丸に乗船した。沖縄に着いた塩沼たちは、同地で患者家々の訪問を始める。『星座第一輯・建設篇』星塚敬愛園慰安会発行（一九三六年）に挿入された写真（鹿児島県肝属郡患者訪問に載った写真であるが）は、患者の家にサーベルを吊った警官と同行する塩沼の姿が写され、次のような説明文が付されている。

患家訪問　山間谿谷に、離島に蹲居する癩者を訪ね、皇室の御仁慈を伝へ、療養所入所をすゝめる。一人の患家を訪ねるのに一日を要することが稀でない。けれ共これによりて世を呪ひしものが皇室の恩化によりて光を見、療養所を知らざりしものが、安住の楽園あるを知りて涙をもて喜ぶさまは我等にとりて最も大いなる慰めである（二七三ページ）。

塩沼たちの行なった第一回沖縄収容で入園した患者は百二九名に達した。その中には、子どもづれの夫婦者が幾組もいた。星塚敬愛園当局では、入園当初から積極的に断種手術

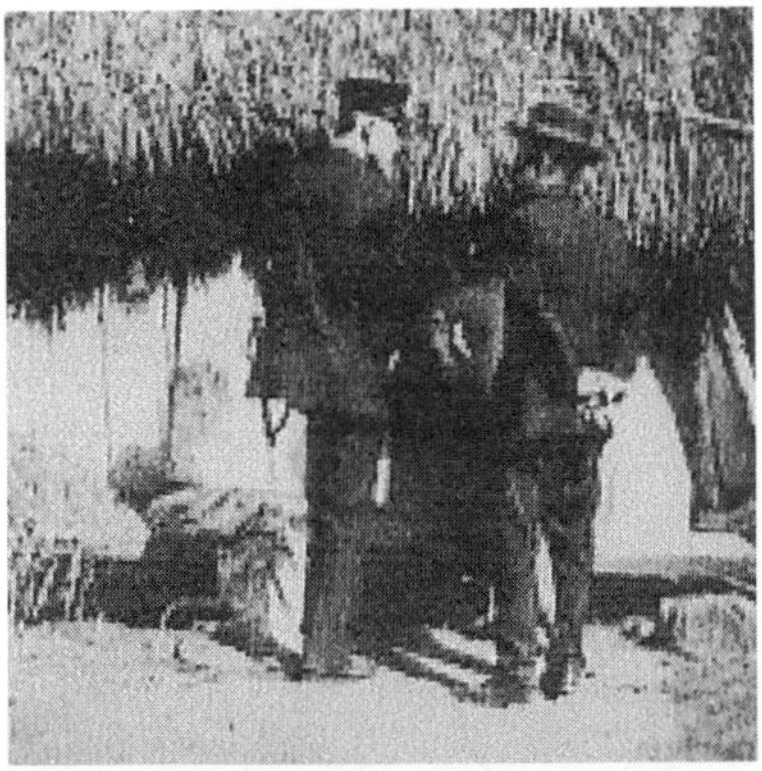

▶療養所収容のための患者訪問（一九三五年一一月ごろ。『星座第一輯・建設篇』より）

(ワゼクトミー)を勧めたが、男たちは、この屈辱的な断種手術を嫌い、受けなかった。この後、園当局のとった行為に関して、星塚敬愛園入園者自治会編『名もなき星たちよ』(一九八五年)は、次のように述べている。

> そのころ、近くの串良町から入園している男が、ときどき無断帰省して妻子の許へ帰るから、という理由で手術室に連れこまれ、あわや断種手術を施されそうになって、驚いて逃げ出すという事件があった。郷里に妻子のある者までワゼクトミーさせようという施設のやり方に、独身者の男たちまでが反発して、園内すべてを巻きこんだ騒ぎとなった。
>
> しかし、この騒ぎにはリーダーがいるわけではなかった。そのなかで九州療養所時代に両足を切断されており、それだけ療養所の内情にも通じていた安村(安村利助・当時五十四歳)が、いつの間にか中心的存在となっていた。……安村は断種について、患者の無智につけこむような施設側のやり方を非難し、断種手術はあくまでも本人の承諾によって実施することになっているのではないか、と園当局の明確な回答を求めた。(中略)
>
> 安村は男子不自由者寮である夕霧三号室に入居していた。……両義足の安村は、三号室のすぐ隣が食堂ということもあり、義足をつけることを面倒がって、食堂へはいつもいざって往来していた。安村は食事を終えると、いつもの恰好で部屋に入ろうとした。その時、斎藤ら四人の白衣の男に囲まれた。彼等は安村を軽々と担ぎあげると走りだした。……安村は、本館まえに待機していたトラックの荷台にほうりこまれると、看護士吉田七郎、斎藤祐三に監視されて都城(約五〇キロ)まで運ばれ、大淀川の河原に放置された。義足もない安村は、やっとの思いで道路に這いあがり、通りがかりの人の自転車の荷台に乗せられて近くの派出所に運ばれた。連絡を受けた都城警察署では、鹿児島県警察本部に照会して調査を始めるとともに、安村をひとまず市立隔離病舎に収容した。昭和一一年(一九

三六年）四月五日の夜のことであった」（三八〜三九ページ）。

この事件が新聞に報道され、非難されてくると園長の林文雄は、安村は無菌者であり、園の施策を批判し入園者を煽動して園の秩序を乱す危険分子であると強弁した。警察の安村の引き取り要求もそれゆえに拒否した。林文雄園長や塩沼医務課長らは、「本人の承諾なしの実施は当時、違法であったはずの断種手術」を強行していた。そのうえ、「断種」に反対する両足のない重症者・安村を星塚敬愛園から放逐するという非情さをもちあわせていた。結局安村は、市の婦人会が募金して故郷の沖縄に帰された。林文雄園長や塩沼医務課長の背後には皇太后がひかえ、「皇室の御仁慈」があって、「救癩の旗印を掲げて」善意でやることは、どんなことでも許されるという自負と傲慢さが同居していたのではなかろうか。（「安村事件」については、おかのゆきお著『林文雄の生涯』新教出版会（一九七四年）の二一一〜二一六ページにも書かれている）。

一九三八年三月、塩沼英之助医務課長は国頭愛楽園の初代園長となった。それから一五年後の一九五三年一一月発行の『愛楽誌』第二号に塩沼は「開園十五周年迎ふるに際して」と題する短文を書き、そのなかで、「私は県民各位にたいしては衛生思想の普及……入園夫婦患者には優生手術（ワゼクトミー）の適法なることを勧奨し」と述べている。「入園夫婦患者には優生手術（ワゼクトミー）の適法」というのは、一九四八年九月一一日から施行された「優生保護法」第二章 優生手術の第三条（医師の認定による優生手術）「三、本人又は配偶者が、癩疾患に罹り、且つ子孫にこれが伝染する虞れのあるもの」のことを指す。この「優生保護法」が改正され、「母体保護法」になったのは一九九六年六月一四日である。

こうした歴史事実を前提に、近代日本のハンセン病患者に対する「断種」の問題につい

〔表１〕 1958年末現在、長島愛生園夫婦舎の収容人員等の実態

使用区分	舎数	畳数	室数	定数	現在人員	入園者総数
夫婦舎	102	1647	333	666	653	
代用夫婦舎	15	255	21	84	84	
不自由夫婦舎	9	316	42	132	103	1,738
計	126	2218	396	882	840	人

て考えてみることにする。

「一般診療業務概要　外科に於ては……優生手術としては専ら輸精管切除術を行い女性に対する施術は行っていない……」。

国立療養所長島愛生園『昭和三十三年年報』（一九五九年八月一日発行）の一一六ページの右記述を、同園「恩賜記念館」の裏部屋で読んだとき、私は一瞬息をのんだ。この『年報』にはさらに、次のような統計内容が記載されていた（一三〇ページ）。一九五八年といえば、その前年の八月三一日に「園長光田健輔の辞職承認並びに駿河療養所長高島重孝の本園々長に配置換」（長島愛生園『昭和三十三年年報』）が行われ、高島二代園長の時期に入っていた。

［表1］によれば、現在人員は「夫婦舎六五三、代用夫婦舎八四、不自由舎一〇三」で合計八四〇人、つまり約四二〇組が「夫婦舎」に収容されている。当時の入園者は一七三八人であるから［表2］で示したように四八・三％、つまり入園者の半数近くは「夫婦舎」に収容されていた。

約四二〇組と「約」を付けたのは、夫婦舎収容者数が奇数となっており、「つれあい」が死亡した後も「普通舎」にまだ移転していない人が、みられることである。「代用夫婦舎」とは一室に一組の男女が同居できず、「大部屋」に二組以上の夫婦が収容されている場合である。「不自由夫婦舎」は障害の重い患者が収容された病棟で、この場合も一室に二組以上が収容されていた。

一室当りの畳数は、夫婦舎で二・五二畳つまり、一組の夫婦で平均五畳ばかりの広さである。しかし、私の親しい宇佐美治さんが長島愛生園に入園した敗戦後の間もない時期は、「……私が入った成人舎は十二畳半に四人が入っていたし、夫婦寮は夫婦が四組入っていた。

〔表2〕 1958年末現在、長島愛生園夫婦舎の収容状態等の実態（表1より算出）

使用区分	入園者総数に対する現在人員	現在人員1人当りの畳数	1室当りの現在人員数
夫婦舎	37.6%	2.52	1.96
代用夫婦舎	4.8%	3.04	4.00
不自由夫婦舎	5.9%	3.07	2.45
計	48.3%	2.64	2.12

一二畳半に四組ですよ。しかもカーテンもなにも仕切はないというんだね。それを聞いて、これは患者を人間あつかいしていないなと思った」（九七ページ）と述べている（武田徹『「隔離」という病い』講談社選書、一九九七年）。

［表3］は一九五一年末以降、一九五八年末までの「夫婦舎」等の収容現在人員の数字をあらわしたものである。そして、初代園長光田健輔当時の『年報』には、「一般診療業務概要」の項には「優生手術としては、結婚者にワゼクトミーを実施している」と各『年報』には書かれている。第二代園長高島重孝に替わった一九五七年以降、その箇所は「尚優生手術としては専ら輸精管切除を行い女性に対する施術は行っていない」と記述が変化している。

ワゼクトミー（優生手術）を実施について、長島愛生園入園者自治会編『隔絶の里程―長島愛生園入園者五十年史』（一九七二年）は、次のように記述している。

> 終身隔離の方針を採った日本のらい政策にとって、所内の性の処理はとりわけ大きな課題であった（中略）。政策側の採った対応はワゼクトミー（優生手術）を受けさせた上、所内結婚をみとめるということであった。リデルなど外人の経営者はこれに反対だったが、光田園長らはこれを一般化させた。……しかし所内結婚をみとめたことが、隔離を強行する上で果たした役割は大きい。そのためらい園の中には、病院としては変則な夫婦舎というものができるようになった。
>
> ワゼクトミーは法的根拠もないままつづけられ（昭和二十三年以降「優生保護法」の対象になるが、強制ではない）た。手術を受けなければ夫婦住宅に入ることができなかったから、それは強制にひとしかった。ワゼクトミーも戦後八〇才の老婆と結婚する相手の男性にまで施術したことが契機となり、昭和二十七（一九五二）年十月から結婚にさいし強制しないことになった（一三六〜七ページ）。

〔表3〕　長島愛生園夫婦舎の収容現在人員数（1951〜1958年）

使用区分＼年末	1951	1953	1954	1956	1957	1958
夫　婦　舎	622	611	641	648	650	653
代用夫婦舎	—	46	24	50	72	84
不自由夫婦舎	—	84	106	124	84	103
計	622	741	771	822	806	840
愛生園入園者総数	1580	1640	1646	1727	1708	1738

ところで、長島愛生園でどのくらいの人がワゼクトミー（優生手術）を受けたのであろうか。園側が、夫婦住宅に入る条件としてワゼクトミーを強制しないとした、一九五二年一〇月以前に「夫婦舎」に入居した一九五一年末の六二二人（三一一組）の男性患者はワゼクトミーを受けたとみるのは至当のように思う。だとすると、少なくとも男性三一一人は一九五一年前までに、断種手術（ワゼクトミー）を受けていたことになる。

一九五一年の「夫婦舎」収容人員は六二二人であったが、年々増して、五八年末には八四〇人となっている。差引きすると、二一八人の増加である。五二年一〇月以降は、「夫婦舎」入居者への断種手術（ワゼクトミー）の強制はなくなり、園側がすすめてもワゼクトミーを拒絶した人もいただろう。「夫婦舎」へ入居していた人が死亡し、新たに入居した人で、園側の勧めで（一九六〇年頃になっても、園側は「夫婦舎」入居者にワゼクトミーを勧めていたという）、ワゼクトミーを受けた人もいた。一九五八年の『年報』みると、「優生手術（輪精管切除術）六件、人工妊娠中絶三件」と書かれてある*（一二一ページ）。

日本において、ハンセン病療養所でワゼクトミーがいつから始まったのであろうか。ワゼクトミーを全生病院でハンセン病患者に、初めて施術したのは同病院長であった光田健輔であった。多磨全生園患者自治会編『倶会一処《くえいっしょ》（患者が綴る全生園の七十年）』（一光社、一九七九年）には、次のような記述が「年表」の七ページに載っている。

> 一九一五年（大正四年）四月　**○断種手術を前提に、所内結婚を認める。**療養所が終生の生活の場となる傾向を強めるに従い、患者両性間の交りが行われ、施設側は年々増加する出産児の措置に窮していたが、解決策として光田は、逸早くワゼクトミー（精系結紮手術）を採用することにした。最初の希望者三〇名。内務省は法的隘路を「患者から承認書を取って行う」よう指示し、それ以来婚姻の

＊青木美憲著「ハンセン病患者の強いられた状況——国立療養所入所者の実態調査から——」（『楓』二〇〇〇年三・四月号、邑久光明園慰安会発行、二〜九ページ）のなかで「当初、優生手術は園内結婚の条件として行われ、……長島愛生園で園内結婚した男性のうちでは六割にも及びました。最近では昭和四〇年（一九六五—七四年）代にも結婚の条件としての優生手術が行われていました」と述べている。

届出は断種手術の申込みと同意語となった。
○池田某（三八才）に対し最初のワゼクトミーを行う（二四日）。

光田健輔は、自ら行ったワゼクトミーについて、数多くの報告をしている。第二五回日本皮膚科学会で「単なる輸精管切除術」を報告し、同題名で『皮膚科及泌尿器科雑誌』第二五巻第六号（一九二四年）で発表している。* その後、光田が報告・記述した数多くの内容の中から、その一部を紹介しておく。

癩患者に「ワゼクトミー」を施せる演者の二〇ヶ年の経験よりして本法は被手術者に何等性欲の減退を招来することなく、母体の妊孕、分娩により病勢の悪化を予防し、然も其操作は極めて簡単にして癩の根絶法中白眉たることを強調す。而して其術式として演者は輸精管下部の切除、即ち局所麻酔の下に陰嚢《のう》後面皮膚を僅かに一cm切開し輸精管を露出し、其一部を切除することを推奨す」（「ワゼクトミー」に就て、『皮膚科泌尿器科雑誌』第四一巻第三号・一九三七年、日本皮膚学会第三二回岡山地方会で発表。光田健輔『癩に関する論文』第三輯、一九五〇年、一二ページ収録）。

……我等の癩療養所では男子患者にワゼクトミーが隠然行はれて一〇〇〇人を越えたと思はれる。（中略）本例研究の動機となつて、「ワゼクトミー」後二四年生存し社会的に活動を続けた、栗下に其の一側の睾丸を提供する様に勧告した。彼は全生病院に二〇年も療養を続け、引続き愛生園に来り活動を続けて居る神経癩の患者である。彼は五一歳で経過は四〇年。……大正四年春二八歳の時、全生病院に於て率先して「ワゼクトミー」手術を受けた（『レプラ』第一〇巻第一号、一九三九年光田健輔『癩に関する論文』第三輯、一九五〇年、三一～三二ページ収録）。

＊『長島紀要』第一三号（一九六五年三月）の「光田健輔名誉園長追悼」特集に、桜井方策（長島愛生園医官）は、「光田先生を偲んで――座談会」で次のように発言している。
「私は少年時代から先生の御厄介になり御生涯を厄介のかけ放しの不肖の子である。（中略）先生は二回、法律を犯した事がある。一は養育院で秘かに患者の解剖をした事。二は全生（病院）でVasektmie（ワゼクトミー）をしたことで、警察に引っぱられるかも知れんと云っておられた」（八一ページ）。

ライ夫婦は子供を生まないほうがいいので、これは人道上からもライ予防の見地からいっても、重大なことである。私は医者として真剣にこの問題を検討した結果、優生手術（ワゼクトミー）をやることが、いちばん適切な方法だと思った。これはその名の示すとおり、優生学にもとづいて人類の遺伝的な素質をなくするために、外国で早くからとなえられていた。……その方法は男子の輸精管の一部を切って上下の端をしばり、流れを絶つのである。これは局部麻酔《ますい》で二十分くらいでできる簡単な手術であった。

だが、実施するとなると国法で禁じられていることであるから、念のため弁護士の花井卓造氏や、東大の牧野英一博士にたずねてみた。その回答によると、「他の第三者が告訴すれば傷害罪を構成する」ということであった。善意と誠実でやることだ。勇気を出さなくては、何事もできるものではない。私が告訴されれば刑務所へ行くまでのことだと覚悟をきめた（光田健輔『愛生園日記』毎日新聞社、一九五八年、六九～七〇ページ）。

ハンセン病患者の男性患者に、光田健輔はどのような理由で、ワゼクトミーを実施したのであろうか。光田の記述の中から時代順に並べてみると、本音と建前とが見え隠れしてくる。一九二〇年六月、光田は「癩患者男女共同収容を可とする意見」を書く（藤楓協会編輯・発行『光田健輔と日本のらい予防事業』一九五八年、五五～五八ページ）。それは全生病院で最初のワゼクトミーをはじめた一九一五年春から、五年後の一九二〇年六月のことである。この意見書は、熊本の「回春病院」院長ハンナ・リデルが「政府にして近き将来に於て国立療養所を、設けらるるに於て男女を各別に収容せられんことを希望せりと云う、之に対して予は全く反対なる意見を有する者なるが故に」書いたものだと、光田は同「意見」書のなかで述べている（前掲『光田健輔と日本のらい予防事業』五五ページ）。*

＊キリスト教社会主義者で社会大衆党党首である安部磯雄（一八六五～一九四八）も、優生学上、ハンセン病患者の「精系結紮」を推奨した。安部磯雄著『次代の廓清』岡倉書房（一九三七）には、次のように述べている。「産児制限は決して濫用すべきではない。然し白痴、癲狂、癩病、其他の虞ある場合に於て単に普通の制限法でなく、本人若くは近親者の承諾を得て、精系結紮を行ふことが適当であると考える。之は優生学上から見ても必要な事ではないかと思ふ」（八九ページ）と。

この「意見」書は、三節からなっている。「第一　管理上経済上男女共同収容の可なること」、「第二　両性各別隔離は却て自暴自棄的行為を助長すること」、「第三　次代の危険防止は容易なり」の三点をあげている。その中から、第二と第三の内容を次に述べておく。

第二　両性各別隔離は却て自暴自棄的行為を助長すること。　……性欲の禁断は屢々《しばしば》情緒の変態を来し、尼院及女監獄にありては沈鬱悲観的の気分あり、男子のみの場所には乱暴狼籍の気分あり、殊に癩の如き自暴自棄患者に在りては其の情調の激越なるに当らば癩病院を脱出して健康なる女子を犯すことなしとせず、明治四十二年某療養所の開院後間もなく男患者は看護婦に向て暴行を加えんとせるものあり、又近年某私立療養所に於て癩患者は教養ある尼僧を挑発し此れと相携へて噴火口の烟と消えし悲劇あり、夫れ性欲を抑圧せしむることは少数の患者に出来得べきも多数の患者を収容して終生此れを療養せざるべからざる療養所にありては困難と云わざるべからず、……男女の関係に於て乱暴狼籍を許さざるが故に如何なる自暴自棄の患者と雖も女性の歓心を得んとするに当りては、其の暴威を逞うする能はず、虎変じて反て猫の如き者となる、又如何なる莫連名淫なる婦人にしても其の適当なる配偶を得るに当ては恰も処女の稚態に変ず。

第三　次代の危険防止は容易なり。　思うにリデル嬢が両性各別隔離所を設くべしとの説は内縁の夫婦が療養所内に続々成立し其の結果次代たるべき子孫の繁殖せん事を恐れ此の不幸なる児童の出産を防止すべしとの意に外ならざるべし、吾人も亦斯る児童の産れざらん事を欲す、若し療養所内に於て人生の好伴侶たる異性に求めんとする癩患者は予め極めて容易にして無害なる中絶法を行い、……蓋し癩に於ては睾丸は早期に犯され自然的中絶の事は早晩到来するものなれば、此の自然の妙機を補助すべき事は敢て天意人道に反するものに非らずと信ず（五六～五八ページ）。

光田健輔の「癩患者男女共同収容を可とする意見」の文章が、一九二〇年六月に出されていることに注目したい。その五年前の一九一五年春、光田は全生病院で最初の断種手術（ワゼクトミー）を施術している。また、前掲『倶会一処』の「年表」によると、

一九一六年（大正五年）三月　○大隈内閣によって、癩予防に関する法律が一部改正され、「療養所の長は命令の定むる所に依り被救護者に対し必要なる懲戒又は検束を加うることを得」と規定された。（法律第二一号）（一〇日）。

（同年）六月　○癩予防に関する施行規則改正（内務省令第六号）。**療養所長の被救護者に対する懲罰検束の権限が規定**され、併行して監禁室が設置された（「年表」八ページ）。

こうした一連の歴史の動きをみていくと、光田のいう「癩患者は予め極めて容易にして無害なる中絶法」、つまり断種手術（ワゼクトミー）の施術が、療養所に入所しているハンセン病患者の医療、福祉が目的なのでなく、「癩療養所長」として療養所入所者の管理・統制が目的であったことは明白である。日本植民地支配下の朝鮮での療養所入所者への断種手術（ワゼクトミー）の施術が、一九三六年四月から実施されたが、その目的も国内と同一であった。

光田健輔は、断種手術（ワゼクトミー）について、その後「医学的」な説明をしている。一九三六年四月の『愛生』に「「ワゼクトミー」二十周年」と題して書いている。また、戦後の一九五八年五月発行の『愛生園日記』（毎日新聞社）でも、断種手術（ワゼクトミー）について記述している。*光田の『愛生園日記』の中の該当箇所を、次に紹介したい。

*

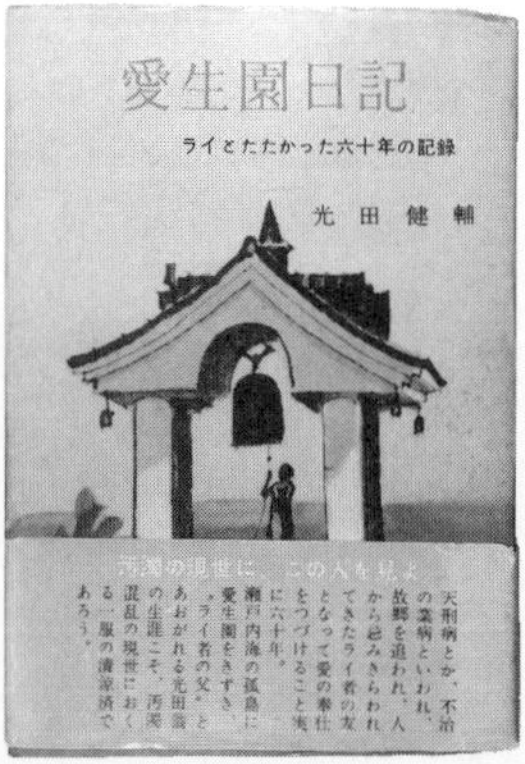

▶『愛生園日記』（毎日新聞社一九五八年五月）

そこで子供が生れることも自然のなり行きであるから、そこに考えなければならないことが起ってくる。結論からいえば子供を生ませてはならないのだが、子供を生んだ場合、どういうことになるか説明してみよう。

一、彼らは伝説と経験から、ライの子はライになることが多いと考えている。

二、母体のライであった場合の妊娠分娩はライ菌に対する抵抗力を失って、病勢をつのらせることは周知の事実である。

三、男子の睾丸は、皮膚とともにライ菌の最も繁殖する温床である」（六八～六九ページ）。

一九三六年四月に発刊した『愛生』誌に掲載の「ワゼクトミー」の記述は、『愛生園日記』とほぼ同じ論旨である。前掲の『光田健輔と日本のらい予防事業』から引用する。

母体が癩であった場合に……潜伏したる癩菌が児童に出現発病しないとは保証は出来ないのである……斯の如き児童の将来は他の健康児と比較にならぬ程暗黒で、父母として其責任を考えない者は人にあらずと云うてよいものである。

母体が癩であった場合妊孕分娩は婦人の癩菌に対する抵抗力を奪い急に病勢を増悪ならしむる事は周知の事実である。男性は此意味に於て傷害罪を犯したるものとして責任重大である。……男子の睾丸は癩の好発する臓器であって、皮膚と共に癩菌の最も多く繁殖する源泉である。其精管内には精虫に混じて癩菌の存する事も事実である。……兎に角病的精液は妊孕せしむる力を有するものでも生理的のものとは異なるもので虚弱児を孕ましむるものであり、又後来胎児に癩菌を感染せしむる可能性のものである。

以上の理由により癩夫婦は妊孕せしめざる事が人道上から云うも癩予防の見地から云うも重大なる

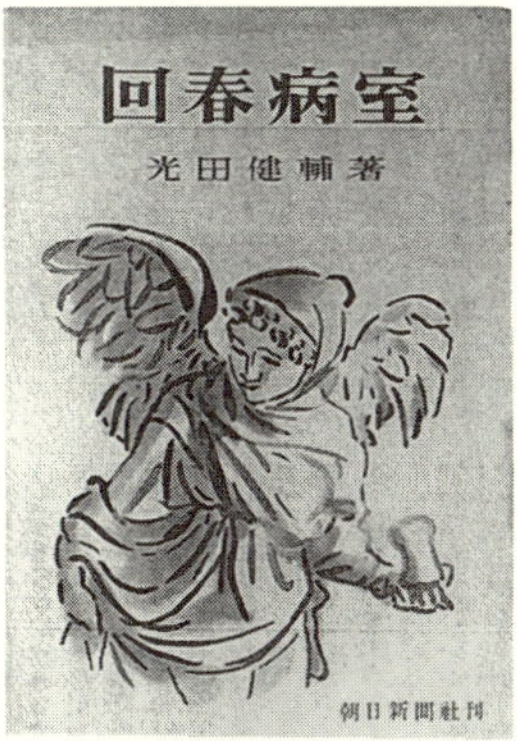

▶『回春病室――救ライ五十年の記録――』（朝日新聞社一九五〇年一〇月）光田健輔の著書を、朝日新聞社、毎日新聞社は無批判に出版している。マスコミ界の隔離を肯定した責任は重い。

意義を有する。妊孕を予防する方法は断種法を実行するにある。（二三五〜二三六ページ）

光田のこのような見解に対して、藤野豊さんは「光田は、母親の胎内での感染や父親の精子からの感染、あるいは妊娠による母親の病勢の進行、乳児への母親からの感染を恐れてこうした処置（断種手術）をおこなったという（光田健輔「性の道徳」・『山桜』一二巻六号、一九三〇年六月）が、このような認識にもとづけば、ハンセン病自体は遺伝病ではないにしても、それに類似した形で、母子、もしくは父子感染していく危険性を内在させているとみなされるわけであり、ハンセン病は優生主義の対象に組みこまれうるのである」（『日本ファシズムと医療』岩波書店、一九九三年、三八ページ）と述べている。

いったい日本のハンセン病療養所において断種手術を受けたハンセン病患者数は、何人だったのだろうか。最初にこの断種手術を始めたのは光田健輔であるが、この件について、次のように述べている。

「大正四年「ワゼクトミー」を全生病院に実行して二十年になる。我々同志によりて行うたのは千人に垂んとする数である」（『愛生』一九三六年四月号）。*それから十五年の後、『愛生』一九五一年二月号に掲載して、光田は次のようにいっている。

「ワゼクトミーは、……内地の各療養所や順天のウイルソン氏の療養所や小鹿島更生園や草津のライ部落や明石の楽泉園の部落に迄も普及した。……我が国では、ライ療養所だけでも二〇〇〇人以上の材料がある」。**

光田健輔たちによって、すすめられた「断種」（輸精管切徐手術）は、朝鮮に持ち込まれ、施術されるようになった。その経緯について述べてみたい。

＊『光田健輔と日本のらい予防事業』二三三ページ。

＊＊『光田健輔と日本のらい予防事業』五九八ページ。

一九二七年四月十三日、朝鮮総督府医院長志賀潔は、東京の帰りに釜山経由でソウルに帰ったが、その帰路、記者たちに「癩病の根絶」について談話している。『東亜日報』及び『大阪朝日新聞・朝鮮版』は、それを次のように報じている。

癩病の根絶は、去勢の他は無道理／去勢で遺伝防止 ◇志賀博士談

（一九二七年四月一五日付『東亜日報』）

東京で開催された日本生理学会に出席した志賀総督府医院長は、十三日夜に帰郷した。氏は、朝鮮に比較的多い癩病に対して「癩病絶滅策に関しては以前から研究もし、相当なる意見も持っているが、最たる近道は去勢して遺伝しないようにすることが一番いいようだ。しかしこれは、人道上において問題があるので簡単に採用することは出来ないが、かといって現在、朝鮮に約三万名の患者がおり、今後もっと増えることが予想されるので、去勢に関する法律でも制定し根絶を期することなしには、将来、恐ろしい結果を導くことになるだろう」と語った。

患者の希望で去勢を実行し、癩患の撲滅を期する／志賀博士の内地帰来談

（一九二七年四月一四日付『大阪朝日新聞・朝鮮版』）

総督府医院長志賀博士は十三日朝釜山通過帰城したが氏のはなしに、「鮮内における癩患の現在数は警察当局の調査をみると七千人といふことになつてゐるやうだがその実数はすくなくも三、四万人はゐる、癩の撲滅予防をはかるため内地では患者の希望によつて去勢を実行してゐるが、その徹底を期するには鮮内でもこれを実施するに如くはないと思ふ、いろ〳〵治療法も講究されてゐるが未だに適確なものは発見されず全治者は三、四パーセントしかない有様で患者の血族関係者を引離し別居せしむるなどいふことは実際問題として行はれないことではないかと思はれる＝釜山」。

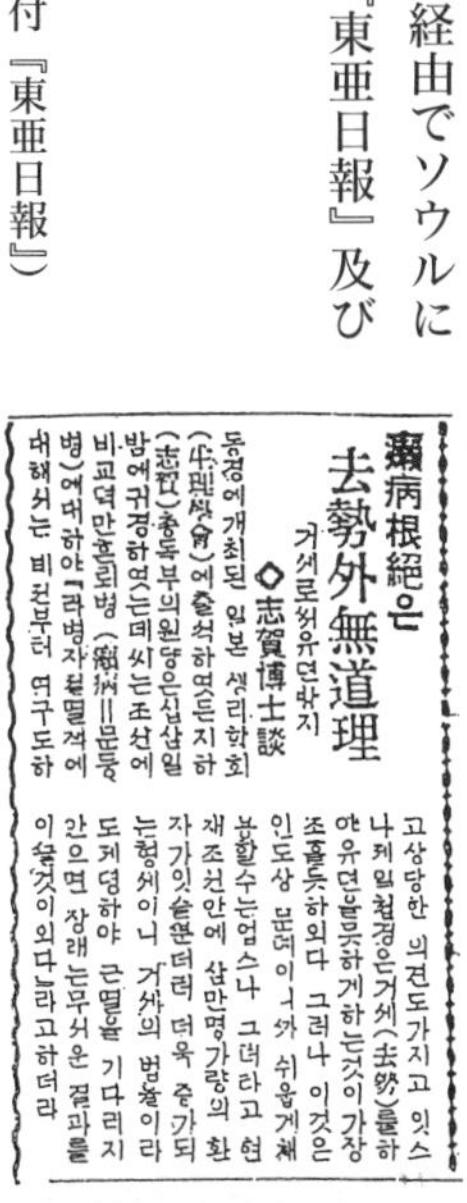
癩病根絕은
去勢外無道理
거세로써유뎐막지
◇志賀博士談
동경에개최된 일본 생리학회(生理學會)에출석하엿든지하(志賀)총독부의원댱은십삼일밤에귀경하엿는데 씨는조선에비교뎍만흔라병(癩病=문둥병)에대하야『라병자절멸책에대해서는 비로부터 연구도하고상당한 의견도가지고 잇스나제일첩경은거세(去勢)를하야유뎐을못하게하는것이가장조흘듯하외다 그러나 이것은인도상 문뎨이니까 쉬웁게채용할수는업스나 그러라고 현재조선안에 삼만명가량의 환자가잇슬뿐더러 더욱 증가되는형세이니 거세의 법률이라도제뎡하야 근멸을 기다리지안으면 장래는무서운 결과를이룰것이외다」라고하더라

▶『東亜日報』一九二七年四月一五日

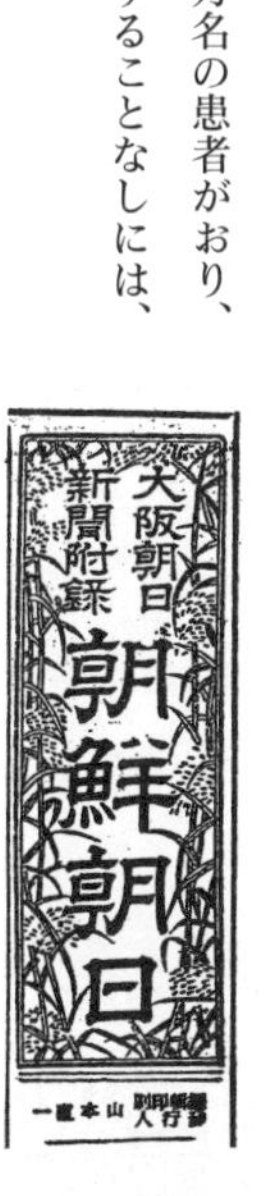

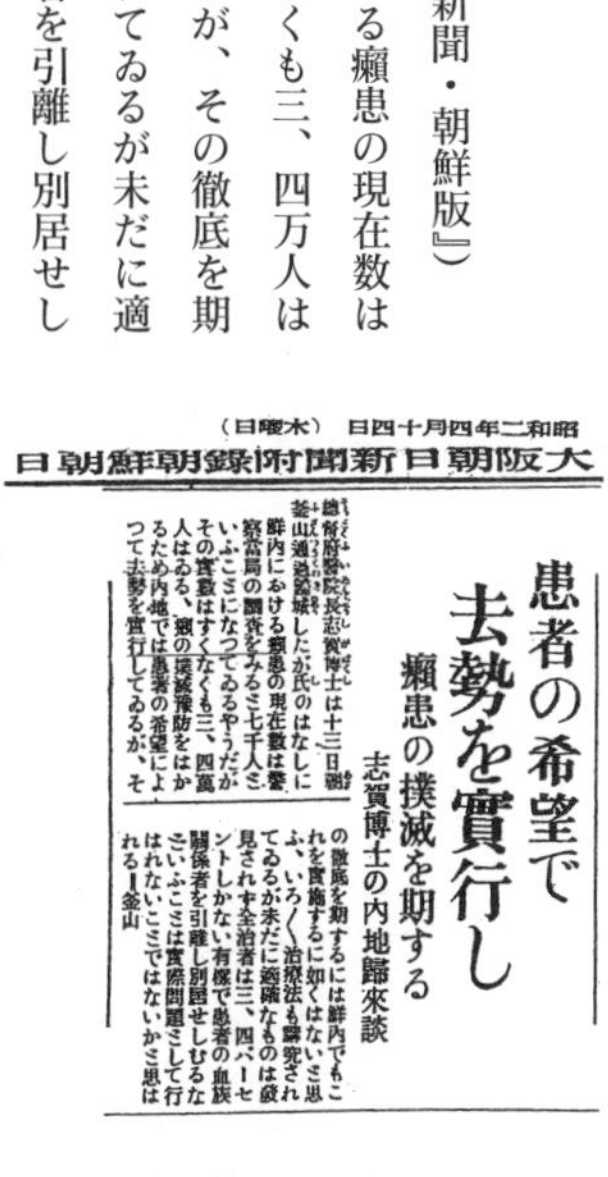
昭和二年四月十四日（木曜日）
大阪朝日新聞附錄朝鮮朝日
患者の希望で
去勢を實行し
癩患の撲滅を期する
志賀博士の内地歸來談
總督府醫院長志賀博士は十三日朝釜山通過歸城したが氏のはなしに鮮内における癩患の現在數は警察當局の調査をみると七千人といふことになつてゐるやうだがその實數はすくなくも三、四萬人はゐる、癩の撲滅豫防をはかるため内地では患者の希望によつて去勢を實行してゐるが、その徹底を期するには鮮内でもこれを實施するに如くはないと思ふ、いろ〳〵治療法も講究されてゐるが未だに適確なものは發見されず全治者は三、四パーセントしかない有樣で患者の血族關係者を引離し別居せしむるなどいふことは實際問題として行はれないことではないかと思はれる＝釜山

▶『朝鮮朝日』一九二七年四月一四日

志賀潔のこの談話が『東亜日報』などに報道された六年後、光田健輔は長島愛生園書記の宮川量（一九〇五〜四九）を伴って、小鹿島慈恵医院など朝鮮の「癩」療養所を視察の旅に出た。一九三三年七月十六日から十一日間の視察中、大邱に立寄り『大邱日報』に、次のような記事談話をしている。

＊レプラ患者は隔離すれば減る／輸精管断切は自他とも幸福／来邱中の光田健輔氏談

（一九三三年七月二五日付『大邱日報』）

癩患者の救主とまで云はれてゐる権威者岡山県邑久郡国立癩療養所長島愛生園長光田健輔氏はこの程来鮮、全南順天、小鹿島両地の癩患状況を視察し京城を経て廿四日大邱府外内塘洞《ないとうどう》大邱癩病院を視察後同日慶州に向け出発したが氏は語る。

朝鮮には皆様の御尽力の御陰で癩予防協会が建設されることとなつたのは病人は勿論一般社会のために慶賀に堪へない、この癩病は隔離療養すれば次第に減少するもので将来朝鮮の癩患も年を逐ふて影が消えて行く事と思ふ、内地には明治廿九年想定二万四千名も居つたが隔離して爾来その数を減じ現在は一万四千三百六十一名（警察の調べ）しか居らず国立七ヶ所、私立六ヶ所の療養所に約五千名が収容してゐるが従来は流浪患者のみを収容してゐたけれども数ケ年前より普通患者でも伝染され易い危険な患者に対しては県知事が強制的に入院隔離せしめる権力を有することとなつた。

而して療養所に入れば見違へる程病気が癒り入所してない患者とは比較にならない、然し七年十四年も立つて再発することがあるから之には困る、尚ほ本能性の異性接近問題についても各人各説があるが、僕の所では希望者に限り男の輸精管を切つて自由に夫婦生活をさせてゐるが之はたゞ子を産まないだけであつて普通の夫婦関係と豪も変りはない、そこで近来夫婦にならうと云ふ患者は進んで申込み手術を受けることとなつた、大正十四《マヽ》（大正四・一九一五）年来、僕の手術してやつ

＊
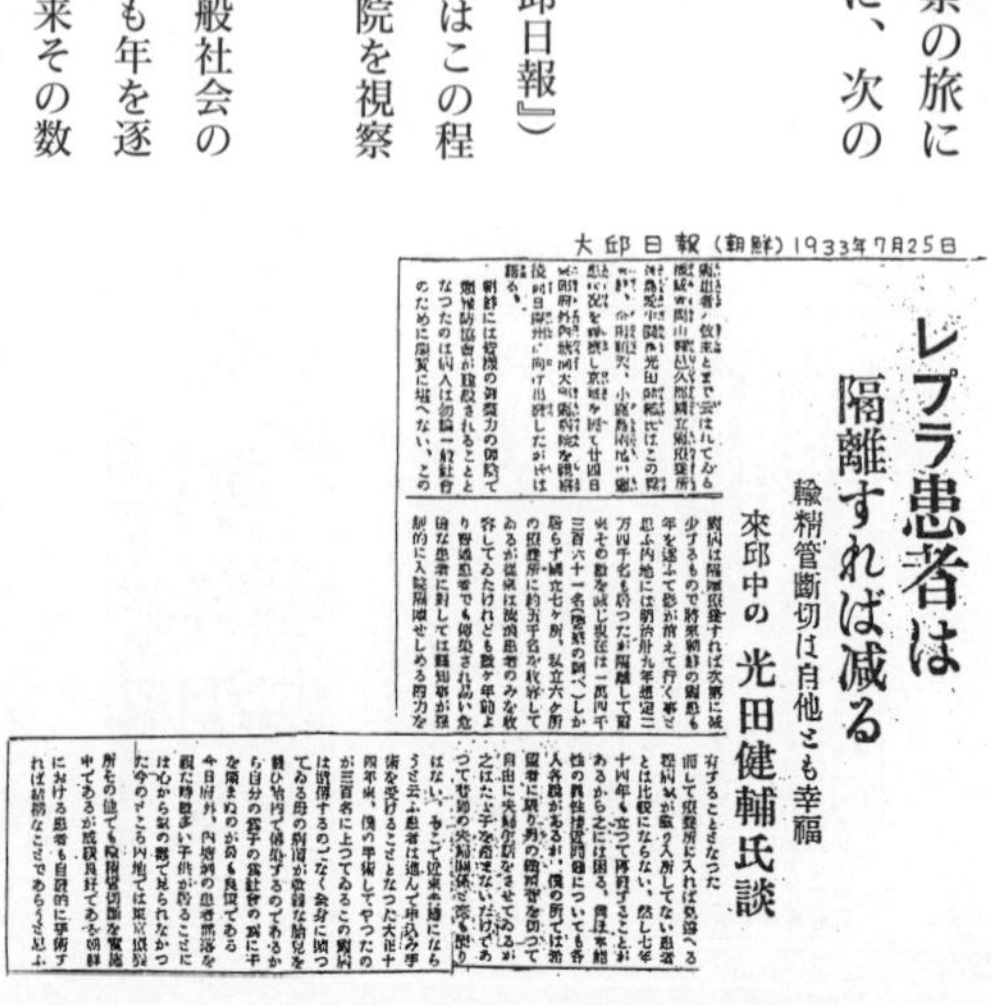
大邱日報（朝鮮）1933年7月25日
レプラ患者は隔離すれば減る
輸精管断切は自他とも幸福
来邱中の 光田健輔氏談

▶『大邱日報』（朝鮮）一九三三年七月二五日

たのが三百名に上つてゐる、この病気は遺伝するのではなく全身に拡つてゐる母の病菌が軟弱な胎児を襲ひ伝染するのであるから自分の為子の為社会の為に子を産まぬのが最も良策である。
今日府外、内塘洞の患者部落を視た時数多い子供が居ることには心から気の毒で見られなかつた、今のところ内地では東京療養所その他でも輸精管切断を実施中であるが成績良好である、朝鮮における患者も自発的に手術すれば結構なことであらうと思ふ。

光田健輔が朝鮮の視察旅行した一九三三年、その年の九月一日には周防正季が小鹿島慈恵医院の第四代院長に任命された。小鹿島慈恵医院第一期拡張工事の始まりである。第一期拡張工事の落成式は、一九三五年一〇月二一日挙行された。翌三六年四月には小鹿島更生園でも断種（輸精管切断）手術が、夫婦同居の条件として施術されることとなった。収容患者の急増による園側の、患者に対する「管理・統制」の強化である。また、日本国内の療養所とは異なり、植民地朝鮮の小鹿島更生園では、収容患者の処罰としての「断種」が加わり、実行された。妊娠した女性は堕胎させられ、胎児は殺された。小鹿島更生園『昭和十二年年報』（一九三八年七月）は、「夫婦患者ノ同居」の項で次のように記述している。

一、当園患者ハ大正六年開園以来男女別居制ヲ維持シ来リタルガ昭和九年以降ノ大拡張ニ伴フ多数患者ノ増加収容ニ依リ夫婦患者ノ数亦著シク増加スルニ至リ之ヲ此ノ侭抑制シテ依然別居制ヲ持続スルニ於テハ自然渠等ノ気分ヲ荒廃セシメ遂ニハ物議ヲ生ジ事端醸成ノ因ヲ為スニ至ルベク看取セラレタルヲ以テ寧ロ渠等ノ要求ニ先タチ一定条件ノ下ニ夫婦同居ヲ認ムルコトヲ決シ昭和十一年四月ヨリ之ヲ実施セルガ現在同居者四百七十一組ニシテ尚相当増加ノ傾向ニ在リ而シテ之レガ為渠等患者ノ気分非常ニ緩和サレ自然島内生活ノ安定ニ大ナル効果ヲ齎《もたら》スニ至リツ、アリ其ノ収容状況左ノ如シ。

夫婦同居者

中　央　三九　　旧北里　一九四　　西生里　六
南生里　七六　　新生里　一〇〇　　東生里　五六
計　四七一組

二、夫婦同居ノ許可標準

1　戸籍上ノ夫婦タルモノ
2　戸籍上ノ夫婦ニ非ザルモ事実正式ニ婚姻ノ式ヲ挙ゲタルモノ
3　古ク収容前ヨリ内縁関係ニ在リタルモノニシテ一般ニ認メ得ルモノ
4　5（略）
6　以上ノ各項ヲ具備スルモ之ヲ其ノ侭同居セシムルニ於テハ隔離収容ノ意義ヲ没却スルニ至ルベキヲ以テ予メ本人ノ申出ニ依リ断種法（精系手術）ヲ行ヒタル上同居セシムルコトニ為シ居レリ

（三二一〜三二二ページ）。

「夫婦患者同居者」の数は毎年増加しているが、その他はまったく同じ文面の記述が、一九三七年から四一年までの『年報』に出てくる。

次に各年ごとの「夫婦患者同居者」数を〔表4〕に示しておく。

小鹿島更生園の収容患者総数は、一九三七年末には四七八三人であったが、三年後の一九四〇年末には六一三六人と、一三五三人増加した。一二八・三％の増加である。一方、

〔表4〕　小鹿島更生園夫婦患者の同居数（組）1937〜40年

各年末＼各室	中　央	旧北里	西生里	南生里	新生里	東生里	計	収容患者総数
1937	39	194	6	76	100	56	471組	4,783人
1938	41	196	31	75	101	61	505組	5,025人
1939	84	222	51	130	256	93	836組	5,925人
1940	84	222	52	130	256	93	840組	6,136人

（備考）　①『昭和16年（1941）年報』の「夫婦患者ノ同居」は、『昭和15年（1940）年報』の記述・数字と同一であった。
②夫婦患者の同居は「昭和11年（1936）4月ヨリ、断種法（精系手術）ヲ行ヒタル上同居セシムルコトニ為シ居レリ」。

「夫婦患者の同居数」は一九三七年末現在、四七一組が一九四〇年には八四〇組となる。その増加率は一七八・三%と増加した。

朝鮮における植民地支配の強化、資源の収奪は朝鮮人のハンセン病の発病者を増大させた。ハンセン病の発病者は、朝鮮全土から全羅南道南端の小鹿島へ強制収容させられた。収容されたなかには、夫婦患者も数多くいたが、夫婦同居の条件として「隔離収容ノ意義ヲ没却スルニ至ルベキヲ以テ」(『小鹿島更生園年報』)男性患者には「断種」が強要、施術された。その数は、小鹿島更生園一九四〇年『年報』の公的数字だけでも、一九四〇年末には、八四〇組にも達している。

小鹿島更生園では、「断種」が夫婦患者の同居の条件にとどまらなかった。収容されたハンセン病の朝鮮人に対して、職員の命令に従わなかった、反抗的であった、逃亡をくわだてた、反日的であった……といった理由で、療養所(収容所)内にある監禁室へ入れられ、処罰としての「断種」手術が強行された。そこには植民地支配を受けているが故に、朝鮮人ハンセン病患者に対するさらなる残虐性と非人間性が加わった。このことは、「医療」関係者がおこなった犯罪行為であった。

日本統治期につくられた小鹿島の監禁所は、小鹿島病院治療本館から徒歩で三分ほどの立木のなかに、解剖室・屍体室の建物と並んで建っている。四方を高さ三・五メートルほどの赤煉瓦で囲まれた中に、煉瓦造りの二棟の監禁所がある。小さな窓には鉄格子がはめられ、二棟は渡廊下によって繫がれている。*

現在、その監禁所の前には、次のような李東《イドン》の詩が掲げられている。彼は、看護長から

＊監禁所の部屋の前の廊下の壁には、一面に朝鮮語でらくがきが、針のようなもので彫り込まれていた。およそ百数十もあったろうか。その一部を日本文に訳して紹介する。

「生活が苦しくて、生きることが出来ない」

「S氏と逃走する」

「断種」

「安らかにおねむり下さい。おやすみなさい」

最後に紹介したらくがきは、監禁所の部屋で殺された患友にあてた弔いの言葉ではなかろうか。このことの詳細は、拙稿「周防正季が朝鮮・小鹿島につくった監禁室と「らい」刑務所（『愛生』一九九六年九月号）を参照されたい。

松の木の植え替えの命を受けたが、友人が急に倒れたため、友人を背負って治療室に運んだため、つい看護長の命令を忘れてしまった。李東はその罰として、監禁室に入れられた。それは、出監した日に「断種手術」受けた青年・李東の断腸の思いを込めた詩である。

その昔　思春期に夢見た
愛の夢は　破れたり
今、この二十五の若さを
破滅させゆく手術台の上で
わが青春を慟哭しつゝ横たわる
将来　孫が見たいといった母の姿……
手術台の上にちらつく
精管を絶つ冷たいメスが
わが局部に触れるとき……
砂粒のごと地に満ちてよとの
神の摂理に逆行するメスを見て
地上のヒポクラテス（古代ギリシアの医学者）は
きょうも慟哭する。

前掲書『倶会一処』の「断種」の項をみると、一九一八年に全生病院に勤務してから、長いこと看護長をしていた川島盛昇は、医者に頼まれて七〇人もの患者の断種手術をしている。小鹿島更生園でも、監禁所を出監するとき「処罰」としての断種手術は、看護長などの医者ではない職員がしていたのではなかろうか。小鹿島更生園の看護長の中には、獣医として長く総督府警務局衛生課に勤務していた人物もいる。

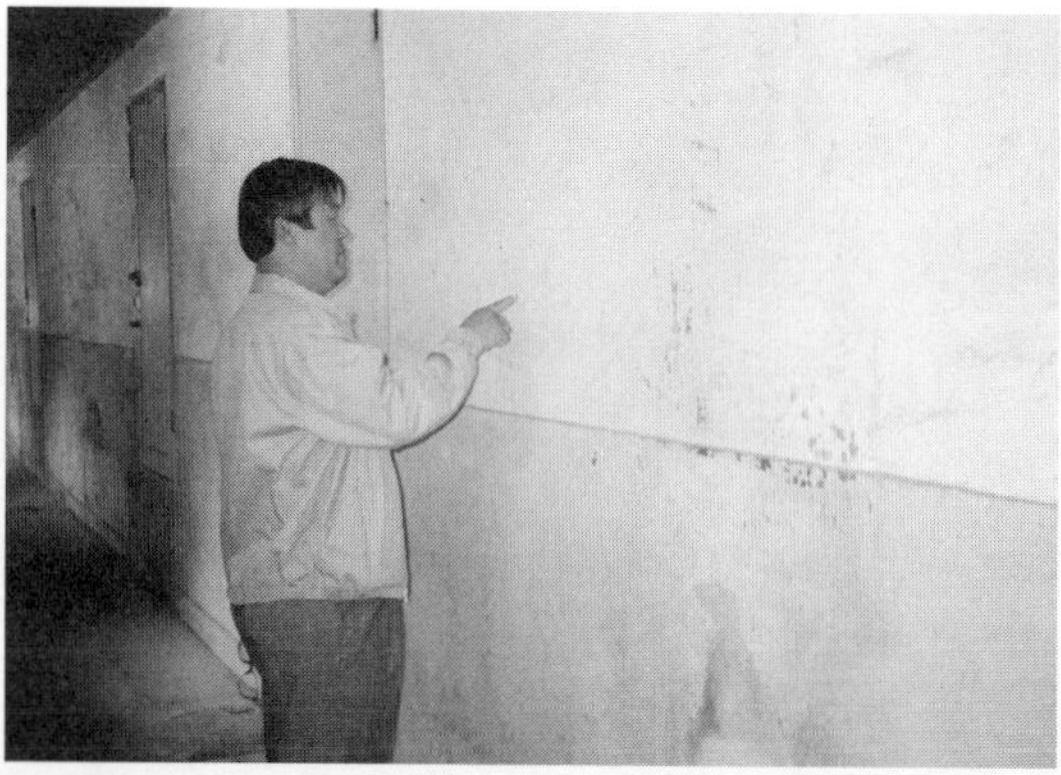
▶監禁所の壁のらくがきの一部分

患者の断種手術した所も、監禁所のすぐ隣りの建物で施術したのは、「処罰」として行われた場合のときではなかったか。現在大阪に在住し、戦前に小鹿島更生園で看護婦をしていたの方から、「患者の輸精管切除の手術は、医師と看護婦が治療本館の手術室でした」という話をきいた。夫婦同居をするため「本人ノ申出ニ依リ断種法(精系手術)ヲ行」(『年報』)う場合は、治療本館の手術室で行われたであろう。しかし、患者の断種手術のすべてが、治療本館手術室で行われていなかったことは、確かなことである。

日本統治下でおこなわれたハンセン病患者に対する「断種」は、一九四五年八月の解放後も、小鹿島では引きつづきおこなわれた。*

一九四九年(日本の敗戦・朝鮮の解放から四年後)の小鹿島更生園の収容患者総数は、六一一一人、夫婦同居数九五九組、精系手術(断種)数一八一人、出生児数は四五人である。それから一〇年後の一九五八年の収容患者総数五五八三人、夫婦同居数一〇六四組、精系手術四〇人、出生児数一三人となっている。一九五四年度の場合、夫婦同居数についてみると、次のようになる。

一九四九年から五八年までの十年間で、小鹿島ハンセン病療養所で、一一九一人が精系手術(ワゼクトミー)を受けている。一九四五年の朝鮮解放後の園内外での混乱で、自由性生活は盛んにおこなわれ、一時「精系手術」は中断され、数か年の間は毎年二〇人内外(四九年は四五人)の出生児をみるようになった。ところが当時、韓国の国家財政の実情は、出生児の収容財源を捻出するのが、きわめてむつかしかった。一方、解放後の自由思想の発展は人権擁護上、法的な方法で「断種」によって産児を制限することは出来なかった。そこで同園は日本統治期にとっていた慣習に依拠して、夫婦同居者の未施術者および新規

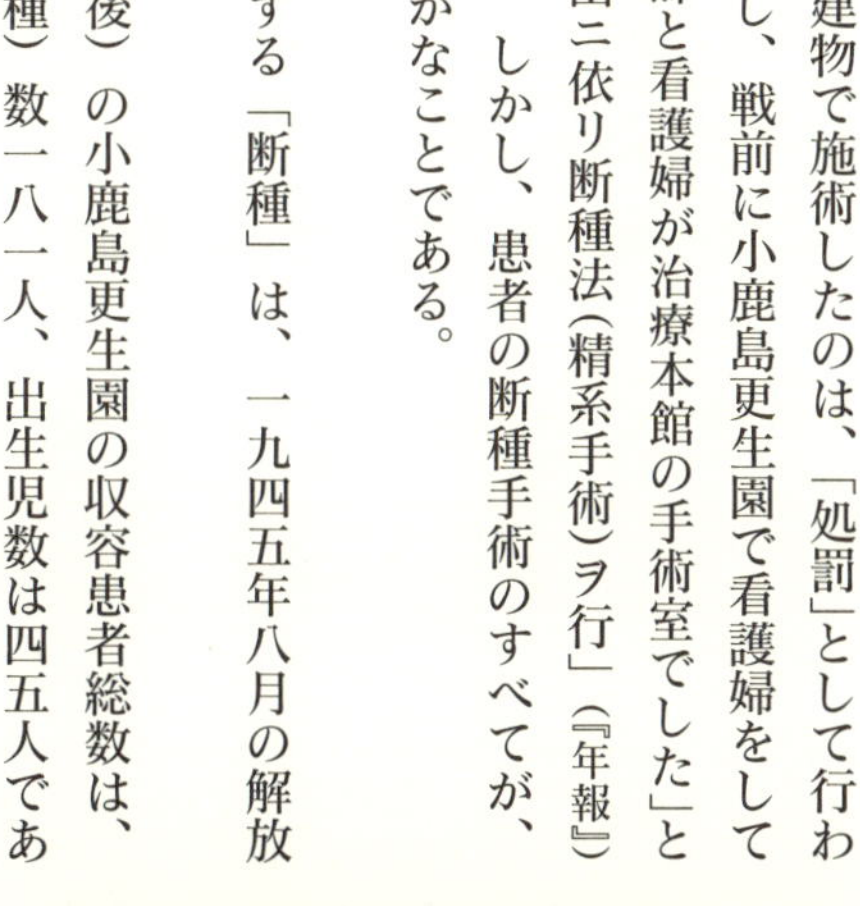

▶小鹿島病院に残された遺体解剖台

小鹿島更生園「入園者心得」には、「二七　患者死亡シタル場合ハ必要ニ応ジ学術研究ノ為屍体ノ解剖ヲ行フコトアルベシ。右心得ニ違反シタル者ニ対シテハ審査ノ上相当処分ス」として、患者の解剖を義務付けた(『小鹿島更生園・昭和九年年報』七三ページ)。

*大谷藤郎監修『ハンセン病医学』東海大学出版部(一九九七年)の「第十七章　近代ハンセン病医療史」(二八三〜二九八ページ)には「一つの大きな差異はワゼクトミーであろう。日本からの解放後は、すこしの例外を除いてワゼクトミーは行われていない」の記述は、誤りである。

同居者に対し、いっせいに精系手術を行なった。
ハンセン病患者に対して「断種（ワゼクトミー）」という日本の医師たちがとってきた「負」の遺産を、小鹿島の韓国の医師たちは「解放」後、引継いだのである。

〔表5〕　産児制限年次別対照1949〜58年

年	収容患者総人数	夫婦同居数（組）	精系手術数	出生児数
1949	6,111	959	181	45
1950	5,299	967	175	1
1951	6,124	978	126	5
1952	5,825	984	206	4
1953	5,608	996	90	2
1954	5,470	1,333	116	27
1955	5,587	1,011	127	29
1956	5,963	1,016	71	23
1957	5,886	1,118	59	4
1958	5,583	1,064	40	13
計	—	—	1,191	153

『小鹿島更生園年報・1958年』国立小鹿島更生園による（p.19）。

〔表6〕　夫婦同居者数表

部　落　別	世帯数
中　央　里	306
新　生　里	348
旧　北　里	212
西　生　里	105
南　生　里	179
東　生　里	123
長　安　里	66
計	1,339

1954年度国立更生園『年報』による（p.53〜54）。

私が小学校六年生のとき、父は戦場で亡くなりました。しかし、何年も戦場へ狩り出されていた父と、私とは、ほとんど生活をともにしておりません。だから、父の記憶は乏しいのです。父のイメージは、母の語りとしていま残っています。農家の五男坊に生れた父は、母とは、仲のよい「幼なじみ」だったといいます。母と世帯を持ったときに、父が新婚の家に運んできたのは、石炭箱いっぱいの『早稲田講義録』などの本だけだったと、笑いながら母は、私に言っていました。

「野良へ出る時も、懐に本を入れていて、暇さえあれば、とうちゃんは、本を読んでいたよ。高等科（高等小学校）のときは、校級長だった。」というのが、母の自慢の種でした。

「英二が歴史のべんきょうと、本好きなのは、父親ゆずりの気性かもしれん。いま、とうちゃんが生きていたら、お前と歴史の旅をして、喜んでくれただろうに。早死にして、かわいそうだった」。三年前、母が九十八歳で死ぬ前に、私に言残してくれた言葉でした。親からの「生」を引きついで、いま私は、生きています。

光田健輔ら「断種」、「堕胎」を推進した人たちには、こうした親から子への「生の引きつぎ」を、ハンセン病に罹った人たちから、奪い取ってしまいました。私がハンセン病と関わって、初めてそのことの残忍さ、無慙さが分かりました。そして、人間としての「生の引きつぎ」を否定した光田健輔とその弟子たちが行なった犯罪的行為を、人間として許すわけにはいきません。光田らのその行為を、母の話の思い出と重ね合わせながら、いま、怒りを込めて書きつづけております。（拙著『「らい予防法」国賠請求事件資料の考察（第四条）』広島青丘文庫、二〇〇〇年発行、一四二〜一四三ページ所収）。

2　「癩」療養所収容患者の死亡要因

長島愛生園長光田健輔は、一九四九年三月六日「癩病理講習会」(於・長島愛生園)で講演し、愛生園に収容の「癩患者主要死因に就て」述べている。その講演内容は『光田健輔・癩に関する論文第三輯』(一九五〇年十二月発行)に掲載されている(九九〜一一三ページ)。この光田の講演に基づき、愛生園が開園された一九三一年以降一九四八年までの一八年間の同園の収容患者の死亡数と死亡率、死亡要因、死亡年齢についてみていきたい。

〔表1〕

年＼収容患者	総　数	死亡数	%
1931	453	15	3.31
32	500	33	6.60
33	751	45	5.99
34	1008	46	4.56
35	1143	102	5.24
36	1212	79	6.52
37	1338	80	5.98
38	1391	72	5.17
39	1453	91	6.26
40	1533	102	6.65
41	1783	138	7.74
42	1883	166	8.81
43	2009	163	8.11
44	1851	227	12.26
45	1478	333	22.53
46	1299	160	12.32
47	1216	117	9.62
48	1380	50	3.62

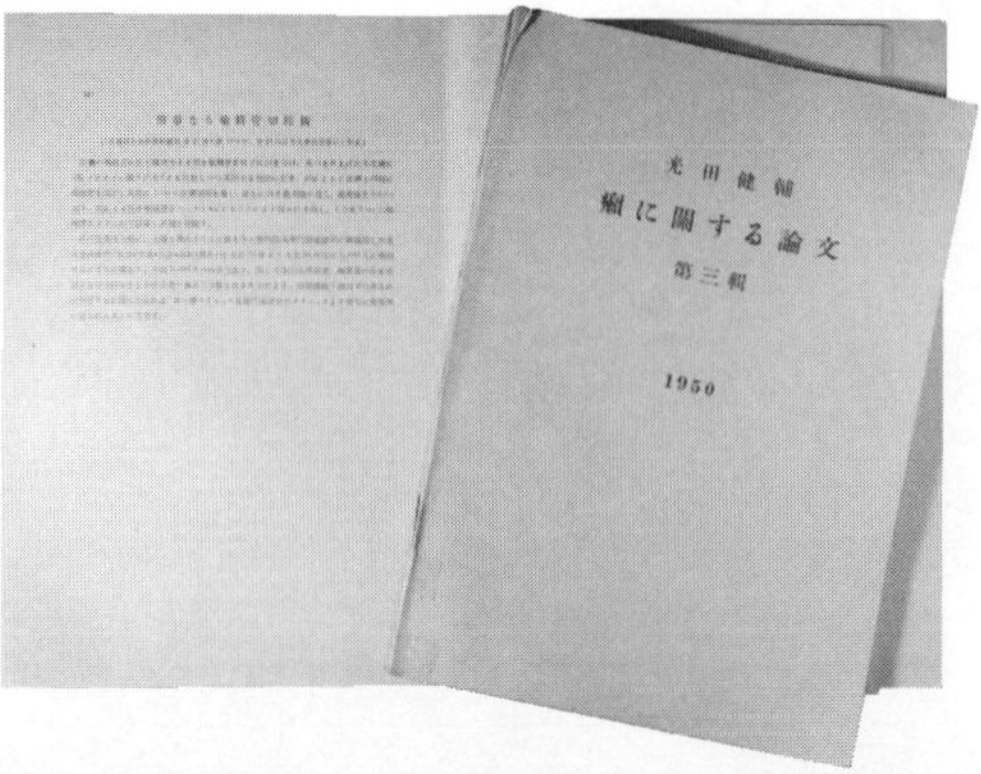

▶『癩に關する論文』第2輯、第3輯（一九五〇年九月、一二月）

一、収容患者数、死亡数、死亡率（％）

光田健輔は一九四四年〜四六年の死亡数が三年間で七二〇人に及び、一九四五年の収容患者死亡率が二二・五三％つまり一〇〇人中二三人近い患者が死亡したことについて「栄養に就ては戦争中の栄養不良が影響し」と認める一方、また、次のようにも述べている。「昔減損療法といふのがあつたが、本妙寺で粟などの粗食を食べてゐると病気はよくなるが、信仰を失つて野に出ると悪化するといふ実例があります。（中略）明治四二年頃は一日の食費一二・五銭でも不平を云はなかつたが、近頃は美食してゐるので病気にはどうでせうか。結節が出てきてゐる様に思ひますが、然し死亡率は非常に減少してきてゐる。昭和二三年度には遂に三・六％までになつた。従来は六％であつた。是れは二〇年度（一九四五年度）に二〇％も死んで淘汰されたのではあるまいか（一〇五〜一〇六ページ）」。

二、主要死因別実数、百分比（％）

光田は剖検一五八三例に就て解剖録と臨床と臨床所見を参考にして統計を作った。それによると「結節癩男子の死因の五四％、女子の四七％は結核であつて、結節癩の約半数は死ぬ。腎臓炎が死因になるのは平均して一三％である」（一〇九ページ）と書いている。かつて、長島愛生園の患者であった三井輝一が敗戦の末期の一九四五年に、食料不足による栄養失調からきた腎臓炎に罹り、全身がゴムマリのように腫れ上って台湾楽生園で死亡した（小倉兼治『瀬戸のあけぼの』一九五九年）ように、結核・腎臓炎とも栄養失調から体力を失い、病状悪化して死亡する場合が多かった。［表2］は主要死因について、光田作成の表に基づき筆者が作成したものである。

〔表２〕

死亡患者／病名	実数	％
結　　核	789	49.9
腎 臓 病	210	13.3
肺　　炎	174	11.0
敗 血 症	121	7.6
癌	25	1.5
脳 出 血	21	1.3
癩性衰弱	39	2.5
其 の 他	204	12.9
合　　計	1,583	100.9

三、ハンセン病患者の死亡年齢

光田は剖検一五八三例の表を病型別〔結節癩・斑紋神経癩別〕に掲げているが、その統計に基づいて筆者は［表3］を作成した。「発病後死亡までの経過年数に就て」光田は次のように述べている。

「経過年数を左右する因子としては、栄養と結核対策如何にある。栄養に就ては戦争中の栄養不良が影響し昭和二〇年には三二《ママ》%（二三%——筆者）の高い死亡率を示した。然るに戦後栄養の向上により昭和二三年には四%迄に低下した。もう一つは結核を撲滅する事が経過年数を延す事に関係がある。各療養所に於ては結核を撲滅する対策を樹立させられん事を望みます（一一三〜一一五ページ）」。

光田のいうように果して「昭和二三年には」長島愛生園に収容されている患者の栄養は向上し、「近頃は美食して」いたかどうか、更に、結核撲滅の適切な対策を光田は長島愛生園長としてとっていたのかどうか疑わしい。また、長島愛生園での療養環境は狭隘な病室や軽症患者による付添い看護作業の「強制化」が行われ、収容患者のあいだに結核を蔓延させる結果となった。光田が長島愛生園において結核をなくする対策をとらなかったという証左である。

〔表3〕

死亡患者 ＼ 年齢	実数	%
0－20	60	3.8
21－30	340	21.5
31－40	492	31.1
41－50	281	17.7
51－60	195	12.3
60以上	215	13.6
合　計	1,583	100.0

四、植民地朝鮮のハンセン病療養所（小鹿島更生園）収容患者の死亡数、死亡率（%）*

［表4］は一九三二年から敗戦の一九四五年の収容患者数、死亡者数、百分比（%）を小鹿島更生園『昭和一六年年報』（一九四二年）と中央癩療養所小鹿島更生園『国務概況』（一九五〇年）を参照して作成したものである。

一九四五年の小鹿島更生園の死亡者三一一人（二一・〇%）は長島愛生園の死亡率とほぼ同率

＊このことについての紹介は、滝尾英二編『日帝下朝鮮の「癩」政策と小鹿島に生きた人びと』（一九九五年）の二一〜二四ページに詳述している。

である。それにしても〔表1〕と〔表4〕を比べると長島愛生園に収容患者の死亡率が植民地朝鮮の小鹿島更生園を上まわっていることは驚かされる。光田のいう「各療養所に於ては結核を撲滅する対策を樹立せられん事を望みます」の言葉は、長島愛生園長としての自責の念から出たものだろうか。

〔表4〕

年＼収容患者	総　数	死亡数	%
1931	810	14	1.73
32	811	18	2.22
33	884	21	2.37
34	2194	38	1.73
35	3733	103	2.76
36	3838	138	3.60
37	4783	102	2.11
38	5025	173	3.44
39	5675	282	4.72
40	6136	294	4.79
41	5969	432	7.24
42	5887	387	6.56
43	5575	399	7.15
44	5407	412	7.61
45	4416	931	21.08

五、小鹿島ハンセン病患者の死亡要因

皇太后、節子《さだこ》（一九五一年五月に死亡し、貞明皇后と追号）の侍従医をつとめていた西川義方は「朝鮮小鹿島更生園を通して観たる朝鮮の救癩事業」（一九四〇年）のなかで、小鹿島ハンセン病患者の死亡要因について、次のように述べている。

朝鮮の更生園の開園以来の死亡患者一千三十四名の死因（昭和十四年調査）を見ると、（一）結核は第

一位を占めて二六七名、その内訳は肺結核二一八名、腹膜炎三二名、肋膜炎一七名である。(二)次は癩性衰弱の一九五名、(三)それから、腎臓病が八三名で、その内訳は腎臓炎五五名、萎縮腎二八名である。(四)その次は肺炎の六二名と、(五)敗血症の二七名、といふことになつてゐる。周防園長の話では、結核死は八〇%である。それから、癩者は、一般に肺炎には弱い。感冒が流行すると、ばた〱と死亡して行くといふ。斯様に結核死の多いといふことは、集団生活の密度にも原因してゐたことであらう。古い療養院ほど、結核死が多いやうである(六ページ)。

六、小鹿島ハンセン病患者の死亡年齢

[表5]は、開院された一九一五年から一九四一年までの収容患者の死亡年齢を示したものである。筆者が小鹿島更生園『昭和十六年年報』(一九四二年)の記述に基づいて作成した。[表5]にみられるように二〇代・三〇代のいわゆる働き手の「死亡数」が全体の五七%を占めている。それらは過重な労働に加えて「集団生活の密度にも原因し」、栄養不足も手伝って病気にたいする抵抗力を失い、死亡した人たちである。作業中、または監禁所内で「撲殺」(周防正季の報告、一九三六年十月の官公立癩療養所々長会議々事録)された朝鮮人は病気などで死亡した患者数には含まれていない。

柳駿(ユジュン)博士は、京城医専(ソウル大学医学部前身)を卒業後、一九四一年一月からほぼ一年の間、周防正季園長の下で医師として小鹿島更生園に勤めた。彼はのちに"A Korean Model for the Healing of Leprosy"(1993)という本を著したが、そのなかに"The detention house(監禁所)との見出しで写真を載せ、次のような説明文を書いている。「監禁所は、患者たちが最も恐れ、かつ憎むべき場所であった。権力者たる園長は患者たち

〔表5〕

年齢＼死亡患者	実数	%
0－20	105	6.0
21－30	435	24.7
31－40	566	32.2
41－50	409	23.2
51－60	151	8.6
60以上	94	5.3
合　計	1,760	100.0

を逮捕し、監禁したが、その拘禁は二十九日以上に及んだ。ひとたび監禁されると、患者はめったに自由の身になって、監禁所外で暮らせることはなかった（ほとんど監禁室内で殺された）」（九ページ）と。*

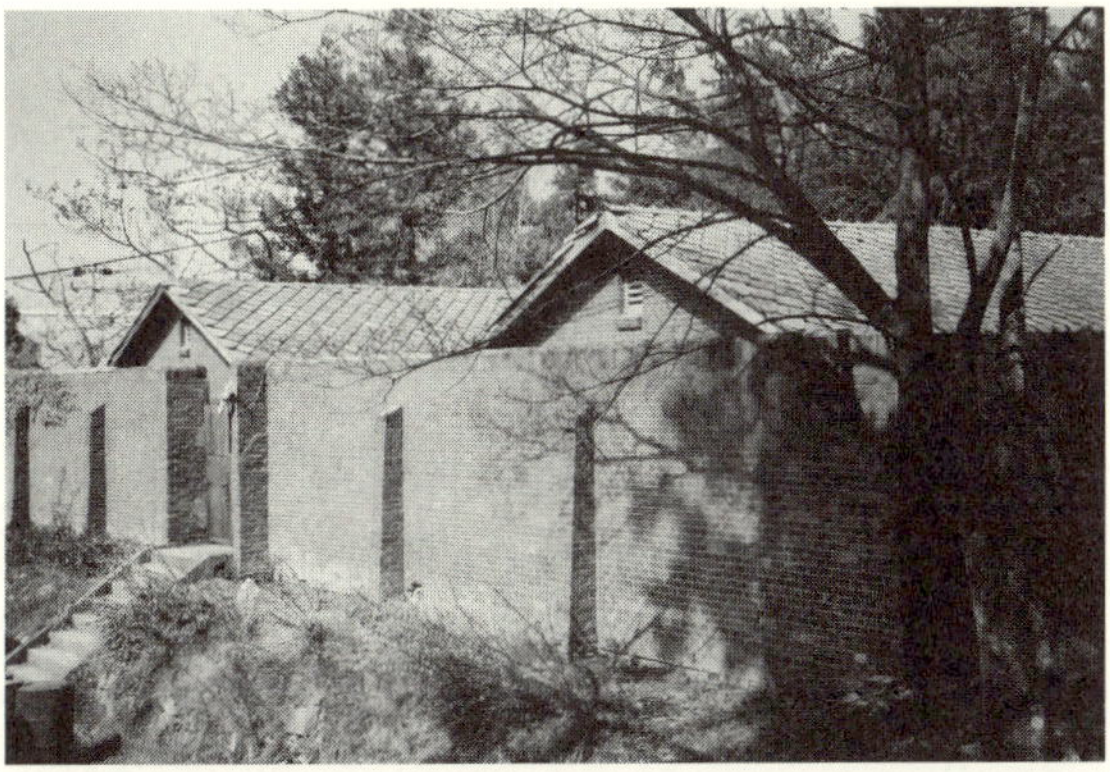

*
▶小鹿島にある日本植民地期の第一期工事でつくった監禁所。（一九九五年四月 筆者撮影）

3　「優生思想」とハンセン病

一九九九年二月二五日から三月二日までの六日間、ハワイのホノルルへ妻と末娘と一緒に観光旅行をした。ホノルルを歩けば、いま研究している近代ハンセン病史に関する何かの「資料」に出会うのではないかという、私自身の期待感を持った旅でもあった。

広島空港を二月二五日の午後六時四五分に飛び立つと、同じ二五日の早朝にホノルル空港に着く。時が逆回りするのは、日付変更線と時差のためである。ワイキキのホテルに四泊した。その間、体験したことのなかから、表題の「優生思想とハンセン病」に限って、書いてみたいと思う。

ＪＴＢポケットガイド『ハワイ』の旅行案内などを読んで、私も事前に一応の学習をしてハワイに出かけた。ワイキキ・ビーチにはダミアン博物館があること。オアフ島の東三〇キロにある同じハワイ諸島のモロカイ島には、一九世紀後半に出来たハンセン病の隔離地カラウパパがあったこと。一八六五年にハワイ政府がハンセン病者の離島への移住政策をとり、一八八八年からは積極的に、ハンセン病患者を探し出し強制隔離をおこなったこと。一八七三年にベルギー人のダミアン神父（一八四〇～一八八九）が布教に訪れ、一八八九年に四九歳の若さでモロカイ島で死亡したこと。その当時カラウパパは「死の半島」と人びとに恐れられ、患者たちもまた、死を待つのみの生活だったこと。ダミアン神父は、この地に簡単な病院や教会さらに、アイスクリームを売る店を建て、草花が美しく咲く庭を作り、患者たちの心にやすらぎを与えたことなど「ハワイのハンセン病とダミアン神父」についての大要をつかんで行った。ホノルルに行けば、近代ハンセン病について、何かの情報が得られるのではないかという、かすかな期待感をもつ旅であった。

ワイキキの長い砂浜には、日本から来た若者でにぎわっていた。ビキニの海水着を着て砂浜に茣蓙やビニールシートを敷き、寝転がって日光浴を楽しんでいる女性、波に乗ってサーフィンに興じている若者たち、嬌声をあげてビニールの浮袋で泳いでいる若い男女の姿もそこにあった。欧米人のなかには、折りたたみ式の椅子を木陰に持ち込み、読書している人の何人かの姿もあった。ほどよい暑さ、砂浜に照りつける陽ざしは、心地よく吹く風とともに人びとを楽しませていた。

ワイキキの砂浜のクヒオ・ビーチパーク前の道路（カラカウア通り）を挟んで聖オーガスティン教会（ST. AUGUSTIN'S CATHOLIC CHURCH）がある。教会堂前のクヒオ通りに至るやゝ狭い道路をオアフ通りという。その通りにダミアン博物館（THE DAMIEN MUSEUM）があった。小さな二階建ての建物で、正面の入り口には十字架を手にもつ神父像が立っていた。あいにく、当日は日曜日で休館していた。土・日曜と祭日は休みだったのである。私たちは、ワイキキ・ビーチのほうに二分ほど引き返し、聖オーガスティン教会堂の中に入った。

この巨大な教会堂は一九六二年に建てられた新しいもので、カトリックの教会である。建物*の正面の壁面は、大きなステンドグラスで飾られ、祭壇にはキリスト、マリア、ヨセフの三体の像と十字架が安置されていた。向って左手の入り口には「DAMIEN THE LEPER」と題した**ダミアン神父の一メートル四角ほどの画像が掲げられ、モロカイのダミアンにつ

＊
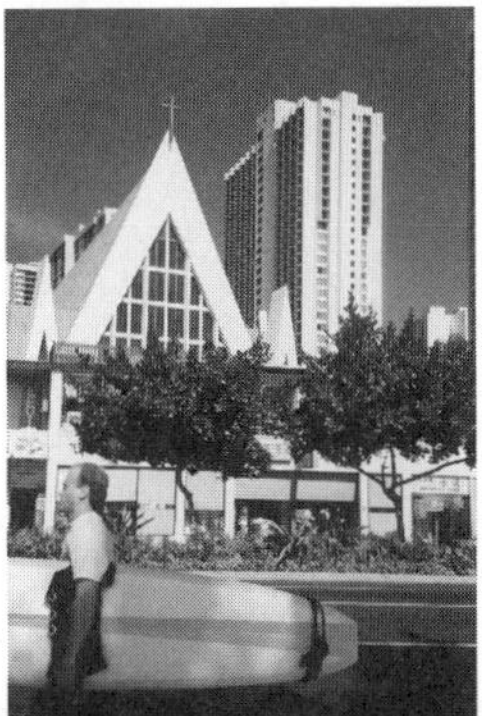
▶三角の屋根の建物は、聖オーガスティン教会（一九六二年建立）ワイキキの砂浜のすぐ前。（筆者撮影）

＊＊
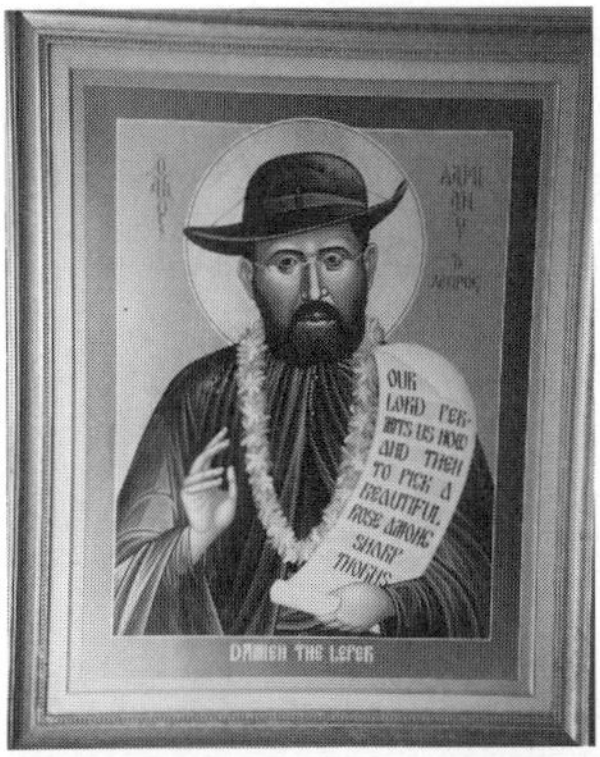
OUR LORD PERMITS US HERE AND THEN TO PICK A BEAUTIFUL ROSE AMONG SHARP THORNS
DAMIEN THE LEPER
▶ダミアン神父の画像

いての英文で書かれたパンフレットが置かれていた。堂内の右手には、ダミアン[*]の銅像があった。二つのダミアン像とも、ハワイのシンボルとしての赤いレイが首にかけられていた。それは、かつて私が見たことのある「高松宮記念ハンセン病資料館」のダミアン神父の銅像から受けた印象とは異なり、逞しいなかにも、慈愛にあふれたダミアン神父を思わせるものであった。

ダミアンの銅像の側には白いサリーを着、黒のカーディガンを羽織ったマザー・テレサ(Mother Teresa)の大きな写真が置かれていた。写真には次のような文字が書かれてあった。「Works of Love are Works of Peace」(愛するという行為は平和の仕事なのです、といった意味だろうか)。十数年前に私は、カルカッタでマザー・テレサの住む教会堂へ、朝はやく行ったことがある。教会の庭に大きなドラム缶のような釜が数個置かれて、おじやのような食べ物を炊き出していた。高齢のシスターたちに挨拶し、それから、教会の若いシスターたちとトラックの荷台に乗って、歌いながら、カリー寺院内にある「死を待つ人の家」へ行った時のことを思い出していた。インドには、マザーのつくったチタガール・ハンセン病センターがある。

外は陽が照付けていたが、堂内はひんやりとしていた。私たち親子三人は、この教会堂の中で、一時間ばかりの時を過ごした。そのあいだに三組の年老いた白人の夫妻と一人の中年の男性が、この教会内に入って来て十字架とキリストの像の前で、礼拝して行った。しかし、すぐ前のワイキキの砂浜で遊ぶ日本の若者たちも、ワイキキに林立するホテルに泊っている日本から来た多くの人びとの姿も、教会堂では見ることがなかった。聖オーガスティン教会で平穏なひとときをもった私たちは、誰よりもまして、すばらしいハワイの

*

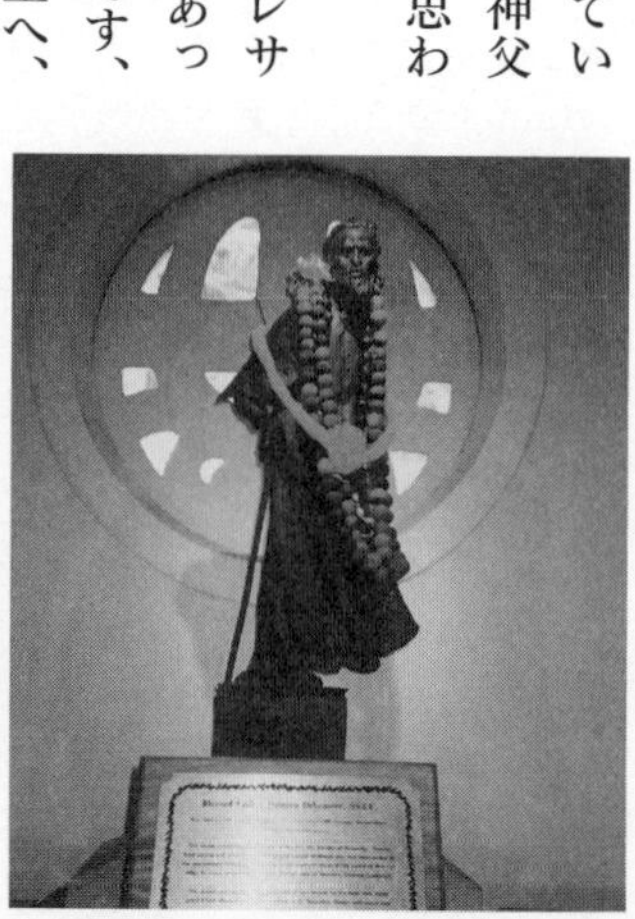

▶堂内にあるダミアン神父の銅像

旅が出来たのではなかろうか。

昼間は、妻と末娘と行動をともにした私だか、夜がふけると二人をホテルの部屋に残し、私ひとりでハンセン病の資料を探しに、ワイキキの夜の街を歩いた。クヒオ通りは庶民の夜遊びのメッカ。食べ物の店、みやげもの店、ディスコや居酒屋も、夜の十二時頃まで賑わっている。ところで、古本屋はなかろうかと思って探したが、見つからなかった。

街には「古着」と書いた店があちこちにある。不思議なことにほとんどの古着屋は二階にあった。階段をあがって店内に入ると、アロハ・シャツ、ムウムウ、ジィーンズ、Tシャツなどが、ところ狭しとハンガーに掛けられ、並べられている。古いブローチやネックレスもケースに入れられ、あるいは壁に掛けられて売られていた。日本の若者たちもたくさん古着を買いあさっていた。もしや古着屋の中に「古本」が置かれているところがあるかもしれないと、私は思った。

予想通りだった。一軒の古着屋に入ると、店の片隅に古い日本の雑誌や本が、小積まれていた。昔の『主婦の友』や『婦人倶楽部』にまじって、『婦人倶楽部』昭和十一年七月号（第十七巻第八号）附録・『診断・療法　家庭大医典』があった。新書判大で六百余ページの大部なもので、発行所は大日本雄弁会講談社、定価（本誌・二大附録共）は六拾五銭と奥付けには書かれてあった。

『診断・療法　家庭大医典』をくってみると、皮膚科の項の二六六ページには「癩」があり富岡医院長・医学博士富岡有象が担当、「遺伝と優生結婚」と題する項目は、東京帝国大学医学部長・医学博士永井　潜が担当している。『婦人倶楽部』はいうまでもなく専門書でも、学術雑誌でもない。多くの女性が購読した「大衆誌」である。当時の発行部数は、五十万冊を超えていた。同誌の発行部数は一九二七年約十二万、二九年二十万、三一年五十五万であった（永嶺重敏著『雑誌と読者の近代』一九九七年による）。藤野　豊さんの「日本ファシズムと優生思想」についての先行研究から、私は多くのことを教えられながらも、いま一つ物足りないのは、①利用している資料が優生思想を、当時の人びと――とりわけ「大衆」がどのようにして受け入れていったか、いわゆる「草の根」にファシズムが、どのようなかたちをとって入り込んだのかということを、読み取ることが出来難かったこと、②日本ファシズムは、植民地の人びとの上により露骨にあらわれ、植民地とされた人びとの「いのちと生活」を奪うものなのに、その具体的史実の指摘が乏しく、引用資料にも、ほとんどあげられていないことの二点である。藤野さんも一九九三年一月発行の『日本ファシズムと医療』（岩波書店）の「総括と展望」のなかで、次のように書いている。

本書では台湾・朝鮮・「満州」・「内南洋」等の日本の植民地・準植民地、あるいは戦時における占領地のハンセン病対策についても、断片的にしか論じることができなかった。……これらもまた、今後の重要な研究課題である（二九四ページ）。

『日本ファシズムと医療』（岩波書店）が出されて六年を経て出版された『日本ファシズムと優生思想』（かもがわ出版、一九九八年）にも、台湾・朝鮮・「満州」・「内南洋」等、日本の植民地・準植民地において、「ファシズムと優生思想」がどのようにすすめられたか、具体的史実による指摘の箇所が乏しいと思った。しかし、ないものねだりをしてもしかたがない。藤野さんが欠落した部分を少しでもおぎないながら、研究をしようと思う。

『婦人倶楽部』、『主婦の友』……といった女性向けの「大衆」誌や『少年倶楽部』、『幼年倶楽部』といった子ども向けの雑誌は、公立図書館や大学図書館へ行ってもほとんどのところで所蔵していない。とりわけ、「本誌」は所蔵していても「本誌」の附録まできちんと揃えて所蔵している図書館は、皆無ではないか。だから、戦前の『婦人倶楽部』の附録である『診断・療法 家庭大医典』は、喉から手のでるほど欲しかった。店の人から「百ドルだよ」と言われても買おうと思っていた。

ワイキキのこの「古着」店では、すでに私は一八ドル均一のコーナーからトレイニング・シャツを一五ドルにまけて貰って買っていた。カウンターにいる店の女主人に「この本いくら?」と聞くと意外な返事が返ってきた。

「シャツ買ってくれたから、その本はユーにプレゼントするよ。お金いらないから、もっていきなさい」と言うではないか。昼間に「聖オーガスティン教会」にお参りしたので、神様のご加護があったのだろうかと一瞬、思った。『主婦の友』や『婦人倶楽部』などの雑誌は、日本の植民地となっていた朝鮮でも、かなりの部数売れている。一九二七年十二月発行の『平壌全誌』(平壌商業会議所発行)には、次のような記述がなされている。

> 現今に在りては婦人向きの雑誌俄然として読者を増加し東京発行「主婦の友」の如きは平壌四個の雑誌販売店に於て五百部を売捌き其他婦人倶楽部、婦人世界、婦人公論、女学世界、女性、婦人之友又近来は殊に小児ものなど相応の売行きあり(九六五頁)。

『朝鮮総督府統計年報』によると、一九二七年の平壌府の日本人人口は男一万三二四〇人、女一万一二八六人で計二万四四二六人である。そこで『主婦の友』が五百部売捌かれている。それから一〇年の後、附録・『診断・療法 家庭大医典』が出された一九三六年の平壌府の日本人人口は八万九五八五人で、そのあいだに日本人人口は四倍も増加している。三

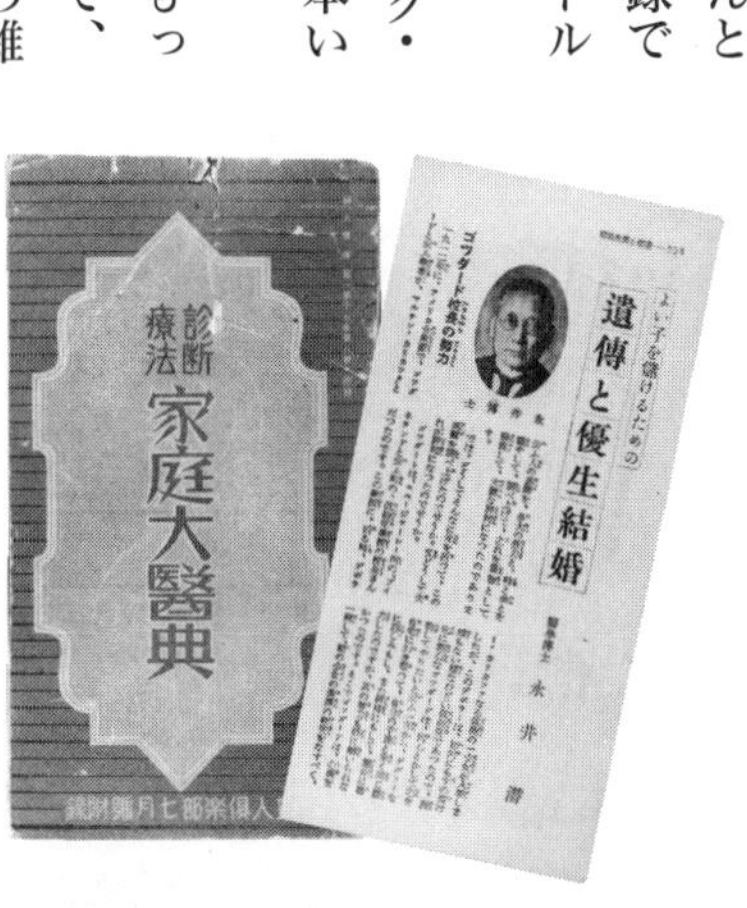

▶『診断療法・家庭大医典』(『婦人倶楽部』七月号付録・一九三六年七月)は、永井潜の「遺伝と優生結婚」を掲載し、優生思想を多くの大衆に広めようとした。

六年の京城府の日本人人口は約三十四万人を数え、平壌府の約四倍。おそらく一九三六年当時、朝鮮全体で『婦人倶楽部』が販売されていた冊数は、月刊数千冊にのぼっていたのではなかろうか。

ところで、『診断・療法　家庭大医典』には、「優生思想」とハンセン病についてどのような記述がなされているか、次に見ていきたいと思う。

婦人倶楽部編輯局は冒頭に、このような文章を書いている。「世間には病気に就いての知識がなかったために、軽く見過ぎたり、間違つた手当をしたりして、とんでもない不幸を招いたといふ例は決して尠くないのであります。そういふ不幸を未然に防ぐためにも、世の多くの主婦、将来主婦となるべき娘さん方は、是非共一般衛生常識を会得しておくべきでありませう。この附録はさうした意味で我国医界の最高権威の諸先生にお願ひして、一つ〱の病気について精しく分りよく御執筆頂きました」。

そして、皮膚科について富岡有象（富岡医院長・医学博士）が執筆しており、そのなかに「癩」の項目がある。「癩の療法」の記述は次のようになっている。

> 昔から大楓子油《たいふうしゆ》がよいと云はれて居《を》りますが、現在でもその大楓子油の内服又は筋肉内注射が一番効果があるやうです。この他ツベルクリン、金製剤《きんせいざい》、昇汞水《せうこうすい》、牛乳その他の注射が案外利くこともあります。その他入浴して体を清潔にし営養を高め衛生的の生活を送らしめ前記の療法の外撒曹《さくさん》、沃剤《ようざい》の内服を薦めることもあります。
>
> 癩は、罹れば治りにくい病気ですから、罹らぬやう未然に防ぐ事が一番大切です。それには癩患者と健康な人との交通接触を全然断つことが最も有効なので、国家でも癩患者は国立の病院に収容する

ことにしてあります。家庭で若《も》し患者が出来たやうな場合には、必らず専門の療養所なり病院なりへ隔離して、家人との交渉を断つてしまふことが第一の急務であります（二六六ページ）。

富岡有象の述べる癩の「療法」は、前半で治療方法をいっている。一九四〇年サルフォン剤が出来、つづいて、四三年アメリカでファヂニーがプロミンの治癩効果を発表する。その以前のことであるから、大楓子油の効果について述べることはよいとして、「この他ツベルクリン、金製剤、昇汞水、牛乳その他の注射が案外利くこと」とか、「前記の療法の外撒曹、沃剤の内服を薦める」とか、当時の医学水準からしても不可解な内容が多々あり、「通俗的医学書」以前の誤りのある「癩の療法」記述となっているように思う。

後半の記述において、隔離する対象者を「浮浪するハンセン病患者」だけでなく、家庭にいるハンセン病患者にまで拡大して書かれていることは注目される。実は、この『婦人倶楽部』の附録「医典」が発行された一九三六年七月一日から一月半のちに、国立のハンセン病療養所で「長島事件」が起っている。当時、「長島愛生園では実人員が定員を何割もオーバーし、献立の劣悪化は勿論、一二畳半一室四、五人が定員の部屋に八人から一〇人も詰め込む状態になっていた」（『ハンセン病資料館』五九頁）。こうした国立のハンセン病療養所の実態を、この『婦人倶楽部』の附録「医典」で「癩」を執筆した富岡有象という医者は知っていて書いたのだろうか。

永井　潜（東京帝国大学医学部長・医学博士）は、「よい子を儲けるための遺伝と優生結婚」と題して、かなりの頁をさいて「優生結婚」のすすめる文章を『婦人倶楽部』の附録「医典」に書いている（五五三〜五七三頁）。永井　潜の優生思想については、藤野　豊『日本ファシズムと優生思想』(かもがわ出版、一九九八年)などに書かれているので参照されたい。ここでは、永井が『婦人倶楽部』の附録「医典」のなかで、優生思想をどう多くの大衆に広めようとしたのか、紹介する。永井は、文章の冒頭で次のように書いている。

「一九一二年に、アメリカ合衆国で、ゴッダードと云ふ学者が、マルチン・カリカックと云ふ人の系図を、多大の労力と、時と金とを費やして、調べ上げて、之れを書物として発表して、大変な評判になつたのであります。(中略)マルチン・カリカックは、良い家系の英国人の一移民の息子として生れ、一七七六年に起つた米国の革命戦争に、一青年士官として参加して居た際に、料理店の低能な娘と関係して、一人の男の私生児を生ませました。爾来百二十年間、五世代を重ねて総数四百八十人の子孫が夫《それ》から出来ましたが、其中二百八十一人の履歴は不明で残り一百八十九人の中三十三人は売春婦、二十四人は酒精《アルコール》中毒、三人は癲癇、三人は犯罪者、八人は恥づべき家業の主人、三十三人は私生児であつて、上記デボーラー(永井は「低能の一少女」とも書く)も、其一人であつたのであります。

このカリカツクが、戦やんで除隊された後良家の婦人と正式に結婚して、其の子孫が四百九十六人に上《のぼ》つたのでしたが、其の中十五人が若死をし、僅に二人だけがアルコール中毒、一人が性的不良であつた故、残りの凡《すべ》ては、良い閲歴を有《も》ち、医師や、法律家や、教育者、貿易商、農家等、立派な職業の人となつたのであります。

以上述べたカリカツク家系の調査は、私共に、色々大切な教訓と示唆とを与へるではありませんか。

第一には、遺伝が教養よりも大切であること。

第二には、遺伝に於て、母性が如何に重要な位置を占めるかと云ふこと。

第三には、正しい結婚をすることが、如何に大切であるかと云ふこと。
第四には、不謹慎な結び附きが、独り一家一門のみならず、国家社会に、如何ばかり迷惑を及ぼすかと云ふこと」（五五八～五五九ページ）。

このように述べたあと、永井は次のような一四項目にそいながら「優生結婚」の宣伝を行っている。

「結婚の意義、結婚と遺伝、メンデル法則の意義、伴性《はんせい》遺伝、血族結婚、人間に於ける遺伝の調査の成績、美はしい子を有つ為には、長寿である為には、秀才の子を有つ為には、優生学の模範を示す優生学の産みの親、輝かしいダーヰン家、知能と子宝と寿命、我邦に於ける優れたる家系の例、母と知能の遺伝」。

永井　潜が書いた「遺伝と優生結婚」の中から、いくつかの箇所を次にあげておこう。

「**メンデル法則の意義**　近頃迄、這般《しゃはん》の関係が不明であつた為めに、環境の改善によつて、遺伝質を改善し、其好影響を子孫に遺伝せしめることが出来るものと信じて居たのであります。随つて環境にのみ力を注いで、肝心な種性に着目することを忘れて居ました。即ち栄養や運動に依つて親を強健にすれば、子供の体質も亦強健になり、教育によつて親の知能を啓発すれば、賢い子供が産まれるものと思つて居たのでありますが、今日では、夫《そ》れは到底駄目であることが明かとなりました。勿論良い種子《たね》があつても、良い肥料を与へなければ、立派な花を咲き実を結ぶことは出来ないのであつて、環境の影響も亦、非常に大切でありますが、併しそれは直接その影響を受けた生物一代に留まるもので、これを子孫に伝へようとしても、不可能なことであります。そこで良い肥料を与へる前に、先づ以つて良き種子《たね》を選定することが、最も大切な意義を有つことになつて来ました」（五六三ページ）。

「伴性遺伝　病的なものに就て見ると、多くの畸形は、正常態に対して優性であり、其他或る種の皮膚病や糖尿病の如き新陳代謝病や遺伝性眼病、或る種の神経病等は、健全状態に対し優性であり、之れに反し、各種の精神病や精神薄弱等は、普通状態に比して劣等である（中略）。配偶者たらんとする人自身の遺伝的性状の大切なことは勿論であるが、その家系に就て出来るだけ広く、単に父母、祖父母、兄弟と云ふ直系のみならず、伯叔父母や従兄弟姉妹と云ふ様な傍系の性状をも調査し、充分に該家系の遺伝関係を考慮する必要がある。……精神的性状に就いて云へば、有為傑出せる人々を多く出した家系は歓迎すべきでありませう」（五六五～五六六ページ）。

「私共同志は、其の意味に於て、曩《さき》に日本民族衛生協会を設立し、夫れに附属せる事業として、優生結婚相談所（仮事務所白木屋デパート内）を起し、近く又、優生結婚普及会を創め、このあらゆる問題を中心問題に向つて、聊か微力を捧げんとしつゝある次第であります。切に大方の御援助を祈つて止みません」（五七三ページ）。

『婦人倶楽部』の附録『家庭大医典』が出された一九三六年七月から一年後の三七年七月七日に起きた盧溝橋事件を契機に、日本は中国全土への全面的な侵略戦争に突入した。朝鮮は日本の「大陸兵站基地」として、人も物資もその支配・統制が、いちだんときびしくなっていった。一九三八年二月二日付の『朝鮮日報』は「時事解説・断種法立案説」*と題する記事を掲載している。その記事を次に、訳出しておく（原文は朝鮮語である）。

*

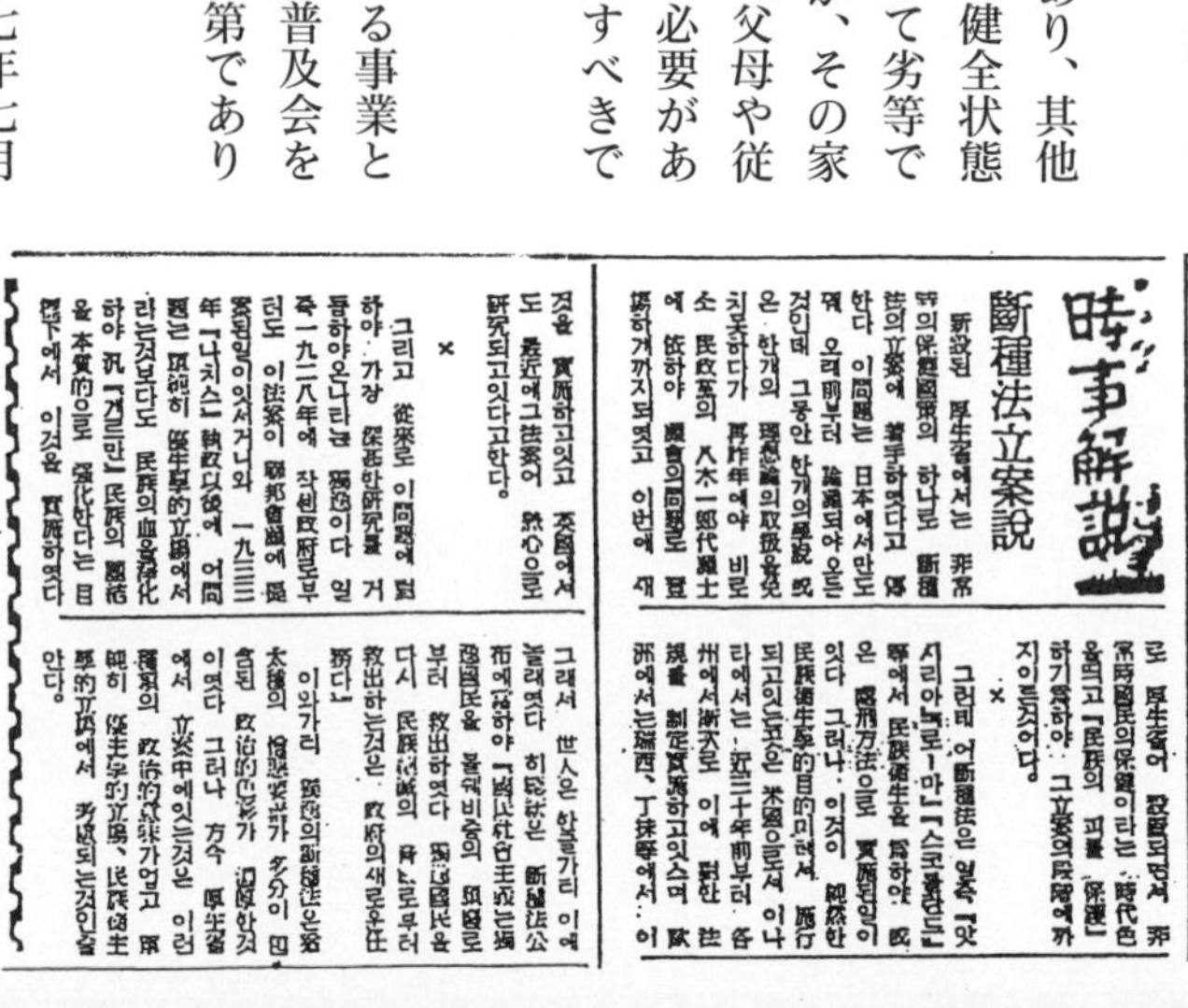
時事解說

斷種法立案說

▶『朝鮮日報』一九三八年二月二日

新設された厚生省では、非常時の保健国策の一つとして、断種法の立案に着手したと伝えた。この問題は日本においても、すでにずいぶん以前から論議されてきた問題であるが、これまで一学説や或いは一理想論の取扱いを免れることが出来なかったが、一昨年になって、ようやく民政党の八木逸郎代議士により、議会問題として登場するまでとなり、今回、新たなる厚生省の設置により、非常時における国民保健という時代色を放って「民族の血を保護」するため、これを立案する段階にまでこぎつけたのである。

しかしながら、この断種法は、「アッシリア」「ローマ」「スコットランド」などにおいて民族衛生のため、或いは処刑の方法として実施されたことがある。しかし、これが純然たる民族衛生学的な目的のもとで施行されているのは米国で、この国では約三十年前から各州が次第にこれに関する法規を制定・実施しており、ヨーロッパではスイスやデンマークなどにおいて、これを実施しており、英国でも最近この法案が熱心に研究されているという。

また従来、この問題に対し最も深く研究を続けてきた国はドイツである。一九二八年、すでにジャクセン政府からこの法案が連邦会議に提案されたことがあり、一九三三年「ナチス」執政以降この問題は、単純に優生学的な立場からというよりも、むしろ民族の血の浄化を通じて、汎「ゲルマン」民族の団結を本質的に強化するという目標のもと、これを実施した。よって世間は皆、これに驚きを覚えた。ヒットラー総統は、断種法公布に際し「国民社会主義は、ドイツ国民をボルセビズムの頽廃から救出した。ドイツ国民を再び、民族絶滅の脅威から救出することは政府の新しい任務である」。

このようにドイツの断種法は、ユダヤへの憎悪という要素が多分に含まれた政治的な色彩が濃いものであった。しかし、現在厚生省で立案中であるものは、この類の政治的な意味はなく、単純に優生学的立場及び民族衛生学的な立場から考慮されているものと了解している。

●朝鮮総督府の御用新紙『京城日報』（本社・ソウル）に一九三八年四月二一日から二三日まで工藤武城（婦人科学専門）が三回にわたり「断種法を続る是非」と題して連載記事を書き、その中で、「婦人に最近実行されてゐる断種法は、精神にも身体にも、何等の有害なる作用を残すことなく」、「唯々生殖力を除くのみ」で、「これに因って、将来生れても、単に世人の迷惑計りではない、生れた当人も終生悲惨なる劣敗者として自身を呪ひ親を呪ふ。子供を生むと、何れが幸福なるべきやは論ずるまでもない」と述べている。

ハワイから帰国する前夜、ワイキキでみた日本から送られてくるテレビの映像は、「脳死臓器移植の実施」であった。ホノルル国際空港から飛び立つ機内で渡された『朝日新聞』の三月一日付の朝刊は、一面に大きな見出しで「初の脳死　心・肝移植／高知の提供者法的脳死、確定」と報じていた。「臓器を提供したいと考えている患者に対して、医療関係者は、臓器を移植するということを初めに考えるのではなく、あくまで、救命に最善を尽くしてほしいと思う。すべての医療関係者が信頼できるという状況にはないだけに、救命の努力がにぶりはしないか」との談話を村上陽一郎・国際基督教大教授はしている。今回の臓器移植は、「ひとの生命」とは何かを考えさせられた。

永井　潜らの「優生思想」のなかに、病者や心身障害者などの結婚や妊娠・出産に対して、これを排除しようとする考えが存在していること、ハンセン病者への断種手術の「強制」は、「優生思想」と深い関わりをもっていること……、そんな思いが、胸中に去来する今回のハワイへの旅であった。

帰国後、現今の医学の中に「新優生思想」ともいえる事実を目にすることが多くなった。日本で施行された「優生保護法」は、一九九六年六月一四日に改正され、「母体保護法」となった。いままで述べたきた「優生思想」は、今日ではすでに過去の問題となってしまったのか。いな、新しくよそおいながら「優生思想」は生きているのである。その例として、最近の新聞の中から、出生前の胎児診断*と臓器移植**に関する二つの記事を紹介しよう。

【出生前の胎児診断】**厚生省見解に意見書／母体血清検査で産婦人科医ら**

厚生省の専門委員会が見解を審議中の「母体血清マーカー検査」について、産婦人科医や小児科医

＊佐藤孝道著『出生前診断―いのちの品質管理への警鐘―』(有斐閣選書、一九九九年)の「参考文献」(二一九〜二二九ページ) 参照。

＊＊生命操作を考える市民の会編『生と死の先端医療』(解放出版社、一九九八年)の「参考図書」(二〇九〜二一一ページ)参照。

ら三百八人が、「(この検査の存在を) 医師は積極的に知らせる必要がない」と明文化することを求めた意見書を一八日、同省と専門委員会あてに提出した。

意見書は、虎の門病院 (東京都港区) の佐藤孝道・産婦人科部長らが作成した。同部長は「これを明文化しないと『障害のある胎児を排除すること』が、産婦人科医の本来的な業務の一つになってしまう危機感を感じる」と話している。委員会は一九日に見解をまとめる予定。

専門委員会では昨年一二月、医師が妊婦に検査について積極的に知らせる必要はなく、検査を受けることを勧めるべきではないとする見解案を示した。しかし、妊婦への情報提供が必要などとして明文化を避ける意見も委員から出されている」(『朝日新聞』大阪本社版・一九九九年三月十九日)。

【臓器移植】「ヒト組織バンク」全米で急成長／人体商品化に批判も／数百社参入、一〇〇億ドル市場／日本でも二月に企業設立

●植民地支配　カリフォルニア大バークリー校のナンシー・シェパヒューズ教授 (文化人類学) は「世界各国で『人体部品の商品化』が進んでいる。途上国では組織売買も横行し、(米国などの) 先進国にも持ち込まれている疑いが濃い」と指摘する。

同教授らの調査によると、インドでは娘の持参金を用意するため、父親が腎臓を売り、ブラジルでも事業の失敗や生活苦から、死者の家族が様々な組織を売り渡していた。

「貧しい者から富める者へ、南から北へ、と臓器、組織が売られ、『人体の植民地支配』が生まれようとしている」。シェパヒューズ教授は北南米、アジア、欧州など十数カ国の研究者、医師らと協力して、国際取引の実態調査を始めた」(『朝日新聞』大阪本社版・一九九九年四月二十一日)。

『未来』誌の「日本・朝鮮近代ハンセン病史・考」の連載記事を熱心に読んでくださっている瀬戸富美子さん (宮崎市在住) から、最近、次のようなお手紙をいただいた。

「臓器移植の事は、医学的な事はわかりませんが、寿命をのばす事につながる為という以外、もっと大切な事を忘れている様な気がします。医学にとって夢の実現でしょうが……」(一九九九年三月八日)。

藤野豊さんは『日本ファシズムと優生思想』(かもがわ出版、一九九八年)の「はしがき」で、このように書いている。「生殖操作や出生以前の胎児診断、あるいは臓器移植にからむ脳死判定をめぐる論議のなかには、「存在に値する生命」と「存在に値しない生命」という選別がある。明らかに優生思想が生きている」と。

日本・朝鮮近代ハンセン病史を研究している私も、この瀬戸富美子さんや藤野豊さんがいっておられることに、全面的に同意したい。

IV 「皇室の御仁慈」の意味するもの

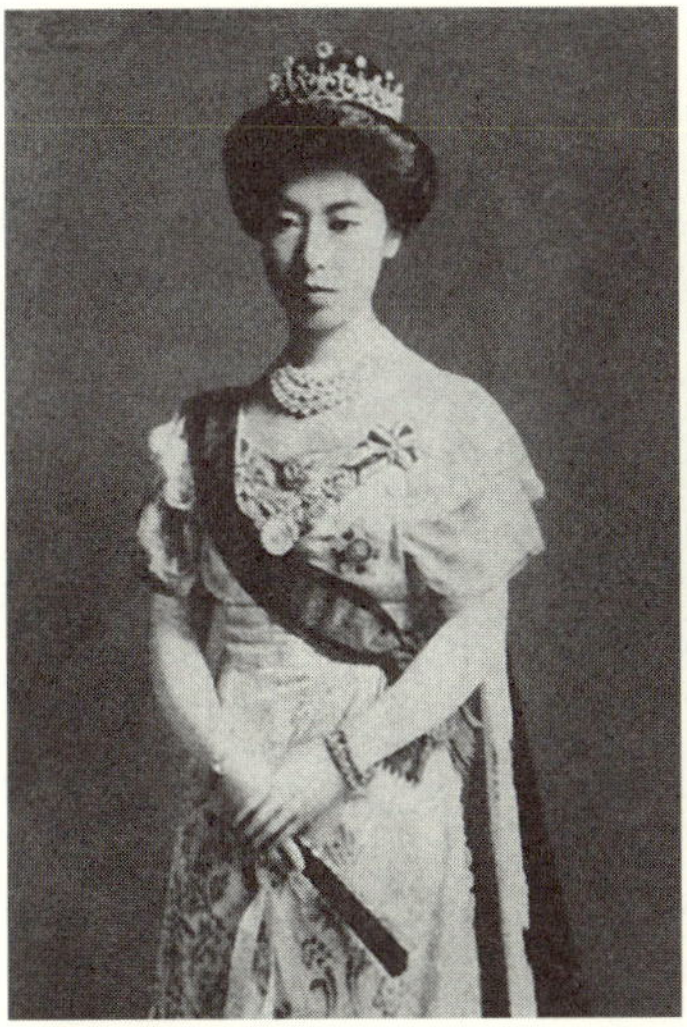

▲皇太后節子（1884－1951）
(『藤楓だより』平成７年度藤楓協会発行）

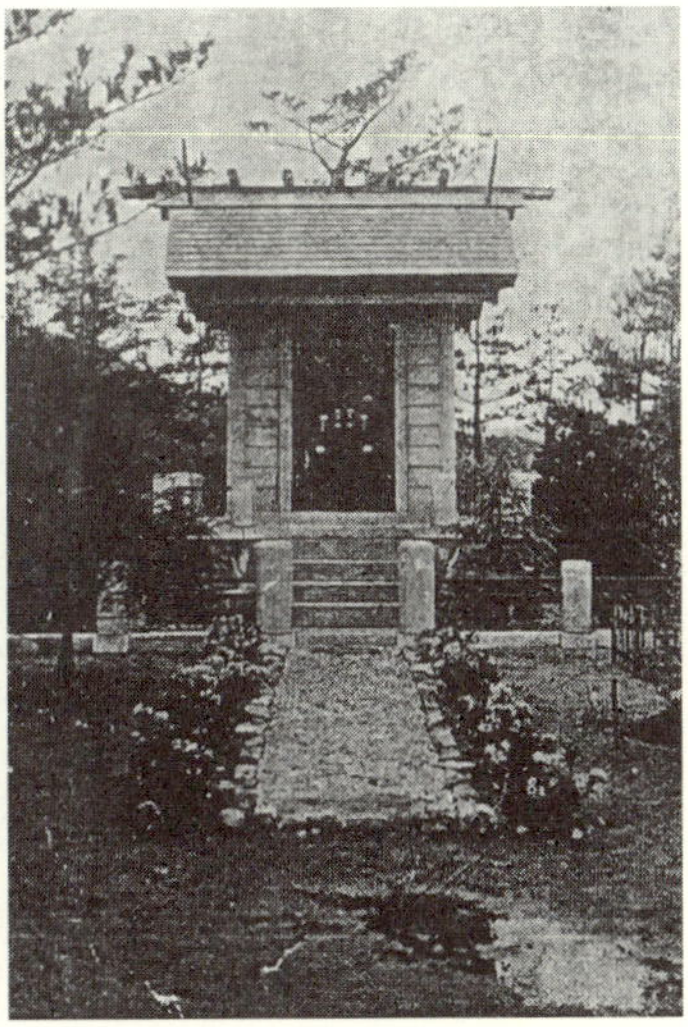

▲小鹿島更生園「御写真」奉安庫
（1941年７月建立）

1　朝鮮総督の小鹿島への視察

日本による朝鮮統治時代に小鹿島「癩」療養所には、三人の朝鮮総督が視察のため、来島している。

その一人は斎藤実（一八五八〜一九三六）で、一九二二年一一月二二日に「小鹿島慈恵医院」を視察した。一九一六年二月、同医院の創設から六年余のことであり、朝鮮近代史上最大の反日独立運動であった「三・一独立運動」（一九一九年）より数えて、三年余を経た年でもあった。それは小鹿島癩慈恵医院では、第二代院長の花井善吉の時代にあたっていた。一九三五年六月三日には宇垣一成（一八六八〜一九五六）が視察し、さらに、一九三八年九月一五・一六の両日にわたり南次郎（一八七四〜一九五五）が「小鹿島更生園」を視察している。それは、斎藤朝鮮総督の来島より一六年後のことであり、周防正季が第四代目の園長として、辣腕をふるっていた時期にあたる。その前年の七月七日、蘆溝橋事件による日中全面戦争・日本軍による大陸侵略が大規模に始まった時代でもあった。

三人の朝鮮総督の「小鹿島」視察を追いながら、朝鮮総督府によってなされたハンセン病患者への施策の一端にふれていきたい。

「文化政治」を標榜した斎藤実・朝鮮総督は、総督になって間もない一九二一年九月二三日付けの『大阪朝日新聞・朝鮮版』に、次のような書簡を送っている。

▼概ね日本人は癩病に真箇の理解がない／斎藤総督の書簡の一節

斎藤総督は光州駐在朝日新聞通信員に一書信を寄せたが其一節に左の如きものがある（光州）

日本は文明諸国の間に独り癩病者に対する適当の隔離設備を有せず又其の治療発見の為め文明諸国と共に努力して居ない国である、之に対する主要の理由として資金欠乏が唱へられる、同時に富豪の慈恵家は癩病救済事業に金を出すことを欲しない、蓋し自分が癩病血流であるを疑はれざらんため又は自分に癩病の親戚があるが故に同情するのだと思はれざらん為めである、元来癩病を以て恥辱とする観念は全く不合理であるのに拘《かゝわ》らず斯《こ》うした状態は恐らく存続するであらう、……我輩は遠からず日本人が癩病に対しても正当の態度を示《な》す日の来らん事を期する、左れど今日の処日本の癩病患者の取扱ひ否適当なる取扱の欠乏は国民的恥辱と云ふの外かない云々。

『大阪朝日新聞・朝鮮版』に斎藤実が前記のような書簡を送った一年二か月後の一九二二年一一月一八日の朝、斎藤総督は松村秘書官、藤波通訳官を随えて列車でソウルの南大門を発ち、朝鮮南部の視察に赴く。二一日の昼、自動車で光州を出発した斎藤総督は順天を経て午後四時半麗水に着く。（『大阪朝日新聞・朝鮮版』一九二二年一一月一八日）。その後のことを一一月二四日付の『大阪朝日新聞・朝鮮版』は、次のように報じている。

＊二十二日午前十時駆逐艦楠にて小鹿島癩病院に赴き患者を慰問したが患者は孰《いづ》れも涙を流して喜び総督は慰安設備費として金一封を贈った、午後一時再び駆逐艦で慶南統営に向い出発した、総督今度の目的はこの癩病患者を慰問し病院を観るのが第一であつたが、麗水は昔朝鮮海軍の要港で遺物も尠

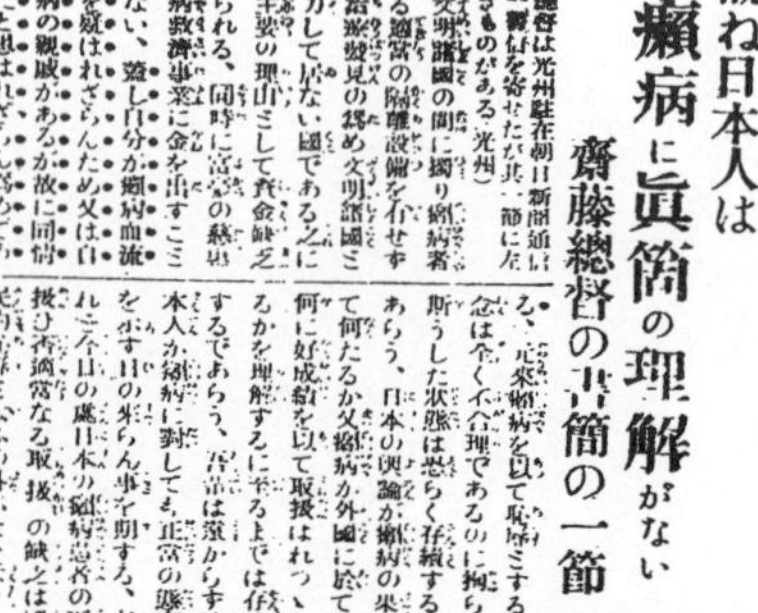

概ね日本人は
癩病に眞箇の理解がない
齋藤總督の書簡の一節

齋藤總督は光州駐在朝日新聞通信員に一書信を寄せたが其一節に左の如きものがある（光州）日本は文明諸國の間に獨り癩病者に對する適當の隔離設備を有せず又其の治療發見の爲め文明諸國と共に努力して居ない國である之に對する主要の理由として資金缺乏が唱へられる、同時に富豪の慈惠家は癩病救濟事業に金を出すことを欲しない、蓋し自分が癩病血流であるを疑はれざらんため又は自分に癩病の親戚があるが故に同情するのだと思はれざらん爲めである、元來癩病を以て恥辱とする觀念は全く不合理であるのに拘らず斯うした状態は恐らく存續するであらう、日本の輿論が癩病の果して何たるか又癩病が外國に於て如何に好成績を以て取扱はれつゝあるかを理解するに至るまでは存續するであらう、吾輩は遠からず日本人が癩病に對しても正當の態度を示す日の來らん事を期する、左れど今日の處日本の癩病患者の取扱ひ否適當なる取扱の缺乏は國民的恥辱と云ふの外かない云々

▶『朝鮮朝日』一九二一年九月二三日

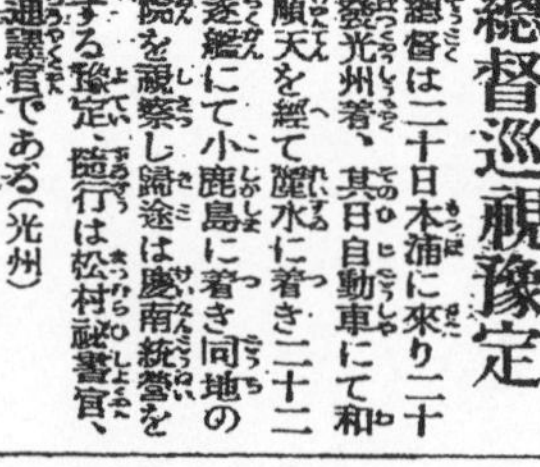

總督巡視豫定

齋藤總督は二十日木浦に來り二十一日發光州着、其日自動車にて和順、順天を經て麗水に着き二十二日驅逐艦にて小鹿島に着き同地の癩病院を視察し歸途は慶南統營を視察する豫定、隨行は松村祕書官、藤波通譯官である（光州）

▶『朝鮮朝日』一九二二年一一月一八日

からず感興を惹いた（光州）。

昔、朝鮮海軍の要港である麗水から、「今度の目的はこの癩病患者を慰問し病院を観るのが第一」という斎藤実総督。小鹿島まで駆逐艦で行ったのは、海軍大将の肩書きをもつ斎藤の思いであったのだろうか。一方、小鹿島慈恵医院に就任するまでの花井善吉院長は、陸軍二等軍医正（中佐相当）であった。

斎藤総督と花井院長がどんな会話を交したかは「新聞」などには書かれていない。しかし、その三年余りのちの一九二六年、斎藤＝花井らによって小鹿島「癩」療養所の拡張工事が計画され、実行されたのである。そして、小鹿島の三分の一の土地は朝鮮「癩」療養所のものとなった。とまれ、「文化政治」期におけるハンセン病患者に対する施策の一齣であった。

斎藤総督の「小鹿島」視察から五年半のちの一九二八年五月一六日、三木冠者（木浦在住で刑務所勤務者）は小鹿島に花井院長を訪ねて、そのことの記録を「レプラ島を訪問して」と題して『朝鮮司法協会雑誌』第七巻第七号（一九二八年七月号）の二一〜二七ページに発表している。花井善吉はその翌年の一〇月に小鹿島で病死しているので、三木の記録は、晩年の花井院長時代の小鹿島慈恵医院の様子を知るうえで貴重である。その文中の一節を、次にあげておこう。

午前十時頃、汽船は鹿洞に着いた、（中略）数町の水道を艀船で小鹿島に渡つたのは、午前十時過であつたらう。小鹿島は斜に蝙蝠の羽を拡げた様な島で、松山もあり水田もあり麦畑も続いて居る。

＊

齋藤總督
癩病院を視る

二十一日の發自動車で光州を出發した齋藤總督は午後三時順天に着地方官民の出迎へを受け郡廳、學校を視察し同四時半麗水に着き郡廳、學校を觀て旅館若松に入り同夜地方有志と會見し港灣修築問題等を聽き二十二日午前十時驅逐艦補にて小鹿島癩病院に赴き患者を慰問したが患者は孰れも涙を流して喜び總督は慰安設備費として金一封を贈つた午後一時再び驅逐艦で慶南統營に向ひ出發した總督今度の目的はこの癩病患者を慰問し病院を視るのが第一であつたが麗水は昔朝鮮海軍の要港で遺物も尠からず感興を惹いた（光州）

▶『朝鮮朝日』一九二二年一一月二四日

……爪先上の慈恵医院専用道路を四五町も上る、暑さで心臓の鼓動が激しい、行手を見れば道は松林中に没し去る、ほとりの棒杭には全羅南道立小鹿島慈恵医院と朧気に読める、……遅々たる歩を運ぶこと三町許り、事務所に着けば昼過ぎである。刺を通ずると今日は開設記念日でお休みとある、院長の官舎へと案内された、松や櫟杯（くぬぎ）の茂みの中を縫ふて玄関に入りホット一息した。

院長に聞くと今日は記念日である、患者は賞品を貰ふて大運動会である相だ、当院の現収容力は二百五十名で内地人が三名で他は鮮人であり、女は三十数名で残りが男子である。重症者は十数名で寝て居る、院長は三等官の花井老国手で外に若手が三名、書記・薬剤手が一名宛、之に看護婦、看病人各数名、巡視傭人と云ふ大世帯である、重症者の繃帯交換には一日数円が飛ぶ、注射は一週二回位とか、軽症者は薪を採り農耕を遣る、未だ漁労は始めない、患者は米麦の官給で被服亦然り、患者一人の費用は平均年額二百円内外の由、患者は毎日楽しく移暑して、逃走者もない、毎年五六人の全治退院者があるので皆希望に満ちて居る（中略）。

院長曰く内地の癩療養所の統計に依れば逃亡者三千余人なるも当所は一人もいない。又性の問題が却々困難で窃にステリリゼーションが行はるが、此処では其の問題が起きない、御覧の通り男女収容舎は余り隔り居らず、又何等の障壁なきに好成績である、之には二つの試みがある。其一は患者の自治制である、即一舎の患者十人中選挙して舎長を定む、此上に契長一人を選挙する、飲食其の他の配給に、炊事に皆各舎の自治である、……又性の悩みに付ては、彼等を宗教信仰に入らしめる、一番入り易き基督教を入れた、牧師が月一二回は島に来る、信者は毎日一度は礼拝堂に集まる、斯くて信者は信者として又無信者は無信者として互に相戒めて居るとの事である。又健康部落との界には何等の障壁も設けて居らぬが部落への脱出者はないとのことである（中略）。

別れに臨んで老院長は語つた、土地が辺鄙の為に、世間にも紹介されぬから慰問者も稀であり、内地の如く慰問品も集らぬ。毎日二三人は家族親族の訪問者がないではないが、多数は生別れして居る様なもので慰安方法に苦心するとのことであった」。*

第六代朝鮮総督・宇垣一成が小鹿島更生園の視察をしたのは、一九三五年六月三日である。『京城日報』は、平記者の「宇垣総督、南鮮巡視に随伴して」という記事を連載しているが、同年六月二一日付けでは、「雨中を小鹿島に上陸／周防園長の案内で更生園を視察」という見出しで、左記のような記事を掲載している。

> 船は猛烈な雨風に物凄くゆられながら居金島沖を南西に小鹿島へ向つた、そして三日朝十時雨をおかして上陸、周防更生園長に案内されて事務所に赴いた提督は、事務室の一隅を仕切った園長室で同園の経営状況その他の報告を聴取した、壁には皇太后陛下の御歌
>
> 　つれ〴〵の友となりてもなぐさめよゆくこと難きわれに代りて
>
> が掲げられてゐた、園長の報告をきいてから総督は職員一同を集め訓示をなしたのち自動車で新築中の中央診療所に趣き、重症患者の新病舎を視察し、患者製品陳列所を見、更に自動車を駆つて園内の各部落を視察した、二千数百名の患者たちに総督が来訪されるといふので、屋外に出て迎へる準備をしてゐたが、豪雨のため果さず、皆屋内から敬意を表してゐた、それでも軽症者のうちには雨にぬれて軒下近く立つてゐるものもあり国旗を立てゝゐるものもあつた、如何に恵まれぬ彼等が心から喜んだかは、この一事でもわかる。
>
> かくて一巡した総督は周防園長宅で昼食をすませ同一時半ごろ小鹿島神社に参拝し、同二時辞去した。

総督府の「御用新聞」である『京城日報』の記者らしい記事内容である。宇垣総督は小鹿島更生園の視察に先駆けて、一九三五年二月一五日に記者団と会見した。『京城日報』（一

＊滝尾英二編『日本・朝鮮近代ハンセン病史・考〔資料編〕』広島青丘文庫（一九九九年）七四〜七七ページ収録。

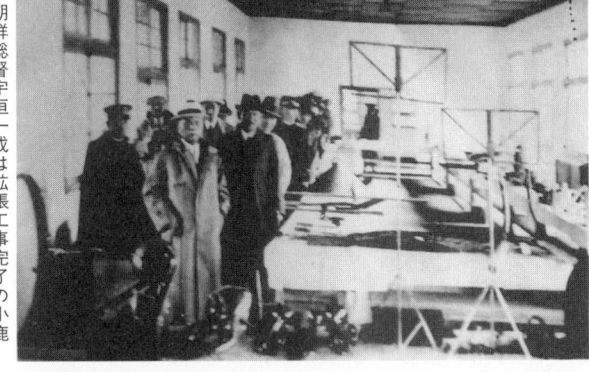

▶朝鮮総督宇垣一成は拡張工事完了の小鹿島更生園を視察。一九三五年六月三日（一九三五年度『年報』）。

九三五年二月十六日・夕刊）によると、一通りの会談を終えたのち、宇垣は「諸君、朝鮮として世界に誇り得るものが三つあるが知っているかネ」と逆襲した。記者団からは地下資源であるとか、長津江水電だとかの答はでるが、「そうかも知れぬが外国にはまだ沢山いゝのがある」と総督はうなずかない。そして、宇垣総督は、次のように言ったと同『京城日報』は報じている。

「金剛山。興南を中心とする化学工業の充実で、マグネシウム、鰮（いわし）油、石炭液化、火薬、大豆の加工。それに慈愛の成果である、小鹿島だよ」。

朝鮮全土から強制収容された朝鮮人患者たちにとって、宇垣総督のいうように「慈愛の成果である、小鹿島」というものでは、決してなかったことは確かである。

第七代朝鮮総督・南次郎が近藤秘書官、東郷御用掛等を随え、全羅南道視察のためソウルを発ったのは、一九三八年九月一二日である。二日間の済州島の視察を終えた南総督は、九月一四日午後九時半、警備船金剛丸*で済州島を出帆、船中に一泊した。

翌一五日午前六時、総督一行を乗せた金剛丸は小鹿島渡船場桟橋沖に投錨した。周防園長および吉崎庶務課長は、二隻のランチで金剛丸に出迎え、直ちに埠頭に上陸し、同所に整列した全職員家族、小学校児童、幼稚園児童等三〇〇人の出迎えを受け、一行は園の自動車で小鹿島神社におもむき参拝し、記念植樹をした後、園内倶楽部で朝食をとった。

南が朝鮮総督になったのは、一九三六年八月五日である。二九年朝鮮軍司令官、三四年

*
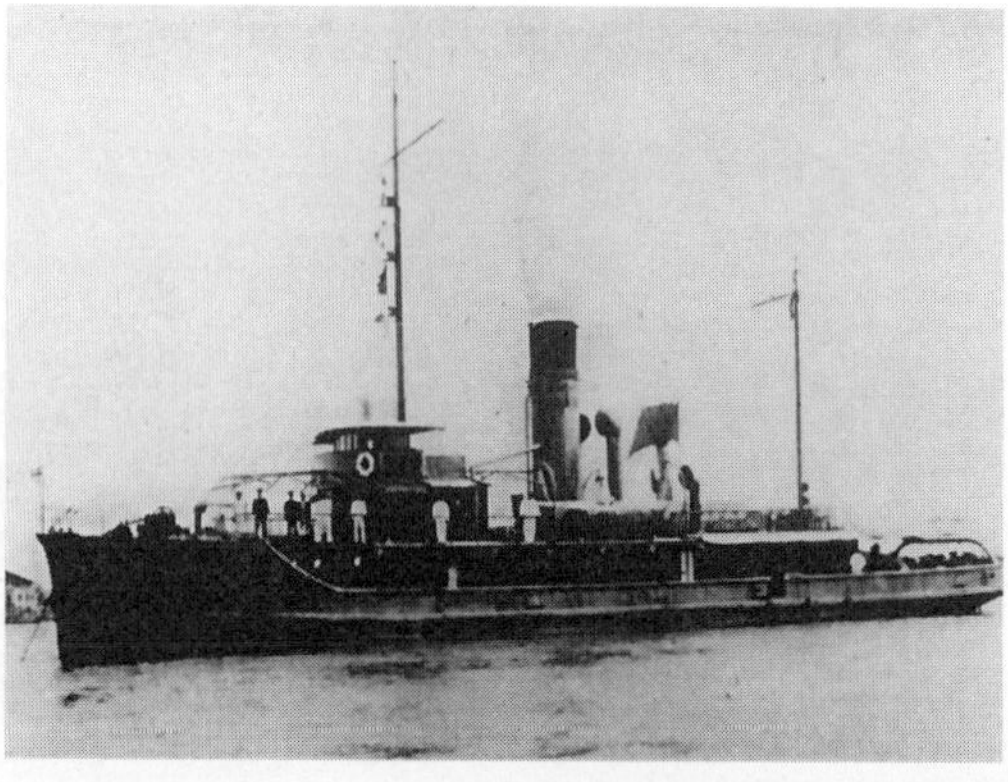

▶金剛丸
・竣工　一九二二年
・造船所　下関市彦島造船所
・排水量　307トン　・速力11ノット
・機関　蒸気（レシプロ?）石炭専焼750馬力
・塗装　軍艦グレイ（明るい）
・朝鮮総督府全羅南道所属警備船

関東軍司令官を経ての就任であった。南総督は、朝鮮人を侵略戦争に動員するために「内鮮一体」という同化政策を強行したことで知られている。

一九三八年九月の小鹿島更生園の朝鮮総督の視察については、そのことを知る資料がかなり残されている。小鹿島更生園『昭和十三年年報』(一九三九年一〇月)は、「南朝鮮総督ノ園内視察」、「患者ニ訓示中ノ南朝鮮総督」、「南総督ノ旧北里ニ於ケル患者作業視察」の三枚の写真を口絵に載せ、つづけて三ページをさいて「南朝鮮総督ノ来園」について記述している。

政府「御用新聞」の『京城新聞』は九月一五日から三日間、南総督の小鹿島視察を報道した。さらに、一〇月四、五の両日には「小鹿島を観る」の見出しで、大津特派員の「南総督視察随行記」を連載した。これらの資料によりながら、小鹿島での南総督の言動を追ってみたいと思う。

朝食を終え、午前八時三〇分事務本館において周防園長から園務の状況を聞き、高等官以上の「接見」を終え、引続き会議室で全職員および家族の人たち三〇〇人に対し、次のような訓示をした。

「去る五月当園長が上京の際畏くも　皇太后陛下に御召の光栄に浴し当園の状況を御下問あらせられ、園長恐懼感激したることは既に承知して居るが斯ることは実に前例のないことで斯の事業が人類博愛といふ点にありて、赤子に対する御思召の深遠なることは誠に恐多い極みで総督以下一同深く感激し御思召に副ひ奉るべく精進の覚悟である。園長を中心として園内職員各位も精神的には神社を中心に皇国臣民たることを忘れず、国民として精神指導に心からなる平和を得せしめるやう精励せよ」。

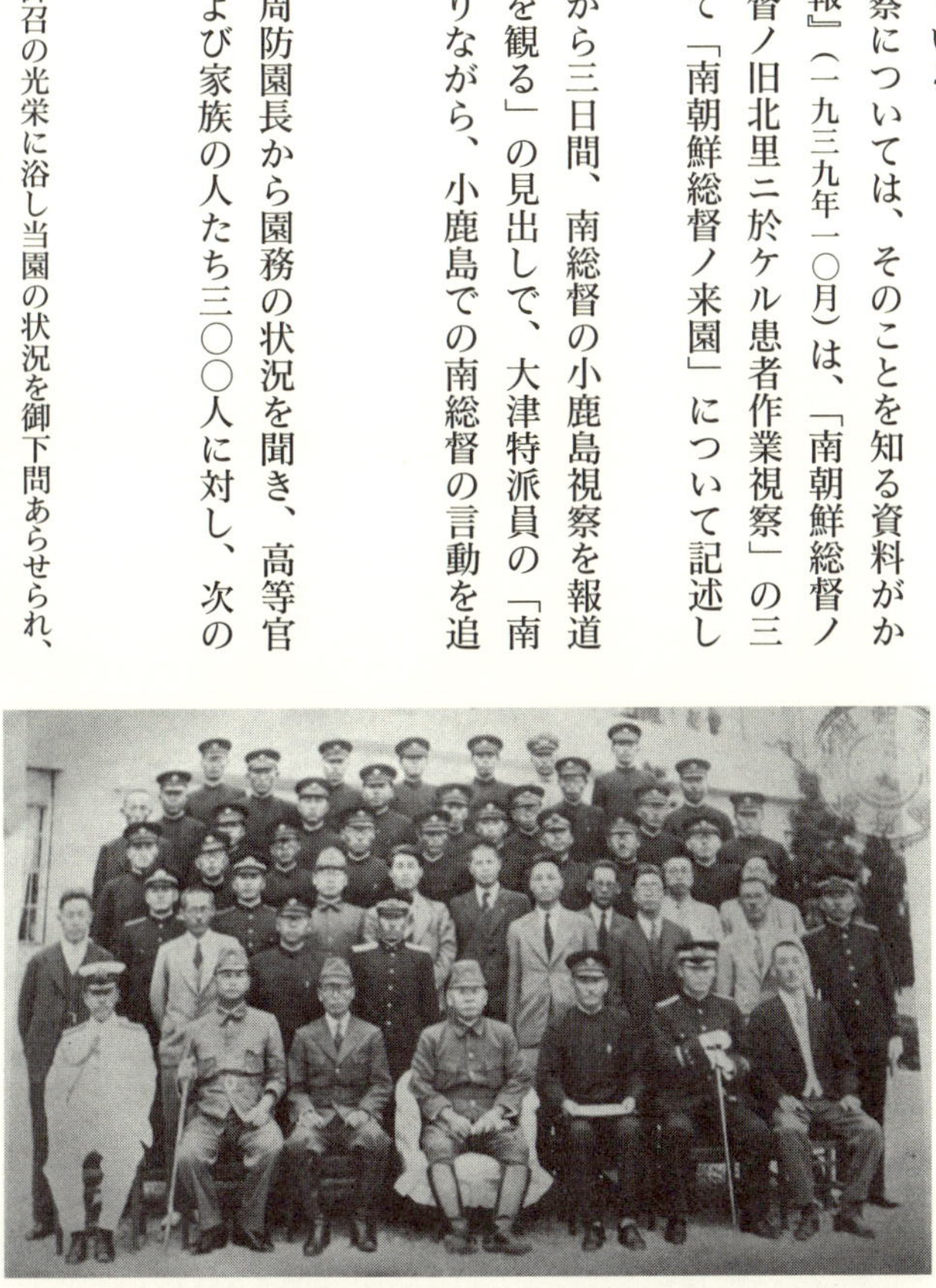
▶一九三八年九月一五日〜一六日、朝鮮総督南次郎が小鹿島更生園を視察する。前列正面が南総督、向ってその右が周防園長。

南総督の訓示が終ると、周防園長の先唱で一同「皇国臣民ノ誓詞」を斉唱した。

一　我等ハ皇国臣民ナリ　忠誠以テ君国ニ報ゼン
二　我等皇国臣民ハ　互ニ信愛協力シ　以テ団結ヲ固クセン
三　我等皇国臣民ハ　忍苦鍛練力ヲ養ヒ　以テ皇道ヲ宣揚セン

視察の一行は順序により、梶原校長の先導で小鹿島小学校に赴いた。児童数百二十一名（このうち朝鮮人四〇名）が整列する前で、南総督は訓示した。「毎日皇国臣民の誓詞を斉唱して居らるゝことと思うが、立派な国民とならねばならぬ。……立派な国民となるには、毎日唱へて居る皇国臣民の誓詞を守ればよい、判ったものは手をあげろ」。

児童一同は一斉に挙手する。校長の先唱で「皇国臣民ノ誓詞」を斉唱した。

一　私共ハ　大日本帝国ノ臣民デアリマス
二　私共ハ心ヲ合セテ　天皇陛下ニ忠義ヲ尽シマス
三　私共ハ忍苦鍛練シテ　立派ナ強イ国民トナリマス

この「皇国臣民ノ誓詞」は一九三七年一〇月に制定され、大人用と児童用があり、職場や学校の朝礼などで全員に唱えさしていたものである。なお、総督は小学校隣接の幼稚園を視察したあと、自動車に乗って「病舎地帯」の視察に入った。

患者の松脂採取の現地に立ち寄り、旧北里詰所および患者の作業を視察したあと、刑務所に到着、松平光州刑務所長より事務概要の報告を受けた。南生里を経て小鹿島神社分社に参拝し、中央公会堂、山上の鐘楼、納骨堂、新生里詰所、患者売店等を順次視察し、中央運動場に到着した。

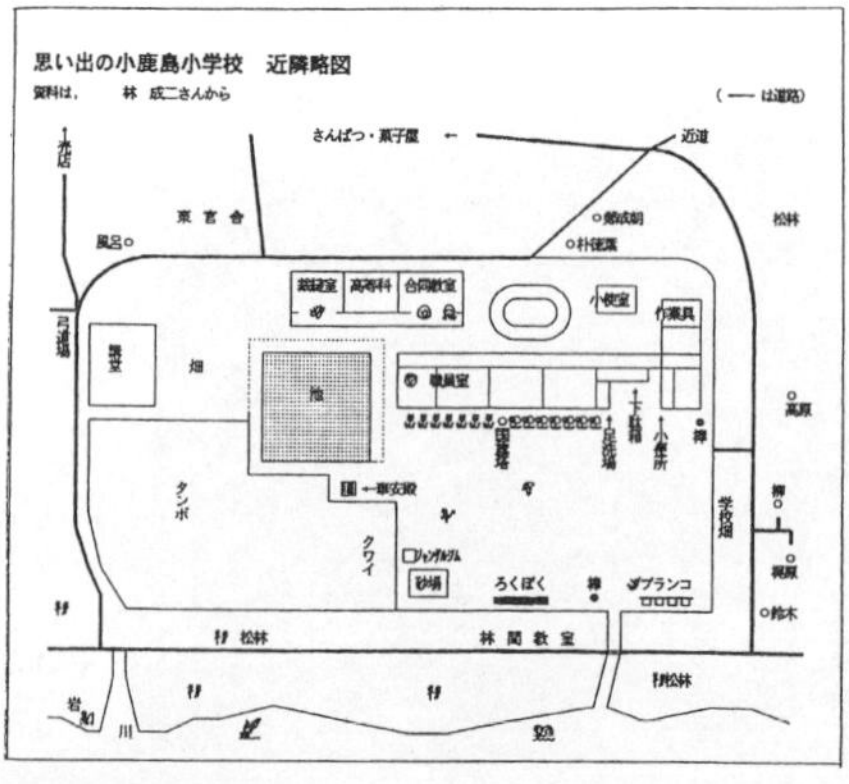

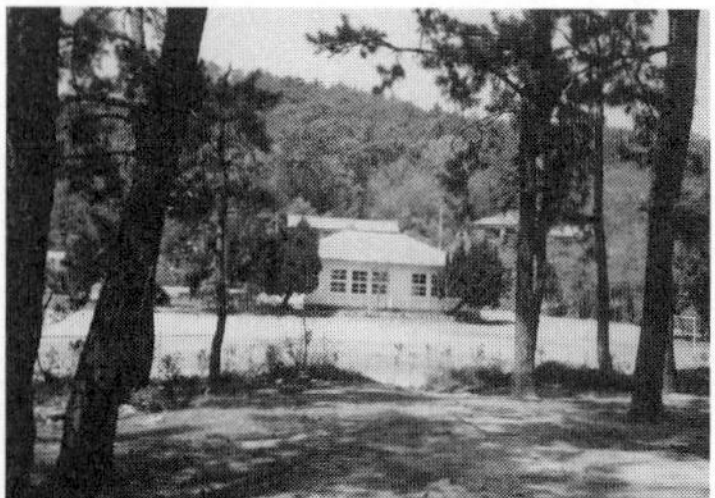
▲現在の小鹿島小学校。向かいの校舎は、日本統治時代に建てたもの。（1995年4月筆者撮影）

総督視察に随行した『京城日報』の大津特派員は、一〇月四日付の「小鹿島を観る」*の記事で、次のように書いている。

全島の患者四千七百名の内、夫婦同居者は四百七十一組で楽しい生活を続けてゐる、大正六年［一九一七年］の開園当時は生れて出る未感児童の不幸を思ひ、夫婦は別居して治療を受けてゐたが、性的不満から気分が荒び、物議や醜い争ひが次ぎ〳〵に起り、島の平和を乱す導火線になつた苦い経験に鑑み、周防園長の英断で昭和十一年から夫婦同居を認められた、その代りに不幸な子孫を残さないため男女の整形手術を性生活の条件に加へた、初めはこの手術も一部患者の迷信から一時ゴタ〳〵したが、その真相が判り、今では患者の方からどし〳〵注文を申込んでゐる。殊に最近では軽い患者の内で、戸籍上の夫婦でなくとも各病舎の舎長や有力患者数名が證明すれば、患者同志の結婚が許されてゐるから、今日此頃では男女問題で争ひを起したことはないそうだ。

中央運動場に集められた患者三七〇〇余名に対し、朝鮮総督は、左記の要旨の訓示をした。通訳は呉順在が担当した。

園長より紹介の南大将である、只今園長の謂はれたる如く本日諸子を見舞ふと共に諸子の日常の生活はどうかを視察するために来た。（休ンデ聞ケ）

総督も園長も悉く　天皇陛下の赤子である、此処にならんで居る諸子も我等も等しく　天皇陛下の赤子である故に総督も諸子も日本臣民たることに差別なし、従つて諸子の病気については　陛下におかせられても我等も我等の兄弟姉妹が病気になつたと同じく同情する、今回の事変について諸子が表

＊滝屋英二編『日本・朝鮮近代ハンセン病史・考〔資料編〕』（一九九九年）一九六ページ所収。

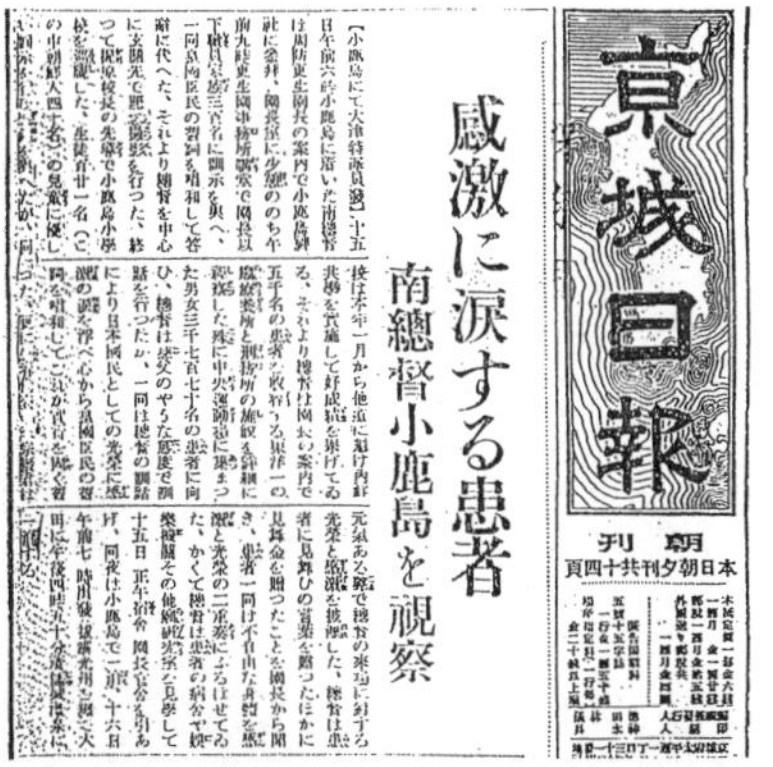
京城日報
朝刊
本日朝夕刊共十四頁
感激に涙する患者
南總督小鹿島を視察

▶一九三八年九月一五日午前六時に小鹿島に着いた南次郎総督の視察を報じる『京城日報』。一九三八年九月一六日付記事

はしたる赤誠、たとへば戦地の兵士より多くのものを食することはいかぬと一日六合を五合五勺に減らすことを願出たる如き、その表はれである、又何か御国のために尽したいと貯金を出し労力を以て灯台を作りたることは日本国民精神の表はれである、諸子の斯様なる赤誠は畏れ多くも　皇太后陛下に園長周防氏より奏上し深く御賞めに相成つたとのことである、我等は総督を初め総て朝鮮に於て生活して居るものは日本国民たることを無上の光栄としその為に生命を大切に御奉公して居る、諸子も亦日本臣民たることを精神上の目標として喜びとして更生園の指導に従へ、本日は各部落を見たが各部落は何れも清潔でまた各部落に振りあてられた土地は種々のものが栽培せられて居る、之は何等説明を聞かなくとも共同生活を為して居る証明である。

人生の最も物質的、精神的に愉快なことは部落内で部落と部落とが仲よく生活することである、更生園を一の永住の地と考へることは諸子の最も幸福なことである、何となれば園長を初め職員の全部が生命を共にし憂楽を共にし一生をこのために尽して来て居るからである、今までのことを纏めて謂ふと次の二つになる。

その一、精神的に皇国臣民たることを喜ぶこと

その二、同胞相親しく働いて暮らすこと。（『昭和十三年年報』三～四ページ）。

総督の訓示のあと、患者一同は「皇国臣民ノ誓詞」を斉唱し、患者代表李宗揆が答辞を述べた。終って総督一行は治療本館内の諸施設を視察して、午前一一時半園内の視察を終了し、正午宿舎である「更生園倶楽部」に引き上げた。

夕方は海浜で魚釣りに興じ、島の「倶楽部」で一泊し、翌一六日午前七時に総督一行は「渡船場埠頭ニ整列セル職員生徒其ノ他一同ノ見送ヲ受ケ」小鹿島を後にした。筏橋・光州を経由して儒城温泉に寄り一泊し、翌一七日午後零時三十三分の大田《テジョン》駅発「のぞみ」号に

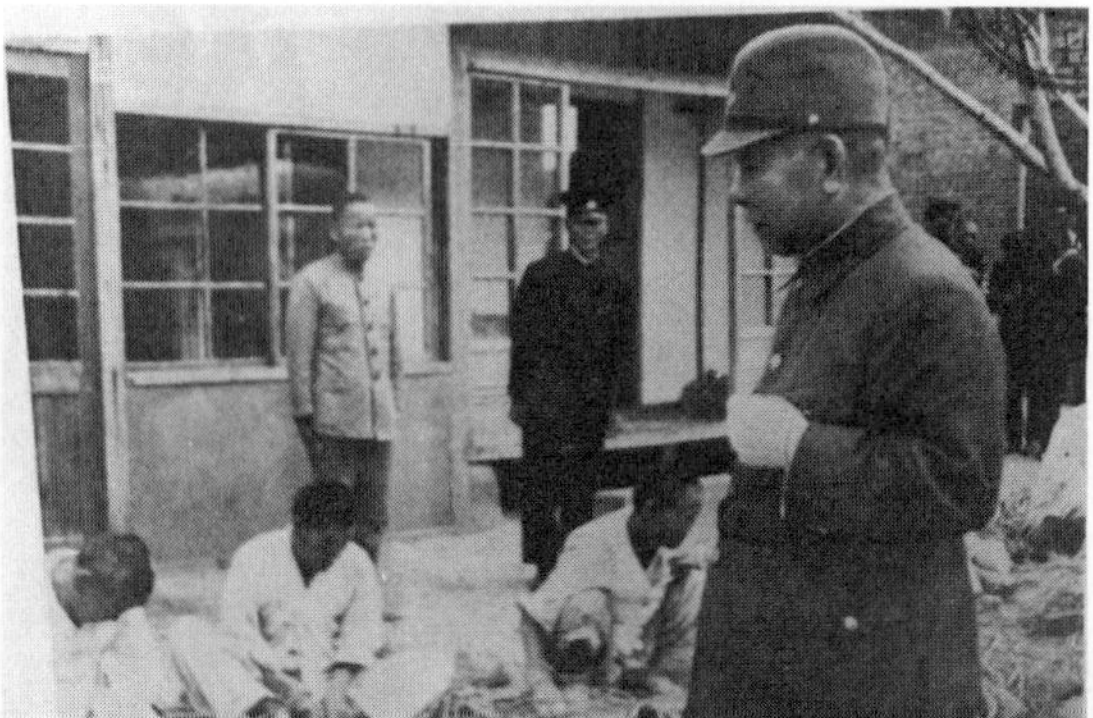

▶南総督の旧北里における患者作業の視察。

乗り、ソウルへ帰った。

小鹿島更生園の第三期拡張工事が、二七万円余の予算で着工されたのは、翌一九三九年一月のことである。

2　小鹿島の第二・第三期拡張工事

小鹿島更生園の第一期工事の落成式は、朝鮮癩予防協会主催でハンセン病患者三〇〇〇人収容の新営施設、設備が完成した一九三五年十月二一日、更生園内で挙行された。落成式の当日、牛島内務局長が宇垣総督告示の代読を行った。小鹿島更生園『昭和十年年報』（一九三六年一〇月発行）に掲載された写真をみると、拡張工事完了を視察するため朝鮮総督宇垣一成自身も、小鹿島更生園を訪れている。朝鮮総督府発行『朝鮮』第二五四号（一九三六年七月号）の「日誌」によると、宇垣総督は同年六月朝鮮南部の視察をしており、同年六月三日に小鹿島更生園に、立ち寄った。

宇垣朝鮮総督は、一九三五年一一月一一日に「各地癩療養所院長が大宮御所に伺候」した際、皇太后より小鹿島更生園などに「御下賜金を拝受」したことについて、『朝鮮』（一九三五年一二月号）に次のような「総督謹話」を述べている。

「幸を憫みて御仁慈を垂れさせ給ひ、昭和五年には官公私立療養所に五ケ年継続にて多額の御下賜金を頂きましたが、今回重ねて患者救護慰安の諸設備の為に小鹿島更生園には一時金を……賜はる旨御沙汰を拝しましたことは重ね〳〵感激に堪へない次第であります、又先頃小鹿島更生園の収容施設落成の状況を聞し召され非常に御喜び遊ばされたと漏れ承りまして、吾々は此の難有御思召を体して本事業の為に益々奮励せんことを期して居る次第であります」（一二六ページ）。

小鹿島更生園の第一期拡張工事（一九三三年度より三箇年継続事業、工事費一一五万五九六九円）が完了したのに継いで、第二期工事（一九三六年一二月に着工し約一〇箇月で完了、予算七万一五四〇円で実施）、更に第三期拡張計画が樹立され、総工費二七万一三八〇円を以て一九三九年一月に起工された。それは、同年一〇月下旬に予定工事を完了した。

前後三回にわたる大拡張工事で、小鹿島に収容されたハンセン病患者がどのように使役されたかについて、述べてみたいと思う。とりわけ、第二期拡張工事の時期の半ばは、盧溝橋事件を契機に日中全面戦争が勃発した時期にあたっている。この影響を受けて物価は漸次昂騰をみせ、同時に朝鮮癩予防協会の基金も第一期のようには集らなかった。いきおい拡張工事は、収容患者たちの労働に依拠することとなった。そのことについて、小鹿島更生園長周防正季は、『昭和十四年年報』（一九四〇年八月発行）のなかで小鹿島更生園長周防正季は、次のような報告している。

総督府ニ於キマシテハ之等浮浪患者ヲ一掃スベク更ニ第三期拡張計画ヲ樹立サレ……本年一月工ヲ起シタノデアリマスガ時恰モ支那事変第三年目ニ相当シ鉄材、木材、セメント其ノ他総ユル建築資材ノ暴騰ハ申ス迄モ無ク軍需関係ヨリ之ガ入手ハ余リ至難ノ状態ニアリ……甚シキ日数ト多額ノ経費ヲ要シ尚建築ニ従事スル職人又ハ人夫等ノ招致ニ付イテモ意ノ如クナラザル等総テニ於テ非常ニ困難ヲ極メタノデアリマス（中略）

建築敷地其ノ他土工ニ属スル部分ニ付テハ官舎地帯ハ島内全職員ノ奉仕作業ヲ以テ之ニ当リ病舎地帯ニ於キマシテモ軽症患者ヲ総動員シ殊ニ今次工事中最モ難関トスル病舎桟橋ノ如キモ職員並患者共

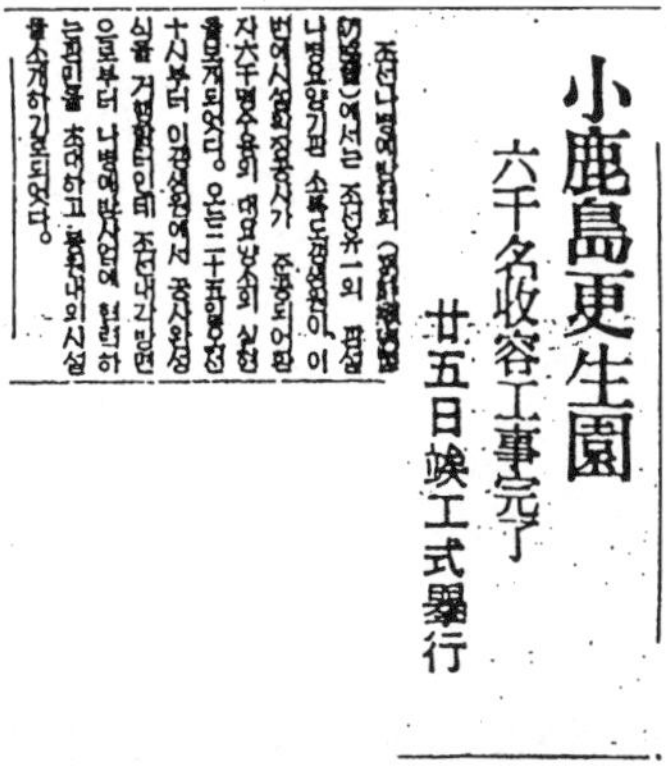
小鹿島更生園
六千名収容工事完了
廿五日竣工式挙行

▶『東亜日報』一九三九年一一月五日

同シ昼夜兼行工事ヲ進メ以テ経費ノ節減ヲ計リ材料騰貴ニ対スル工事予算ノ不足ヲ補塡スル等総ユル非常手段ヲ尽シマシタ結果辛フジテ予定ノ通リ本年十月下旬大体予定工事ヲ完了シ、十月下旬ヨリ十一月上旬に亘リ新患者一千名ノ増員ト補充二百名ノ収容ヲ終リマシテ現在更生園ノ患者数ハ実ニ六千二十名ノ多キヲ算スルニ至ツタノデアリマス（八ページ）。

周防園長が「今次工事中最モ難関」工事であったという病舎地帯「桟橋ノ築設」について、紹介したい。下欄の『昭和十四年年報』に掲載された写真「東生里ニ於ケル患者ノ作業」は当時、患者たちの働いている状況がよくあらわれている。

　小鹿島の沿岸は周囲が殆ど遠浅であるため、船舶の入港は極めて不便であって、建築資材を始め患者の食料、薪炭その他の物資の陸揚げに、多大の労力と時間を要していた。そこで、適切な桟橋を築港すべく、小鹿島更生園では島内に場所の詳細調査をしていたところ、「病舎地帯」の東生里と南生里の中間に、最も好適の岩場を発見した。そこで、一九三九年一月一二日に、労働に堪え得る患者を総動員し、職員の監視と指揮の下、病舎地帯桟橋の工事に着手した。

　工事は桟橋並びにこれに付随した護岸兼道路を含みその延長三三三間（約六〇〇メートル）に及んだ。海中に突出した桟橋の部分は潮流が激しく、暴風の際に怒濤が激しい為に堅牢を要するので、すべて大きな石材を使用し、水中に没する部分は特に巨大なもの（一個の重量が一トン乃至三トン）を使用した。そのことについて、小鹿島更生園『昭和十四年年報』は、次のように書いている。

……荷揚場ハ全ク土砂ヲ使用セズ岩石ノミヲ以テシタル為之ガ石材総量ハ実ニ千七百立坪ノ多キニ達

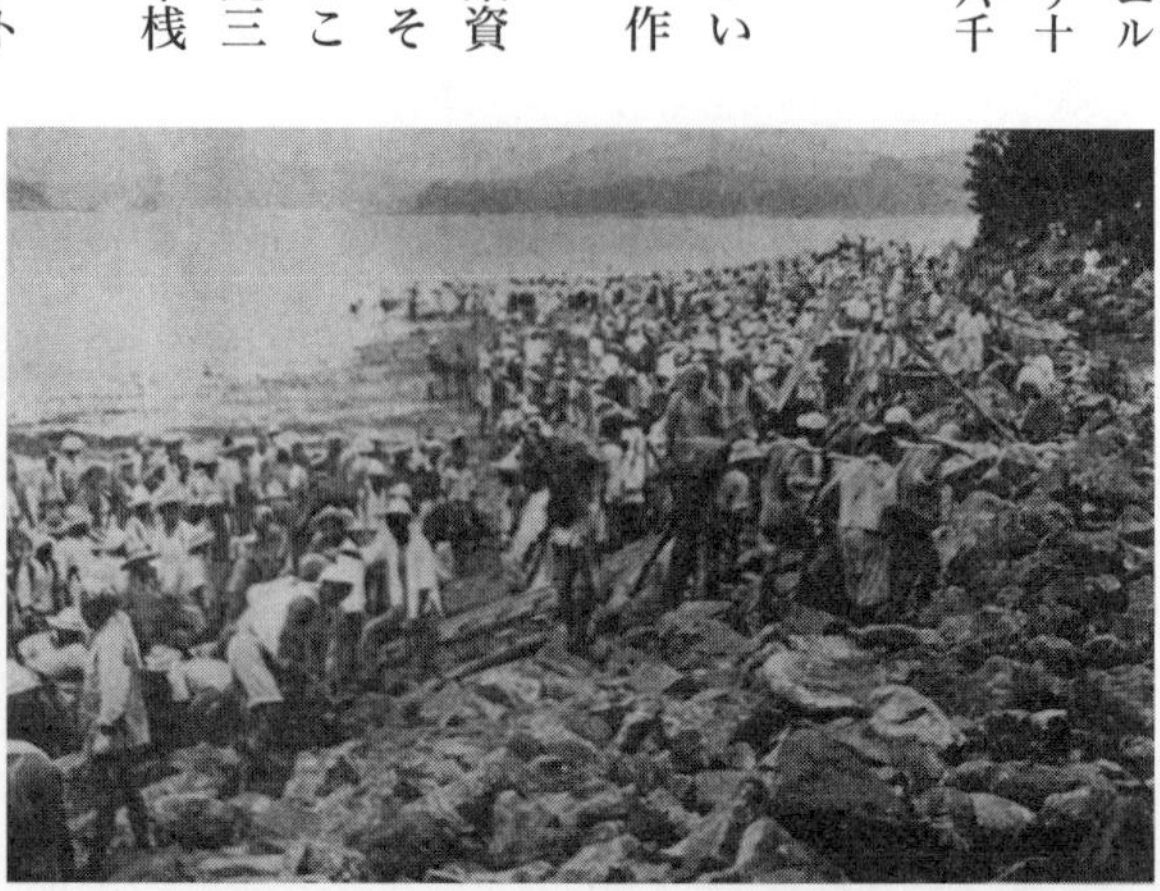

▶東生里に於ける患者の作業風景。延長３３０余間（６００ｍ）の桟橋が一九三九年六月竣工。作業はすべて患者労働による。患者出役延人員９６、５８３人。『一九三九年年報』より。

シ其ノ運搬ヲ始メ築造ニ至ル迄何等機械類ヲ用ヒズ而モ無経験ナル患者ノ手ニ成リシモノニシテ着工以来昼夜兼行不眠不休ノ努力ヲ続ケ僅ニ百二十日ノ短期間ヲ以テ完成シタルガ若シ本工事ヲ民間請負ニ附センカ巨額ノ経費ト長日月ヲ要スルカハ瞭カナル所ニシテ該工事ハ当園建設事業開始以来特筆スベキ大工事ニシテ殊ニ患者ノ労力奉仕ニ依リ完成シタル点ニ於テ最モ意義深キモノアリ、……患者出役延人員　九六、五八三人（一二ページ）。

この「栈橋工事」を一九八八年九月発行の大韓癩管理協会『韓国癩病史』（原文は朝鮮語）では、どのように書いているのだろうか。

「一九三九年四月、二七万円の予算で第三期拡張工事が始った。まず、最初着工したのは東生里の栈橋工事であった。職員地帯の栈橋施設から多くの物資を運ぶには、病舎地までの距離は遠く不便であったし、まして、ことあるごとに患者たちが出入することを職員たちは、よからず思っていた。東生里沿岸は海が深く、大きな船も充分接岸でき、病舎地帯であるがため荷役作業も非常に有利なところであった。このような点を考慮し、ここに物資集散の拠点を作ろうと園当局は、また総動員令を出し、男女老若の別なく働けることの出来る患者はすべて出役させた。岩のような石も天秤棒で運搬させ、婦女子たちには小さい石を運ばし、蟻のように働かした。

時には、潮かげんで朝方から夜中まで作業する日もあった。五〇〇メートルにもなる海岸線に、道を拓き石を積むのに真昼のように光を照らし、そのなかで潮が最も引いた時にあわせ、夜間作業を夜中の一二時まで続けた。

主席看護長とか、看護長は鞭を振りかざしながら、作業の監督をし、そのもとで患者たちは骨をけずるような苦痛をがまんしなければならなかった」（二〇八ページ）。

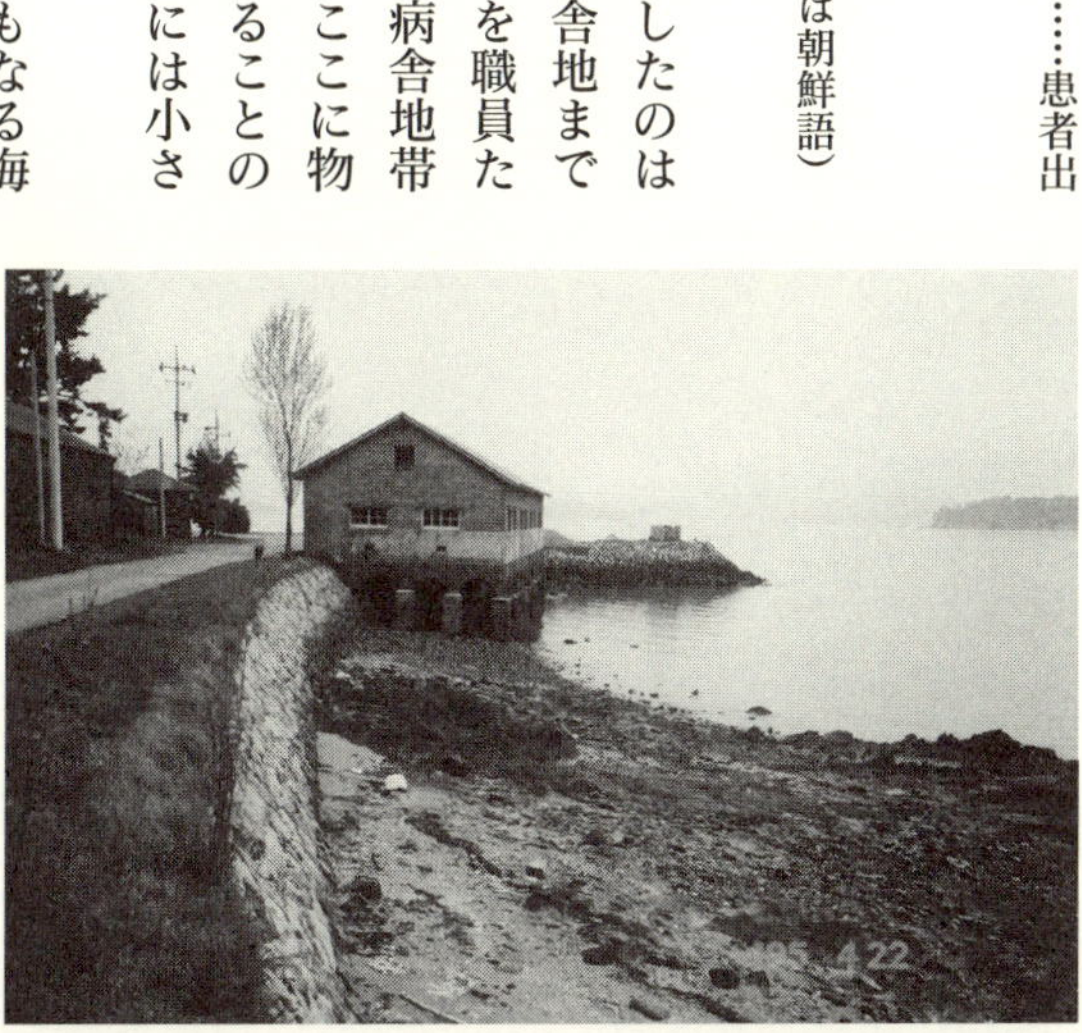

▶小鹿島東生里と南生里の中間にある食料貯蔵庫。手前に見えるのが、第三期拡張工事として築設された栈橋（一九九五年四月筆者撮影）。

前述した「看護長」とはなにか。このことについて、大韓癩管理協会『韓国癩病史』は、次のように説明している。

「園長は……より効果的な患者統制のために、各部落には看護手一名、看護婦一名、農事監督、備品監督、書記、助手各一名をとりしきる看護主任（看護長）を置いて責任者とし、その下に再び備品助手一名、作業助手三～四名、班長二名を置いた。患者の上に君臨し、ほとんど絶対的権威を行使することの出来る看護主任は、だいたい恩給がおりるようになった前職警察官あるいは憲兵経歴をもった日本人であったし、この下の患者用務員は日本語が堪能な朝鮮人であった。看護主任のなかで佐藤三代治は、周防園長がより信任する腹心であった……」（二〇五ページ）。第一期拡張工事を順調に終えた周防園長は、その経験を生かし日本語が堪能で、親日的で園運営に協力的な朴順周、李宗揆の二人の患者を顧問にすえ、彼等を通じて目的を達成しようとした。

一九九六年八月九日の昼過ぎ、私は宋ハルモニに会うため、大邱からボランティアに来たビデオ製作者の趙行善さんと一緒に、中央里にある重度障害者の住む夫婦病舎を訪ねた。その時の宋ハルモニと私との会話の一部をあげておく。

「ハルモニはいつ、何歳のとき小鹿島へ来たの？」

「昭和十六年（一九四一年）に、一六歳のときだよ」

とすると、私より五歳年上で、数え年で七二歳ということだ。

「佐藤三代治――黒ざとうは、大きな男だった？」

「いや、普通の大きさだった。そうだな。この趙さんくらいの大きさだったかな」

「話したことあるの？　患者にどんなことをした？」

「会って話したよ。悪い奴でね。患者が外で小便をしているところを見付けると、怒って、すぐ監禁室へ入れてしまって……。監禁室を出されるときは、手術（断種の手術）をされるんだよ」

患者が家の外で、立ち小便をしただけで、監禁室へ入れられる、処罰として断種手術を受けるとは、驚きだった。

「周防正季は、大きな男でした？」

「背の高い男だったよ」

「周防も、悪い男でしたか？」

「いゃ、あの人はいい人だった」

意外な答えが返された。趙さんも「悪いのは看護長の佐藤三代治であって、周防正季園長は悪い人ではなかった。当時、小鹿島更生園にいた患者たちにきいてみると、多くの者はそう言っています」という。私は、いつも小鹿島更生園の周防正季園長を「ハンセン病者の強制収容、絶対隔離、ワゼクトミー（断種手術）の強行……」をした「悪い男」としてとらえていたし、また、そう論じてきた。今もそう思っている。しかし、小鹿島ハンセン病療養所の中央里の重度障害者病棟で、半世紀以上も住んでいる宋ハルモニも、そして長年ハンセン病患者のボランティア活動をしてきた趙さんも「悪いのは佐藤三代治であって、周防正季園長はいい人だった……」という。私と、宋ハルモニや趙さんらの周防園長の評価の違い、ギャップを、どう埋めたらいいのだろうか。

「ハルモニは、周防正季園長と話をしたことがあるの？」

「周防園長は遠くで見たことはあるが、話をしたことはないよ。園長と患者は天と地ほど身分が違っていて、話すことなんか、できっこないよ」。

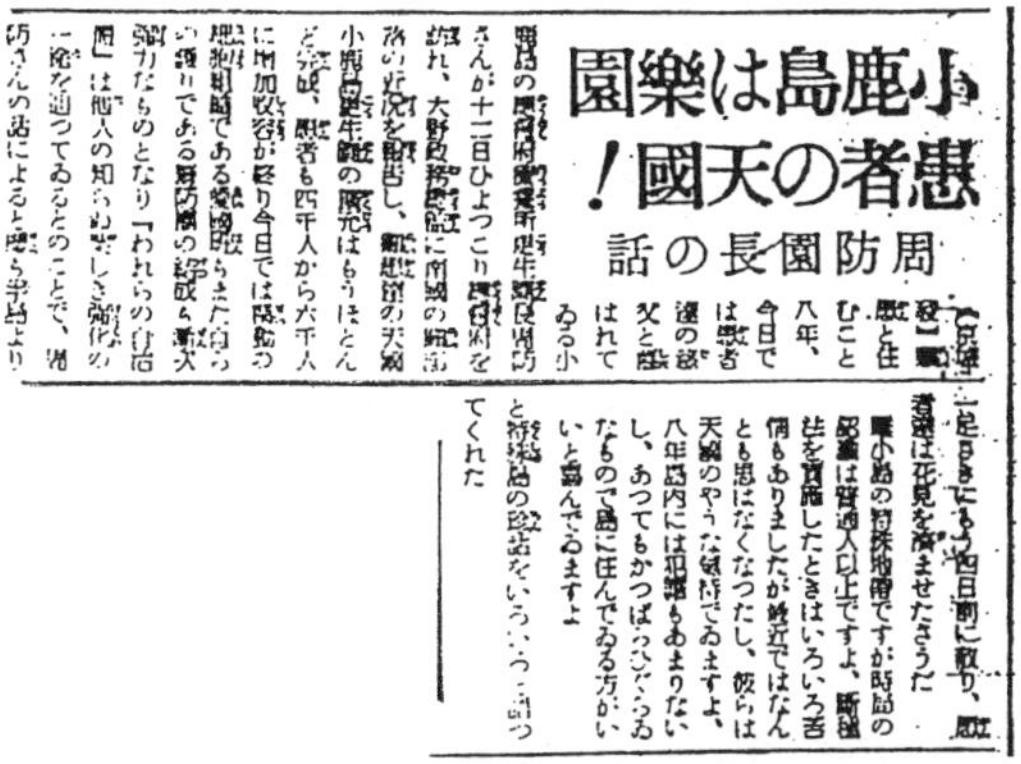
小鹿島は楽園
患者の天国！
周防園長の話

▶『朝鮮毎日』一九四〇年四月一三日

私は周防正季と佐藤三代治との関係を知りたいと思った。朝鮮警察新聞社発行の『朝鮮警察職員録』（一九二五年一〇月）「京畿道・衛生課」の項をみると、課長は周防正季（滋賀）で、同課のなかに「警察獣医務嘱託・月報六〇円・佐藤三代治（大分）」と書かれている。一九二五年といえば、その四年前に周防正季が愛知県技師から朝鮮総督府技師・京畿道衛生課長になった年にあたる。おそくとも、周防は京畿道衛生課長に着任間もなく、佐藤三代治を警察獣医務嘱託として自分の部下に採用している。同じく『朝鮮警察職員録』（一九三〇年一月）には、「警察獣医務嘱託・手当七〇円・佐藤三代治（大分）」と書かれてある。『朝鮮警察職員録』（一九三二年一二月）には、京畿道衛生課から「佐藤三代治」の名前は見られないから、他へ転勤したのだろう。ところが、一九四二年の『朝鮮総督府職員録』の「癩療養所小鹿島更生園」には、五名の看護長のなかの筆頭看護長として、また、唯一の「高等官」五等として再び周防園長の下で働く者として、佐藤はその名を連ねている。

前掲『韓国癩病史』によると、「佐藤三代治は……幼くして孤児になった彼を周防は、はやくから養子にし、獣医学校を卒業させた後、京畿道警察部衛生課に勤務させ、部下として連れていたのを、小鹿島に呼び寄せたものである」（一〇五～一〇六ページ）という。

第二期・第三期拡張工事を経て、一九三五年末現在患者総数三七三三名から、収容患者数は病舎増設、建設などがあって、一九四〇年末日には、実に六一三七名の多きに及んだ。これら病舎建設などが、患者の激しい強制労働によって支えられていたことは、いうまでもない。ところで、長島愛生園長の光田健輔は『愛生』（一九四〇年一〇月号）に「小鹿島更生園参観」と題して、次のような一文を掲載している。

(小鹿島更生園の)収容癩者が六〇〇〇名、男四一一八名、女一八八二名である……。要するに世界第一と云はれた比津賓「クリオン」に比するに収容人員は相同じであるが彼等の患者住宅は粗末なる小屋掛けが多く大風一過すれば吹飛ぶが如き棕櫚葺屋根である。更生園は一小家屋と謂も堅牢なる煉瓦造である、……多年外国人から愚弄視せられた我が国の救癩施設が朝鮮台湾に於て画期的の発達を遂げ能率を挙ぐるに至つた事は御同慶の至りである。

一九三九年一月一八日の『東亜日報』は、次のような記事を掲載している(原文は朝鮮語)。

◆小鹿島更生園癩病者が逃走*

【高興《コフン》】誰もが忌み嫌う恐ろしい天刑病は、不幸な病と思われたが、天下一の癩患者療養所だという小鹿島更生園は、多くの友と共になんら不自由なく愉快な共同生活を行なうことが可能な他に類をみない理想の楽園であるといわれている。このように素晴らしい療養所になにが不足であったのか、去る十日、患者十名が集団逃走し、うち二名は逮捕、八名は釜山警察に依頼し捜査中であるという。

小鹿島更生園『昭和十六年年報』(一九四二年四月二五日)には「開園以来収容患者ノ転帰及移動別表(昭和一六年一二月末調)」との題目の統計が記載されている。つまり、小鹿島にハンセン病の療養所が開設された翌年である一九一七年から一九四一年までの「治療退園・軽快退園・事故退園・死亡・逃走」の人数が年次別・性別に表記されている。

「逃走」の項をみると、一九二一年に二名の逃走者がでてくるが、一九三二年までは「逃走」の欄には人員数が「ナシ」となっている。従って、下記の[表]には一九三三〜四一年までの「逃走」人員をあげておく。なお、一九三三年は、「朝鮮癩予防協会」が設立され

[表] 収容患者の転帰及移動表1933〜41年

	逃走		
年	男	女	計(名)
1933	1	0	1
34	9	0	9
35	65	2	67
36	54	6	60
37	17	0	17
38	24	1	25
39	13	0	13
40	31	1	32
41	76	10	86
計	290	20	310

*
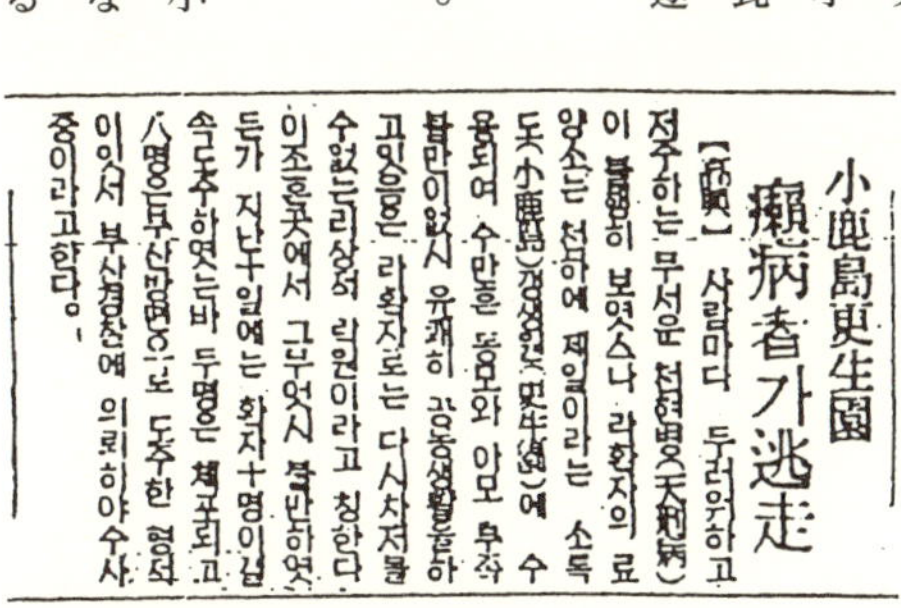
小鹿島更生園
癩病者가逃走
【高興】 사람마다 두려워하고 저주하는 무서운 천형병(天刑病)이 불행히 보엿스나 라환자의 료양소는 천하에 제일이라는 소록도(小鹿島)갱생원(更生園)에 수용되여 수만흔 동무와 아모 부족함만이 업시 유쾌히 공동생활을하고잇음은 라환자로는 다시차저볼수업는리상적 락원이라고 칭한다. 이조흔곳에서 그무엇시 부족하엿든가 지난十일에는 환자十명이집속도주하엿는바 두명은 체포되고 八명은부산방면으로 도주한 형적이잇서 부산경찰에 의뢰하야수사중이라고한다。

▲『東亜日報』1939年1月18日

た年である。

3　皇太后節子《さだこ》と周防正季《すほうまさすえ》

1

『宇垣一成日記』（みすず書房）の一九三五年七月十三日の箇所には、次のような記述がみられる。

「十三日大宮御所〈皇太后御所〉に伺候　皇太后陛下に拝謁、朝鮮の社会事業就中癩予防及び患者退治に関する状況を約二十余分に亘り言上せり。色々と慰労、奨励の難〻有御言葉を拝して退下。鮮魚を下賜ありたり」。（『宇垣一成日記2』みすず書房・一九七〇年、一〇二三ページ）

宇垣朝鮮総督が大宮御所に皇太后に拝謁、「朝鮮に関して下問」を受けたのは、以前にもある。一九三一年七月八日の箇所には「色々と余の健康、朝鮮の事情に関して御下問あり且御慰問の難〻有御言葉を拝して退下せり」といったことも、書かれている。

それでは、いつから皇太后節子がハンセン病全般に立ち入るようになったのか。島田等はそれについて、次のように述べている。

貞明皇后（皇太后節子）が……日本のらい事業全般に立ち入るようになったいきさつについては、内務省のはたらきかけがあったといわれる。それについて側近であった筧素彦元皇太后宮職事務主管は次のように回顧している。

「貞明皇后の救らいの思召しは、昭和五年、当時の内務省地方局長次田大三郎の献策により、内務大臣安達謙蔵が願い出たことが一つのきっかけとなって活発化するに到ったものであるが……」（『創立三十周年誌』藤楓協会、一九八三）。

次田大三郎がどういう経緯でそうした献策を考えついたのか詳らかでないが、光田をはじめとして当時の政策推進者たちは、予防事業発足当初の部分的隔離政策を転回して、全面的隔離を立案したものの、財源獲得に困難し、（中略）昭和五年、皇后（皇太后節子）が手許の二十四万八千円をらい事業のためにといって下賜したことは、事業の拡張推進にとってこの上ないはずみとなった。かれらは一斉に皇室の深い思召しを内外にアピールし、下賜金の中の十万円を基金にして、懸案の「癩予防協会」（初代会長渋沢栄一）を発足させた（島田等遺稿集『花』手帖舎、一九九六年一二〇〜一二一ページ）。

関屋貞三郎（前宮内次官）も一九三四年四月五日、「皇太后陛下の御仁慈と癩予防事業」と題して交詢社で、次のように講演している。

昭和五年になりまして、前宮内大臣一木男爵を御呼びになりました。あの御金（節約の経費）が相当の額に達して居る、之を癩予防事業に使って見たい……と云ふ事になり、昭和五年十一月十日、当時の内務大臣安達謙蔵、拓務大臣松田源治、此の両大臣を大宮御所に御呼びになりまして、御下賜金の御沙汰があつたのであります。第一は近く設立さるべき癩予防団体、即ち只今の癩予防協会に対しての御下賜金、第二には日本の国内の私設の療養所に対しての御下賜金、即ち内地に六つ、朝鮮に三つ、台湾に一つ、丁度十ヶ所の私設の療養所に対して、年々御下賜金があると云ふ事になつたのであります。第三には、当時官立は出来て居らなかつたと思ひますが、公私立の療養所の職員に対して、

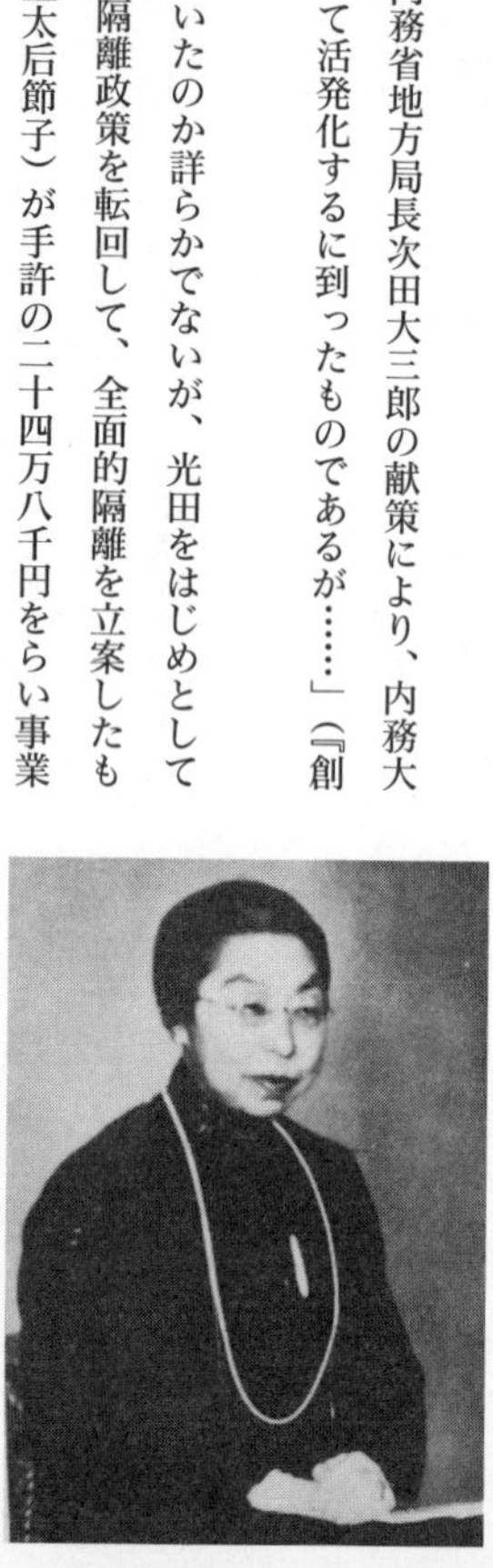

▶九條節子《さだこ》（一八八四〜一九五一）、一九〇〇年に皇太子（のちの大正天皇）と結婚。大正天皇即位後は皇后。昭和天皇の生母、一九二六年、皇太后。一九五一年五月一七日死去。同年六月、宮内庁から「貞明皇后」と追号することが発表される。（前掲書）

御品物と御金を賜はつたのであります。例へば、院長等には銀の花瓶、医員、或は事務員又は看護婦等の中で長い間療養所の方面に骨を折つた人に対しては硯箱を賜はつたのであります。……小使炊夫等で、長い間療養所に勤めた人には御菓子料を賜はつた。斯くの如く行届いた例は、私は殆ど知らないのであります。又、其の賜はりました御品物に着いて居ります御模様が実に有難いのであります。其の御模様は、昭憲皇太后様（明治天皇の妻・美子《はるこ》）の御使用になった御標《しるし》だ相であります。宮中には色々の御標がある。竹の御標の方もあり、梅の御標の方もあり、松の御標の方もあるのですが、昭憲皇太后様は、若葉の御標だつた相であります。其の賜はりました物に就ては、楓の若葉を皇太后陛下が御工夫になつて、之を賜はつたのであります。……昭憲皇太后様の記念御事業がないのだから、此事業を昭憲皇太后様の御事業にしたいと仰せられた相で、賜はり物にも昭憲皇太后様の御標を御着けになつたのでありまして、全く其の御思召になつて居ると拝察するのであります（二～五ページ）。

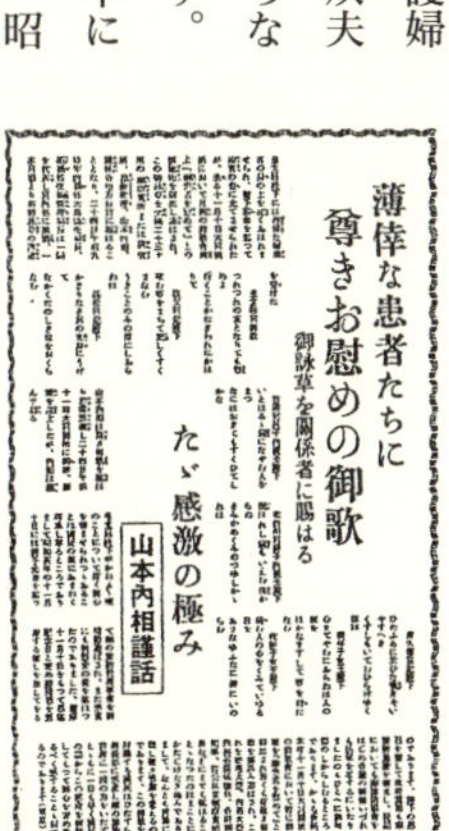
薄倖な患者たちに
尊きお慰めの御歌
御詠草を關係者に賜はる
たゞ感激の極み
山本内相謹話

▶「薄倖な患者たちに尊きお慰めの御歌」一九三二年一二月二五日付『朝日新聞』

ハンセン病療養所・静岡県御殿場にある神山復生病院・院長岩下壮一*も『祖国の血を浄化せよ』（一九三七年六月・関西ＭＴＬ発行）のなかで、皇太后節子の「下賜」品について、次のようにいっている。これは、一九三五年一一月一〇日に大阪朝日新聞社で行なわれた「御恵みの日」記念講演会での講演内容の一部である。「御恵みの日」とは、皇太后節子が大宮御所の歌会で、「つれづれの友となりても……」という歌を詠んだ日である。岩下壮一は故レゼー神父のあと、神山復生病院長になった。彼も敬虔なキリスト教徒（カトリック）である。

一昨年五月二十八日、昭憲皇太后様の御誕生日には正式に（入江）太夫閣下を御派遣され大宮御所の楓の実生を賜りました。皇太后陛下におかせられては慈善を遊される時には常に昭憲様の御名で致さ

*岩下壮一（一八八九～一九四〇）は東京に生れ、東京帝国大学文学部哲学科を卒業、一九三〇年、神山復生病院の院長レゼー没後、神山復生院長となる。腸チフスのため一九四〇年、五一歳で死去した。

れます。これは昭憲様が御在世中は御多忙のため慈悲の御志を十分に御果し遊ばされませんでしたのを常に残念に思召されたのでその御志を継承遊ばされおらるる由を洩れ承つて居ります。まことに御孝心のきはみであります。楓の実生には七首の御歌が添へられてありました。その大体の意味を申上ぐれば

この楓の葉は昭憲様の御紋章である。だからこれを受けて大切に育てよ、やがて成長の暁には夏になつたらこの青葉の蔭で憩ふやうに、秋にはこの紅葉の色を賞で昭憲様の御恩を忘れる事のないやう、こうしてお前達が慰められてゐるのを昭憲様はどんなにかお喜びなさるであろうというやさしい御心のこもつたものであります。又御帰りの日に白色レグホーンを二十羽私共に下されました。献上者の志を汲まれ御所へ御持帰りになつたやうですがこれは今日百羽程に増えて病院中の患者がその卵を頂き喜んでゐます。

「皇太后（皇室）の御仁慈」を行政関係者たちは、放送・出版・レコードなどを通して内外にキャンペーンをした。一九三二年六月二五日、皇太后節子の誕生日であるその日を「癩予防デー」と定め、六月二五日を中心にした一週間を癩予防週間として全国各地で講演会など、「救癩」運動をおこなうこととなった（『倶会一処』）。

国立療養所・長島愛生園の医務課長・林文雄（一九〇〇～四七年）は、同三二年六月の「癩予防週間」に大阪放送局から「癩を救ふ三つの力」と題して放送し、次のように述べている。

……私は今日癩を救う三つの力と題を付けて置いた。その第一は何か、昭和五年、皇太后陛下が癩の為に御内帑金二十四万八千円を下された。而も之は陛下畏れ多くも御調度費を御節約いたせられたの

である。我々国民として最も尊ぶ皇室、皇太后陛下が日本で一番虐げられて居る、踏みにじられて居る癩者に御手を下し給うた。之は癩救済の大きな力である。此の六月二十五日は陛下の御誕生日である。我々はこの日を慈しみの日として憶え又前後一週間を癩運動の週間として多くの人に陛下の御仁慈と癩救済の急務を叫ぶのである。上皇室の御恵み之は癩を救う第一の力である（塩沼英之助編『林文雄遺稿集』一九五九年）。

林文雄も敬虔なキリスト教徒（プロテスタント）であった。彼は長島愛生園医務課長から一九三五年一〇月、鹿児島県に新設された国立癩療養所・星塚敬愛園長として赴任している。翌三六年五月十五日に、自ら編集した『星座』第一輯建設篇（星塚敬愛園慰安会発行）の冒頭に「美しき誕生」と題して、次のように書いている。

本園の如き療養所が新設されると云ふ事は、皇太后陛下を初め奉り皇室の御恩沢なくしてどうして在り得やふ。然も本園の如く開園匇々にして千載一遇の光栄に浴した処が何処に見出し得やう。即ち十月二十八日開園式を挙げ、後僅か二週間、十一月十一日には侍従御差遣の光栄に浴し又同日同刻即ち午前十一時には大宮御所に於て御下賜金三千円を戴いたのである。……併し宛も秋季特別大演習地たる鹿児島、宮崎県は、演習地の病者を一掃する為演習前の患者収容を要求したのである。大演習のために貨物輻輳し、列車輸送の大困難を忍んで開園後四日にして収容を開始したのは一に両県の熱望に出たものである。……大演習中収容は御遠慮申し上げ御還幸後、二十日頃より活動を開始し、翌月六日には三百五十人の病者を収容し定員突破五十人に至つたのである（三〜四ページ）。

星塚敬愛園長の林のいう「鹿児島、宮崎両県にまたがる特別秋季大演習」について、当時の新聞をくってみると、次のような記事が、五段抜きの大見出しで出てくる。

大元帥陛下、けふ宮城御発輦／御海路・南九州へ、御召艦比叡にて御進発／大演習を御統裁――大元帥陛下には来る九日より四日間にわたつて挙行される壮烈なる本年度陸軍特別大演習御統裁ならびに十四日より五日間地方行幸のため今六日宮城御発輦、燦たる錦旗を皇祖発祥の御由緒深き南九州に進めさせ給ふ……（一九三五年十一月七日付『朝日新聞』）。

大元帥陛下、けふ聖地日向路へ錦旗を進ませ給ふ／御愛馬『白雪』に召され、戦線を親しく御巡視（陸軍特別大演習第二日）――十日錦旗を鹿児島より天孫降臨の聖地日向路に進ませ給ふ、薩日隅三州の山河は栄光に輝き……御統裁を仰ぐ両軍の精鋭は士気いよいよあがり、最初の衝突が国分平野に展開され大演習はいよいよ本舞台の幕をあげるのであつた（一九三五年十一月十日付『朝日新聞』号外）。

つまり、三五年一一月南九州に天皇裕仁が陸軍特別大演習に来るので、鹿児島・宮崎両県は国立癩療養所・星塚敬愛園長に「演習地の病者を一掃する為演習前の患者収容を要求したのである。……開園後四日にして収容を開始したのは一に両県の熱望に出でたものである。……翌月六日には三百五十人の病者を収容し定員突破五十人に至つたのである」と林文雄は、述べているのである。

一九二二年三月二五日の「別府的ヶ浜事件」も、閑院宮戴仁《ことひと》の別府来訪を間近にひかえ、別府的ヶ浜部落のサンカの集落六十余戸が、別府警察署警察官によって焼き払われた。その集落には、ハンセン病患者の居住者が含まれていたからである。一九三五年十一月、天皇裕仁が陸軍特別大演習に来る直前に、鹿児島・宮崎両県の要請で星塚敬愛園長・林文雄は、多数のハンセン病者を同園に収容した。当時の差別的ことばでいうならば「癩患者の刈込み」をおこなったのである。これは、的ヶ浜事件と同様、皇室のために ハンセン病患者が迫害された「事件」であったといえよう。

林文雄が、陸軍特別大演習に際し「癩患者刈込み」を行なった五年後の一九四〇年七月六日、本妙寺集落の患者「一斉検挙」の具体策が熊本県警察部長室で協議された。星塚敬愛園長・林文雄は同園の職員をその協議に出席させた。さらに、七月十日には本妙寺集落の「一斉検挙」者を星塚敬愛園へ輸送するに際して、二人の所員を派遣し、三一人（男一二人、女九人、「未感」児一〇人）を同園に収容した。

天皇裕仁の陸軍特別大演習に関する同じ紙面に「皇太后陛下、御仁慈畏し」との見出しで二か所記事が出てくる。

御仁慈畏し『恵の鐘』、名も光ヶ丘に完成の日ちかく／**愛生園に喜び満つ**——生きとし生けるものゝ幸福をうしなつた癩患者のために厚き御仁慈を垂れ給ふ皇太后陛下の御歌

つれづれの／友となりても慰めよ／行くことかたき／われに代りてを記念し奉るため岡山県邑久郡裳掛村国立長島愛生園では御仁慈を久遠に伝へる『恵の鐘』建設を計画し昨年来毎月二十一日の奉仕デーには千二百名の収容患者が不自由な身体を苦にもせず光ヶ丘頂上へ一斉に出動し重い道具を握り土砂を運ぶなど涙ぐましい労働奉仕を続け遂に本月完成までに漕ぎつけたので同園では……本月末盛大な記念式を挙行することに予定し全島は祝賀に包まれてゐる（一九三五年十一月八日付『朝日新聞』）。

皇太后陛下、御仁慈畏し／私立の癩療養所にも五ケ年継続賜金、官公立には金一封宛を賜ふ——皇太后陛下には予て癩患者に対しいたく御仁慈を垂れさせたまひ、さきに五ヶ年継続の下に多額の御手許金を全国並に朝鮮、台湾などの植民地の官公立の癩療養所に御下賜あそばされたが、畏くもさらに左

記官公立十二療養所に対し金一封宛の一時金を、また私立十療養所に対してはさらに五ヶ年継続にて御下賜あらせられる旨御沙汰あり、赤木内務次官、入江拓務次官ならびに岡山県長島愛生園長光田健輔氏、草津栗生楽泉園長古見嘉一氏ら各癩療養所長は十一日午前十一時大宮御所へ伺候、入江皇太后宮大夫を経て右御下賜金を拝受退下した（一九三五年十一月十二日付『朝日新聞』）。

私の手許にある『日本MTL』の機関紙・第五八号、第六〇号、第六六号（一九三五年一二月〜三五年八月発行）をみると記事の欄外に、つぎのようなスローガンが記載されている。

＊「つれづれの友となりても慰めよ」……畏し、大御母心に応へよ。

＊救癩運動は愛国運動なり。

財団法人・癩予防協会編『昭和十一年度・癩患者の指導』（一九三七年三月）には、各府県に於ける癩患家指導状況が「府県知事報告」として、記載されている。その中から、広島県と奈良県の状況の一部を紹介しよう。

（広島県）3、レコードに依る宣伝――癩予防協会より送付を受けたる　皇太后宮御歌並安達謙蔵氏の癩予防に関する講演レコードを以て六月二十六日より広島、呉、尾道の三市内常設活動写真館一九ヶ所に於て幕間を利用し広く一般観衆に聴講せしめたり（一〇三ページ）。

（奈良県）5、皇太后陛下　御歌吹込レコード宣伝――貴会より送付を受けし、皇太后陛下御歌吹込レコードを各警察署長に回送し本期間中活動館の幕間を利用し一般に聴聞せしめ本病予防に努めたり（四五ページ）。

一九四一年六月に癩予防協会（厚生省優生課内）が作成した『入園の手びき』という小冊子

がある。この小冊子の冒頭にも「皇太后陛下の御仁慈」が書かれてある。

「畏くも　皇太后陛下に於かせられては、かねて恵まれざる癩患者の上に厚き御憐憫を垂れさせ給ひ日常の供御《くぎょ》並に御調度品をも御節約遊ばされ、再三多額の御内帑金及有難き品を癩予防事業の為に御下賜あらせられ且つ患者及び職員までも御慰め遊ばされ其の後も絶えず本事業を御奨励遊ばさるる事は感激の極みでありまして稍ともすれば忘れられ勝であつた此事業も今や飛躍的発展を遂げました。

尚昭和七年十一月　陛下には大宮御所に於ける御歌会に御兼題「癩患者を慰めて」を仰せ出され御　親《みずか》ら

つれ〳〵の友となりても慰めよ／行くことかたきわれにかはりて

と云ふ有難き御歌を下し賜ひ当局並に療養所職員を御激励遊ばされたのであります。我等日本国民は良く此大御心を奉戴せねばなりませぬ」。

先日、森幹郎さんから自著の『差別としてのライ』(京都・法政出版、一九九三年)を恵贈していただいた。そのなかの論考「園歌考」の一節を読んで、いまの私の気持を書いてもらったように思った。「園歌考」の初出は『楓』(邑久光明園の機関誌)一九五七年二月号である。森さんの四〇余年前の論考である。それは、次のような記述内容である。

これら「不逞《ふてい》の浮浪ライ患者」を収容するためには警察力(国家権力)が必要であった。その時、即位の御大典とか、皇室の御仁慈に応えるためという大義名分がライ対策の貧困を糊塗するためには必要であったのである。

貞明皇后、したがって、「神聖ニシテ侵スヘカラ」ざる天皇は権力の隠れ蓑《みの》としては最も効果的であ

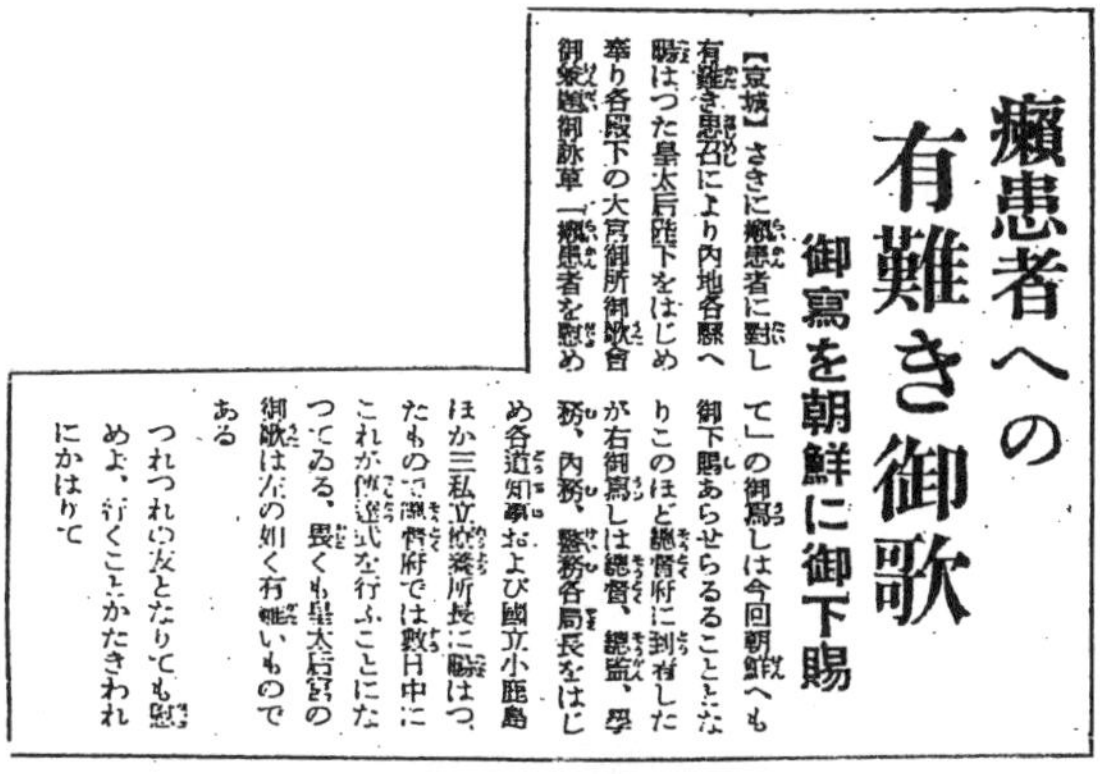
癩患者への有難き御歌
御寫を朝鮮に御下賜
【京城】さきに癩患者に對して有難き思召により内地各縣へ賜はつた皇太后陛下の大宮御所御歌會御兼題御詠草「癩患者を慰めて」の御寫しは今回朝鮮へも御下賜あらせらるることとなりこのほど總督府に到着したが右御寫しは總督、總監、學務、內務、警務各局長をはじめ各道知事および國立小鹿島ほか三私立療養所長に賜はつたもので總督府では數日中にこれが傳達式を行ふことになつてゐる、畏くも皇太后宮の御歌は左の如く有難いものである
つれつれの友となりても慰めよ、行くことかたきわれにかはりて

▶『朝鮮朝日』一九三三年一月一一日

った。事の是非善悪を問わず、たとえ人権が蹂躙されても、生命にかかわることであっても、その名の下に行われることに対しては抗弁できなかったからである。人もこれを不思議とはおもわなかった。
一方、そのころは療養所の暗黒時代と言われた時代でもある。したがって、悲惨な現実の生活に目を向けさせないために患者の関心を一点に集めておく必要があった。その一点が貞明皇后、したがって天皇制であった。患者はそれに感激していたのである（四二ページ）。

次に朝鮮人ハンセン病患者にとって「皇室の御仁慈」の意味するものはなにかについて考えてみたい。

2

日本統治下の植民地朝鮮に於いて、ハンセン病患者への「皇太后の御仁慈」を小鹿島更生園長周防正季はじめ当時の「癩」政策推進者たちは、どのように称えたか。また、朝鮮人ハンセン病患者にとって「皇室の御仁慈」の意味するものはなにかについて、次にみていこう。

一九三〇年一一月一〇日、皇太后は植民地も含む全国の各癩療養所に対し、「下賜」金を与えた。小鹿島慈恵医院の場合についてみると「皇太后陛下ノ御思召ニヨリ内鮮各癩療養所ニ対シ患者慰安ノタメ御内帑金ノ御下賜アリ本院御下賜金二千五百円ハ院長、大宮御所ニ参内コレヲ拝受シ十一月十九日全羅南道知事代理警察部長土屋伝作氏、衛生課長、職員一同列席ノ上厳粛ナル伝達式ヲ挙行セリ」（『昭和六年・小鹿島慈恵医院年報』朝鮮総督府、一九ページ）という。

当時の小鹿島慈恵医院長は、矢澤俊一郎であった。「大宮御所ニ参内」した矢澤院長は、皇太后から「下賜」金二千五百円及び「同時ニ職員中恩賜金品」として院長には「銀花瓶一個金一封」、「巡視朴生斗・金一封」が与えられた。皇太后「下賜」金二千五百円の使途は、次の通りである。

「御菓子（患者一同ニ配布）、小型活動写真機、楽器、運動具、レコード、書籍、ホームライト、記念桜樹、善行者表彰、家具其ノ他」（同『年報』一九ページ）。

翌一九三一年一一月一〇日午前一〇時、「皇太后陛下ノ御下賜金記念式ヲ開催」し、小鹿島慈恵医院は、患者一同にタオルおよび菓子を給与した。

一九三三年三月一日、皇太后は入江皇太后宮大夫を通じ、発足したばかりの朝鮮癩予防協会に対し、「下賜」金を毎年一万円ずつ三カ年「下賜」すると伝達した。前述の関屋貞三郎は、『皇太后陛下の御仁慈と癩予防事業』（一九三四年）の中で、「朝鮮に於ける癩予防協会」の項目をあげ、次のように述べている。

尚此の機会に予防協会の事に就て申上げますと、内地はさう云ふものが出来ましたし、又朝鮮でも矢張り、此の御思召に依りまして、癩予防協会が出来たのであります。是は実は愉快な話でありまして、多分昨年か、一昨年内地の予防協会よりずつと遅いのでありますが、初め五、六拾万円の金を募集しやうと計画したので御座いますが、忽ち其の倍額百二、三十万円の金が朝鮮で集つたのであります。而も其の金を出した人は、大部分朝鮮人の諸君で、こんな有難いことはないと云つて喜んで、多額の金を出し、予想以上の成績を挙げたのであります（三ページ）。

しかし、「朝鮮癩予防協会の設立」項でも述べたように、「下賜」金が朝鮮癩予防協会設立の契機となっているわけではない。まして、関屋が「大部分朝鮮人の諸君で、こんな有難い事はないと云つて喜んで……」というような事実はなかった。

小鹿島更生園発行『年報』の各年版を見ていくと、それまで書かれていなかった皇太后に関する記載が出て来るのは、一九三八年以降である。それも、それ以後は毎年、『年報』の冒頭に「皇室の御仁慈」として、皇太后節子の「癩についての事績」を掲載し始めた。実は、一九三八年には「五月十七日畏クモ　皇太后陛下ニ於カセラレテハ官公立癩療養所長会議ニ出席中ノ当園長ニ特ニ単独拝謁被仰付……園長周防正季ハ同日大宮御所ニ伺候シ御座所ニ於テ一時間十分ノ長時間ニ亘リ単独拝謁ヲ賜ハリ当園ノ現況及鮮内ノ癩患者ニ関シ委曲言上シタルニ痛ク癩患者ノ身ノ上ヲ御軫念アラセラレ」（『昭和十三年年報』一三ページ）た年にあたる。

『昭和十三年年報』には冒頭の口絵に「皇太后陛下ヨリノ御下賜品」の写真を掲載している。木箱が二つと野菜で、木箱の中には周防が皇太后からもらった「鶏卵、鶉卵及び菓子」が写っている。さらに同『年報』には、次のことが記載されている（原文はかた仮名）。

> **皇室の御仁慈**　……越へて昭和十年一月十八日畏くも　皇太后陛下に於かせられては全国官公立癩療養所長に対し大宮御所に於て拝謁を賜はる旨御沙汰あり園長周防正季は大宮御所に伺候し御座所に於て拝謁を賜はり当園事業の大要を言上種々御下問に奉答し、……更に同年十一月十日畏くも　皇太后陛下の御思召に依り諸般設備等の費に充つる為御内帑金五千円御下賜の御沙汰あり……患者は孰れも聖恩の深きに感泣しつつあり
>
> 　更に昭和十三年五月十七日畏くも　皇太后陛下に於かせられては官公立癩療養所長会議に出席中の当園長に特に単独拝謁被仰付旨の有難き御諚を拝したるに依り園長周防正季は同日大宮御所に伺候し

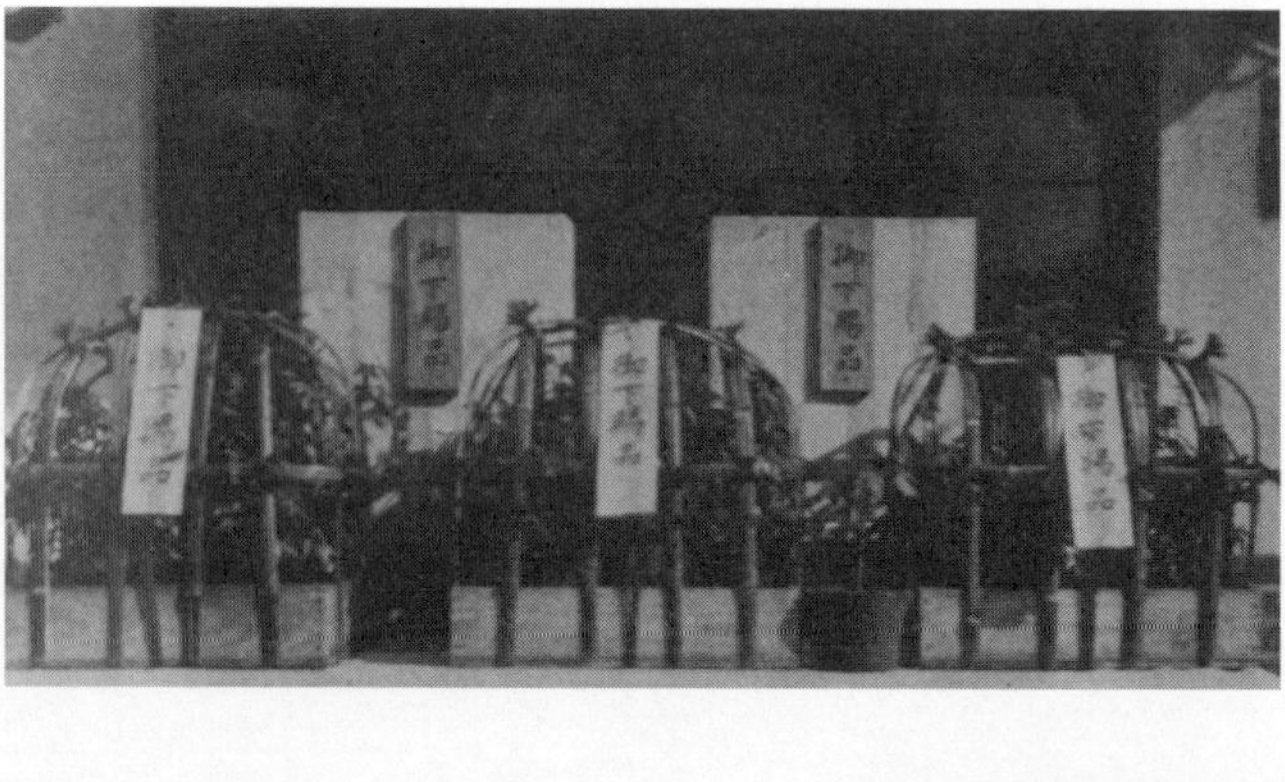

▶皇太后節子「下賜」の楓（一九四〇年五月一三日）。（一九四〇年『年報』）。

御座所に於て一時間十分の長時間に亘り単独拝謁を賜はり当園の現況及鮮内の癩患者に関し委曲言上したるに痛く癩患者の身の上を御軫念あらせられ……退下の節御所内及新宿御苑内に於て御栽培の各種野菜一籠、鶏卵、鶉卵並御菓子を御下賜ありたる等重ねて救癩史上前例なき破格の光栄に浴せり……皇室の御仁慈に深く感激しつつあり（一～二ページ）。

小鹿島更生園『昭和十四年年報』の口絵冒頭の写真は「竣工セル皇太后宮御歌碑」である。そこには、「**皇太后陛下　御歌**　つれ〳〵のともとなりてもなぐさめよ／ゆくことかたき／われにかわりて　皇太后宮大夫・大谷正男閣下書」との記載がある。

同年報には、同年九月二一日「現園長周防正季勅任ニ陞叙セラレタリ」と書かれてあり、また『朝鮮総督府官報』第三八三二号（一九三九年一〇月二七日）の「叙任及辞令」によると、周防正季は同年十月二一日付で「陞叙高等官二等」と記載されている。勅任官は勅命により任命するもので、官記には「御爾」を押し、内閣総理大臣が年月日を記入しこれを奉ずとあり、「高等官二等の官名（例）」として「内閣・各省局長、各省外局部長、各省参与官、陸海軍少将」があげられている（『事典昭和戦前期の日本・制度と実態』九四ページ）。愛知医専を卒業し、総督府の一技官に過ぎなかった周防正季にしてみれば、小鹿島更生園長となり、癩患者六千人収容の拡張工事を完成させ、救癩の功により自分は皇太后に目をかけられて、皇太后に長時間にわたり単独拝謁を賜わることは、破格の出世をしたとの思いが、あったに違いない。『昭和十四年年報』の巻頭の文は次のような書き出しで始っている（原文はかた仮名）。

皇太后陛下御歌碑の建設　皇太后陛下の癩に関する数々の御仁慈に対し奉りては職員始め患者一同只

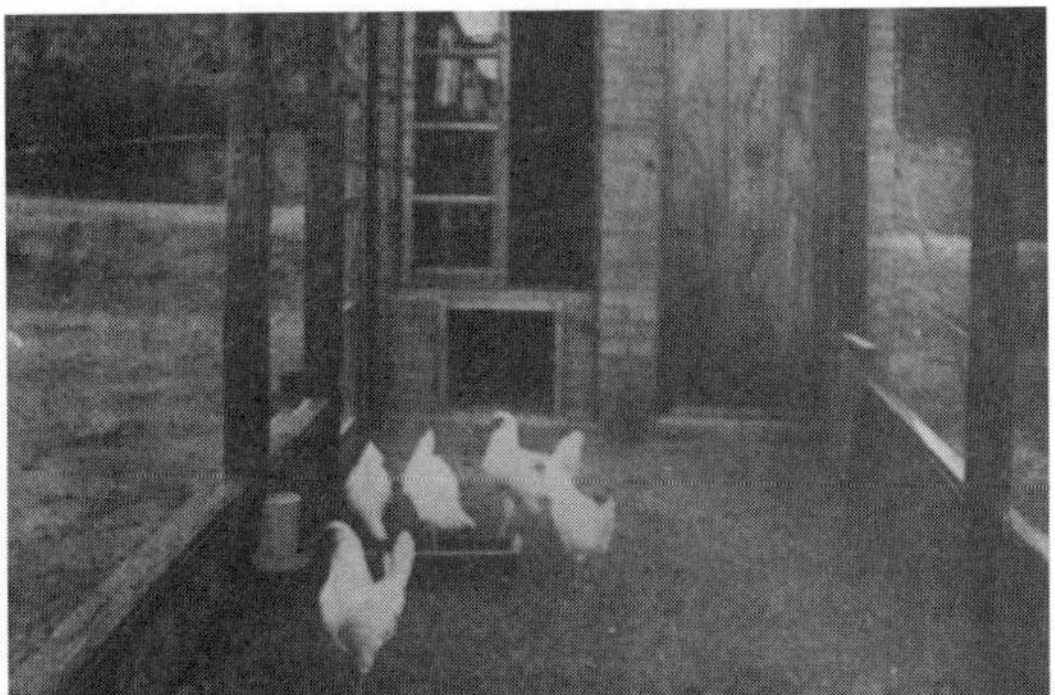

▶「皇太后陛下御下賜卵孵化飼育の状況」（昭和十年一月十八日御下賜）」と記載されている。（一九三四年『年報』）

管恐懼感激措く能はざる処にして殊に曩に下し給へる「つれづれの……」の御歌を拝誦しては厚き御心の程身に滲みて自ら感涙の禁じ難きを覚ゆる次第にして園内適地に此の御歌碑を建設し朝夕之を拝することに依りて……御高徳を偲ぶことを得更に之に依りて常に御心を体し愈一致団結各々其の分を尽し以て鴻恩に応へ奉らんことを期すべく之が建設を計画し居りしが偶々昭和十三年六月二十五日　皇太后陛下御誕辰日に際し患者一同の零細なる醵金に依りて相当の資を得ると共に爾来碑石を物色中の処幸に島内病舎地帯山林中に恰好の石材を発見したるが推定重量四千貫あり……職員と共に運搬に着手したる処重症、不自由を除き全患者出動協力一致之に当りたる為予想外の進捗を見僅々数日を出でずして建設予定地たる中央公会堂前に搬入を了へたるが右運搬は碑石建設全工程中最も難事とする所にして職員の指導宜しきを得たると患者の赤誠を籠めたる団結の力に外ならず

而して御歌の揮毫は予て大谷皇太后宮太夫に依頼しありしを以て之に依り……昭和十四年十月下旬全工程を完了し十一月二十五日……盛大なる除幕式を挙行したり　碑石——高さ一丈三尺、幅七尺、厚さ二尺（一ページ）」。

その翌年の小鹿島更生園『昭和十五年年報』の口絵の冒頭には、「皇太后陛下御下賜ノ楓」と「皇太后陛下御下賜ノ楓苗圃ニ仮植」（昭和一五年五月一三日）の二枚の写真が載っている。次ページに「周防園長銅像除幕式」（同年八月二〇日）の写真三枚が掲載されていることについては、後述する。本文冒頭の皇太后の記述から紹介しよう（原文はかた仮名）。

御下賜金　昭和十五年十一月十一日、紀元二千六百年祝賀の佳辰に際し畏くも　皇太后陛下に於かせられては癩救療事業助成の思召を以て全国十七ケ所の官公私立癩療養所に対し多額の資を御下賜あらせらるゝ旨仰出され当園も此の御恵沢に浴することゝなりたるを以て……右御下賜金を以て病舎地帯

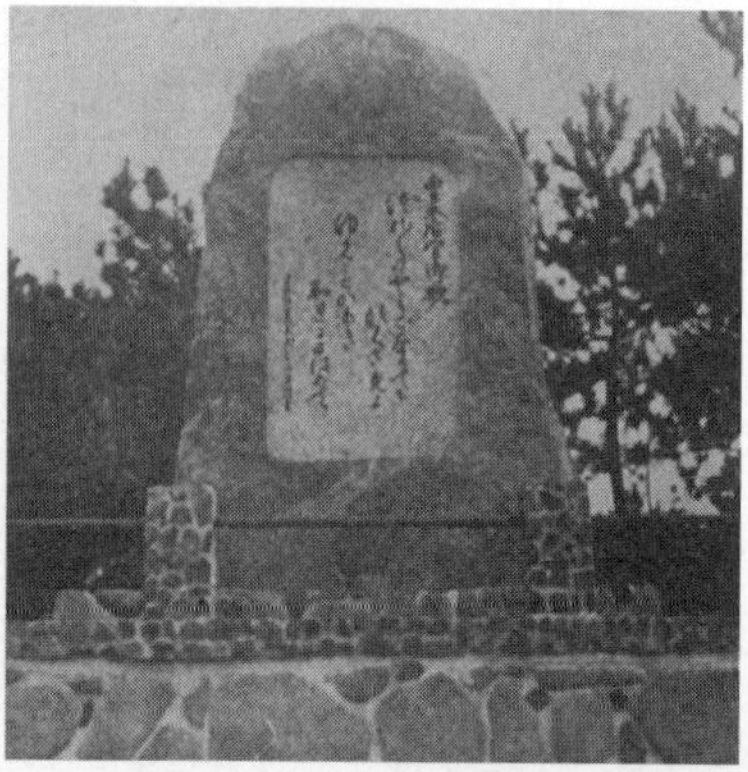

▶日本統治時代に設置された皇太后の歌碑（一九三九年一一月建立）（一九三九年『年報』）

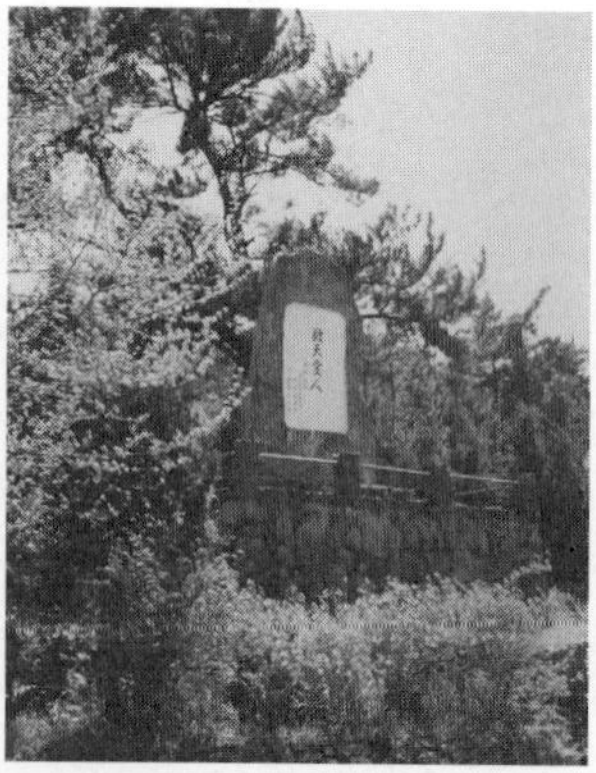

▶現在の歌碑（碑面は「敬天愛人」と削り変られている（一九九五年四月　筆者撮影）

適地に「修道館」(煉瓦造平屋、建坪五〇坪)を建設し患者をして永久に陛下の御仁慈に浴せしめ以て御思召に副ひ奉るべく計画中の処設計を始め資材の入手其の他諸般の準備完了し不日起工の運びとなりたり。……(二回に亘り)多額の御下賜金を給ひ今回亦此の有難き御仁慈を拝し恐懼感激措く能はず、患者一同此の深厚なる御恵沢に浴し皇国に生を享けたる有難さに感泣せざるものなし。

皇太后陛下御下賜の楓　昭和十五年五月十日より厚生省に於て開催されたる全国官公立癩療養所長の会議に出席中の周防園長に対し五月十三日大宮御所に御召しの御沙汰あり当日園長は恐懼御所に伺候したる所大谷皇太后宮太夫には園長を召され「今回、畏くも　皇太后陛下に於かせられては癩療養所に病を養ふ病者の身上を憐れませ給ふ御深情より楓の実生を小鹿島更生園に御下賜あらせらる」との有難き御沙汰ありて楓実生苗三籠百五十本及御菓子二箱を拝受し園長は恐懼感激して御所を退下し……患者慰安場(公園)の適地に夫々定植を了へたるが此の御下賜の楓は　昭憲皇太后の御印章の若葉に因まされたる御由にして成木の暁は夏は青葉の蔭に遊び秋は紅葉の色を愛でて　昭憲皇太后の御徳を偲ばしめんとの深き思召に出でさせ給ふと漏れ承る、洵に恐れ多き極みなり畏くも　皇太后陛下の御仁慈の広大無辺に亘らせ給ふことは国民の等しく欽仰し奉る所にして殊に癩者の上に憐れみを垂れさせ給ふこと特に厚く……我国に於ては往古　光明皇后御自ら尊き御手を癩者の上に下し給ひし世界に無類無き歴史を有し今又昭和の聖代に於て畏くも　皇太后陛下より無限の御仁慈を拝す(一～二ページ)。

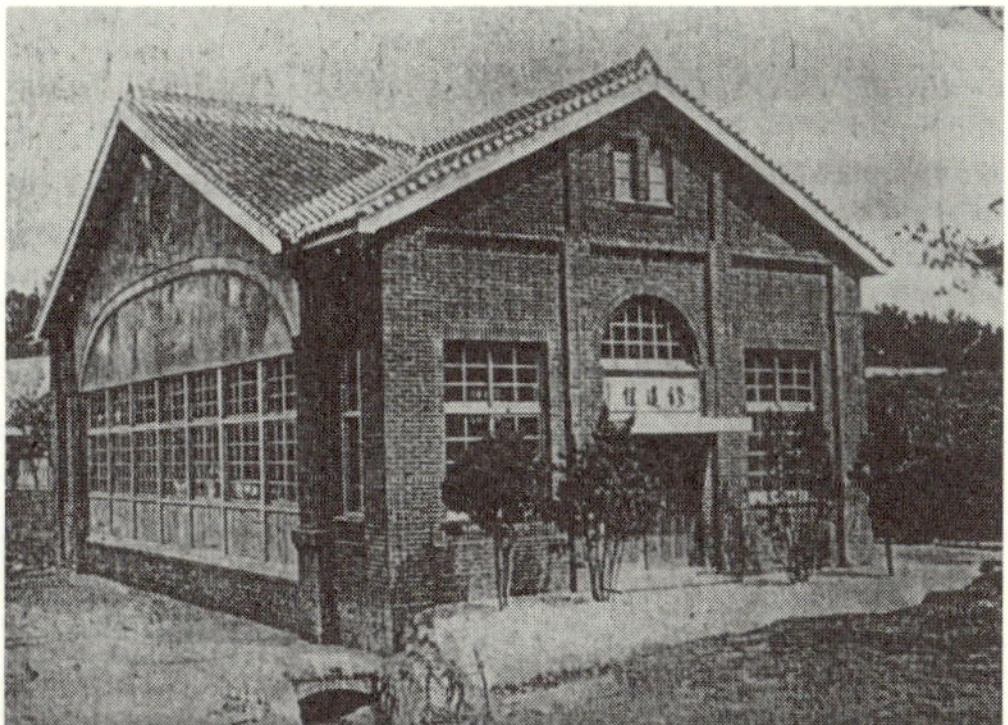

▶李春相は、この「下賜」金で建立した修道館のなかで準備された臨時法廷で司法官の審問を受けた。(一九四一年『年報』)

『昭和十六年年報』冒頭は皇太后の「御写真奉安庫」と「御下賜金ニテ建立ノ修道館」の写真から始る。本文は「**皇太后陛下ノ御写真御下賜**」と題する次のような内容が、記述されている(原文はかた仮名)。

> 昭和十六年七月十五日より厚生省に於て官立癩療養所長会議開催の砌各療養所に対し御思召を以て皇太后陛下の御写真御下賜の趣を拝承周防園長は吉崎事務官、仁田薬剤官、大坂医官等を帯同七月九日小鹿島出発東上す斯くて七月十六日大宮御所より御召に依り各療養所長と共に伺候し御写真を拝受恐懼感激して退下御写真を奉持して帰途につき七月十九日午後三時周防園長はて《ママ》恭しく御写真を捧持して更生園桟橋に帰着　此の日当園全職員小鹿島小学校生徒小鹿島刑務所支所職員愛国婦人会員等全島を挙けて奉迎し御写真は直ちに事務本館会議室の奉安殿に奉安し奉戴式を行ひ同五時三十分滞りなく式を終了御写真は予て設備せる奉安庫に無事奉安せり（中略）。
> 畏くも皇太后陛下の御写真御下賜の御沙汰は全く前例なきことにして斯くも癩患者の身上に深き御軫念を垂れさせ給ふこと恐懼に堪へさる処にして之か職を奉する三百余名の職員の感激は素より入園患者六千のものは此有難き御思召に唯々感泣し原《ママ》く御恩恵に対し衷心より感激の情を表し愈々皇国臣民たるの自覚を深め赤誠以て之に酬ひ奉らむことを期し居れり（一ページ）。

以上述べたように、植民地を含む日本の「らい事業」全般に対し皇太后節子（「皇室」）は立ち入ってきたし、光田や周防をはじめとする当時のハンセン病政策推進者たちは、「皇室の御仁慈」を内外にアピールしながら、皇太后の権威を盾として、入所者の全面的隔離・管理統制を強行したのである。

朝鮮総督府の「御用新聞」である『毎日新報』や『京城日報』もたびたび、「皇室の御仁慈」を報道した。一九四〇年十一月十三日の『毎日新報』は「皇太后陛下御仁慈、癩予防協会に御下賜金」と報じた。また、『京城日報』も一九四二年十一月十一日に「畏し皇太后陛下、癩療養所（朝鮮二ケ所）に御下賜金」の見出しで、次のような記事を掲載している。

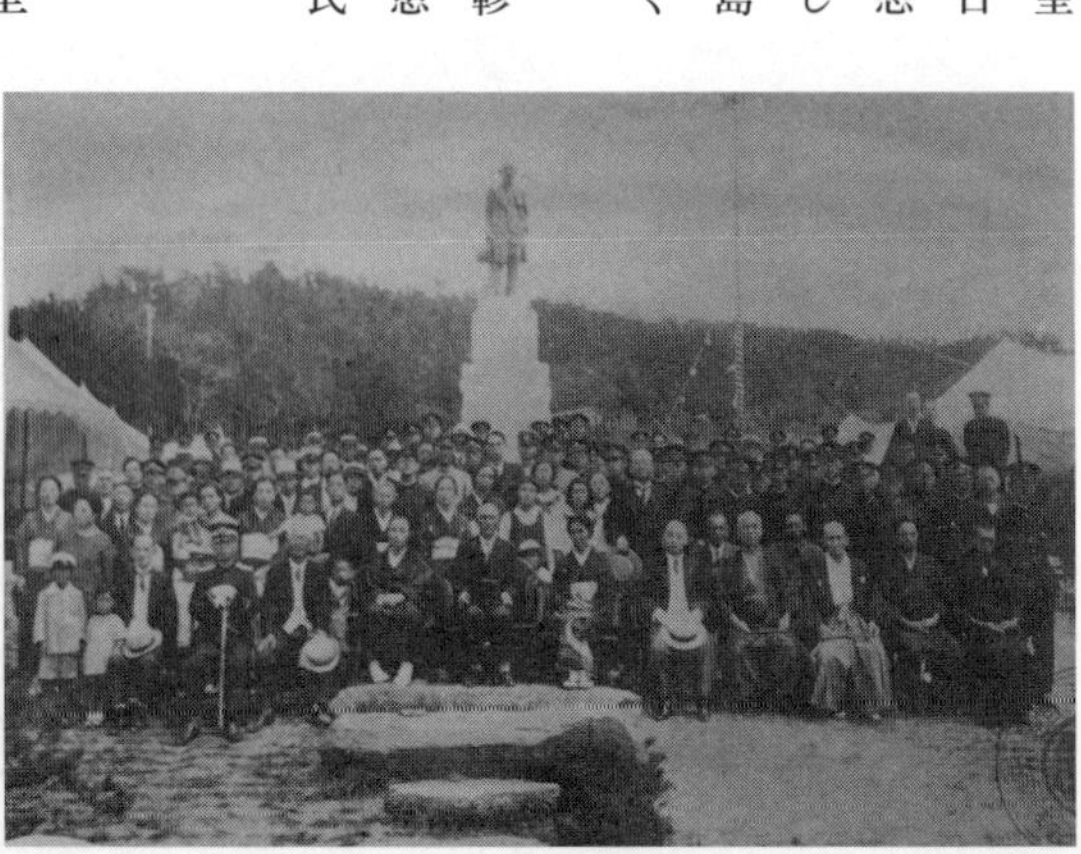

▶一九四〇年八月二〇日、周防園長「銅像除幕式」挙行。これは、式典当日の記念撮影。前列正面に周防園長、向って右の和服の女性は周防園長の夫人、左の女性は周防の養母である。（一九四〇年『年報』）

【東京電話】畏くも皇太后陛下には常に癩救済事業に深く御心を注がせ給ひ、年々有難き御沙汰を賜つてゐるが、十日小泉厚相をはじめ神山復生病院（静岡）身延深敬病院（山梨）待労院（熊本）朝鮮の大邱愛楽園、麗水愛養園ならびに台湾の楽山園《ママ》（楽生院―筆者）の各私設療養団体に対し本年度分継続資金下賜の御沙汰あらせられたので厚生大臣代理灘尾衛生局長、竹内内務省監理局長は十日午前十一時大宮御所に伺候、有難き御下賜金を拝受、恐懼退出、内務省では井阪朝鮮総督府出張所長、島田台湾総督府出張所長にそれ〴〵伝達した。

第十四回日本癩学会総会は、一九四〇年九月四日より三日間、小鹿島更生園と京城帝国大学医学部を会場に行なわれた。この年の日本癩学会会長は、周防正季であった。小鹿島で総会（第一日）があった二週間前の同年八月二十日、周防正季銅像除幕式が盛大に行なわれた。銅像の様子を『昭和十五年年報』小鹿島更生園によってみていこう。

銅像は「病舎地帯中央運動場の東方丘陵の中心地」に建てられ、その附近一帯は、「皇太后陛下より御下賜の楓を植栽して御仁慈に浴せしむること〻し……二百二十余日を経て八月十八日竣工」した。「銅像の総高さ三十一尺六寸五分（九・五メートル）、基礎三尺、台石十七尺六寸五分、銅像十一尺、像の重量約七百貫にして台石は岡山県北木島大浦産の御影石に兵庫県印南郡宝殿産の黄龍石を配したるものにして総工費一万二千円、石工二百十九人鳶人足十六人、在園患者の出役三千八百人を要」した。銅像題字は朝鮮総督南次郎が揮毫し、銅像設計の付随した周囲一帯の工事は、京都山科の一燈園関係者が担当した。総工費一万二〇〇〇円のうち、六〇〇〇人の朝鮮人患者より約九千円を醵出させている。

「結婚しやうとする場合、部落の代表に申出る。代表と代表との話合が行はれて、病舎主任に申出る。主任はそこで園長に届出て許可を仰ぐ。よからうと許可が下れば、神社に参

畏し皇太后陛下
癩療養所（朝鮮二ケ所）に御下賜金

[illegible]

厚生大臣謹話

[illegible]

内務大臣謹話

[illegible]

▶『京城日報』一九四〇年一月一一日

（昭和八年二月廿一日第三種郵便物認可 昭和十五年八月一日發行）　1940年8月1日

第112號　日本ＭＴＬ

小鹿島更生園

長周防園長の壽像建つ―

小鹿島の父、周防更生園長におくる六千名患者の報恩美談として話題を提供してゐる銅像建設の計畫は起居に不自由な患者が寸暇を惜しみ、病苦を克服して得た貴い勞銀を割いてつくり出した一萬圓を資金に酬る報恩感謝の念に打たれ、京都一燈の西田天香氏以下同人達は進んで樂しき計畫に協力し、像は松尾氏設計と堀切氏がいづれも無償また實費であたり、不足額は同園で引受けるといつた力の入れ方で患者を力づけて居り、美しき心に結ばれいま中央診療所裏手一萬坪を敷地として患者が交代で整地にあたつてゐるが、工事は八月下旬に完成するので薄倖な宿命を背負ふ方々のために施療と生活をともにして偉大なる巨歩を殘す周防園長の銅像は今秋九月上旬除幕式があげられる豫定である。

▶『日本ＭＴＬ』一九四〇年八月一日

拝してその契りを宣誓し、園長銅像の前に行って感謝の報告をするといふのださうである。勿論そんな場合、本人達の申出によつて断種法は行はれてゐる。」小鹿島更生園の夫婦同居者は、八百五、六十組だという（『文化朝鮮』第四巻・第三号、一九四二年五月、五一ページ）。

周防の銅像は、このように収容患者たちの管理・統制の手段に利用されている。

第十四回日本癩学会総会*は、厚生省予防局、朝鮮総督府警務局、各官公立癩療養所などの幹部多数が参加して開催された。「大宮御所」より特に本総会を機とし、皇太后の侍医西川義方が、総会ならびに小鹿島更生園の状況を視察するため、来島した。その時の小鹿島視察報告は、後に西川義方が『朝鮮小鹿島更生園を通して観たる朝鮮の救癩事業**』として、かなり詳細な内容で冊子に書き残している。「皇室の御仁慈」を小鹿島更生園に収容されている患者たちに、どのように話したかを紹介しよう。

私は、周防園長、その他の職員に導かれて、志賀潔博士と共に、運動場の上の小高い平和の園に立つたのである。後ろには、患者全体の寄附で完成した周防院長の銅像の雄姿も、運動場に向つて立つてゐる。運動場には、……白衣の患者が居並ぶ。左は男子で、右は女子である。聞けば、四千五百人だ。重症患者と看護や事務に必要なものを除いて、全患者が集合したのである。先づ、宮城遥拝をして、それから、何か私に訓話をせよ、との希望である。私は、静かに患者に向つた。通訳は、元の名を、呉淳在、今の名の呉堂淳次さんである。呉さんは、看護長で、農業指導をしてゐる人である。

「皆さん。皇国臣民として、御互に、茲に、相会ふことの出来ましたことは、私には、いつまでも忘れられない喜であります。（中略）元来、幸といひ、不幸といひ、要するところ、それは凡そ、己れの心の裡、己れの心の底にあるものであります。私達は、皇国臣民としての幸福を、この心の底か

*

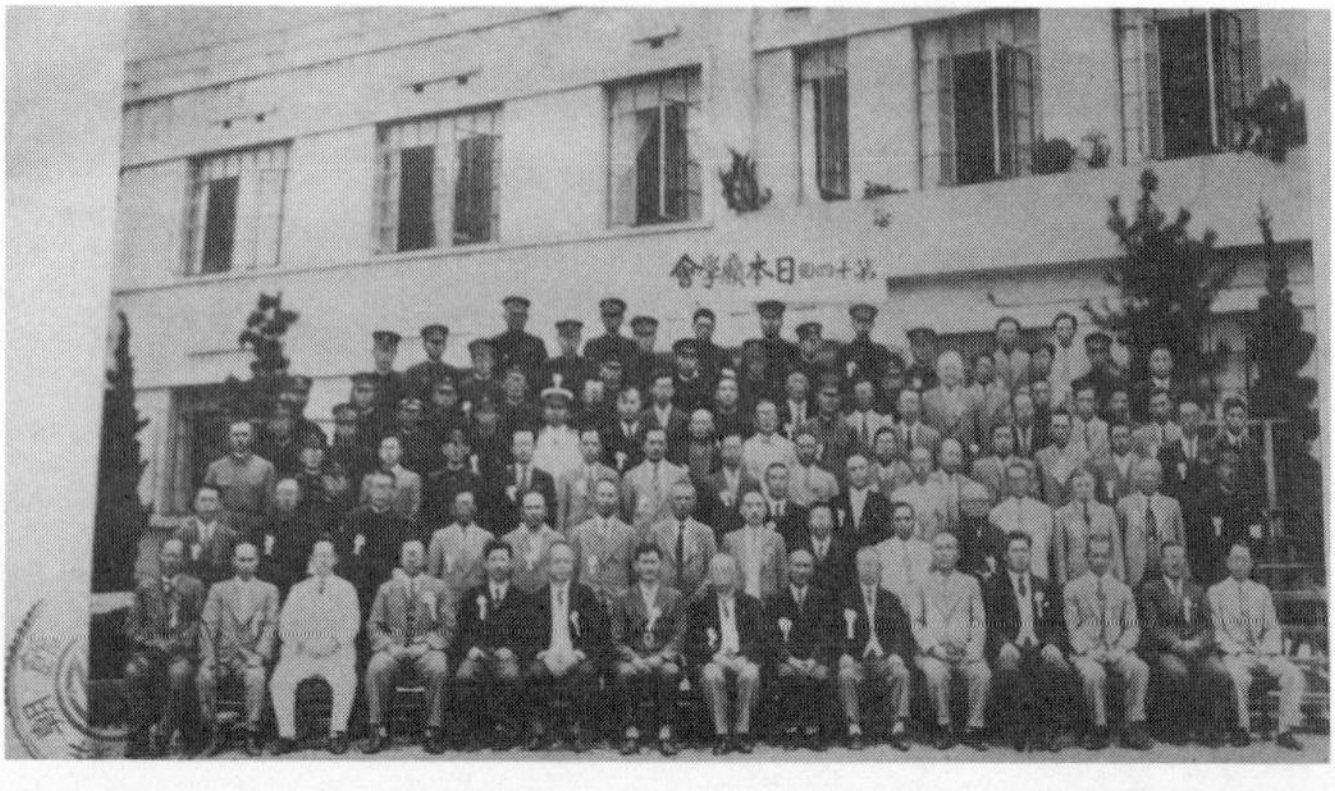

▶第十四回日本癩学会を小鹿島更生園で開催（一九四〇年九月四～五日）。小鹿島更生園長周防正季は日本癩学会長になり、学会を小鹿島で開催し、更生園の面目を誇示した。（一九四〇年『年報』）

ら、盛り上らせ湧きたぎらせるやうに、いよ〳〵、ます〳〵、精進せねばならぬのであります。……その上に、進歩した皇国日本の医学の恩沢を、遺憾なく受けてゐられる。このやうな幸福は、世界いづれの国の癩患者にありませうぞ。

更に畏多いことは、皇太后陛下から、有難い御仁恵の御思召を、拝戴してゐることであります。而も、勿体ないことには、それが、数次にも渡つてゐるのであります。あの　御歌を拝しますと、「自分が行つて、じきに慰めて遣したい心は、山々であるが、その行くといふことには、事情が許さない自分である。どうか、この自分にかはつて、徒然の友となつて、不幸な人達の心を、慰めてつかはせよ」と、まことをおこめ遊ばした　御心が、勿体なく仰がれるのであります。皇国以外、世界のいづこに、いつに、感激の有難涙抑へ得ない、そのやうな幸福を、享け得た人がありませうぞ。どうか、皇国臣民として、更に強く、更に明るい生活を、続けられんことを、熱誠を以て祈願いたします」（二二一〜二二三ページ）。

第十四回日本癩学会総会が小鹿島で開催された九か月後の一九四一年六月、看護長佐藤三代治におもねって、園長周防正季の銅像建立を提案、実行した患者代表（顧問）朴順周が、患者李吉龍に刺殺された（李吉龍は刑務所内で自殺）。その事件があった一年後の一九四二年六月二十日、「月例報恩感謝行事」が周防園長の銅像前の運動場で行われた際、同所で、患者李春相によって園長周防正季が刺殺された。

同年六月二五日付『東京朝日新聞』は「【京城電話】周防正季小鹿島更生園長不慮の殉職に対し畏くも皇太后陛下には、同園長の生前癩救療事業に尽したる功績を嘉せられとくに祭粢料御下賜の御沙汰あらせられた」と報じた。患者李吉龍や李春相が向けた刃は、実は「皇室（皇太后）の御仁慈」に対してではなかったか、そのように思われてならない。皇太

＊＊滝尾英二編『小鹿島「癩」療養所と周防正季』［資料編］、人権図書館・広島青丘文庫（一九九六年）七八〜九六ページ参照。

后節子は、敗戦後間も無い一九五一年五月十七日、狭心症で死去した。

節子の死後、一九五二年六月に「癩予防協会」は解消し、新たに「財団法人藤楓《とうふう》協会」が設立、高松宮宣仁《のぶひと》（節子の第三子）が、総裁になった。「藤」は節子の印章であり、「楓」は節子の義母である美子《はるこ》の印章である。

藤楓協会は、毎年『藤楓だより』（理事長・大谷藤郎）という小冊子を出版しているが、「らい予防法」改正問題を特集した「平成七年度」版（一九九五年六月発行）を見ると、冒頭に節子の写真を掲載し、次のような記事を載せている。

「高松宮記念ハンセン病資料館が開館してはや二年。増えてきた若い見学者たちは、差別と偏見にあえいだ苦難の歴史をはじめて知ったといい、患者への皇室のご仁慈に深い感銘を受けております」（二ページ）。

日本では、ハンセン病資料館を見た「若い見学者たちは、……患者への皇室のご仁慈に深い感銘を受けて」いると知ったなら、今なお、小鹿島病院にいる韓国のハラボジ・ハルモニたちは、いったい何というだろうか。

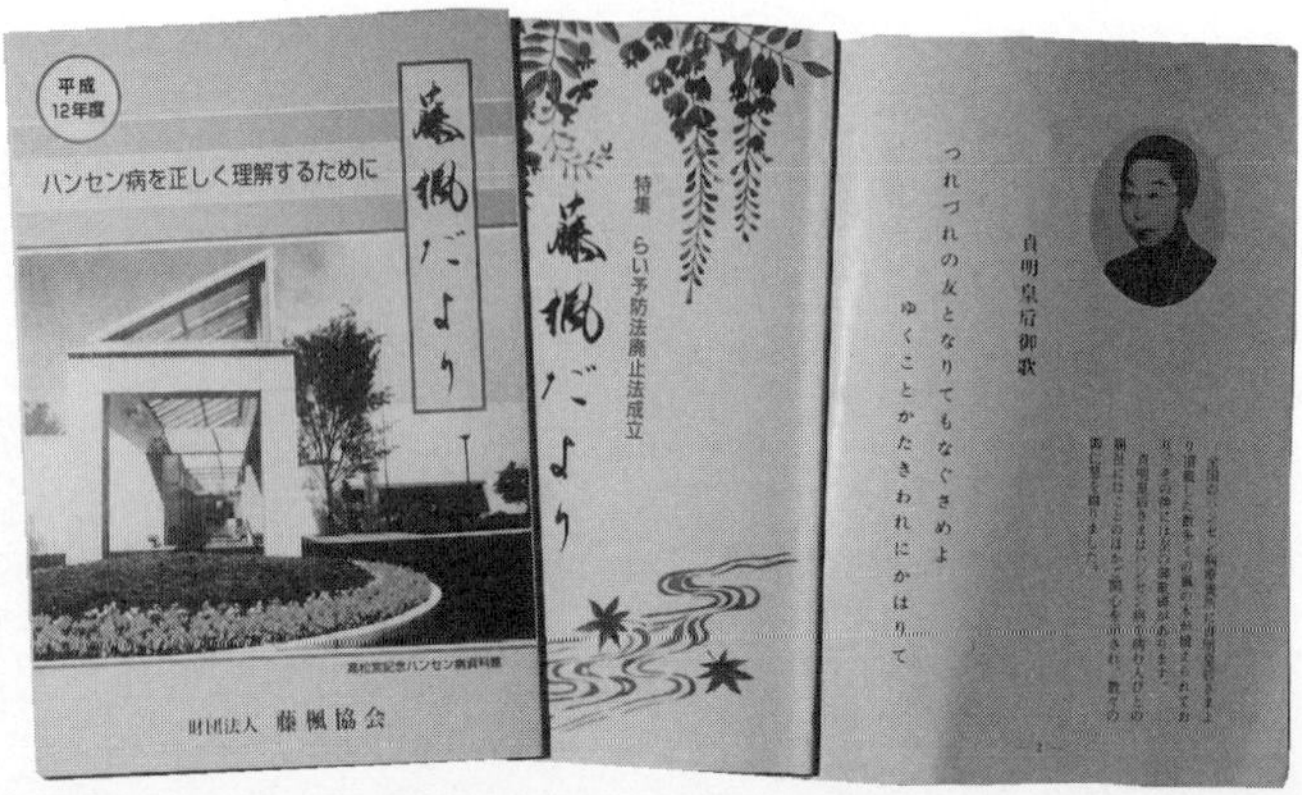

▶藤楓協会『藤楓だより』（右より一九九四、九五、九九年度）

4　小鹿島更生園入園者の生活と労働

一九三九年十二月七日、小鹿島更生園長周防正季は、政務総監大野緑一郎あてに次のような書簡を送った。

謹賀　年末の候に成り議会に対して御多忙の事と拝察申上げ何卒時節柄御自愛をお祈上候　過去七年間の工事も無事ニ終り世界一の療養所を完成、鮮内患者も二十年の後は解決致す見込も立ち、是程喜ばしき事能えれば、是れ一重に閣下の御配慮の賜ものにて全鮮として亦局ニ当る私共として感謝致上げ申上候　患者共ニは局長御派遣の下盛大ニ無事終了致し是亦御礼申上候
乱筆ながら書中にて御礼申上候　草々不一。

一九四一年五月二〇日、小鹿島更生園創立二五周年記念式が行なわれ、大野政務総監、その他多数の来賓が出席した。園長周防正季は「式辞」として、次のように述べた。

……昭和七年十二月、財団法人朝鮮癩予防協会設立セラレ、小鹿島全島ヲ買収シ翌八年大拡張ノ工ヲ起シ爾来六年去ル昭和十四年十月予定ノ全工事ヲ完了シ、収容定員一躍五千七百七十名トナリ現在収容総数六千名ノ多キニ達シ、而モ内容外観共ニ充実シ、園内ノ空気一新シテ真ニ理想的楽園ヲ形成スた……。

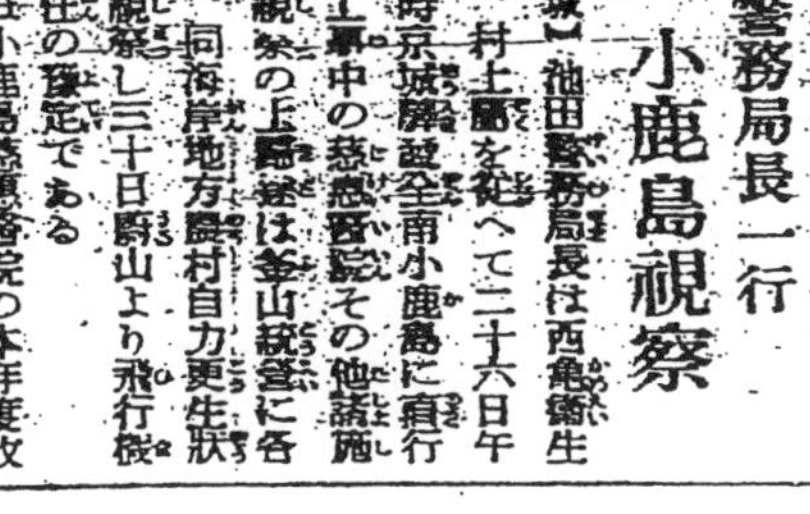
警務局長一行
小鹿島視察
【京城】池田警務局長は西亀衛生課長、村上嘱託を従へて二十六日午前八時京城発全南小鹿島に直行目下工事中の慈恵医院その他諸施設を視察の上麗水は釜山税関に各一泊、同海岸地方農村自力更生状況を視察し三十日蔚山より飛行機で帰任の予定である
なほ小鹿島慈恵医院の本年度収

▶『朝鮮朝日』一九三三年九月二六日
周防正季は、大野政務総監や池田警務局長など朝鮮総督府の高官と昵懇になっていった……。

ルニ至レリ。（傍線は筆者）。

周防正季園長のいうように、小鹿島更生園は果して「世界一の療養所」であり、「園内ノ空気一新シテ真ニ理想的楽園」であったのか。小鹿島に隔離・収容されたハンセン病患者の生活と労働の実情をみていくなかで、明かにしていきたいと思う。

小鹿島更生園『昭和十六年年報』の「患者ノ状況」等に書かれた記述（三五ページ以下）によって見ていくと、次のようになっている。

「病室竝ニ日常ノ生活状況」は、病舎は軽症患者を収容する普通病舎と、重症、不自由患者を収容する重症病舎の二つにわかれている。周防園長による大拡張工事以前の普通病舎は、一舎一室に五人を入れていたが、一九三四年度以降新築の普通病舎は一棟四室で四〇人を収容するものを原則とし、地勢の関係上一棟二室二〇人収容のものもあった。さらに、「夫婦同居患者」のため、一棟六室一二人収容の病舎も築設された。西川義方『朝鮮小鹿島更生園を通して観たる朝鮮の救癩事業』によると、「夫婦同棲。これは、昭和十一年四月から実施されてゐる。昭和十四年末現在八三六組である。……予め本人の申出によって、断種法（精系手術）を行ふた後に同棲させるのである」と書かれている（九ページ）。

『年報』は「重症全部及不自由患者ノ大部分ハ之ヲ中央病舎ニ収容シ重症ニハ一人ニ対シ一人ノ軽症者ヲ又不自由室ニハ盲目或ハ四肢不具等自由ヲ弁ジ得ザル者ヲ収容シ患者二人乃至三人ニ対シ軽症者一人ヲ附添*ハシメ以テ日常ヲ看護処理セシメツツアリ」と記述されている。前掲西川書によると一九四〇年当時「全盲」は三八〇人であったと書かれている。一部屋に一〇人以上もの患者を収容し、その上、重症患者や不自由患者の日常の看護、

*

> **第四　診療**
>
> 而シテ不自由室ニハ盲者及四肢不具等ノ自用ヲ辨ジ得ザル者ヲ收容シ患者二人ニ對シ一人ノ輕症者ヲ又重症室ニハ患者一人ニ對シ一人ノ輕症者ヲ附添ハシメ以テ日常ヲ看護處理セシメ

▶患者附添はすでに、『昭和九年年報』（一九三五年九月発行）にも、このように記載されている（一二ページ）。

附添を軽症患者にさせたことは問題である。当時、収容した患者数六千人に対し、職員数はきわめて少なく、一九四一年についてみると、わずか二七九人に過ぎない。内訳は、医官・医員一一人、薬剤官・薬剤手六人、看護婦・看護人（日本人五九、朝鮮人七二）一三一人などとなっている。園長周防正季が小鹿島更生園を「世界一の療養所」、「理想的楽園」だといくら豪語しても、医療内容の伴わない療養所は、単なる強制収容所に過ぎない。

西川義方の『前掲書』では、「朝鮮の更生園の開園以来の死亡患者一千三十四名の死因（昭和十四年調査）を見ると、（一）結核は第一位を占めて二六七名……周防園長の話では、結核死は八〇％である。それから、癩者は、一般に肺炎には弱い。感冒が流行すると、ばた〳〵と死亡して行くといふ。斯様に結核死の多いといふことは、集団生活の密度にも原因してゐたことであらう。古い療養院ほど、結核死が多いやうである」（六ページ）と述べている。西川義方は、皇太后節子の侍医で医学博士である。

花井善吉二代院長時代より一人一日の主食定量は、患者は男子白米三合と桜麦・粟計三合（合計六合）、女子白米二合五勺と桜麦・粟計二合五勺（合計五合）と決められていた。食物は患者の物質的慰安として最も重要なものである。ところが、園当局におもねる患者代表朴《パク》順周などの提唱によって、一九三八年の「紀元節（二月一一日）」から患者一人一日五勺を減量した。そのために、園当局は年二万円の余裕を生じたのである。「**癩療養所の一人一日分の食費**これは、昭和十五年現在、内地では、国立療養所では二十六銭、府県立療養所（全生）では二十二銭五厘（昭和十年は十九銭五厘）であるが、朝鮮のこの更生園では、以前は十五銭七厘、昭和十三年は十七銭九厘、昭和十四年には二十一銭九厘となってゐたのである」（一二ページ　西川義方『前掲書』）。

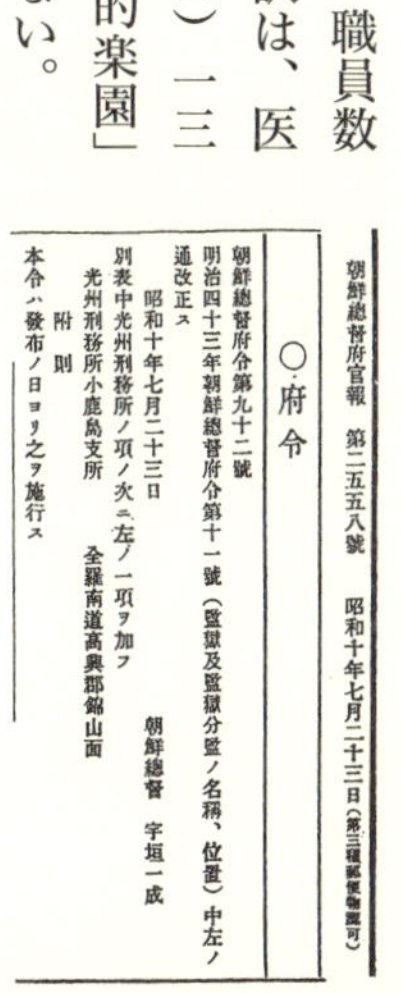

朝鮮總督府官報　第二五五八號　昭和十年七月二十三日（第三種郵便物認可）

〇府令

朝鮮總督府令第九十二號
明治四十三年朝鮮總督府令第十一號（監獄及監獄分監ノ名稱、位置）中左ノ通改正ス
昭和十年七月二十三日　朝鮮總督　宇垣一成
別表中光州刑務所ノ項ノ次ニ左ノ一項ヲ加フ
光州刑務所小鹿島支所　全羅南道高興郡錦山面
附　則
本令ハ發布ノ日ヨリ之ヲ施行ス

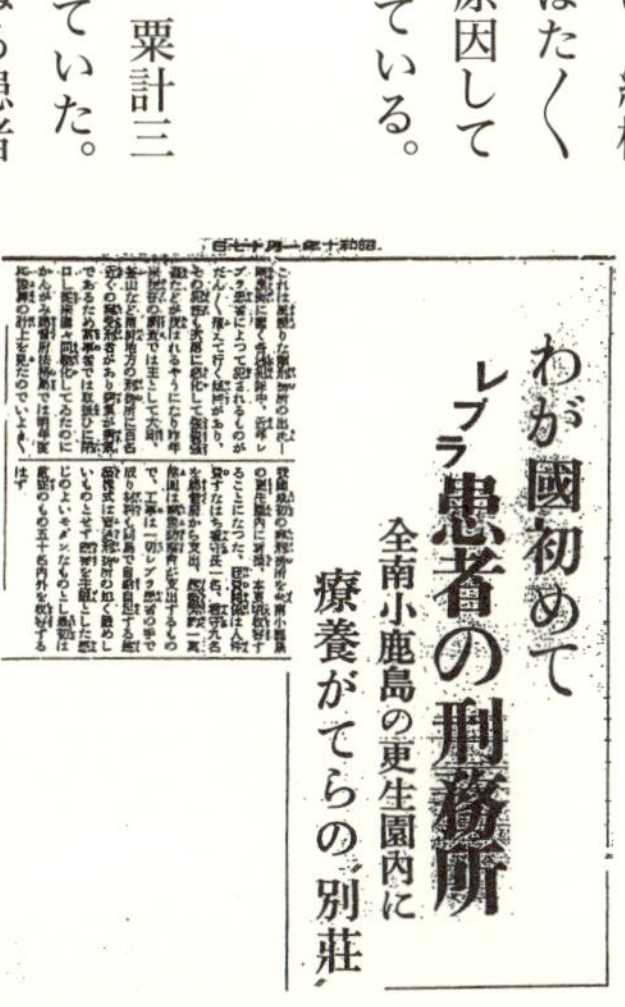
昭和十年一月十七日
わが國初めて
レプラ患者の刑務所
全南小鹿島の更生園内に
療養がてらの"別荘"

▶『朝鮮朝日』一九三五年一月一七日

『年報』に記述されている小鹿島更生園の建物一覧をみると、精神病舎及監禁室五一・九一坪（一七一平方メートル）、附属煉瓦塀七七・九七坪（二七五平方メートル）、女監房一三・七八坪、男監房六八・九一坪（計二七三平方メートル）とある。さらに、西川義方『前掲書』をみると、小鹿島にある建物として「刑務所」のことが書かれている。

治刑及救癩を目的とする特別の刑務所が、園内に設立されてゐる（中略）。
煉瓦造の庁舎の他に、三百九十九坪（一三一七平方メートル）の建坪で、現在の監房数は、十二室、男子は、監房雑居七名、独居三名であり、女子は、監房雑居一名、独居一名である。
昭和十年に開庁されてから、十五年九月一日までの収監者数は、二百三十八名で、内、刑期を了へて出所したものは、二百四名だから、現在は三十四名である。監守は、男子十名、女子一名である。二千坪の転耕地で働いたり、草履や、網を、編んだり作業をさせて、無聊を慰めてゐるのである。（中略）釈放されたものは、総て小鹿島更生園に収容されつゝあるのである。中には、相当不良の徒輩もあるけれども、他の普通患者と区別することなく、常に、強力な指導を加へて、其の改過遷善を促し、療養に努めつゝある（二五～二六ページ）。

つづいて、小鹿島に収容されたハンセン病患者の労働について見ていくことにしよう。

（一）土木工事

第一期拡張工事においては、「職員地帯」の土木工事は普通人夫を使用したが、「患者地帯」は主として患者の労力に依ったため、軽症病舎、各種附属建物、公会堂、刑務所、運

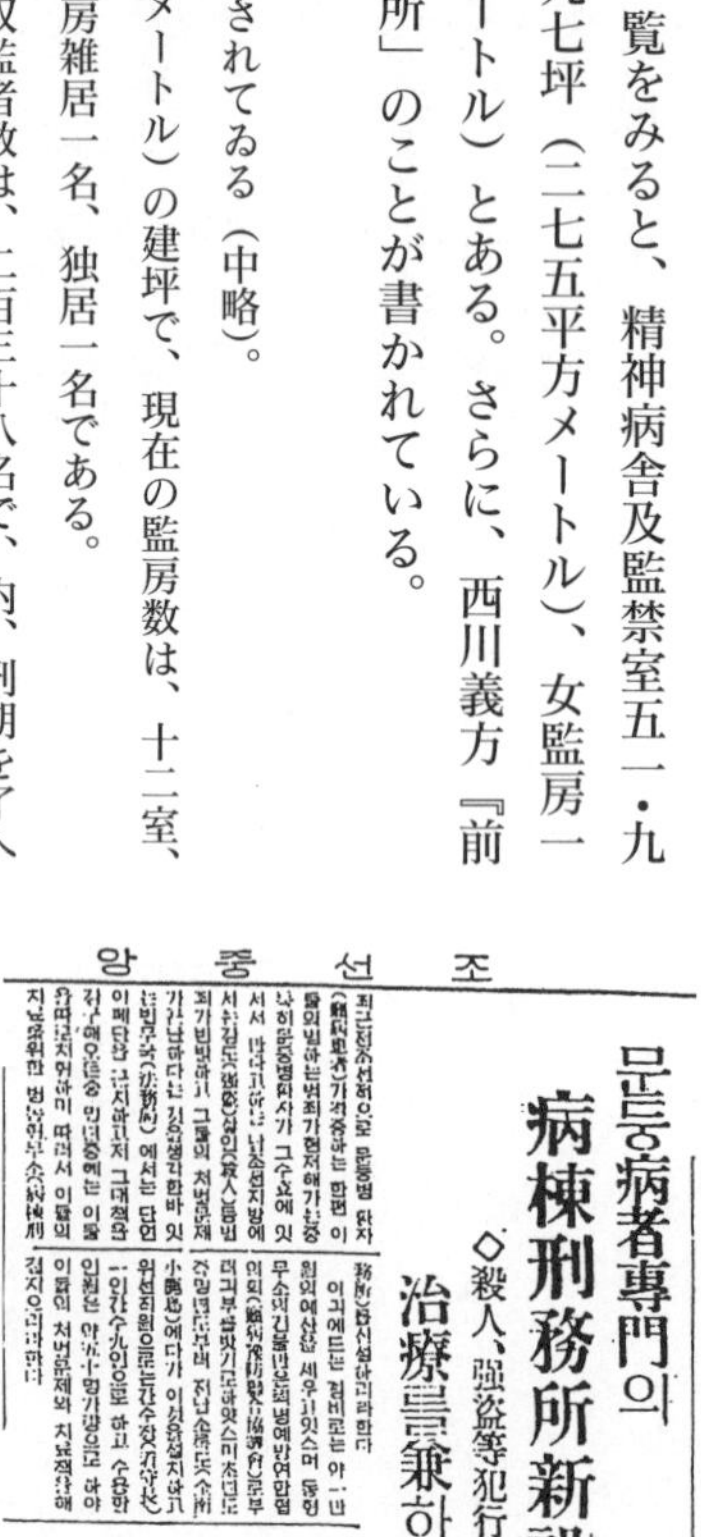
문둥病者專門의
病棟刑務所新設
◇殺人、強盜等犯行의對策
治療를兼하여한다

▲『朝鮮中央日報』一九三五年一月一七日

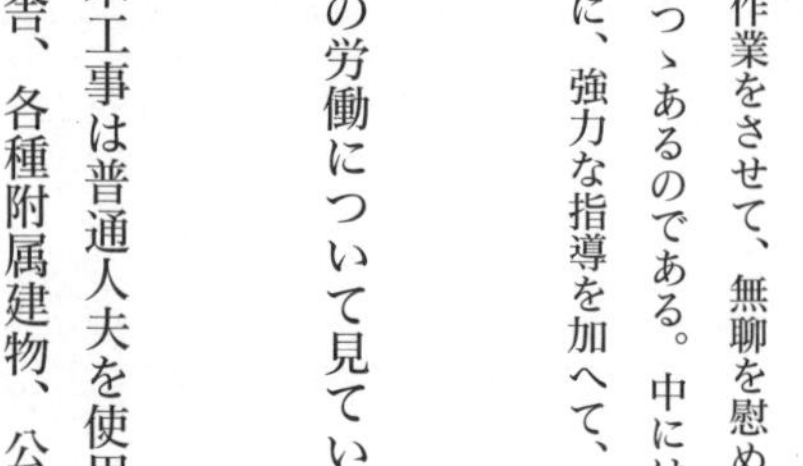
▲1935年７月、同地に光州刑務所小鹿島支所が設置された。同年４月着工し、９月に建物が完成（延坪399坪余）。（1935年『年報』）

動場等の敷地工事の全部及び道路並びに埋立工事の大部分は患者の手に依り行われた。また、患者地帯における煉瓦、木材、栗石、砂利、砂等建築材料の陸揚または運搬、基礎コンクリート工事、各病舎の温突貼り等もまた大部分は患者の就役であり、また、煉瓦製造も出役し、その出役総延人員は九万八千余人におよんだ。就役した患者に対しては、僅少な作業手当が支給された（『朝鮮癩予防協会事業概要』一九三五年一〇月）。

第二・第三期工事では、鐘楼（一九三六年九月）、納骨堂（一九三七年九月）、灯台（同年一〇月）、病舎地帯桟橋工事（一九三九年一〇月）、皇太后歌碑（同年一一月）などの建設が患者の作業で行われた。

『昭和十六年年報』によると、「今次事変（日中全面戦争—筆者）ノ進展ニ伴ヒ各方面ニ深刻ナル影響ヲ及ボシ物資ノ供給愈々困難トナリ当園内需要物資ノ入手ニ就テモ大ナル支障ヲ来スニ至リシヲ以テ患者ノ作業ニ依リ園内ニ於テ生産シ得ル物資ハ自給自足ヲ計リ更ニ進ンデ園外ノ需要ニモ応ズルコトトシ木炭ノ製造、肥料用叺ノ製織、煉瓦ノ製造、粗製松脂ノ採取、兎毛皮ノ製出等ヲ為シ居レルガ何レモ地方ヨリノ需要旺ニシテ相当多量ノ供給ヲ行ヒツツアリ」（三九～四〇ページ）とある。このことについて、いま少し問題を掘り下げてみよう。

（二）製炭事業

小鹿島更生園では、毎年相当多量の木炭を購入していたが、一九四〇年頃になると、木炭の入手が、すこぶる困難となったので、朝鮮癩予防協会の事業として、収容患者の作業による木炭の自給自足を計った。同時に、園外の需要にも応じることとし、全羅南道山林

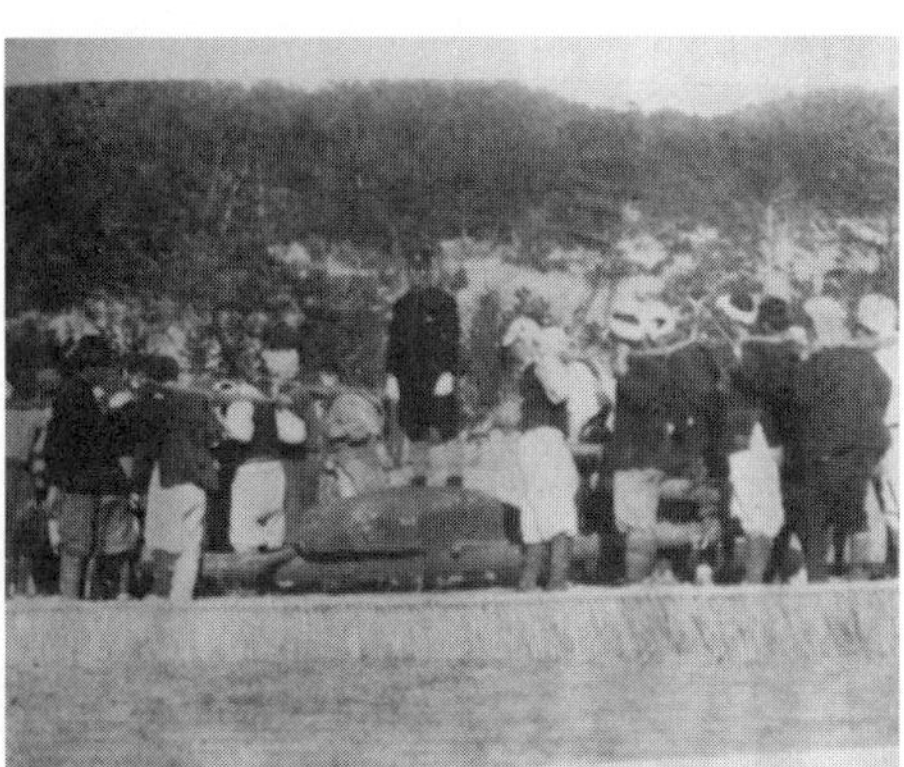

▶患者作業の一部、岩の上に立つ制服制帽の男は職員。（一九四〇年『年報』）

課から派遣された技術員の指導に依って、炭焼窯六基を築造し、附近の島嶼地帯の森林より入手した炭材で一九四〇年一一月九日から試験的に製炭を開始した。ところが、その成績がきわめて良く、園外よりの需要も盛んなので、四〇年度には、更に炭焼窯一二基を増築し、将来は三〇基まで築設すべく努力中で、年産約三万俵の生産を行い、その大部分を地方に供給するよう計画中であるという（一九四〇年『年報』九ページ）。

なお、第五代の小鹿島更生園長西亀三圭が長島愛生園長光田健輔に送った手紙が、『愛生』一九四四年四月号に載っている。戦争末期の小鹿島の状況を知る貴重な資料であるが、それによると、「炭俵製造約二万枚生産予定（地方の需要）、木炭製造　主として自家用、数量未定、松脂採取十八年度約二百缶」と記述されている。

『昭和十五年年報』の「収容患者／生産作業」（八～一〇ページ）の記述を要約すれば、次のようになる。

（三）叺《かます》の製造*

従来、収容患者の作業に対しては、それを奨励する意味で、僅少ながら作業賃を支給（日額二銭乃至五銭）し、患者はこれを貯めて小遣銭に当てていた。しかし、この給与は主として軽症で働くことが可能な患者に偏在し、一部不自由者（障害者）に対しては養兎を奨励して、その欠陥を補ってきたが、近時、時局の影響に伴って、叺の需要が激増したのを機に、叺の製織作業を主として、不自由患者にこれを行わせ、作業賃金関係の欠陥を補足するとともに、一面においては当局の奨励生産品の充足の一端になるよう計画し、全羅南道当局とも打合の結果、時局柄最も好適の目論見であるとして、賛意を得たので、一九四一年中に差当り肥料用叺三十万枚を製造すべく、技術員を聘し在園者に指導をした。

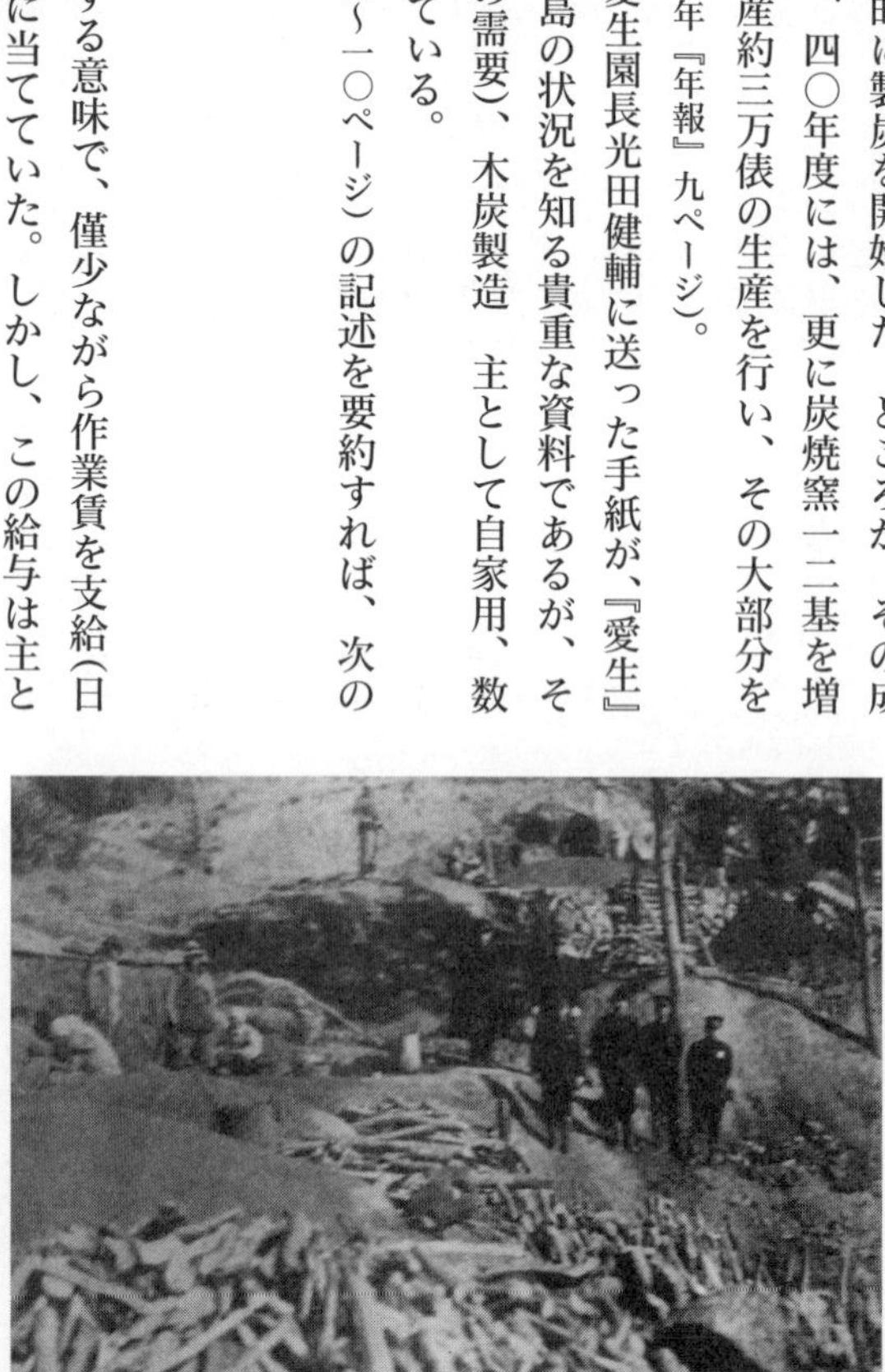

▲患者の木炭生産作業場。（一九四〇年『年報』）

*朝鮮の叺は、米をはじめ大豆、肥料、石炭などを入れたわらむしろの袋。朝鮮の米は叺に入れられ、日本に輸出された。友邦シリーズ・第一八号『朝鮮縄叺発展史談』（一九七三年十二月発行）参考。

叺の製造作業は、主として外部作業に当り得ない不自由者及び女性患者に従事させた。既に製織機五百台の準備を終わり、材料である藁の入手も大体順調に進捗したので、一九四一年二月より本格的製造に着手し、前述の目標数量の製織に向って努力中である。

（四）松脂の採取

松脂は軍需その他の資材として、相当用途が多く、殊に日中戦争以来その需要は特に著しいものがあり、松脂の採取に関しては、国策的に奨励せられている。小鹿島更生園の病舎地帯には採取に適する樹齢の松樹が茂る広範囲の山林があり、一九三九年以来、松脂の採取を行なってきた。年々約六〇〇〇キログラムの粗製松脂を生産し、これを全羅南道山林会を経て需要会社に供給し、今後も継続実施の予定である。

（五）兎毛皮の生産

小鹿島更生園の収容患者が食用並びに日常慰安のため、飼育していた家兎は数千頭を数え、この兎を屠殺に際し、毛皮は全く顧みるところなく脱毛の上、皮肉ともに食用に供されていたが、日中戦争（一九三七年）以来、兎毛皮は軍需品として、相当重要な地位を占め、多量の需要があるに鑑み、「屠殺の都度」（一九四〇年『年報』）完全に剝皮させて、規格に適合する製法に依り、消毒保存し、年々約千五百枚を当局に供出するようになった。『愛生』一九四四年四月号に西亀園長の「小鹿島更生園近況」によると、養兎は「飼育数五千頭以上なるも内三千頭分毛皮は軍需に供出、肉は患者食用」とある。

（六）煉瓦の製造

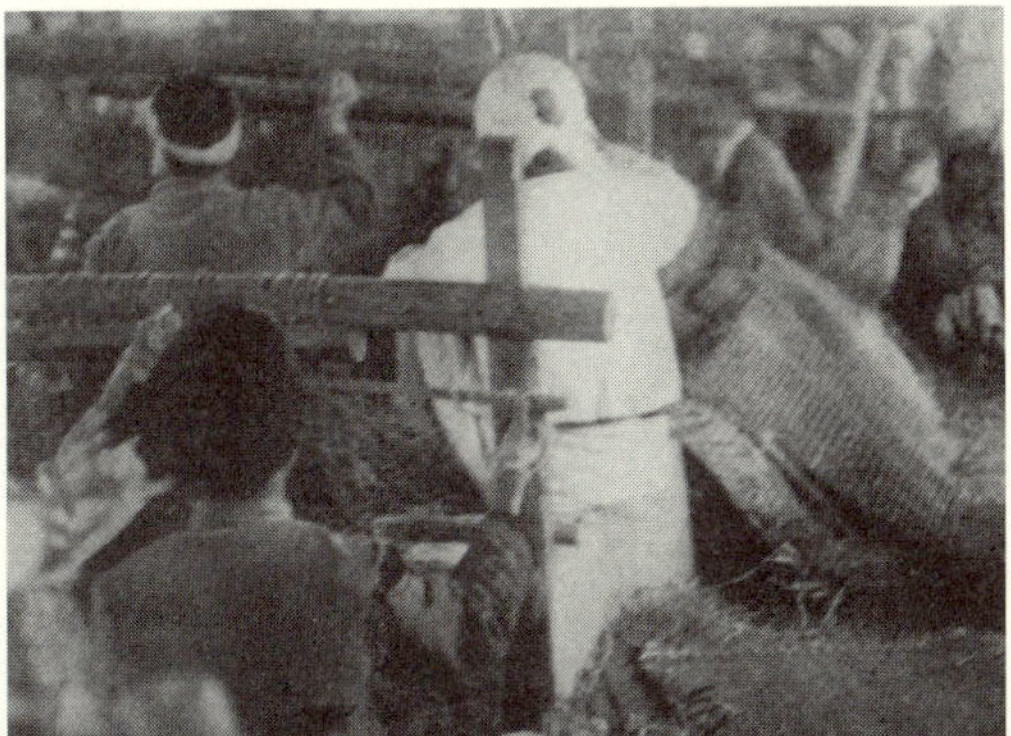

▶患者の叺製織作業状況――500台の叺製織機が導入され、女性患者、不自由（身体障害）患者が叺製織作業に従事した。肥料用叺を織り、年間三十万枚の製織が目標とされた。（一九四〇年『年報』）

一九三三年以来、六か年にわたる小鹿島更生園の拡張工事に際し、建物はすべて煉瓦造としたため、莫大な煉瓦が必要になった。しかし、近隣にその生産地がなく、これを遠隔地から買い求めるとなると、多数の日時と多額の輸送費を要し、一方建築工事は、急増する患者の収容上急速な進捗を必要とした。そこで、園内に工場を設置し煉瓦の自給自足を計ることとし、土質調査の結果、豊富な原料土があることが分った。そこで、技術者を聘して焼窯を築設し、一九三三年一二月より煉瓦の製造を開始した。* これが、園内における煉瓦製造の始まりである。

爾来、一九三九年末に至る満六か年間に建設した患者六千名の収容病舎を始め、事務、治療両本館、各種の倉庫、職員三百名の官舎その他、総べての建築物は全部園内で生産した煉瓦を使用した。煉瓦製造の就労は軽症患者をあてた。拡張工事後半以降は、技術職員の監督の下に殆ど患者が製作したものである。

以上のように、島内の殆ど全地域にわたる莫大な建物は、患者が製造した煉瓦でつくられたものである。この園内で生産の煉瓦は南部朝鮮地方各地から、頻繁な需要があり、殊に、大陸侵略戦争の影響による物資欠乏の深刻化にともない、需要が特に激増したため、一九四〇年現在の年産百四〇万個の製造能力をもってしても、到底供給が困難の状態にあったと、『昭和十五年年報』は報じている。

朝鮮総督府鉄道局内・東亜旅行社朝鮮支部発行『文化朝鮮』第四巻・第三号（一九四二年五月）は、「小鹿島更生園」を特輯している。その掲載記事に相馬美知** 「小鹿島更生園訪問記」があり、そのなかで、保導課長高橋留之進や庶務課長横川基が、小鹿島更生園の収容患者の労働について語っている。その語りを通して、小鹿島へ収容されたハンセン病患者

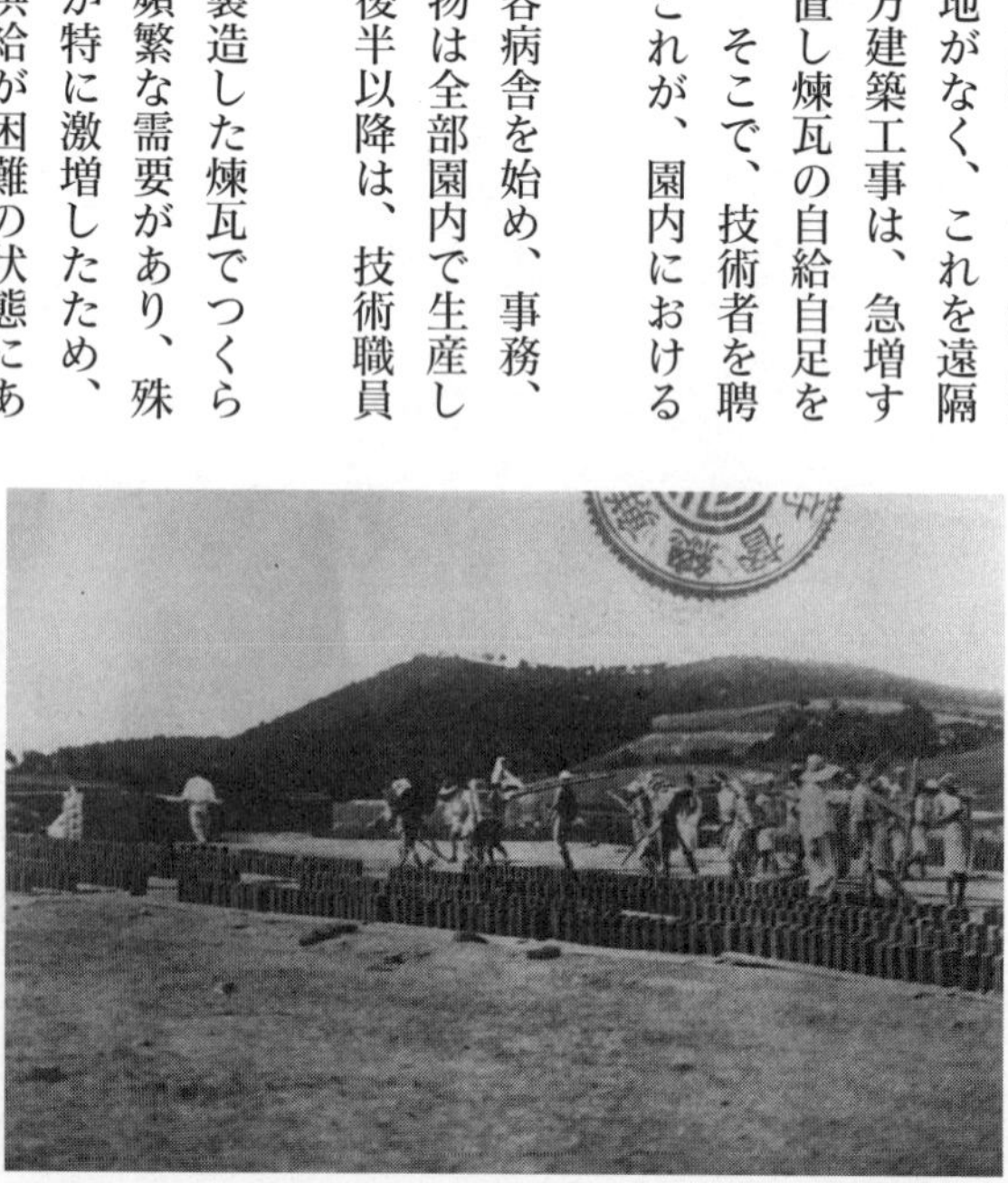

＊ ▶煉瓦造、乾燥状況は患者作業。（一九三四年『年報』）

＊＊滝屋英二編『小鹿島「癩」療養所と周防正季』［資料編］（一九九六年）、一〇〇〜一〇一ページ所収。

の過酷な労働の一端にふれてみたいと思う。

自動車は、東生里病舎の方へ上つてゆく。眼下に海が展けた。静かな春の海である。下つて東生里桟橋に出た。

「この桟橋も患者の手で造つたのです。請負に頼めば十五万円かゝるといふのですが、それを僅か四箇月で竣工したのです。」

といひながら、横川さんは自動車に停車を命じた。

「……昨日から高興郡の豆源面に、六千叺の籾を受取りに出かけてゐますが、今日午後四時に帰つて来ますから一つその勤労力を見て下さい。」と(中略)。

船はいよいよ桟橋に着いた。船から総指揮官の高橋保導課長が、意気揚々と上つて来られた。……船の叺が、一人々々の背にしよはれて運び揚げられ、精米所に運搬される。何百人といふ癩者勤労の列、それはちつとも癩などゝ考へられない壮者の列である。それがずつと海岸へつゞく。凄まじい壮観である。誰一人愚図々々してゐない。きび〳〵しい活動である。高橋さんはその活動の前で語るのであつた。

「患者の治療にとつて、精神の転換といふことが重要です。勤労による救ひ——そこにこの更生園の特色があります。病気といふことを忘れさせることです。今年も叺十万枚、木炭三万俵、煉瓦百七十万枚、松脂六千瓩、兎毛皮五千枚、この毛皮製造は重症者の仕事になつてゐますが——癩は動物には伝染しませんし、またすべては立派に消毒して出します。——随分な勤労実績ですが、それをねらつてやつてゐます。その労働力は陸の人夫の三倍半ありますよ。叺二俵、それは約三十貫(約百十三キログラム)ですが、それを一人で担ぐ。さうして三十町を運んで、船にのせる。これは全く精神力です。感謝観念の力なのです。」(五〇~五一ページ)。

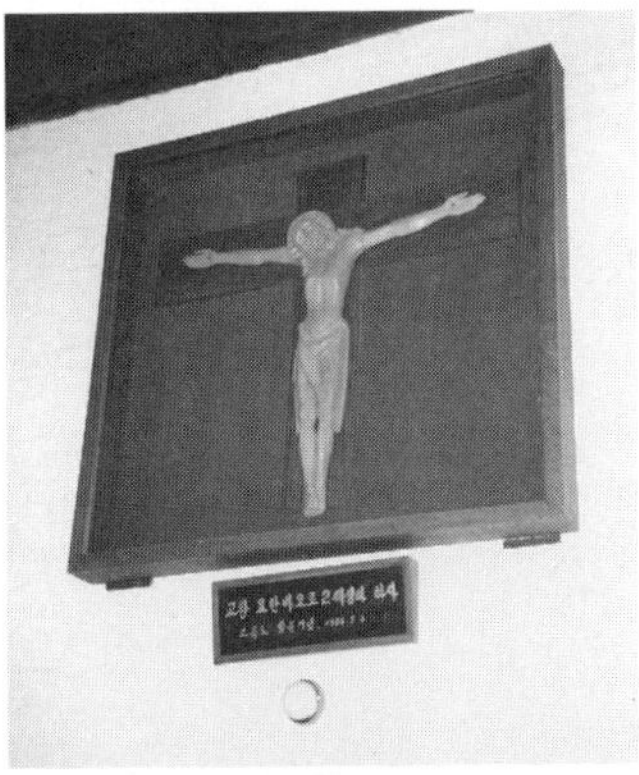

▶国立小鹿島病院　教皇パウロ・ヨハネ二世が訪問し(一九八四年五月四日)入園者を励まし、寄付金と十字架を寄贈した。(筆者撮影)

一九三四年一〇月から一九四一年九月までの七年間、小鹿島更生園の庶務課長を勤めた吉崎達美は『朝鮮の救癩事業と小鹿島更生園』（友邦協会、一九六七年）に掲載した「小鹿島更生園の建設及び運営について」のなかで、次のような回想をしている。

男性患者の衣服類は女性患者が洗濯いたしますので、全然接触の機会がないわけではなく、その間自然情愛の生ずることもあり、ひそかに夫婦関係を結ぶ者も出ずるに至りました。これを放任いたしますと、患者間にいろいろ問題を起こし、園内の平和を乱す虞れがありましたので、男子に断種手術を施して夫婦関係を公認し、これに子供一人をつけて夫婦病舎に収容して同棲せしめることに致しました。

患者の不満とするところを挙げれば、島外と自由な交通ができないこと、信書が消毒の際検閲される疑いのあつたこと、給与される衣服が白色でなく鼠色であつたこと、及び神社参拝が励行させられたことであろうかと存じます。患者には多くのキリスト教信者もありましたから、患者の精神指導を神社崇敬によつて行なおうとする園の方針には、若干の抵抗もありました……（三六ページ）。

手足切断などのため身体不自由の患者は、重症病棟に収容され、軽症患者が付添いとなり、食事、用便等一切の看護をしておりました。この付添いには看護手当を与えるのですが、多くはこの付添いとなることを嫌い、唯キリスト教を信仰する者だけが長期に亘り、重症者、身体不自由者の世話を引受けるような実状でありました（三七ページ）。

小鹿島更生園長・周防正季は、同園を「世界一の療養所を完成」と政務総監大野緑一郎に書簡を送っている。第三期拡張工事の完了により、小鹿島更生園は敷地総面積一四八万

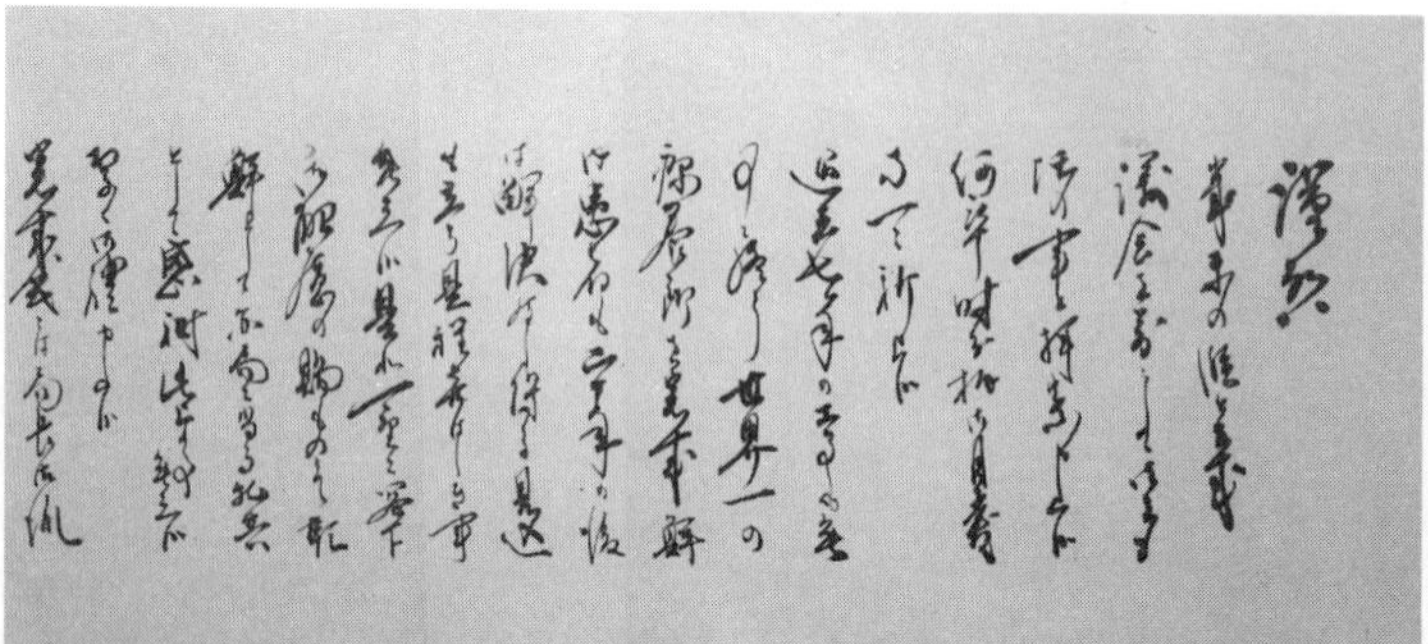

◀周防正季より政務総監大野緑一郎宛書簡

七五九五坪(約四九一万平方メートル)、一九四〇年末現在々園患者総数六一三七名、煉瓦造の巨大な施設を誇る療養所が完成したことに間違いない。しかし、周防が「創立二五周年記念式」で述べたような「真ニ理想的楽園ヲ形成スルニ至レリ」には程遠く、「世界一の療養所を完成」は、収容患者にとって、患者の強制労働とあいまって、差別からくる悲惨さを救済することとはならなかった。

かつて、一九三一年一〇月に朝鮮癩病根絶策研究会趣旨文のいう「隔離するには、その安全と慰安及び医療がなくてはならず、これには予防と救済の二つが欠かすことが出来ない」という精神を、この小鹿島更生園の「救癩事業」から見出すことは困難といえよう。

(『韓国癩病史』大韓癩管理協会、八二ページ参照)。

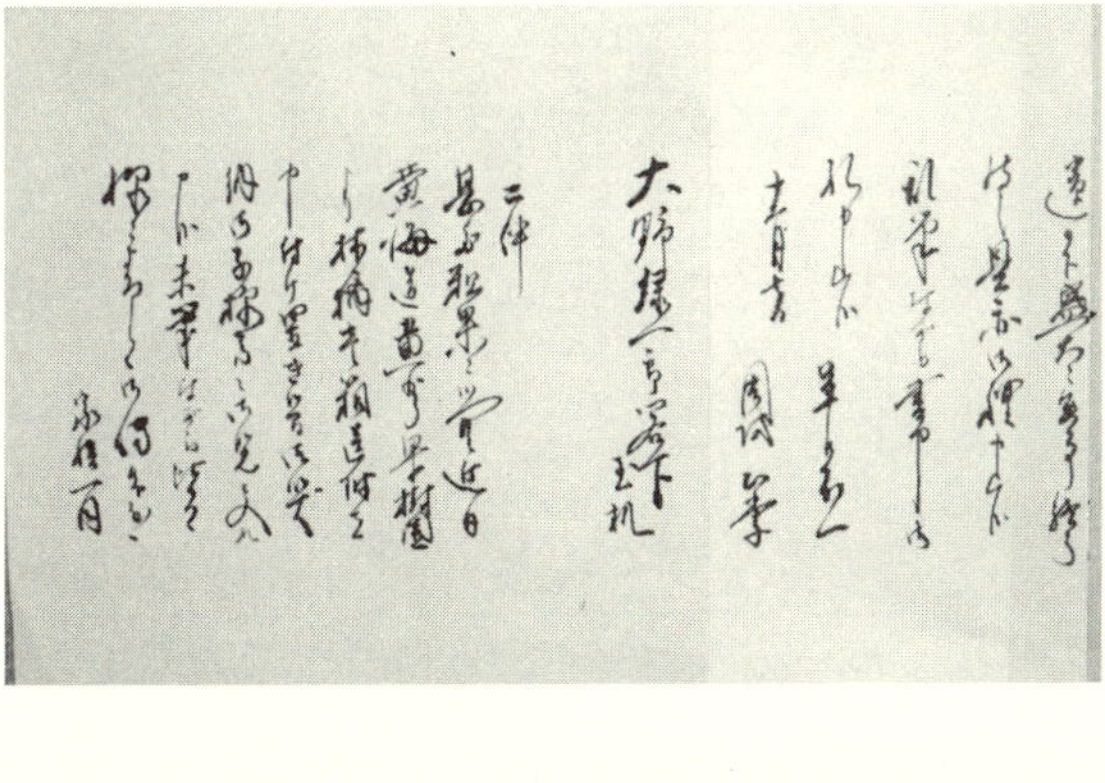

5　小鹿島更生園長周防正季の刺殺

大韓癩管理協会編『韓国癩病史』（一九八八年）には、次のような一節がある（原文は朝鮮語）。

（小鹿島の）患者たちは、報恩感謝日ごとに誰ひとり抜けることなく周防の銅像に参拝しなければならなかったし、新たに家族をきずいた夫婦もやはり、その初日には銅像の前で感謝の参拝をしなければならなかった。毎月一日と十五日には神社と寺院の参拝、二十日は（周防の）銅像の参拝、毎週月曜、水曜には愛国班会を随時開き、時局講演会をきく上、休むことなく順番に煉瓦《レンガ》を造り、叺を編み、松脂を採り、炭を焼くなどの労役に患者たちは骨がまがるほど大変だった（一一一〜一一二ページ）。

小鹿島更生園『昭和十五年年報』には、公文書であるはずの冊子にも拘らず左記のような、周防正季（一八八五―一九四二）の「銅像の歌」が収録されている（六ページ）。

㈠　国の浄めに　捧げまつるは　我等の慈父よ　園長閣下　恵の園に　我が徒然を　救ひ給はん
　渥《あつ》き御心　是れぞ我等が　更生の園

㈢　感謝の涙　溢るゝ吾等　永久に偲ばん　閣下の偉業　志してか　建てる寿像　細かき誠　恵撫
　の報ひ　合せ祝はん　今日のよき日

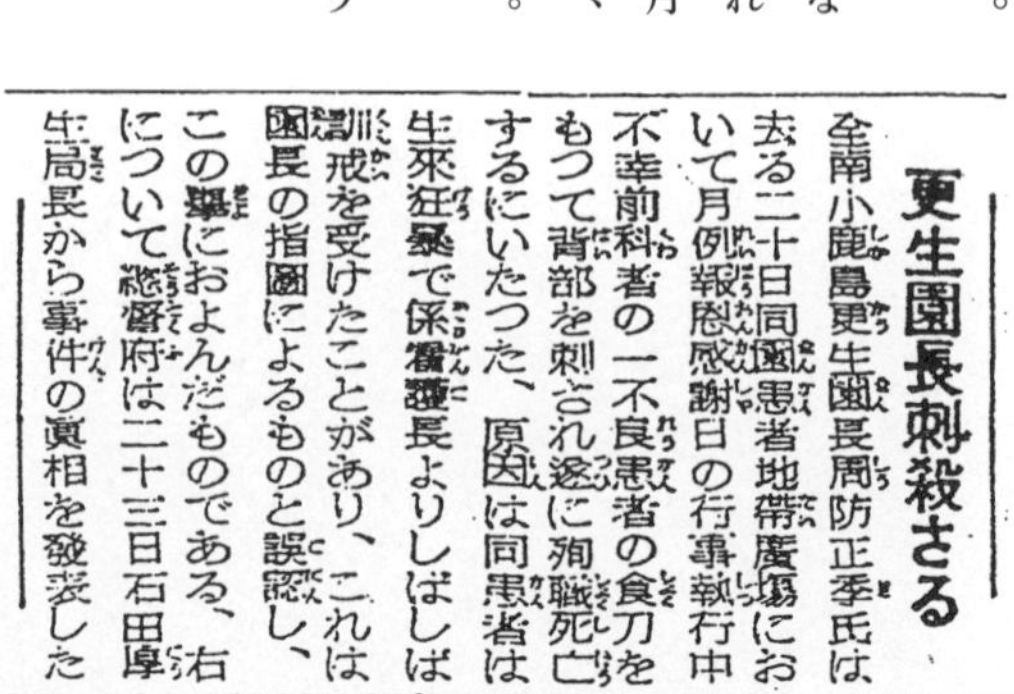

更生園長刺殺さる

全南小鹿島更生園長周防正季氏は、去る二十日同園患者地帯廣場において月例報恩感謝日の行事執行中不幸前科者の一不良患者の食刀をもつて背部を刺され遂に殉職死亡するにいたつた、原因は同患者は生來狂暴で係看護長よりしばしば訓戒を受けたことがあり、これは園長の指圖によるものと誤認し、この擧におよんだものである、右について總督府は二十三日石田厚生局長から事件の眞相を發表した

▶『中国新聞』（本社・広島）一九四二年六月二五日

一九四二年六月二〇日、変えることなく続けられてきた報恩感謝日のことである。この日も患者たちは病気で身動きできない人以外は、残らず周防園長銅像前の広場に部落別に整列して、慣例により演壇にあがり敬礼を受け、ひとこと訓示を受ける予定の周防園長を待っていた。しばらくして職員地帯からやってきて、車を降りてきた園長が午前八時五分、園の各課長ら随行員を従え、重症者収容の中央里（部落）の患者たちの隊列の前を歩いた時、その隊列から突如患者一人が飛出し、園長周防正季の右前方に立塞がり「オ前ハ患者ニ対シテ余リ無理ナコトヲスルカラ之ヲ貫ヘ」と叫びながら、所携の食刀を以て園長の右胸部を一回突刺した。周防は右刺傷に因る大量出血の爲、同日午前九時三〇分頃、同園々官舎で死亡した。

周防を刺殺したのは李春相（園内名・李春成）二七歳であった。彼は光州地方法院、大邱覆審法院でそれぞれ死刑の判決を受け、同年一二月七日、高等法院で上告棄却せられ、翌一九四三年二月一九日、大邱刑務所に於て死刑が執行された。

朝鮮総督府石田厚生局長は同年六月二三日談話を発表し、小鹿島更生園長の周防正季が六月二〇日、患者に刺されて殉職死亡したことを伝えた。翌六月二四日の総督府の御用新聞『毎日新報』は三段抜きの見出しで「小鹿島更生園恩人周防博士殉職／月例報恩感謝日に起きた惨変」と周防の死を報じ、「大正一〇年に来鮮《ママ》し、更生園の功労者」と紹介した。

六月二五日には、日本国内の各新聞も一斉に「更生園長刺殺」を報道した。新聞記事は、総督府石田厚生局長の「事件の真相」発表談話をそのまま反映し、一様に「犯人は生来兇暴で入園以来しばしば事を構へて口論し暴行をこととせる不良で、偏見から園長に兇刃を

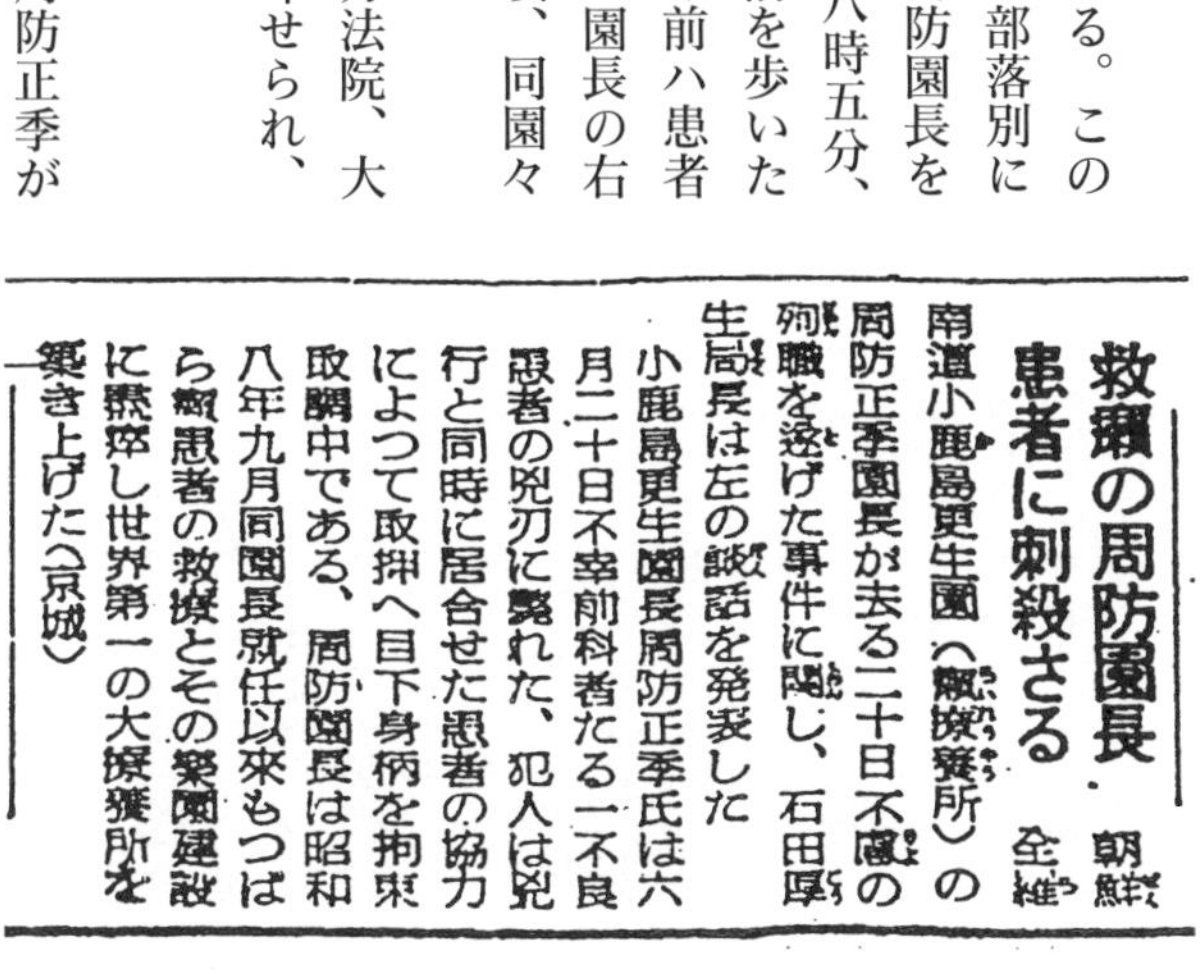

救癩の周防園長
患者に刺殺さる

朝鮮全羅南道小鹿島更生園（癩療養所）の周防正季園長が去る二十日不慮の殉職を遂げた事件に関し、石田厚生局長は左の談話を発表した

小鹿島更生園長周防正季氏は六月二十日不幸前科者たる一不良患者の兇刃に斃れた、犯人は兇行と同時に居合せた患者の協力によつて取押へ目下身柄を拘束取調中である、周防園長は昭和八年九月同園長就任以來もつぱら癩患者の救療とその楽園建設に熱卒し世界第一の大療養所を築き上げた（京城）

▶『大阪朝日新聞』一九四二年六月二五日

向けたもの」（東京朝日）、「不幸前科者たる一不良患者の凶刃に斃れた」（大阪朝日）と書いている。地方紙（広島）の『中国新聞』も「前科者の一不良患者の食刀をもつて背部《（ママ）》を刺され遂に殉職死亡……原因は同患者は生来狂暴で係看護長よりしばしば訓戒を受けたことがあり、これは園長の指図によるものと誤認し、この挙におよんだものである」と、刺殺者の「像」えがいている。

『朝鮮総督府官報』の「叙任及辞令」によると、死亡した周防正季は「正四位、勲三等」に叙せられ、瑞宝章を授けられ、「一級俸下賜」されている。『東京朝日』はさらに、「周防正季小鹿島更生園長不慮の殉職に対し畏くも皇太后陛下には、同園長の生前癩救療事業に尽したる功績を嘉せられとくに祭粢《さいし》料御下賜の御沙汰あらせられた」との記事を載せている。

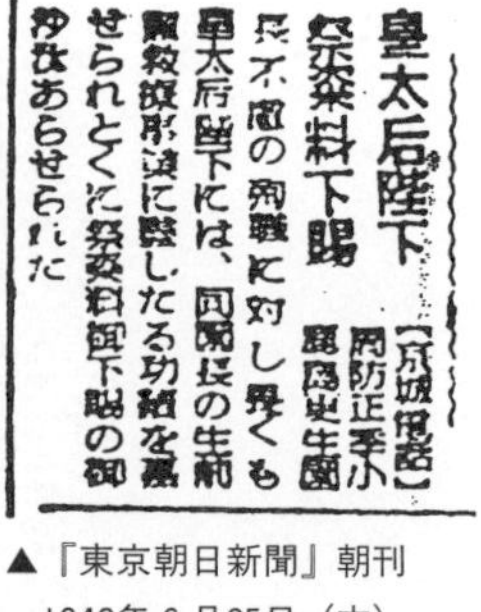
皇太后陛下
祭粢料下賜
【京城電話】周防正季小鹿島更生園長不慮の殉職に対し畏くも皇太后陛下には、同園長の生前癩救療事業に盡したる功績を嘉せられとくに祭粢料御下賜の御沙汰あらせられた

▲『東京朝日新聞』朝刊
1942年6月25日（木）

当時の日本国内の関係者は「周防正季の死」をどう受けとめたか。

その頃、日本MTL（NIPON MISSION TO LEPERS）は会の名称を日本救癩協会と変更し、機関誌も『日本MTL』から『楓《かえで》の蔭』と改名していた。「楓」とは昭憲皇后美子《はるこ》（明治天皇の妃）の宮中での印章であった「若葉」に因んだものである。周防の刺殺された翌月、一九四二年七月号の『楓の蔭』（第一三五号）は誌面冒頭の論説として＊「周防更生園長を悼んで／特殊療養所の急設を望む」と題する記事を載せている。特殊療養所とは、長島事件（一九三六年八月）直後の官公立癩療養所長会議の席上で所長たちが政府に強く要求したものである。すなわち、衛生局長の「特殊療養所トハ不良ナモノヲ（ガ）集ル所カ」との問いに、長島愛生園の四谷義行事務官は「特殊ナ監禁場ニハ療養所ノ凶悪ノモノヲ入レル」と答えている。

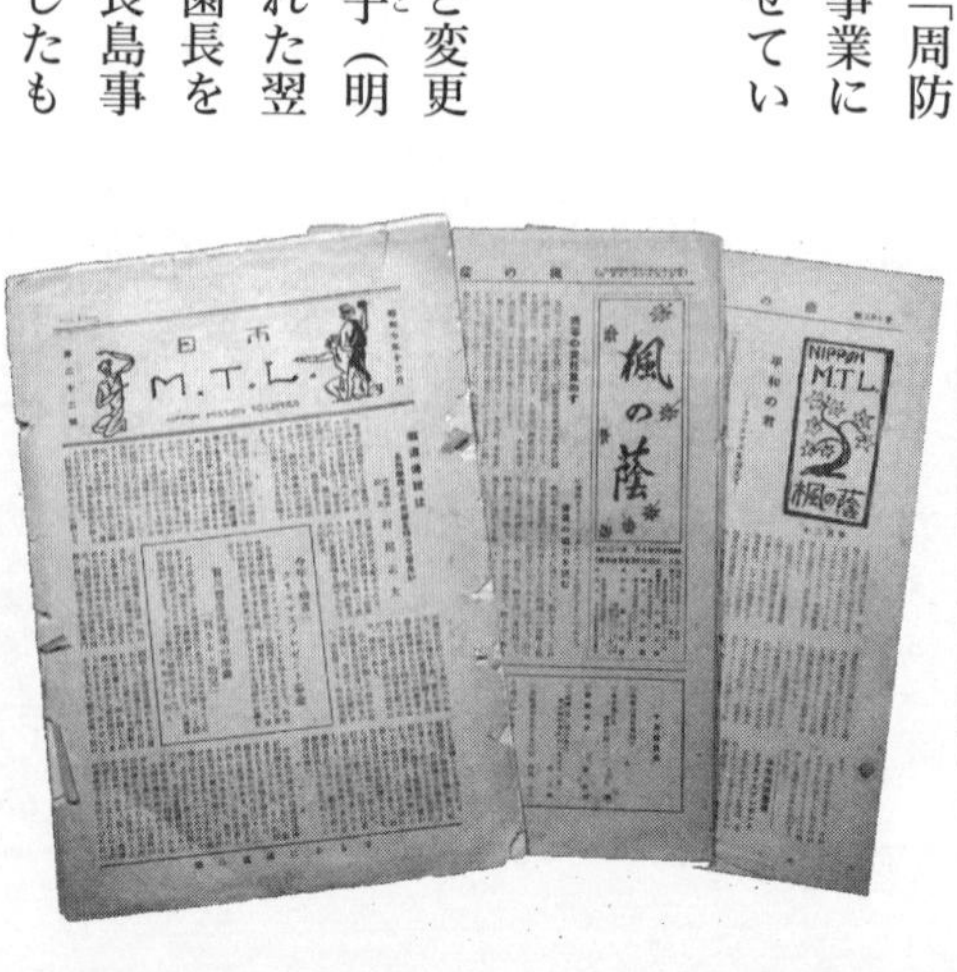

▶『日本M・T・L』第22輯（一九三二年一二月）、『楓の蔭』第一二六號（一九四一年一〇月）『日本M・T・L楓の蔭』第二八八号（一九五五年一二月）

隔離のうえに更に隔離を、強権のうえに更に強権をと日本救癩協会は主張しているのである。さらに一九四二年八月号の『楓の蔭』（第一一二号）は「六千名患者の慈父と仰がれた周防小島鹿《（ママ）》更生園長の殉職」の見出しで朝鮮総督府石田局長の談をそのまま伝え、更に次のような記述で文を結んでいる。

「今回の周防博士の遭難が一不良患者の偏見に因るとは申し乍ら朝鮮に於ける、癩療養所の救主とも称すべき恩人であり嘗っては同園入園患者の手により二三年前に胸像《（ママ）》（三・三メートルもある全身像――筆者）が建設されたのを見ても園長の功績が偲ばれるのである」と。

事実を事実としてみない、現地にも行かず、行ったとしても患者の声や生活、治療実態を知ろうともせず、ただひたすらに朝鮮総督府と病院当局の出す資料のみ、行政資料のみで周防正季、また周防を刺殺した李春相を書けば『楓の蔭』のような記述になってしまうのだと思いながら、同誌を読んだ。それは当時も今も、変わりないことである。

『楓の蔭』八月号が出た同じ月、長島愛生園長光田健輔が「小鹿島更生園長周防博士の逝去を惜む」と題する文を『愛生』第十二巻第八号（一九四二年八月号）に掲載した。光田の論旨も『楓の蔭』の記事と同じく、周防を「愛の精神をもつ救癩者」、李春相を「兇暴な不良の徒」と描いている。光田は次のようにいう。

「犯人は生来兇暴で入園以来事を構へて数々口論暴行を敢てしたる不良の徒であった。……嘗て米国が世界一と誇った「クリオン」癩療養所も患者住宅と云ひ、病室研究室事務室と云ひ……殆ど比較にならぬ程更生園の方が優れて居つて恐らく世界一の癩療養設備と云ふても決して溢美の言ではない。

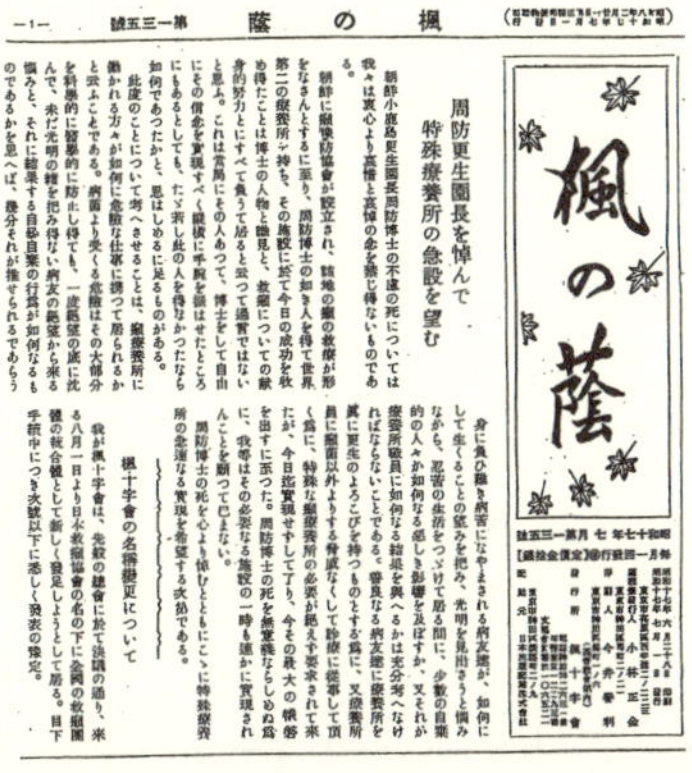
楓の蔭　第一三五號　—1—

楓の蔭

昭和十七年七月　第一三五號

周防更生園長を悼んで
特殊療養所の急設を望む

朝鮮小鹿島更生園長周防博士の不慮の死については我々は衷心より哀惜と哀悼の念を禁じ得ないものである。

朝鮮に癩予防協會が設立され、該地の癩の救療が形をなさんとするに至り、周防博士の如き人を得て世界第二の療養所を持ち、その施設に於て今日の成功を収め得たことは博士の人物と識見と、救癩についての献身的努力とにすべて負うて居ると云つて過言ではないと思ふ。これは當局にその人あつて、博士をして自由にその信念を實現すべく縦横に手腕を揮はせたところにもあるとしても、たゞ若し此の人を得なかつたなら如何であつたかと、思はしめるに足るものがある。

此度のことについて考へさせることは、癩療養所に働かれる方々が如何に危険な仕事に携つて居られるかと云ふことである。病菌より受くる危険はその大部分を科學的に醫學的に防止し得ても、一度絶望の底に沈んで、未だ光明の輝を把み得ない病友の絶望から来る悩みと、それに結果する自暴自棄の行為が如何なるものであるかを思へば、幾分それが推せられるであらう。

身に負ひ難き病苦になやまされる病友達が、如何にして生くることの望みを把み、光明を見出さうと悩みながら、忍苦の生活をつゞけて居る間に、少數の自棄的の人々か如何なる悪しき影響を及ぼすか、又それが療養所職員に如何なる結果を與へるかは充分考へなければならないことである。善良なる病友達に療養所を眞に更生のよろこびを持つものとする為に、又療養所員に癩菌以外よりする脅威なくして診療に從事して頂く為に、特殊な癩療養所の必要が絶えず要求されて来たが、今日迄實現せずして了り、今その最大の犠牲を出すに至つた。周防博士の死を無意義ならしめぬ為に、我等はその必要なる施設の一時も速かに實現されんことを願つて已まない。

周防博士の死を心より悼むとともにこゝに特殊療養所の急速なる實現を希望する次第である。

楓十字會の名稱變更について

我が楓十字會は、先般の總會に於て決議の通り、来る八月一日より日本救癩協會の名の下に全國の救癩團體の統合體として新しく發足しようとして居る。目下手續中につき次號以下に委しく發表の豫定。

*『楓の蔭』一九四二年七月一日

此れが皆周防園長の血と汗の結晶である、伊藤公は朝鮮人の爲めによく計られたが、終に「ハルピン」駅頭無知の兇漢安重根の爲めに倒れた、周防園長も朝鮮の同胞を善処せしむる爲めに渾身の努力を惜まなかったが遂に園長の愛の精神を酌む事の出来なかった一兇漢の爲に一命を落した、誠に惜みても惜みても余ある事である」（一～二ページ）。

朝鮮人「癩」患者にとって、周防正季が伊藤博文なら李春相はまさに安重根である。光田という「朝鮮人の爲めによく計られた」伊藤公、「無知の兇漢」安重根という二人に対する形容詞は許し難いが、周防正季＝伊藤博文・李春相＝安重根の対比構図の光田の見解には同意し、私も賛成である。

小鹿島へ収容された李春相が生命《いのち》を賭して、園長周防正季を食刀で刺したのは何故か。法廷で何を訴え、何を言おうとしたのか。現在、韓国の総務処・政府記録保存所に残されている朝鮮総督府判事の書いた「死刑判決文」という偏見に満ちた文章のなかに、なお窺える李春相のおもいを探《さぐ》っていきたい。

李春相に対する「判決文」は三つある。光州地方法院刑事部の死刑判決文（一九四二年八月二〇日）、大邱覆審法院刑事部の死刑判決文（同年一〇月二日）及び高等法院刑事部の上告棄却判決文（同年一二月七日）である。

私は当時の李春相を知る二人の証言をきいたが、李春相（小鹿島では李春成と呼ばれている）は「判決文」にいうように「癩患者特有の偏狭性」をもって周防を刺殺したわけではない（これ自体、ハンセン病患者に対する判事の差別と偏見である）。小鹿島のCハルモニ（一九二〇年生）の一九九七年一二月九日の証言にあるように「犯人は『六〇〇〇人の患者の代わりに自分がやった』と言ったんです（本文二九四ページ参照）。自分のためにやったので

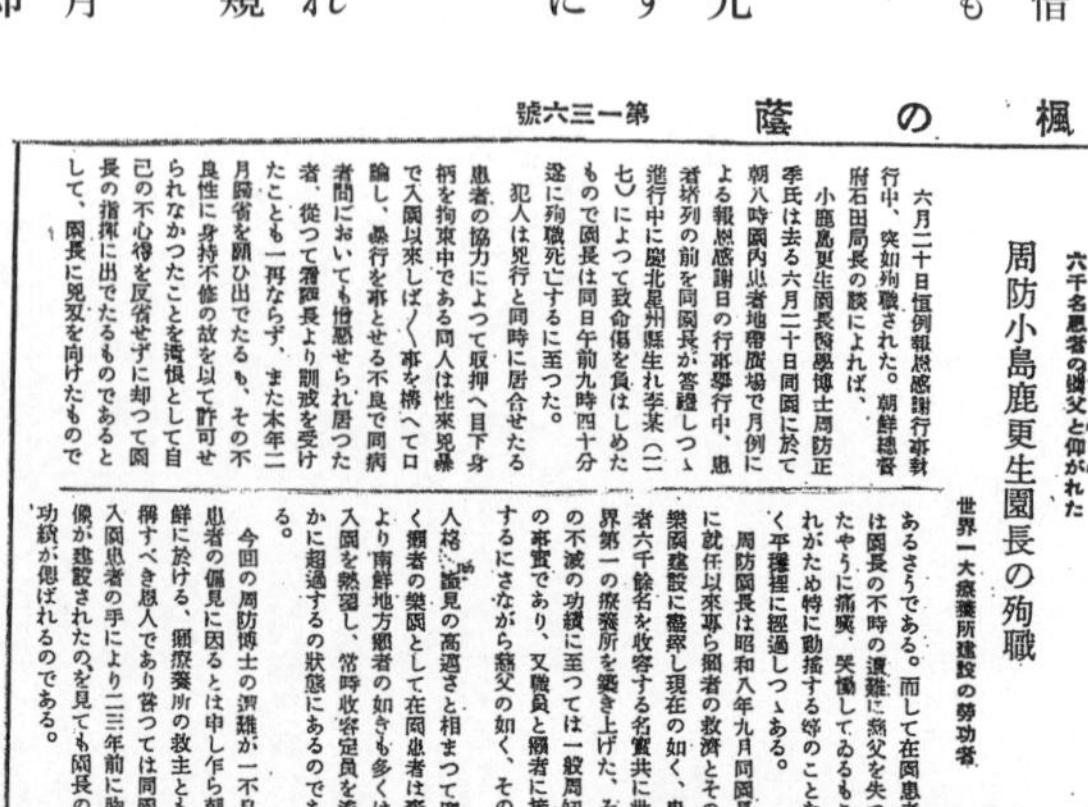
楓の蔭　第一三六號

六千名患者の慈父と仰がれた
周防小島鹿更生園長の殉職
世界一大療養所建設の勞功者

六月二十日恒例報恩感謝行事執行中、突如殉職された。朝鮮總督府石田局長の談によれば、

小鹿島更生園長醫學博士周防正季氏は去る六月二十日同園に於て朝八時園内患者地帯廣場で月例による報恩感謝日の行事擧行中、患者整列の前を同園長が答禮しつゝ進行中に慶北尾州縣生れ李某（二七）によつて致命傷を負はしめたもので園長は同日午前九時四十分遂に殉職死亡するに至つた。

犯人は兇行と同時に居合せたる患者の協力によつて取押へ目下身柄を拘束中である同人は性來兇暴で入園以來しば〳〵事を構へて口論し、暴行を事とせる不良で同病者間においても憎惡せられ居つた者、從つて看護長より訓戒を受けたことも一再ならず、また本年二月歸省を願ひ出でたるも、その不良性に身持不修の故を以て許可せられなかつたことを遺恨として自己の不心得を反省せずに却つて園長の指揮に出でたるものであるとして、園長に兇刄を向けたもので

あるさうである。而して在園患者は園長の不時の遭難に慈父を失つたやうに痛哭、哀慟してゐるもこれがため特に動搖する樣のことなく平穩裡に經過しつゝある。

周防園長は昭和八年九月同園長に就任以來專ら癩者の救濟とその樂園建設に盡瘁し現在の如く、患者六千餘名を收容する名實共に世界第一の療養所を築き上げた、その不滅の功績に至つては一般周知の事實であり、又職員と癩者に接するにさながら慈父の如く、その人格、識見の高邁さと相まつて廣く癩者の樂園として在園患者は素より南鮮地方癩者の如きも多くは入園を熱望し、常時收容定員を遙かに超過するの狀態にあるのである。

今回の周防博士の遭難が一不良患者の偏見に因るとは申し乍ら朝鮮に於ける、癩療養所の救主とも稱すべき恩人であり嘗つては同園入園患者の手により二三年前に胸像が建設されたのを見ても園長の功績が偲ばれるのである。

▶『楓の蔭』一九四二年八月一日

はなく、ここの状態があまりにもひどくて人びとがひどく苦しんでいるのを見るに耐えなかったって」と言っている。また一九九五年一一月二五日の夜、韓国忠清北道大田市《テジョン》郊外の忠光農園老人ホームの一室できいたEハラボジ（一九二七年生）の証言は次のようなものだった。

「私は、一九四一年四月、数え年で十六歳のときに忠清南道の自宅に警察官が突然やって来て、トラックの荷台に乗せられ、小鹿島へ強制収容されました。トラックから海を見たとき、このまま海へ投げ捨てられ殺されると思いました。小鹿島では東生里の病舎で、李春成と同室でした。
李春成は日常はものしずかな人で、毎日丹念に日記をつけていたし、……六月二十日の周防園長が刺されて殺された現場も、十メートルほどの近さで見ました。彼はけっして兇暴な性格の人ではありませんでした。私は解放後の一九四六年に小鹿島を出ました」

李春相に対する第一審判決文、第二審判決文及び第三審の上告棄却の判決文は、いずれもカタ仮名で旧漢字、句読点はなくタイプ活字である。用紙は第一審は「光州地方法院」、第二審は「大邱地方覆審法院」、第三審は「朝鮮総督府裁判所」の用箋が使用されている。しかし、これら判決文を読みやすくするため、当用漢字とひら仮名に原則として改め、濁点および句読点を付けた。
韓国においても未だハンセン病への偏見と差別は根強いところがあるので一部伏字にし、タイプの活字が欠けて読めない文字は□印を付けた。大邱覆審法院の第二審「判決文」は、第一審の光州地方法院の「判決文」とほぼ同じ内容であるので割愛した。たゞし、第二審の文末十三行は「第一審」と異なる箇所がある。朝鮮総督府判事の書いた「死刑判決文」

という偏見と予断に満ちた文章のなかにも、なお窺える小鹿島の収容患者であった李春相のおもいや無念さを探《さぐ》ってほしい。

昭和十七年刑公合第四七号

判　決

本籍　釜山府瀛州町四百七十七番地

住居　全羅南道高興郡錦山面小鹿島更生園中央病舎

無　職　旧李春相こと

星山春相

当二十七年

右の者に対する殺人被告事件に付、当院は朝鮮総督府検事林良明関与審理を遂げ判決すること左の如し

主　文

被告人を死刑に処す

理　由

被告人は慶尚北道星州郡××面××里の一貧農の家に生れ、幼にして父に死別し正則なる教育を受けざる中、十四歳の頃癩病に罹患したる爲、治療の目的にて無断家出を爲し、其の頃大邱*癩病院に収容せられ二年間加療の結果、症状一時軽快し退院を許されしを以て、其の後眼鏡、タオル其の他日常雑貨の行商の爲しつつ大邱、釜山、京城地方を徘徊中、昭和十四年春頃京城本町警察署に検挙せられ、同年五月十二日京城地方法院に於て窃盗

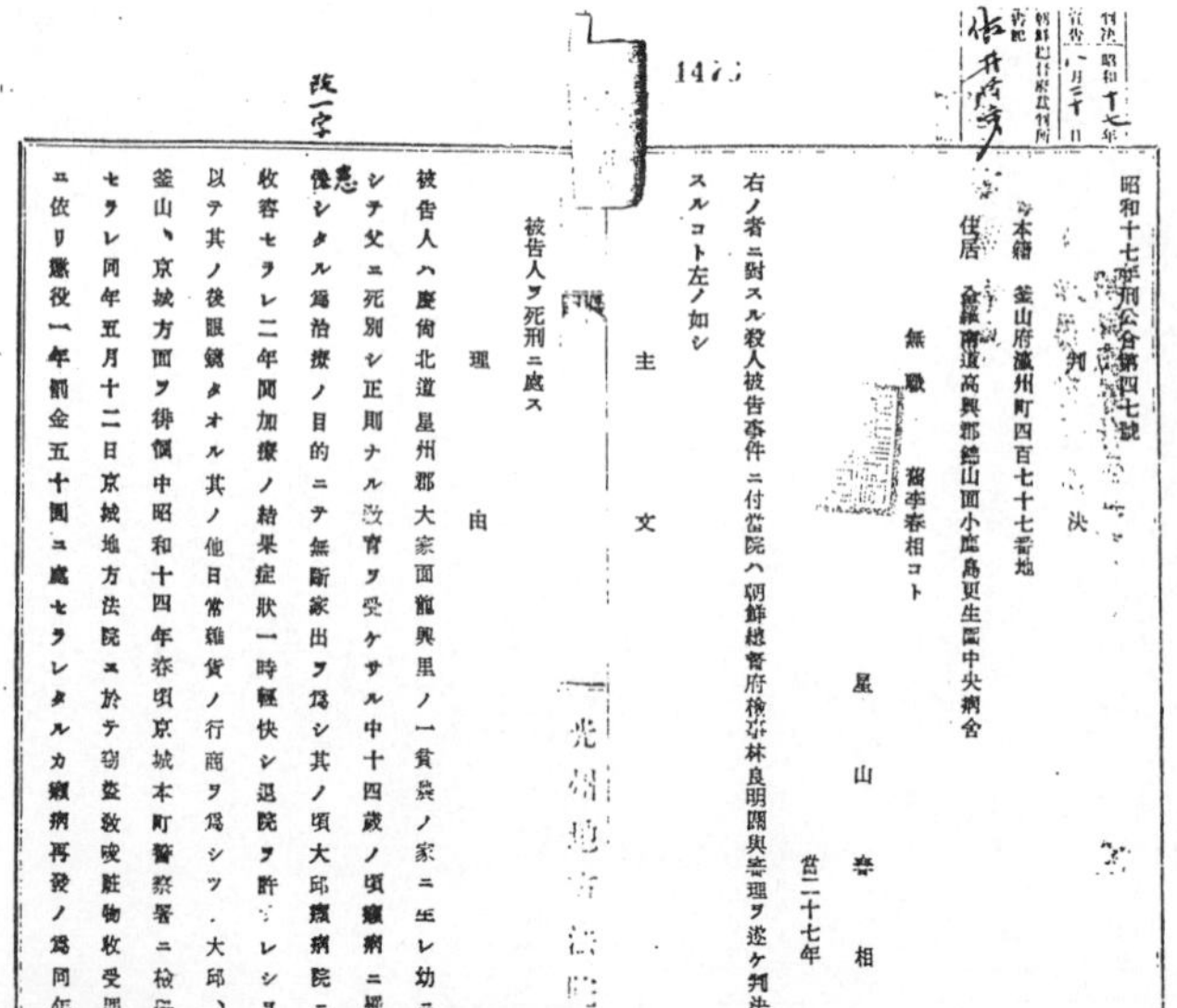
判決　昭和十七年　月二十日
宣告
朝鮮総督府裁判所
書記

昭和十七年刑公合第四七號

判　決

本籍　釜山府瀛州町四百七十七番地

住居　全羅南道高興郡錦山面小鹿島更生園中央病舎

無職　舊李春相コト

星山春相

當二十七年

右ノ者ニ對スル殺人被告事件ニ付當院ハ朝鮮總督府検事林良明關與審理ヲ遂ケ判決スルコト左ノ如シ

主　文

被告人ヲ死刑ニ處ス

理　由

改一字

被告人ハ慶尚北道星州郡大家面龍興里ノ一貧農ノ家ニ生レ幼ニシテ父ニ死別シ正則ナル教育ヲ受ケサル中十四歳ノ頃癩病ニ罹患シタル爲治療ノ目的ニテ無断家出ヲ爲シ其ノ頃大邱癩病院ニ收容セラレ二年間加療ノ結果症状一時軽快シ退院ヲ許サレシヲ以テ其ノ後眼鏡タオル其ノ他日常雑貨ノ行商ヲ爲シツ、大邱、釜山、京城方面ヲ徘徊中昭和十四年春頃京城本町警察署ニ検挙セラレ同年五月十二日京城地方法院ニ於テ窃盗教唆贓物收受罪ニ依リ懲役一年罰金五十圓ニ處セラレタルカ癩病再發ノ爲同年

光州地方法院

◀李春相の死刑判決文
①光州地方法院刑事部判決文

*大邱癩病院、院長はフレッチャーで一九一三年に設立。写真二七五頁。

教唆贓物収受罪に依り、懲役一年罰金五十円に処せられたるが、癩病再発の為同年六月京城西大門刑務所より光州刑務所小鹿島支所に移監せられ、服役と同時に朝鮮総督府癩療養所小鹿島更生園に収容され、爾来同園東生里病舎（軽症患者収容）に於て加療中の者なるところ、入園後間もなく癩患者特有の偏狭性より更生園当局に不正事実の伏在するが如く憶測を逞ふし、或は患者の一時帰省許可の不公平及日常作業の苛酷を指弾し、或は朝鮮総督府癩療養所更生園患者懲戒検束規定に依り設けられたる同園監禁室を目し患者を殺害せむが為の設備にして、法律に依らず患者を殺害しつつありと為す等、園当局の在園患者に対する処遇に関し、種々の偏見誤解を抱くに至りたるが、就中同園看護主任佐藤三代治の日頃患者に対する取扱極めて峻烈なりしのみならず、昭和十六年八月より同十七年四月までの間、重症不自由患者に対する定食配給米より一日一合位を減じ、且月一回六合宛全患者に支給し来れる間食白米を全廃したる処、是悉く園長周防正季（当五十八年）の意図に出でたるものと妄断し、同人に対し極端なる反感を抱くに至り、昭和十七年一月頃より更生園の醜状を一般社会に暴露し、同園患者に対する処遇の改革を計らむことを思惟し、其の機会を得むが為、同園東生里部落代表崔一奉及看護主任重岡留之進に対し数次に亘り一時帰省許可を願出て之が諒解運動を為すところありたるが、同年六月一日突如重症患者の附添を命ぜられ、東生里病舎より中央病舎（重症患者収容）に移さるるに及び、預てより一時帰省の許可は部落代表及看護主任の方寸にありて情実関係に依り左右せらるるものなりと妄信し、前記の如く之が諒解運

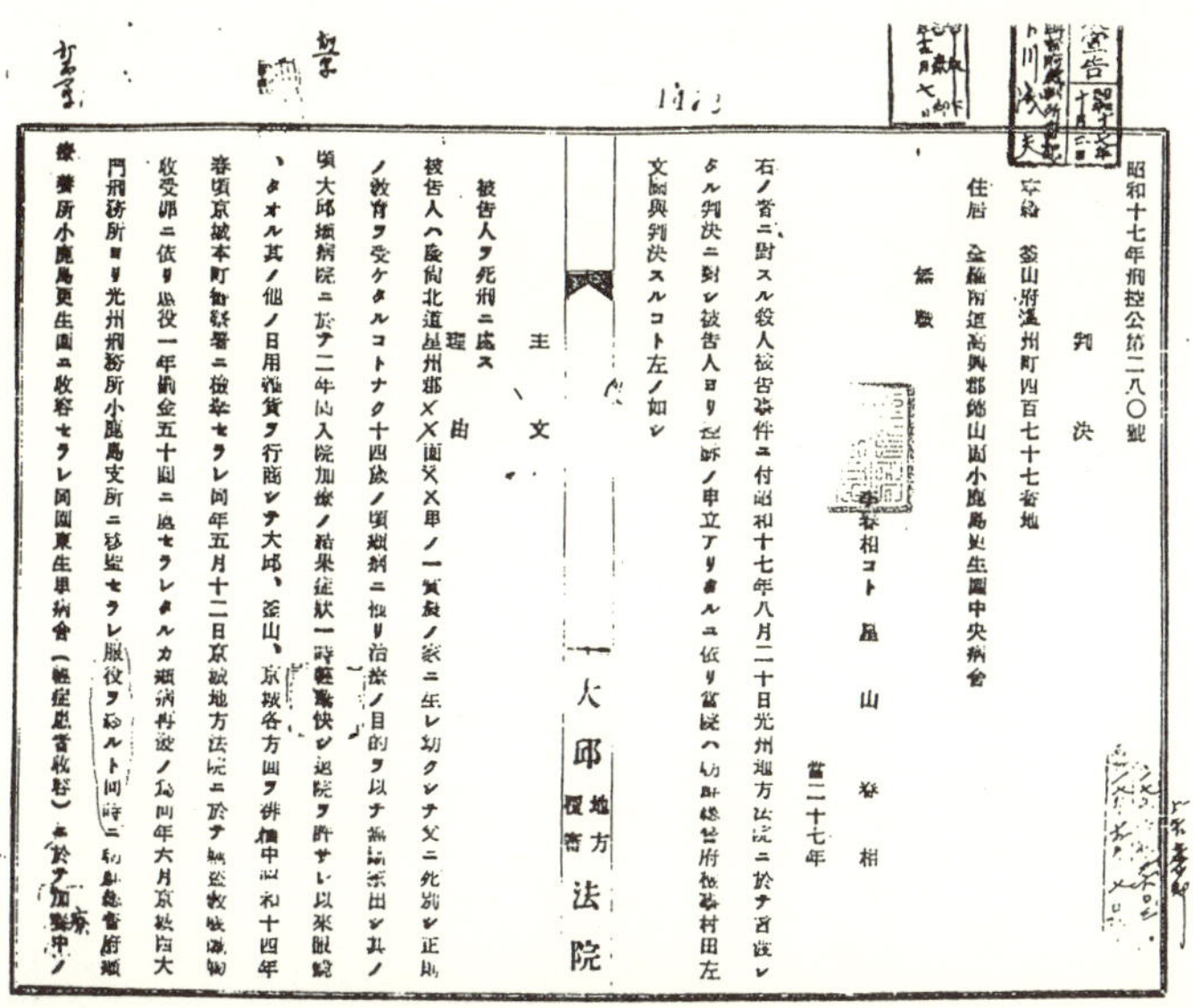
昭和十七年刑控公第二八〇號
判決
本籍　釜山府瀛州町四百七十七番地
住居　全羅南道高興郡錦山面小鹿島更生園中央病舎
無職
李春相コト　星山春相
當二十七年
右ノ者ニ對スル殺人被告事件ニ付昭和十七年八月二十日光州地方法院ニ於テ言渡シタル判決ニ對シ被告人ヨリ控訴ノ申立アリタルニ依リ當院ハ朝鮮總督府検事村田左文關與判決スルコト左ノ如シ
主文
被告人ヲ死刑ニ處ス
理由
被告人ハ慶尚北道星州郡××面×××里ノ一貧農ノ家ニ生レ幼クシテ父ニ死別シ正規ノ教育ヲ受ケタルコトナク十四歳ノ頃癩病ニ罹リ治療ノ目的ヲ以テ無断家出シ其ノ頃大邱癩病院ニ於テ二年間入院加療ノ結果症状一時軽快シ退院ヲ許サレ以来眼鏡、タオル其ノ他ノ日用雑貨ヲ行商シテ大邱、釜山、京城各方面ヲ徘徊中昭和十四年春頃京城本町警察署ニ検挙セラレ同年五月十二日京城地方法院ニ於テ窃盗教唆贓物収受罪ニ依リ懲役一年罰金五十圓ニ處セラレタルカ癩病再發ノ為同年六月京城西大門刑務所ヨリ光州刑務所小鹿島支所ニ移監セラレ服役ヲ為スト同時ニ朝鮮総督府癩療養所小鹿島更生園ニ収容セラレ同園東生里病舎（軽症患者収容）ニ於テ加療中ノ
大邱覆審法院

▶②大邱覆審法院「死刑」判決文

動に力むるところありたりしが、中央病舎に移されてより部落代表、看護主任等の顔觸一変し、一時帰省の希望も水泡に帰したるものと悲観し、是亦園長周防正季の仕業なりと思惟するに及び、日頃の不正不満一時に昂じ、同月二日在園患者六千名を救ふ道は唯被告人に於て一身を賭し、園長を殪すの一事あるのみと爲し、茲に園長周防正季を殺害せむことを決意し、同月八日小鹿島神社分社に於て挙行せられたる大詔奉戴日記念式を期し要撃せむとしたるも、神社を汚さむことを畏れて自ら決行を中止したる爲、其の意を果さず、其の後決行の機を窺ひ居りたるところ、同月十八日頃中央里部落代表盧陽春より過日園長周防正季に於て、患者顧問、部門代表、愛国班長、舎長等を中央公会堂に集め、患者が愛国の熱誠を披瀝するの途として（日本）赤十字社に加入するの有意義なるを説き、之が加入を慫慂したる旨話されたることありしが、各里に於ける之が加入募集の状況は殆ど半強制的なるのみならず、在園患者としての（日本）赤十字社の会費払込は負担極めて過大にして、其の苦痛甚大なるに想到し、園長周防正季を憎悪するの情更に甚しく、益々殺意を鞏固にするところあり。遂に同月十九日、豫て兇行に供せむが爲東生里第三十号病舎便所上の物置に隠匿し置きたる鋭利なる食刀（證第三号）を秘に持出し置きたる上、翌二十日午前八時より園長銅像前広場に於て挙行せらるる恒例の報恩感謝日行事に園長周防正季の参列あるを予想し、同日午前七時三十分頃、前掲食刀を懐中にして右病舎を立出て、一般患者約三千名と共に銅像前広場道路西側に堵列し、園長周防正季の来着を待つ中、同日午前八時五分頃、同園長は高橋保導課長、牛島医務課長、横川庶務課長を随へ、自動車にて銅像前広場に到着直ちに下車し、堵列患者の敬礼を受けつつ銅像上り口附近に差蒐りたる際、被告人は突如列中より飛出し園長周防正季の右前方に立塞がり、「お前は患者に対して余り無理なことをするから之を貰へ」と国語にて叫びながら、所携の右食刀を以て同人の右胸

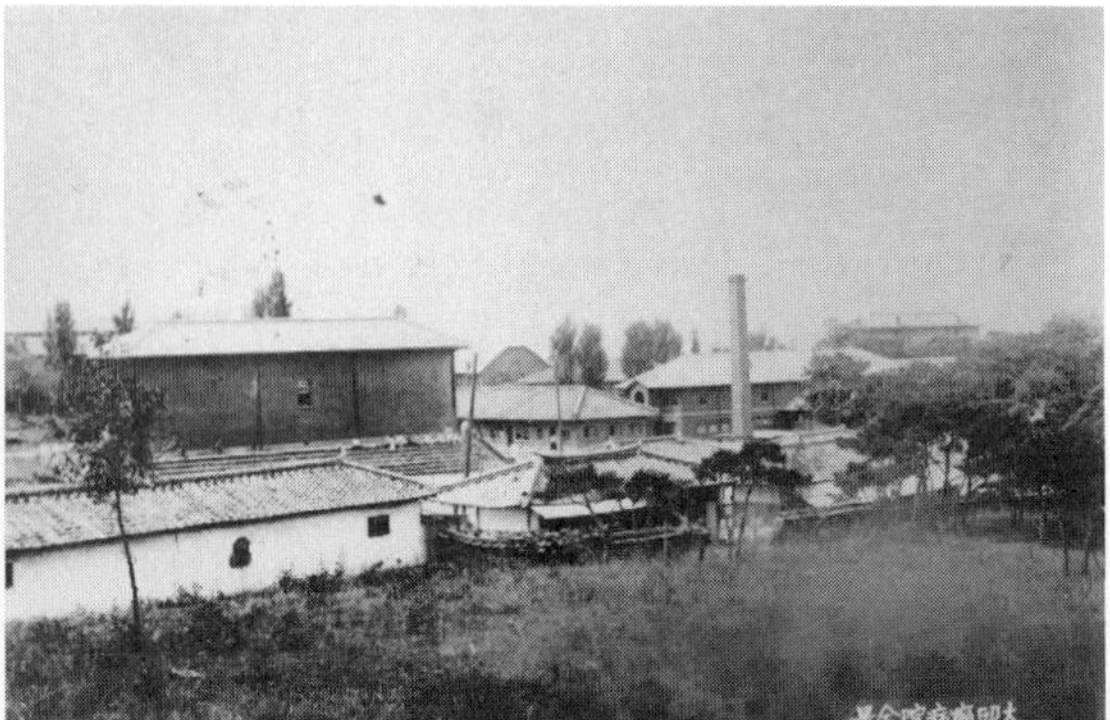

▶キリスト教医療宣教師であるフレッチャー（A.G.Flechcher）が、一九一三年患者一〇名を隔離収容することで始まった。一九二四年には、その名称を大邱愛楽園と改称し、その三年後には六〇〇名の収容能力をもつ施設を完備した。この写真は一九三三年の同院の全景である。

部を一回突刺し、因て同人の右側前胸下部右乳房附近に長さ七糎幅三糎深さ十三・五糎心臓前後壁を穿通する刺傷を負はしめ、右刺傷に因る大量出血の爲、同日午前九時三十分頃同園々長官舎に於て遂に死亡するに至らしめ、殺害の目的を遂げたものなり。

證據を按ずるに、判示事実中被告人が京城方面を徘徊したりとの点、「お前は患者に対して余り無理なことをするから之を貫へ」と国語にて叫びたりとの点、創傷の部位程度及死亡の原因を除く爾余の事実は凡て被告人の当公廷に於ける判示と同趣旨の供述及び鮮式食刀一丁（證第三号）の存在を綜合し之を認め、創傷の部位程度及死亡の原因の点は鑑定人医師柳生志郎作成に係る周防正季に対する鑑定書中判示に照応する記載あるにより之を認め、被告人が京城方面を徘徊したりとの点、及「お前は患者に対して余り無理なことをするから之を貫へ」と国語にて叫びたりとの点は検事の被疑者星山春相第一回訊問調査中、同人の供述として判示と同趣旨の記載あるにより之を認む。

仍て判示事実は凡て其の證明あり。

法律に照すに被告人の判示所爲は刑法第百九十九条に該当するを以て所定刑中死刑を選択し、被告人を死刑に処すべきものとす

仍て主文の如く判決す

昭和十七年八月二十日

光州地方法院刑事部　（以下省略）

昭和十七年刑上第一五六号

判　決

本籍　釜山府瀛州町四百七十七番地

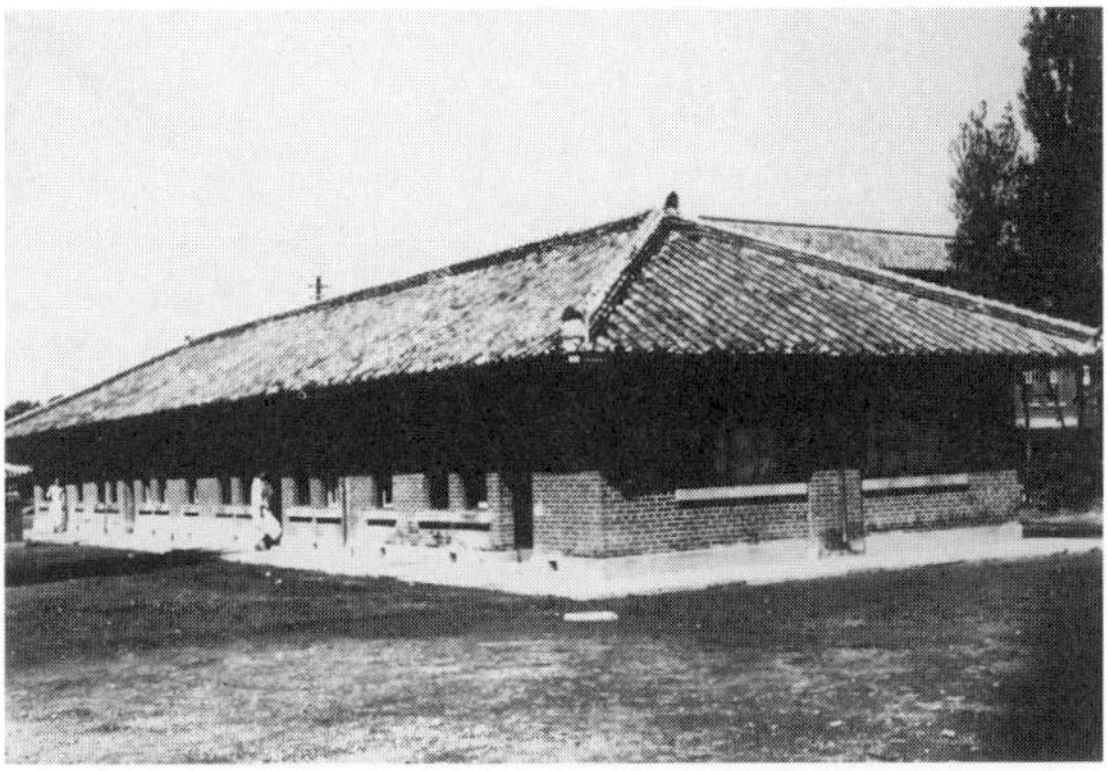

▶大邱癩病院の男子収容室、この収容室へ李春相は十四歳から二年間収容されていて、症状が軽快し退院を許された。

住所　全羅南道高興郡錦山面小鹿島更生園中央病舎
無　職
李春相改め　星　山　春　相
当二十七年

右の者に対する殺人被告事件に付、昭和十七年十月二日大邱覆審法院の言渡したる判決に対し、被告人より上告の申立ありたるにより、当院は朝鮮総督府検事米原先関与判決を爲すこと左の如し

主　文

本件上告は之を棄却す

理　由

被告人上告趣意は（中略）原判決には重大なる事実の誤認あり、即ち既に第一、二審公判に於ても申述べたるが如く、更生園当局の患者に対する処遇は余りにも不合法にして、逃走を企て或は反抗したる者を監禁して暴行を加へ、死亡するに至らしめたるもの少からず、然れども我等六千名の患者は自由を束縛せられ、上級官庁に其の事情を申述するの途なきを以て、単なる傷害罪を犯し其の裁判に於て患者の処遇に対する希望等を申述せんとの浅はかなる考へより園長に一撃を加へたる処、不幸にも死亡の結果を生じたるものにして、固より殺意ありての行爲にあらすと謂ふにあれども、原判示に係る被告人の犯罪事実は原判決挙示の證據に依りて、優に足る之を認め得べく記録を精査するも原審の事実認定に重大なる誤謬あることを疑はしむるに足る顕著なる理由あるを見ず、□旨は理由なし

（中略）被告人が本件犯行当時、癩病患者特有の偏狭性を有したることは原判決の認定したる処なるも、斯る性向を有する者が所論の如き人物を殺害したりとして直に心神耗弱《こうじゃく》の状

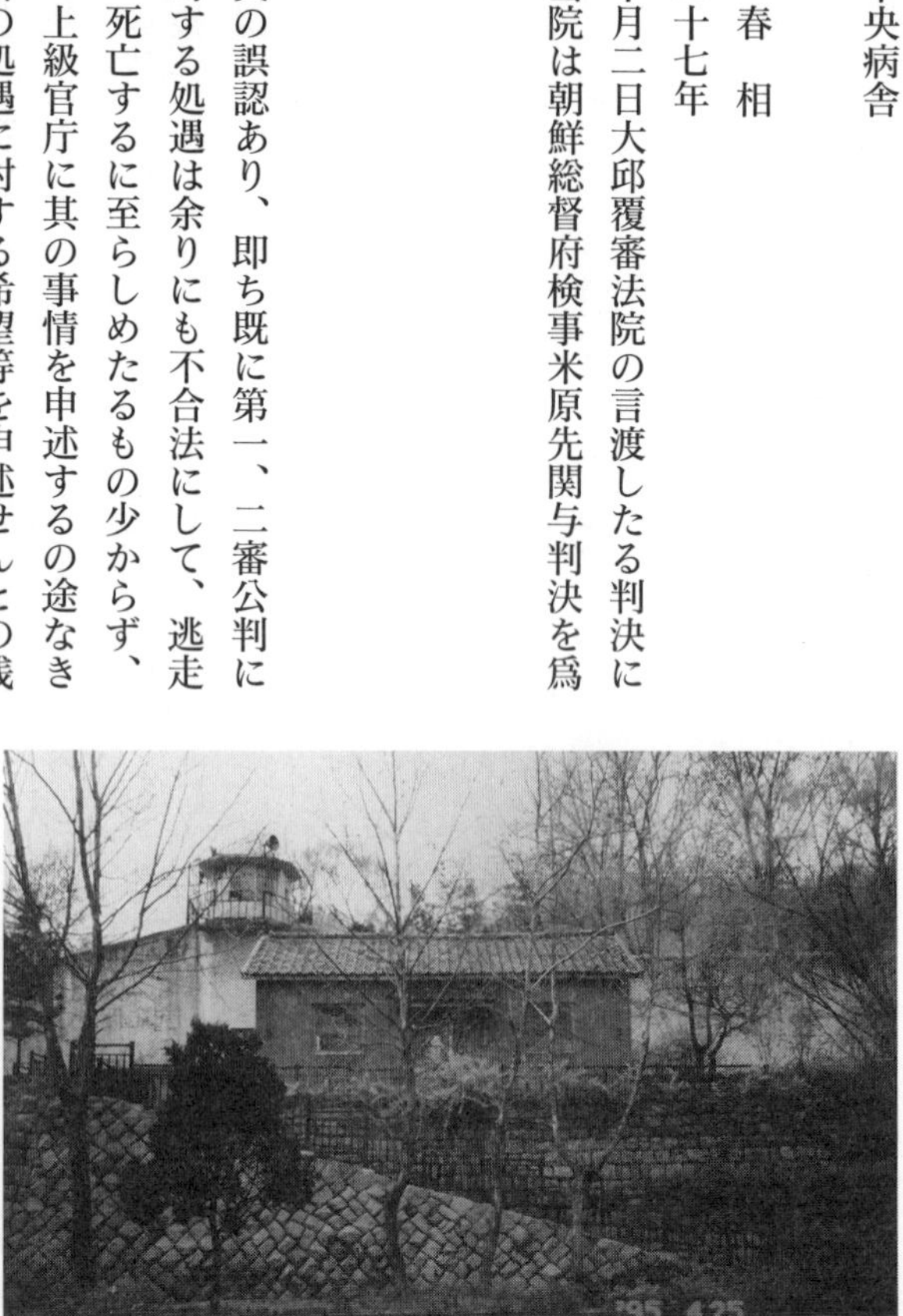

▶ソウルの西大門刑務所の「나병사（癩病舎《ナビョンサ》）」である。すぐそばに絞首刑執行所がある。一九三九年春、李春相は西大門刑務所からハンセン病再発のため、同年六月、光州刑務所小鹿島支所に移され服役した。（筆者撮影）

態にありたるものと断ずるを得ず、記録を精査するも被告人が当時心神耗弱の状態にありたることを認むるに足る事由従て原審の事実認定に重大なる誤謬あることを疑はしむるに足る顕著なる事由あるを認めず、原審が心神耗弱を理由とする刑の軽減を為さざりしは当然にして、其の措置に何等の違法なし、□旨は採用に値せず

仍て刑事訴訟法第四百四十六条に則り主文の如く判決す

昭和十七年十二月七日

高　等　法　院　刑　事　部

裁判長朝鮮総督府判事　　高　橋　隆　二

（以下省略）

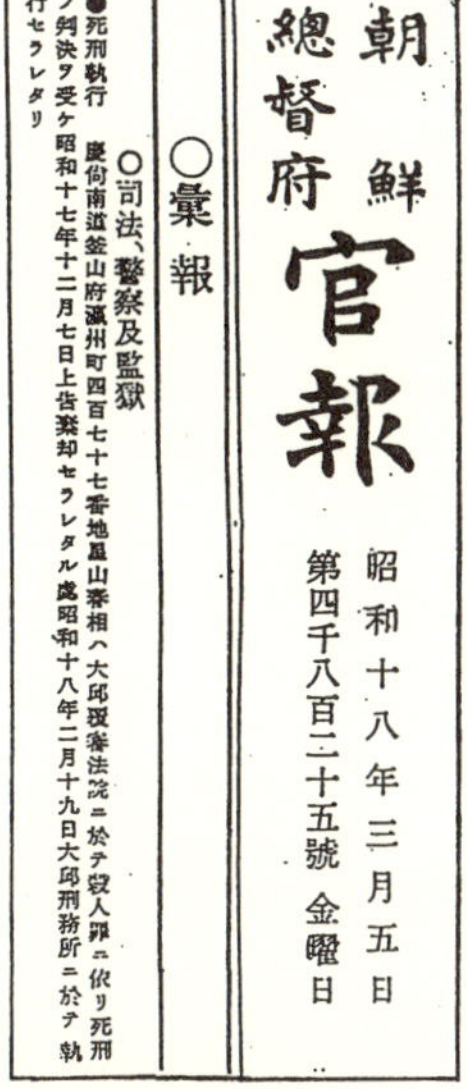

朝鮮總督府官報

昭和十八年三月五日

第四千八百二十五號　金曜日

○彙報

○司法、警察及監獄

●死刑執行　慶尙南道釜山府瀛州町四百七十七番地星山泰相ハ大邱覆審法院ニ於テ殺人罪ニ依リ死刑ノ判決ヲ受ケ昭和十七年十二月七日上告棄却セラレタル處昭和十八年二月十九日大邱刑務所ニ於テ執行セラレタリ

6　朝鮮総督府の「癩」政策の終焉

小鹿島更生園は、一九四二年六月二〇日の周防正季園長の刺殺事件前後、どのような状態であったか。また、日本の敗戦によって、どのようにして朝鮮総督府の「癩」政策は終焉していったかを、みていきたいと思う。

水口安俊（一九一五～四九年）は、一九四一年三月に京城帝国大学医学部を卒業すると、直ちに小鹿島更生園に医官補として赴任、四三年に軍医予備員として召集し、仁川の朝鮮捕虜収容所第一分所に勤務するまでの二年間を、小鹿島で過ごす。一九四五年末、水口は捕虜虐待の戦争法規慣習違反で逮捕され、巣鴨刑務所に拘置された。彼は、一九四九年二月一二日未明、絞首台に上るまでの間、獄中で書いた克明な日記を残している*（上坂冬子編『巣鴨・戦犯絞首刑』ミネルヴァ書房、一九八一年）。

巣鴨に入所して七日目の一九四六年一月五日の日記には、次のように記している。

昨夜は寝《マヽ》むられぬ夜であった。……寝《マヽ》むられぬまゝに空想は次から次へと果しなく続く。小鹿島更生園時代の楽しかりし夢が未だに忘れ難く、舞台は島をバックとして赴任より応召、離島までを美化演出したのである。

＊その他に、赤田哲也『受取人巣鴨プリズンに所在せず』昭和図書出版（一九八二年）が、水口軍医の軍事裁判を、水口軍医の日記や関係者の証言で追っている。

……四月十一日、桟橋に降りた時からの雅文が綴られるとする。内容は赴任、診療、医局、園内の勢力争ひ、医局の対立、海釣り、野球、排球、音楽、園遊会、前園長遭難事件、患者対職員の感情、内鮮の問題、看護婦の自殺事件、小生に対する職員の圧迫並につまらぬゴシツプ等々、数へあげればいくらでも出て来る。あまり考へて有頂点になつたら、本当に書いて見ようかと思ふ気になつた。

二六歳で小鹿島更生園に着任して、二年間の青春時代を送った医師にとって、それは、「確かに島の生活は一通り思い出に遺しておきたい様に思ふ。……数ヶ月経てば一巻の物語りが出来上るかも知れない」ものであり、「すつかり一かどの小説家になつたつもりで題名をつけて見た――「寂影草」――。少しロマンチックめいており、多分にセンチリズムを含んで」いると水口医師は書き残している（三一ページ）。水口が温厚で、誠実な医師であったことを私は認めながらも、水口医師は、小鹿島更生園に勤務する日本人職員の立場から小鹿島の生活を見ていることを痛感する。たとえてみて、二六歳で小鹿島更生園に強制収容された朝鮮人患者にとって、一九四一年から四三年の患者の生活を思い出す時、水口とはまったく異なった感情の起伏がわいてくるに相違ない。それは、それぞれが置かれている立場（民族、階級）の相違に基づくものであろう。

絞首刑の判決が下った後の一九四八年七月二三日の水口「獄中日記」には、次のような記述が見られる。

小鹿島であれば、さしあたり今ごろは釣りの季節で随分と自慢話（昨日のエモノの）で医局が賑ふ頃なのだが、想ひは遠く多島の海に馳せる。平和でさへあつたらと、ため息をついて往時をしのぶ。俺は海浜をこよなく愛する。潮の香り、海の幸、自然の偉大なる無言の力、そこにはことごとくが表現されてゐるのだ。

一方、水口「獄中日記」(一九四七年八月六日)には、「天皇裕仁の批判」とも読み取れる次のような記述がみられる。天皇に対して、いっさい敬語を使っていないことにも注目される。

東京裁判では、天皇が問題になつて新聞に出ておるが、其の新聞の第一面には、天皇が東北に旅をして炭坑を視察してゐる写真を出してデカデカと書き立ててゐる。『朕汝と共にあり』を実行してゐるのだらうが、何だか変な錯覚にとらはれたし、又天皇が此の日の新聞を読んでもさぞかし片腹痛い思ひをした事だらう。今我々は天皇に我々の苦衷を訴へようとも思はないし、天皇に責任を負つかぶせて逃げ様とも思つてゐない。然しだ、天皇が我々戦犯なるものを忘却してゐたんでは困る。『朕汝と共にあり』の汝は当然我々も含まれて然りだ。

水口「獄中日記」には、「島瀬君」の名で小鹿島更生園の同僚で看護婦だった島瀬花子のことがたびたび書かれている。一九四六年二月五日の日記には、「思いがけなくも島瀬君から、入所以来最初の便りが到いた。……此の女性は、私が常に安否を気づかつてゐたので、様子が判明して一安心した」として、所外より私にとどいた最初の記念すべき便りとして書き留めておこうといい、島瀬からの便り全文が載せられている。

その島瀬花子(赤田の著書ではKさんとなっている)が、赤田哲也に次のような証言をしている(赤田哲也『受取人巣鴨プリズンに在所せず』昭和図書出版、一九八二年)。

「話は違うんですが、あの人（水口安俊）はどんな人より下の人には優しかった。小鹿島のとき朝鮮人の小使がいたんですが、子供を七、八人も抱えていて――彼はその小使の月給を聞くと、『それじゃとてもやってゆけない』と言って、園長に昇給の交渉をしたんです。でも新任の医官のいうことなんか通るわけもないし、『駄目だ』と断られると、次の日からその小使に、自分のところの風呂たきや庭掃除をさせて、一回幾らって払ってやってました。暮しの足しにというんでしょう。

それから、わたしたちが嫌がるような汚い朝鮮人の子なんかでも、平気で抱きあげたりしましたからね――彼の上司で、平野先生という方がいたんですが、先生の何かのお祝いで夕食に招待されていたのに、彼はそれをすっぽかして朝鮮人の大工の子の誕生日に行ってしまったんです。上の人に対して上手にやろうなんて少しも考えないんですね。それが下の者になるとめちゃくちゃに優しいし、よく面倒みるんです。」

＊

当時、小鹿島更生園の同僚で看護婦だった人に聞いてみても、「島瀬花子さんは、うそを言うような人ではない」という。小鹿島更生園には、こうした日本人医官（補）もいたことも事実であろう。それが、なぜ「昭和十九年から二十年の間、仁川捕虜収容所に於いて捕虜虐待の間、医薬品の支給医療の拒否に依り死亡に寄与、病捕虜打擲等十四項目に亘る戦争法規慣習違犯」で起訴され、絞首刑*になったのだろうか。

水口は「獄中日記」に「此の裁判は明かに復讐なのだ。戦ひに敗れたものの当然受けるべき制裁だ。復讐であればこちらにも考へはある。思ひ知らしめる時の来るのを信じて疑は

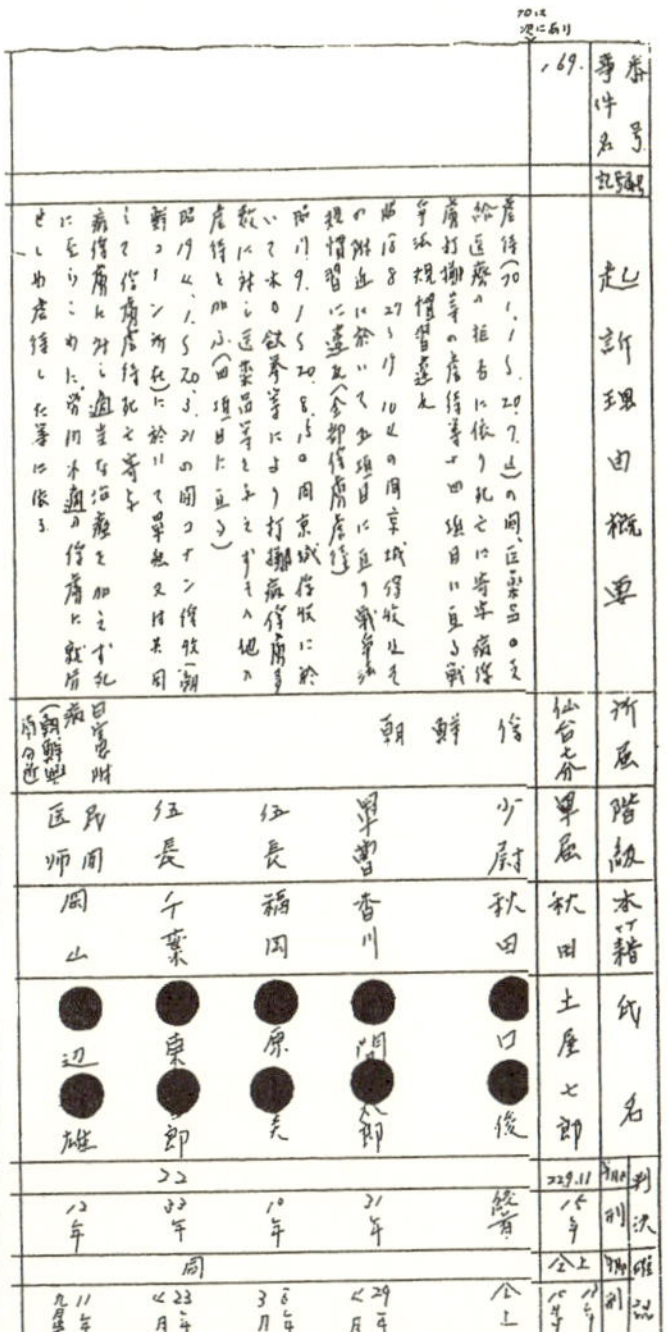

◀茶園義男編『BC級戦犯横浜裁判資料』不二出版。一六二～一六三ページに少尉・水口安俊が一九四七年九月一一日に絞首の判決を受けたことを記述している。

ぬ」（一九四七年七月二二日）と述べる一方、妹の頼子への手紙には「ふりかえつて見ると、当時は何でもない事だと思つてゐた事がことごとく戦争法規違反だつた様ですから、処罰される事は間違ひない」（一九四七年六月八日）とも書いている。

当時、小鹿島更生園の日本人の看護婦や医師など職員のなかには、長年にわたり働いた人たちも多かった。その人たちは、患者によかれと思い、「善意」から出発した医療行為もあった場合も認めよう。親、兄弟姉妹の反対を押し切って、朝鮮半島の南端の僻地に行き、「救癩事業」に加わった人であった。水口安俊医師もその一人である。

一方、小鹿島更生園が、当時の国家意思に基づく朝鮮人ハンセン病患者の強制隔離収容施設であり、患者の人権を無視した「断種」、「監禁」、「強制労働」などを課していたことも、当時の小鹿島更生園が発行した各年次の『年報』を見れば、日本人の職員はわかったはずである。善意と人権侵害が、「諸刃の刃」となって朝鮮人ハンセン病患者に迫っていたと考える。

各地の「癩部落」が、警察や行政当局によって焼き払われる。それまでは、夫婦、子どもが一緒に生活していたのが、小鹿島更生園に強制収容され、園の方針で、家族はばらばらにされ、夫婦が共に暮らしたければ、夫は一生子どもができぬよう「断種」をと迫られる。収容されてきた女性が妊娠していれば、「癩菌が胎内感染するから」との理由で、堕胎させられる。「ハンセン病の子はハンセン病になる」とか、「ハンセン病で生れたら、その子は不幸になる」との予断をもって、医者も看護婦も自分の行う「断種や堕胎」の理由付けをしていた。

朝鮮総督府の「癩」政策の本質は、「癩病」の撲滅ではなく、「癩患者」の撲滅であった。絶対的隔離の強化であり、「癩患者」の子孫を残してはならないとする「断種」であった。

総督府の「癩」政策やそれを遂行した行為に対しては、事実を明らかにすることが、なされなければならないと考える。

私が、水口「獄中日記」を読んで感じたことは、次のことである。小鹿島の日本人職員のことはたしかに、数多く書かれている。しかし、「日記」には、小鹿島の患者のことも、朝鮮人職員のことも、あの膨大な日記のなかに、いっさい書かれていないことは、なぜなのだろうか。同じようなことの思いは、私が瀬戸富美子さんからいただいた手紙（一九九九年二月一五日と四月一二日付）のなかにも書かれている。瀬戸さんの父親は、小鹿島更生園吉崎達美庶務課長であり、瀬戸*さんは十代の後半を小鹿島で過ごした方である。

……引き続き資料（図録も）を御送り頂き誠にありがとうございました。小鹿島に縁を持つ私は、一つ一つの資料はなつかしく、又いまわしいものでもございます。その思いを忘れない様にと思い居ります。職員の子弟として（私の十代の後半）ある程度の事は感じて居りましたが、これ程迄とは思いもよらぬ事でございました（二月一五日付）。

……御便りと「朝鮮総督府の「癩」政策とその終焉」という文章も頂きありがとうございました。未発表のものを早々と拝読させて頂き恐れ入ります。

水口医師のことは、「あすか通信」の三吉保様より御送り頂き承知して居りましたが、日記の内容は初めてでございます。水口さんに御会いした事はございますが、お話をした事はございません。学生時代マンドリン・クラブの一員として慰問にこられ、小鹿島が気にいって卒業後、赴任されたとおもいます。……僅か二年間とは申せ、日記に書かれて居ります様に、「楽しかりし夢」物語であり、「寂影草」であったと思われます。滝尾様の御言葉通り、これは一方的な感慨であり、患者自身の生活はロマンチック、センチメンタリズムなどといって居られない過酷な現実の日々であった事は、滝尾様の

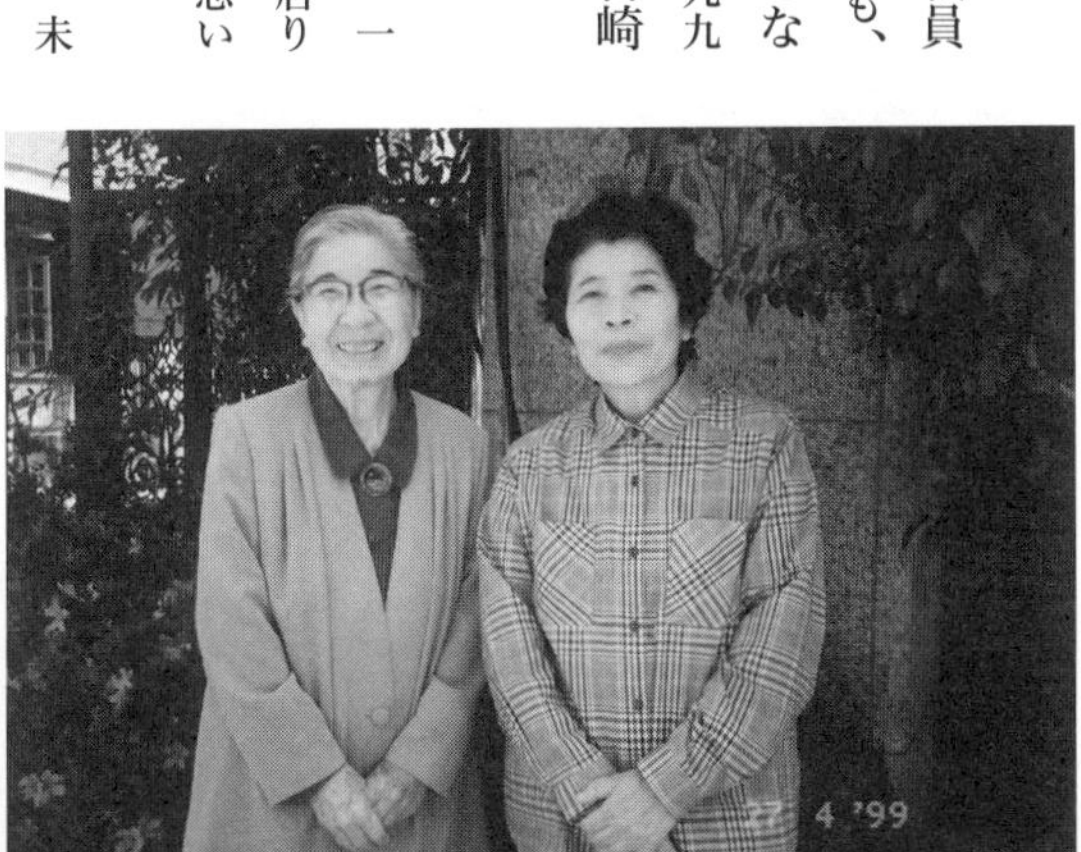

* ▶左は瀬戸冨美子さん（吉崎達美庶務課長ご息女）。右は高田美智子さん（刑務所支所長のご息女）。ともに宮崎市の在住で小鹿島について教わることが多かった（一九九九年四月　筆者撮影）。

御調べになられた通りでございます。

『平和でさえあったらとため息をついて往時をしのぶ』との言葉がつづく日記の文章も、優しさのあらわれとは思いますが、死を前にして美化された思いであり、小鹿島の現実とは離れている様な気がいたします。事実、患者の事を考えず、職員側のみから見れば、島は『潮の香り、海の幸、自然の偉大な力』を持った美しい島であり、海水浴は家から水着のまゝ行けるし、満月の海をみながら泳ぐ楽しさ、海岸の散歩、よそ者が誰も釣りに来ない海は、小舟を出して行けば一夜又は一日で、何十匹の数々の魚が釣れます。父も園長さんと度々、船頭付、えさ付（患者にほらせます）で殿様釣りをしています。外部から見学にみえた方、総督府から視察にみえた関係者方は、患者にとって楽園とみえた事でしょう。滝尾様が疑問をもたれ、ハンセン病史をお書きになった事は、真実を伝え、歴史の上での『朝鮮の救癩事業と小鹿島更生園』の新しい証明となりましょう（四月一二日付）。

周防正季園長が刺殺された後、第五代園長として小鹿島更生園に赴任したのは、朝鮮総督府警務局衛生課長であり、朝鮮癩予防協会常務理事あった西亀三圭である。西亀は一九二三年四月、総督府の衛生課に勤務して以来、朝鮮総督府の「癩」政策に携わってきた。園長となった西亀は、激動がとりまいていた園内を収めることが急務と思い、患者たちの怨嗟の的であった佐藤三代次首席看護長を免職させ、職員が患者に対する時、やさしくするという命令を出す一方、自らも率先して患者に敬語を使った。一九四三年には、各種の梵鐘をはじめとし、教会の聖鐘そして周防の銅像までが撤去され、軍需用として献納された。

大韓癩管理協会『韓国癩病史』（一九八八年）には、戦争末期の小鹿島更生園の様子について、次のように述べている（原文は朝鮮語）。

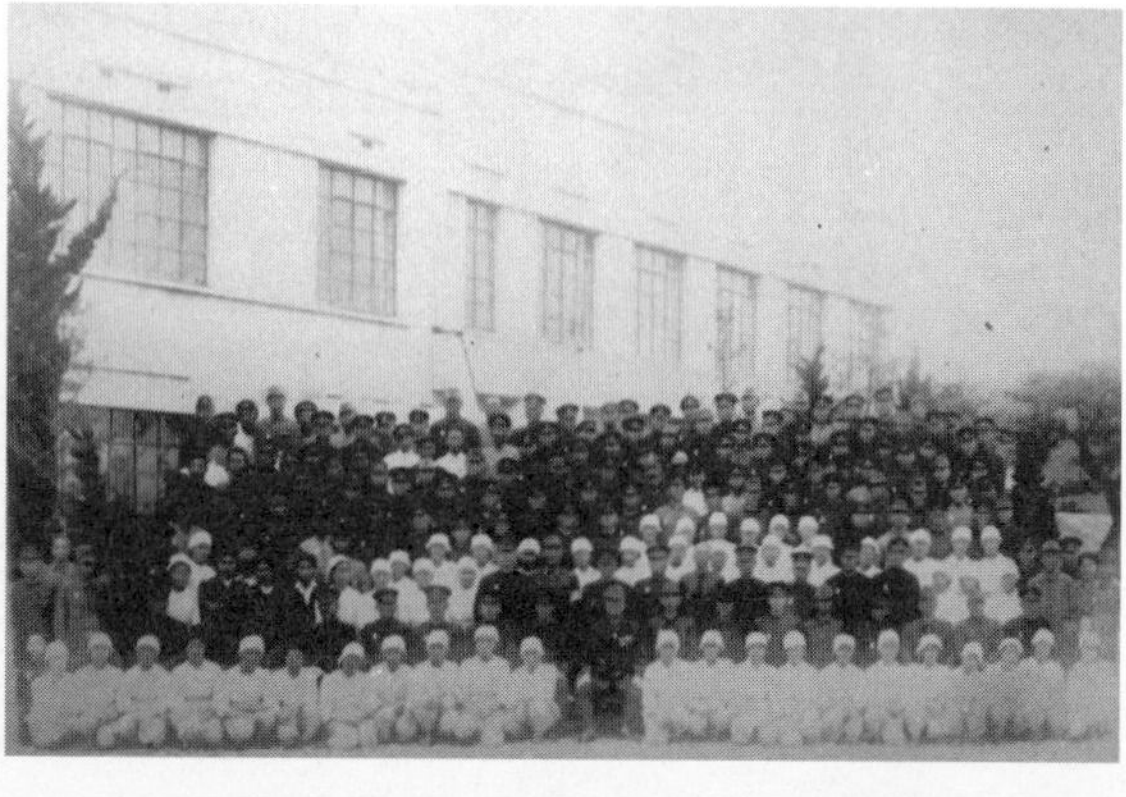

▶戦争末期の小鹿島更生園。前列中央に戦闘帽にゲートル姿の西亀三圭園長がいる。

戦争が終りの段階に近づくや、米とか麦を支給していた食糧は、獣も食べることの出来ないような粗悪なとうもろこし、豆かす、きびに変わっていった。それも足りなくて、あいた土地にはかぼちゃ、さつまいも等を植えて食糧に足した。そして、海草とか草の根っ子、木の皮などで腹足しにした。重労働と収奪それに飢餓まで重なり、苦難を我慢できない患者たちの脱出は、このとき最高潮に達した。このため、夜の八時にもなれば、通行禁止が実施され、一時期緩和されていた人員点呼がきびしく行われた（一一六ページ）。

一九四五年八月一四日、日本は連合軍のポツダム宣言を受諾し、一五日の正午、戦争終結の詔書が放送された。朝鮮の人びとは、これにより三五年にわたる日本の植民地支配から解放されたのである。しかし、この事実を小鹿島の患者たちは、三日後である八月一八日にはじめて知ることができた。

その事情について、森田芳夫著『朝鮮終戦の記録』（巌南堂書店、一九六四年）は、西亀三圭「終戦当時の小鹿島」（『同和』第七〇号）に依りながら、次のように書いている。長文になるが、紹介する。

全羅南道でもっとも大きな暴動のあったのは高興郡錦山面の小鹿島である。ここは朝鮮人らい患者約六千名を収容した世界一の施設を誇る更生園がある。八月はじめ、大暴風雨のために、電信電話が故障になり、ラジオもきけず、小鹿島在住者は、十五日の放送も知らなかった。たまたま来島中であった光州と大邱の検事正あてに高興の駐在所から暗号電報がきて終戦を伝えたが、両名とも謀略だと疑っていた。更生園職員で応召中のものが除隊になり、そのもち帰った「全南新報」により、十七日に、はじめて終戦が明かになった。

十八日朝、更生園長西亀三圭氏は、職員に終戦に処する訓示をした。その直後、約三百名の朝鮮人職員は、治安維持会の名で大会をひらいて更生園の接収を要求し、小鹿島神社を焼き打ちして万歳を叫んだ。朝鮮人職員が自分の手で更生園を経営しようとするのに対して、患者（朝鮮人）側は、自治委員会の名の下に、みずから経営する方針をたてて、二〇条にわたる主張をして譲らなかった。十九日に小鹿島刑務所にいた受刑者七〇名が脱獄し、一般患者とともに、朝鮮人職員を襲撃した。朝鮮人職員はのがれて、対岸に救いを求めたので、武装した朝鮮人がはせつけて暴動する患者に対して発砲したために患者側の犠牲は数十名に上ったという。

二十二日に日本軍が出動して、騒ぎはようやく静まった。その間、在島日本人約二百名は公会堂に集結して、事件にまきこまれず、犠牲者もなかった。二十四日に日本軍が撤退する際に、日本人は軍と行動をともにし、筏橋を経由して麗水に出て引き揚げた（九一ページ）。

八月一九日の小鹿島のハンセン病患者の虐殺事件について、韓何雲《ハンハウン》は「韓国癩患者虐殺史」*を書き残した。それは、金昌稷編著『行けども行けども黄土道――韓何雲　その悲しい生涯と詩』（知文社、一九八二年）に全文が収録されている。

＊滝尾英二編『日本・朝鮮近代ハンセン病史・考【資料編】「人権の歴史」資料シリーズ第四輯』（人権図書館・広島青丘文庫、一九九九年）の二五三〜二五八ページには、その訳文を収録している。

戦後、西亀三圭はどんな道をたどったか。栗生楽泉園患者自治会著・発行『風雪の紋』（一九八二年）によると、一九四九年九月三〇日、西亀三圭厚生技官は国立ハンセン病療養所・栗生楽泉園に勤務となっている。当時、西亀は六五歳となっていた。翌五〇年六月、同園の医務課長となり、五二年五月一日に国立駿河療養所へ配置換えになるまで、同課長を勤めている。

西亀三圭が栗生楽泉園に勤務の一九五一年一一月八日、参議院厚生委員会「社会保障制度に関する調査の件」の中で、林・光田・宮崎の三園長は「癩に関する件」で国会証言をし、大問題となった。西亀もまた、三〇年余にわたる朝鮮総督府の「癩」政策に関わりながら、反省することなく、戦後のハンセン病療養所の幹部職員として、同所の医療活動を行なっている。

「友邦協会」は、一九五〇年秋、元朝鮮総督府殖産局長・故穂積真三郎の提唱により、日本による朝鮮統治の資料保存のため、関係文献資料の調査・収集を目的として設立された。同協会が一九六七年一〇月に発行した『朝鮮の救癩事業と小鹿島更生園』（友邦シリーズ・第九号）という冊子の冒頭には、次のような記述がある。

本題「朝鮮の救癩事業と小鹿島更生園」は、その人間愛と規模の雄大さにおいて世界の視聴をあつめ、わが朝鮮統治の本質を表徴する善政として讃えられた、総督統治の誇るべき遺業である。

私が「日本・朝鮮近代ハンセン病史」の研究を始めたのは、「友邦協会」のいうように小鹿島更生園が「わが朝鮮統治の本質を表徴する善政として讃えられた、総督統治の誇るべき遺業」であるか、否かを明かにしたいという思いからであった。

V
補考

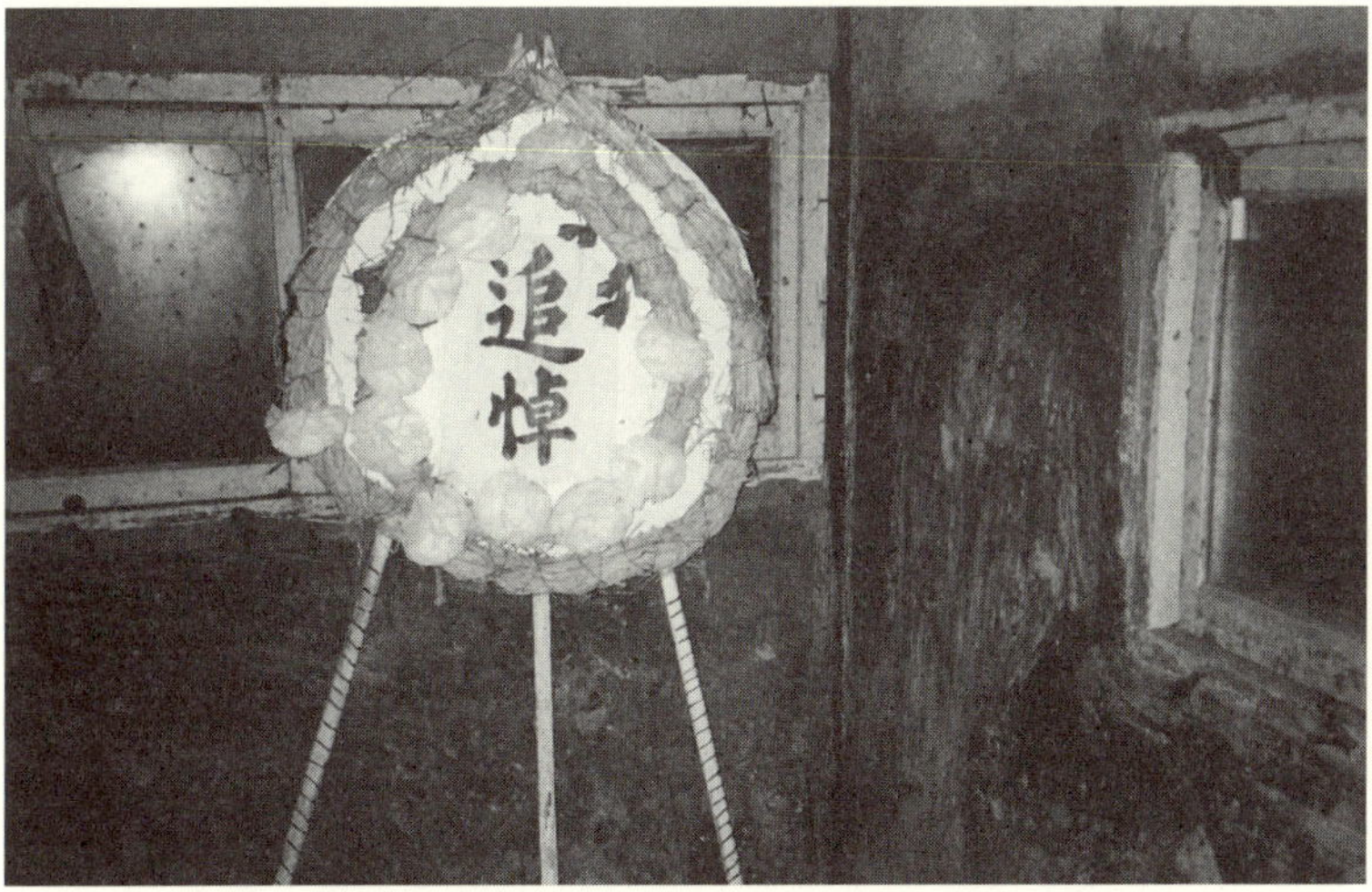

▲国立小鹿島病院の倉庫にあった葬儀用の「追悼」の文字のある花輪
（1995年 4 月22日　筆者撮影）

補考1　小鹿島《ソロクト》病院入園者の証言

名著『あゝ、70年――輝かしき悲しみの小鹿島』（一九九三年）の執筆者である*沈田潢《シム・ジョンファン》さんから、左記のような一九九八年の「賀状」が、私のところに届いたので紹介する。沈さんは、ながく小鹿島のハンセン病療養所に患者として入園し、精力的に文化活動に携わっておられたが、現在は家族とともに韓国全羅北道にあるハンセン病回復者の定着村・益山《イクサン》農場で生活されている。私も三度ばかり益山の沈さん宅を訪ね、また文通を重ねている。朝鮮ハンセン病史研究の先達である。

謹んで新年のお慶びを申し上げます。（中略）さて韓国は今、惨憺《さんたん》たる国家経済失策で社会福祉部門の予算も大きく削減されたし、又日日に物価値上りで生活必需品も品薄で生活がつまって来ました。定着村の私たちが、自活の手段で家畜を飼う飼料価格暴騰の中でも買い切れない品薄な状態で、生産高費用のコストになり、収支がつぐなわないので、家畜を「殺して」全部地中に埋めるようになりました。国家のドル不足のＩＭＦから借入れの颱風と共に、冬の厳しい寒波の襲来で、定着村の人びとはこれからどう生きるのか執着の念で身も心も寒々しくなっております。……十二月二七日、沈田潢謹拝」。

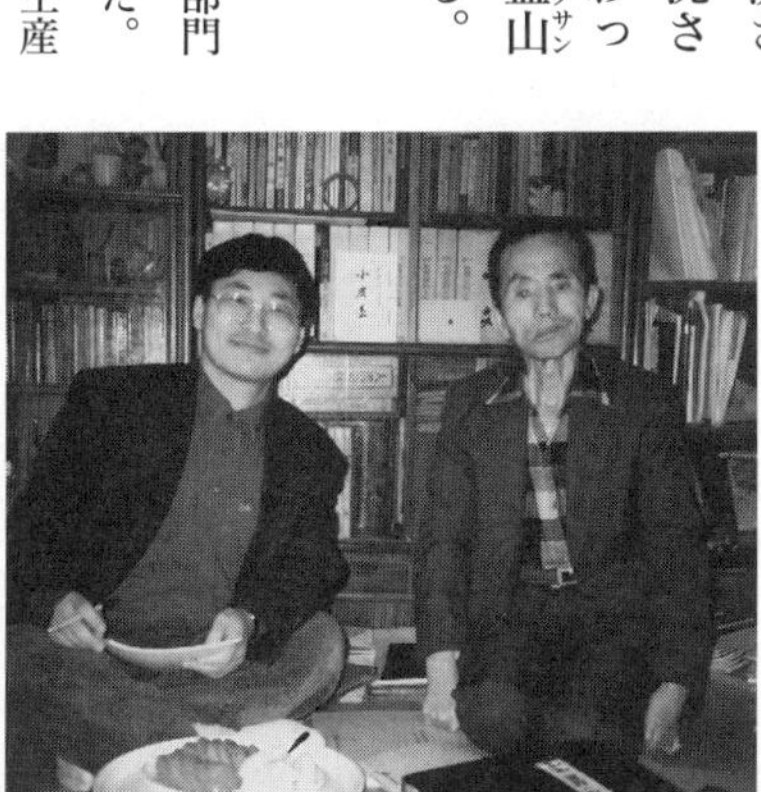

*▶ハンセン病研究者の沈田潢さん（右）と，全南大学校社会科学学部　鄭根埴教授（益山農場の沈さんの自宅にて。一九九六年筆者撮影）

韓国経済の崩壊か、と思われる「ＩＭＦ（国際通貨基金）からの借入れ」前後の昨年（一九九七年）一二月の上旬、私はＴＢＳ（東京放送）ニュース23の特別番組「もう一つの強制不妊——韓国・植民地での強制断種——」の取材協力のため韓国に十日間入国していた。（この特別番組はＴＢＳ系統のテレビ局を通じて、一二月二二日の夜、全国に放映された。）

韓国へ私が入国した一二月一日には一〇〇円が八五〇ウォンであった交換比率が、出国した一二月十日には一〇〇円が一三〇〇ウォンと韓国の通貨は下落していた。九月当時から考えると半額に近い「ウォン安」である。

韓国・定着村の豚、ニワトリなどの家畜の飼料の大部分は海外に依存しており、飼育した家畜は主として韓国国内で消費される。そのなかで定着村の家畜事業は、「収支がつぐなわないで、家畜を全部地中に埋めるように」なってしまった。私たちが今回、小鹿島へ行ったのはこうした時期であった。

私たちは、小鹿島入園者自治会や「チャムギル」福祉社会研究会などの全面的協力を得て、ニュース23の特別番組の取材をすることが出来た。その際のＴＢＳニュースカメラマンが撮ったフィルムは計五時間分に及んだ。しかし、特別番組として一二月二二日夜、「筑紫哲也ニュース23」で放映されたのはわずか一五分間である。そこで、取材の中心部分をなした四人の小鹿島入園者の証言——日本の朝鮮統治時代の体験と、それに対する現在の思いの語りを次に紹介したい。聞き手は李仁哲《イ・インチョル》さんと私の二人で当たった。李さんは、元東亜日報・元ハンギョレ新聞の論説委員である。四人の証言は、各人の了解のもと、それぞれの部屋で行なった。なお、証言していただいた二人のハラボジ（おじいさん）・ＡさんとＣさんは失明しておられた。

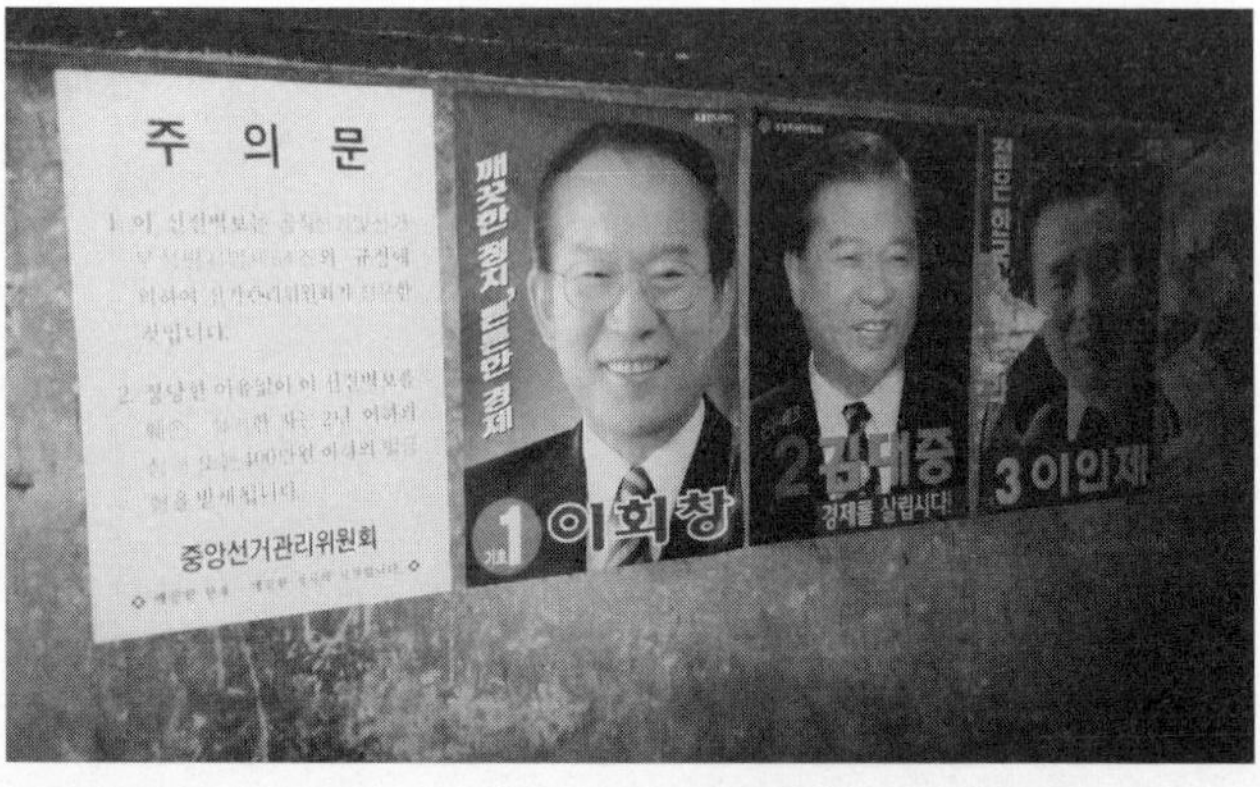

▶ＴＢＳ（東京放送）が一九九七年一二月に小鹿島を取材した時は、大統領選挙の最中であった。ポスター中央が金大中である。（筆者撮影）

小鹿島インタビュー①　一二月九日　午前八時五九分から午前九時三五分まで

〈ご夫婦〉

〔おじいさん（二五歳で入園。八六歳）・Aさん〕

二五歳で来た。村に。「断種手術しなければいけない」と。それをすれば結婚させてやると言った。「夫婦一緒に住める家も建ててやる」と。……井戸を掘って、家を建てて、冬至に……。

院長（周防正季第四代院長）の銅像を建てなきゃならないんだが……院長の銅像を建てるために、金を差し出さなければいけないし、とにかく私たちが何もかも差出さなければいけないと。……働いて、一日三銭。よけいに働く人は五銭。と、言われたけれど全くくれなかった。……銅像を建てた（一九四〇年八月）後は、夜明けの三時に銅像を拝めといわれた。「院長先生ありがとうございます」と、拝みにいかなければならなかった。……銅像参拝……神社参拝……それをしなければ売国奴だ、反抗者だと言われた。この野郎、何故しないんだと言われたが、「私はキリスト教徒だからそんなことは出来ない」と答えて監禁室に入れられて死んだ人びとがたくさんいました。

〔※TBSの通訳によると、「訛り（方言）が強く、ほとんど聞き取れない」とのことでした。〕

〔おばあさん（二六歳で入園。七七歳）・Bさん〕

院長先生（周防正季）の銅像の崇拝もしろと言われて、いつも一箇月に一度は人びとが全部集められていたんです。当時は、六千人がこの島に住んでいました。それがみんな集まれば、そりゃあたくさんの人でね。ここはどこどこの人たちと部落（その当時六つの部落に分かれていた）ごとに列をつくります。「気をつけー」と声がかかる。ところが私の横に立っていた人が、こうしてずっと手を服の中に入れているんですよ、夏の暑いときなの

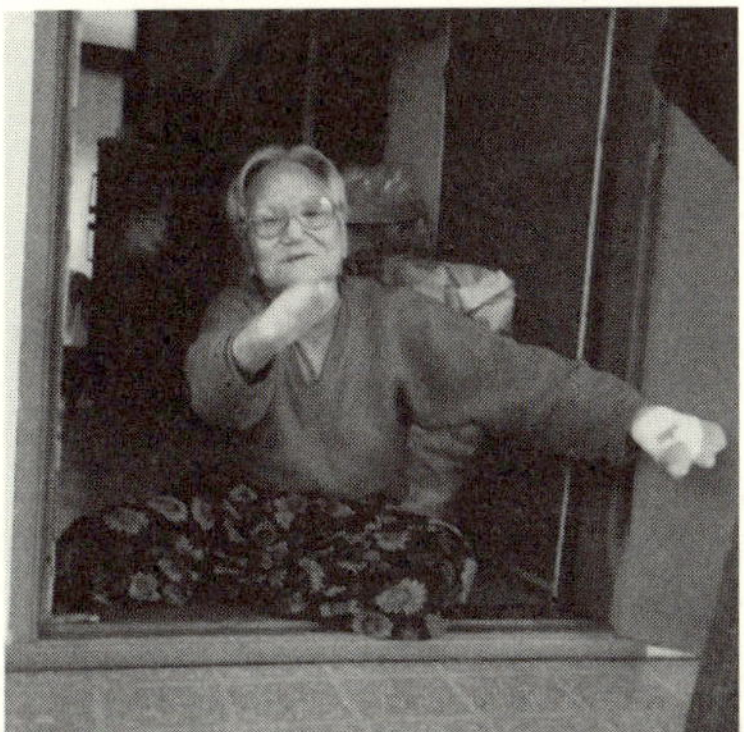

▶重度障害者の夫婦病棟の宋おばあさん。いろいろの証言をしてもらった。（筆者撮影）

に。何故そんなことをしているんだろう、と奇妙に思ったけど分からなかった。

車が来ました。車が来て、止まって。

院長はちょっと後ろにいました。そしたら、いきなり車のところにその人（李春相、園内では李春成といっていた。その時二七歳）が行って、院長の首をむんずとつかんで、そのとき見えた手にはナイフがこんな風に、指がないから包帯でぐるぐる巻きにしてくくりつけてあって、グサッとこうしたんです。私はもう驚いて、震えていました。恐ろしくて。

……みんな帰って家に入っているように言われた。（月例報恩感謝行事の日の一九四二年六月二〇日、周防正季は患者の李春相によって刺殺された）。

私は家で、ああこれで私たち四千人はみんな命がない。院長が殺されたんだから私たちも死ぬんだと。院長の息子は日本のすごく上の人、すごく偉い人なんだから、私たちをみんな殺してしまうんだろうとおもいました。……家にいた。院長を殺した人……その人はこんな風にされて、取り囲まれて、座らされていました。私は「犯人は殴り殺されただろう」と思っていたけれど、それはなかったんですね。そして犯人は「六千人の患者の代わりに自分がやった」と言ったんです。

自分のためにやったのではなく、ここの状態があまりにもひどくて人びとがひどく苦しんでいるのを見るに耐えなかったって。そして足も手もなくしている身なのに私に「心配するな、元気でね」と言って、連れられて行きました。

……みんな震えていた。院長は死んだ。院長の息子が来た、日本から。私たちは殺されずに助かった。

私たちは恐ろしくて震えながら、みんな殺されるんだろうと思って泣いていました。しかし、院長の息子は言いました。「皆さん怖がらずに安心してくれ。父はあまりにひどいことをして皆さんを苦しめたからこうなった。父は行くべきところに行ったのだから皆さんどうか安心してくれ」って。そう言われてもずっと落ち着かなかったけれど、何事もありませんでした。

小鹿島インタビュー②　一二月九日　午前一〇時〇二分から午前一〇時二〇分まで

〔おじいさん（七〇歳）・Cさん〕

私は、七〇歳です。～三年（一九三三年か）一〇月二三日に入所しました。その当時の院長は××××（周防正季）という日本の海軍大将クラスの人でした。歴代の院長たちの中でも最も政治力のある人だったと私は思います。第一に四、五年分の食糧を備蓄したこと、次に農機具などをしっかり揃えたこと等は良いことだったと思います。

しかし、その頃、四一年になって、最初の人たちが出ていくとき、二〇〇組の人が出ていきました。二〇〇組。その人たちは、皆、断種手術をして出ていったのです。

（Q―もう一度言ってください？）

そのときから、ドイツの残虐なやり方をまねして日本も無理矢理に断種ということをはじめたのです。その後は、四五年八月一五日の終戦までそれが続き、さらにもっと残忍なことに、妊娠した女性の身体から中絶で取り出した胎児をアルコール漬けにして、それを私たちに見せるために置いてありました。

今も、当時の監禁室の下にあったその場所があるのかどうか知りませんが、数年前に政府が撤去したとかいう話も聞きましたが……。それが今残っているかどうか分かりません。それからまた、わずかなことでも、言うことをきかないとか、従わなかったといっては患者に無茶苦茶な虐待を加えました。それにもまして監禁室というのは口では言えないほど

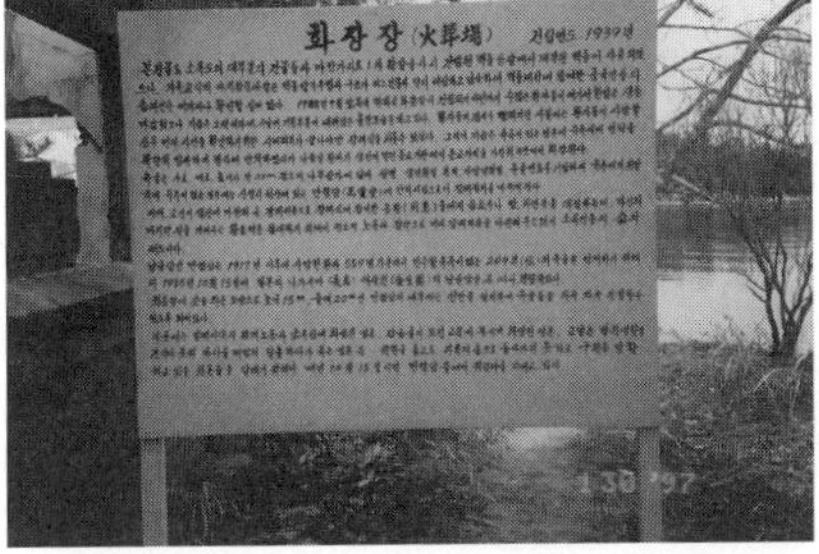

ひどいところで、監禁室に入れられた人びとは夏は暑さで死に、冬は凍えて死にました。そして死*んだ人の数は数えきれないほどです。あの残虐なやり方、あのひどさは言うに耐えません。そういうことは、私が入所する前からあったこととして年上の人びとから聞きましたし、私自身も目にしたことです。

次に、私がここに入ったのは六七六六番目だったと聞いていましたが、そのとき明治大学を出た人がいて、（以下不明瞭。聞き取れる単語は「煉瓦一〇〇万個」「開拓の強制」「日本政府に搾取」「当時の時価」「半分でも賠償してくれれば」など）。

日本政府、すなわち院長は政治力もあり海軍大将クラスではあったが、われわれ患者に対しては、そういうあまりにひどい仕打ちをしていたんです。一日に本当にわずかな食べ物しかもらえずに仕事をしたのです。

次に、佐藤という院長（佐藤三代治は小鹿島更生園の首席看護長）が来たんですが、その人は患者たちに対してさらに過酷なやり方をしました。私も殴られて、この腰のあたりですが、今も痛むことがあります。七〇にもなる今も、こんな残忍なやり方は、当時の小鹿島でも……。

当時は私は子どもだったから政治とかは分からず、日本やドイツや韓国さえもどこに位置しているか知らなかったんですが、ある人の話では、日本のある院長のようなひどいやり方は、あれほどひどいやり方は、世界中の癩病院を探しても例がないということでした。

それから、一九四二年か四三年のことだったと思いますが、破傷風というのがあるでしょう？　人体にはいると腰が伸びきってしまいます。日本は当時、ここの患者が多いといって中でも治る見込みがない人に、それを生きた体に注射で入れたんですよ。

本当に、あれほど残虐な人間たちがいるとは不可解としか言えません。本当に何とも言

*

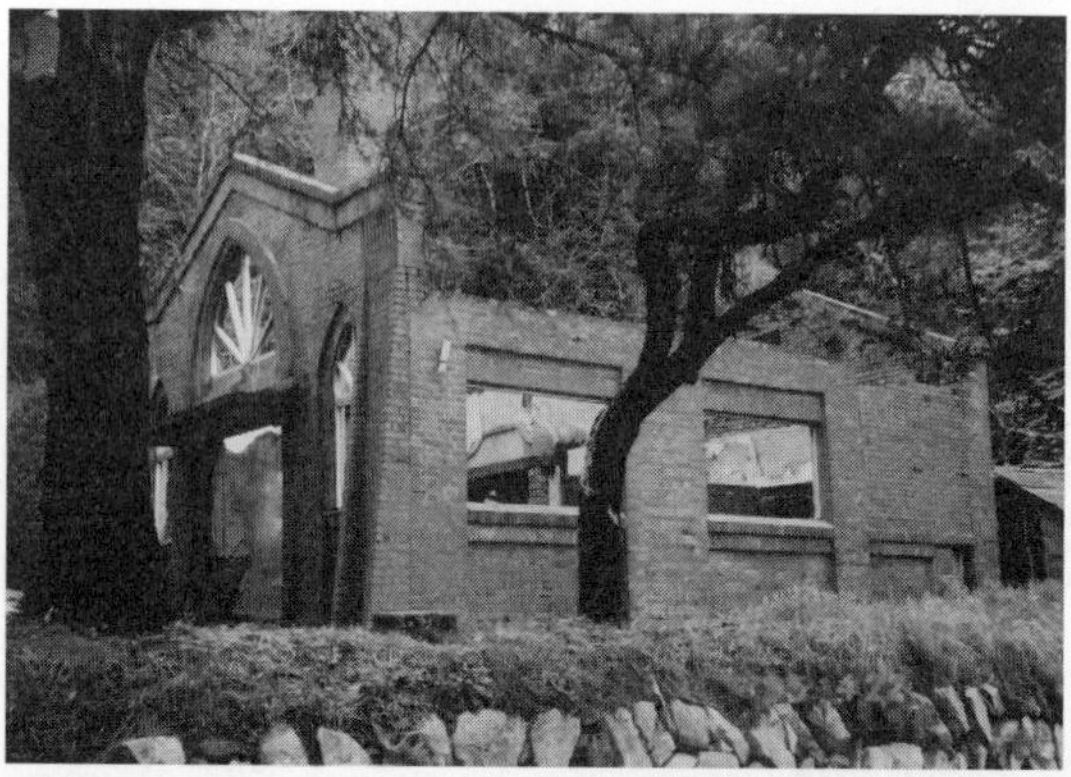

▶小鹿島のハンセン病患者たちは、自ら焼いた赤レンガで火葬場をつくり、殺されたのち遺体は、この火葬場で焼かれた。（一九九五年四月　筆者撮影）。

いようがありませんよ。癩患者の治療をすると言っておきながら、破傷風の研究に患者を使って生体実験をするなんて……。

（Q—断種手術は誰が、何故、どんなふうにされたのですか？）

私は断種手術を一九四一年に受けましたが、断種は四一年から始まったのではなくて、その前からです。そして佐藤院長（首席看護長）のときには、あまりのひもじさと重労働と過酷な扱いのせいで脱走*する人が出ました。脱走してもつかまるともう有無を言わさず断種手術です。

また、他にも院内でも反日的だとか、反抗的だとか決めつけられれば断種です。それから院内で盗み等の事件が起こったら断種。

断種ということがはじまると小鹿島では、男女の営みをしたりすれば有無を言わさず断種手術が加えられるようになりました。

何故、そんな断種などをするようになったかというと、ドイツで癩病患者などにそれをする法律があったでしょう。だから日本政府も「癩患者には全く治る見込みはない。子供を産んだって、カラスの子はカラスだし、山犬の子は山犬になるのだ」という考えで、患者が子供を持つことが出来ないようにしてしまったのです。

断種なんて本当に残虐なやり方です。あー、全く何とも口にはいえません。時代の過ちだったというにも。考えるほど憤りを感じるし、悔しくて、私の国、韓国という母国で、一体どうしてあんなひどい目に会わなければならなかったのか。

ハンセン病患者も世界のあちこちでちゃんと暮らしていて、患者の息子や娘たちも元気に育っています。病気（ハンセン病）にもならずに。私は子供をつくれる体に戻れない。たとえ、〝対馬《つしま》〟を私にくれたって、私は子供一人つくることは出来ません。この年齢《とし》にな

*

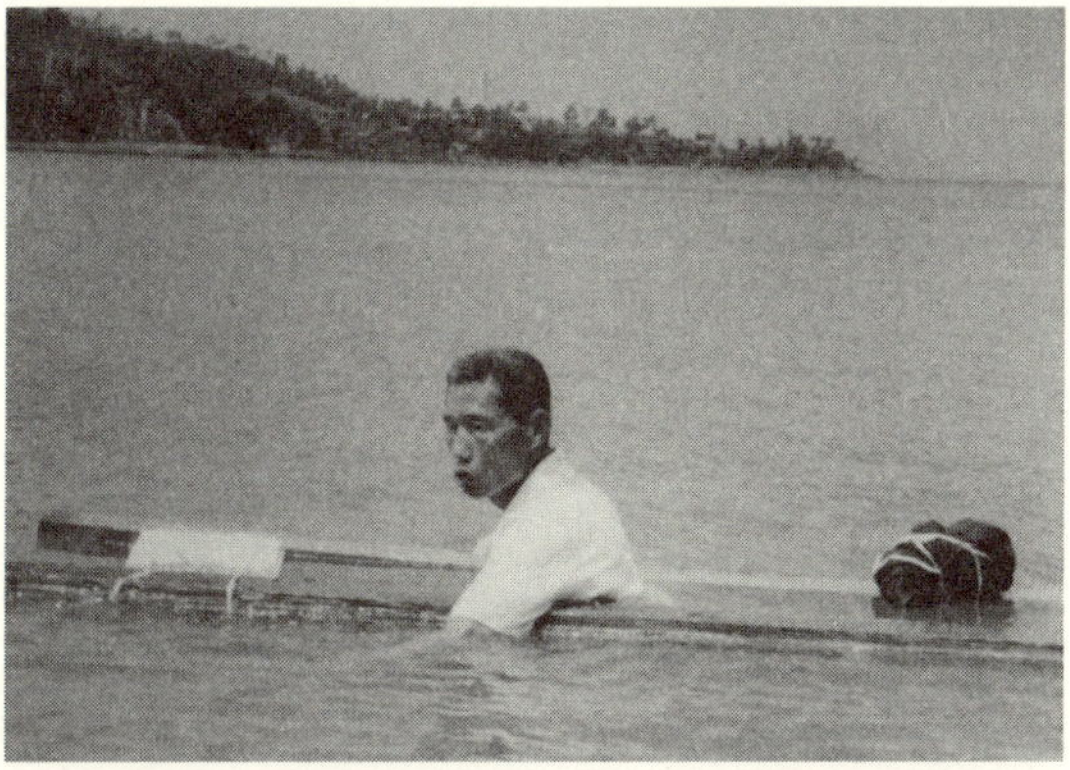

▶脱走してつかまると有無を言わさず「断種手術」が行なわれた。対岸にみえるのは小鹿島。国立小鹿島病院編集・発行『写真による小鹿島80年』より（一九九六年）

って、この恐怖《こわ》さを噛みしめて生きていますが、もし、私が神を信じていなかったら、自殺していたかも知れません。

　病にかかり、そんな手術までされて患者たちはこの世を去りました。もう、ほとんどの人が世を去りました。私は幼くして入所して、患者のうちでは若かったから今までいますけれど、断種の経緯はこんなことでした。

（※Cさんは、一三歳の時薪用にと無断で木の小枝を切ったというだけで、処罰として断種手術を受けた）。

小鹿島インタビュー③　一二月九日　午前一〇時五〇分から午前一一時〇八分まで

〔おじいさん（七九歳）・Dさん〕

　断種をした人はいろいろだ。いろいろ。夫婦が同居する場合は男は手術。それから悪いことをした犯罪者は手術。それから刑務所を出てきてここに入院した人は、無条件でみな手術。燃料が貴重だったので、勝手に木の枝や葉を集めて燃やした者も断種。薪が配給されるが足りなかった。私は（断種手術を）しなかったですよ。

（Q—どんな苦労を？）

　人によっていろんな仕事があり、苦労も違う。私はモッコ運びをしていました。若くて丈夫だったから。当時、院には六〇〇〇人以上の患者がいたので、お前はモッコ運びをしろ、お前はこれこれをしろ、というふうに、仕事を割り当てられていました。

（Q—技術のある人間は？）

　そんなのは役に立たない。

（Q—大学を出た人もいたそうだが？）

　その人は体が弱くてね。大邱出身で明治大学を出た人で、国民学校の校長をしていまし

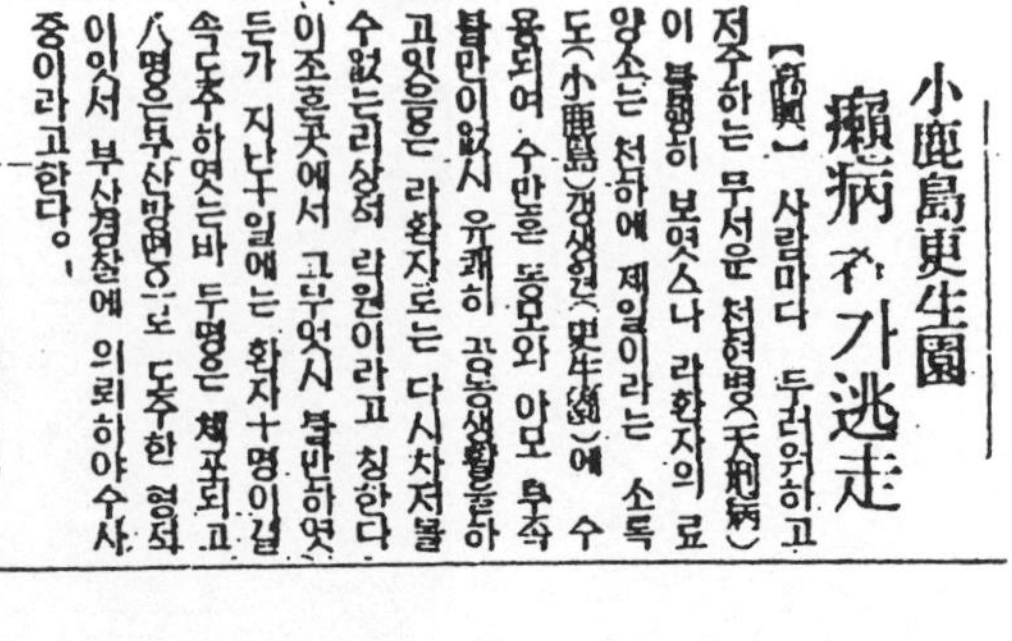

小鹿島更生園
癩病者가逃走

【高興】 사람마다 두려워하고 저주하는 무서운 천형병(天刑病)이 불행히 보엿스나 라환자의 료양소는 천하에 제일이라는 소록도(小鹿島)갱생원(更生園)에 수용되여 수만흔 동모와 아모 부족함만이 업시 유쾌히 공동생활을하고잇음은 라환자로는 다시차저볼수업는리상적 락원이라고 칭한다 이조흔곳에서 고무엇시 불만하엿든가 지난十일에는 환자十명이결속도주하엿는바 두명은 체포되고 八명은부산방면으로 도주한 형적이잇서 부산경찰에 의뢰하야수사중이라고한다。

▶小鹿島更生園癩病者が逃走。『東亜日報』一九三九年一月一八日

た。中学校は解放後になってから。日帝時代は国民学校だけでした。

（Q―結婚してからどれくらい？）

この人と暮らすようになって今年で三〇年。前の人と一〇年暮らしたから併わせて四〇年です。

（Q―日本人の院長がいたとき結婚したのですか？）

いや、そのときではありません。そのときは若過ぎたから。

（Q―結婚したら手術しなければならないのでは？）

そのときは約束（？）があったのです。そのときの院長が患者たちに少しは良くしてくれて、私たちに自由を与えてくれるようにしました。結婚の自由、言論の自由、断種手術についての自由と、三つです。しかし、結婚するなら手術をしなければいけない。……家族（夫婦）用の家も建てました。（一九五七年ごろの話か）。

（Q―あなたは手術をしなかったが、その前の人たちはみな手術された？）

そうですよ。

（Q―生きている人は……）

みんなもう死にました。死んでしまいましたよ。子供もなく、何もなく、もうみんな八〇歳を過ぎる年齢《とし》だからね。それで昭和一五年に（島の中央）公園の工事をして、そのときに人がたくさん死にました。……リヤカーはあったけれども他の機具は何もなく全部人が運び、女性たちも頭に土を担いで。そこは昔、田圃だったところです。そこを整地するときには日本人が来て、土地をならすとか木を植えるとか計画全部をつくったんです。

公園で使うものは日本からわざわざ持ってきたので、木も日本から持ってきて植えて。大きな松の木が運動場の横にもあるでしょう。あれも当時植えたんですよ。

（Q──一日何時間働いたのですか？）

そりゃもう、一年中休みなく夜も昼もなく。寝るときはみんな雑魚寝で、働きました。そして一日の作業は三銭でした。それから大きな事件は、さっき出た話の断種手術も大変なことだったけども……、大阪の医者という人がいましたよ。日本の軍人、ほら、軍隊で医者をやる人。そう、軍医。その軍医が断種手術もしたし、医学の研究をいろいろやっていて。二四時間でひきつる注射。みんな、「ひきつる注射」と呼んでいました。頭がこんな風にひきつるんですよ。注射されると。そして二四時間で死ぬ。そのために人がものすごくたくさん死んだんです。佐藤（三代治）という人がいまして、日本人でね。その人が患者たちに労働をさせたりしていたんですが、その人の手によって死んだ人の数はもう大変な数ですよ。

軍隊で使うような特別の床が鉄板で出来た部屋がありました。そこで懲罰されて死んだんです、患者たちが。良くないことをしたなどと言っては患者を引っ張っていき、罰として殺すんです。監禁室に入れられたら死んで出てくる。そんな風にたくさんの人が殺されました。

（Q──自分の目で見たのですか？）

そう。私はモッコ担ぎの組といろいろな組にいたし、みんなそんなことを話していた。大阪の軍医がいた頃そんなふうでした。患者たちもこのことで騒いで、公園に集まってあんまり非人道的ではないかと話し合いました。病人を何百人も殺してこれだけ騒ぎになって。しかし佐藤は患者が従順にしているか、騒いでいるかを見て騒いだ人は殺してしまうんです。それで、たくさんの人が死にました。いくら従順に働いていたって、目を付けられたらみんな殺されてしまいます。生きて出てきた人はいませんよ、公園の横のあの監禁室からは。

昭和一七年、一八年頃は食べ物もきわめてわずかしかもらえなかった。一碗に小麦粉がちょっぴり。それで労働は重労働。

（Q―日帝時代の暮らしを今はどう思いますか？）

話になりませんよ。あんな辛い目にあって。今まで生きていられたのは神様のお恵みでしょう。それに私は、いまは昔のことを忘れて生きています。昔のことを考えていては生きていけないでしょう。

〈付記〉

ハンセン病療養所のある小鹿島は、韓国全羅南道の南端の港町・鹿洞《ノクトン》の対岸六〇〇メートルに浮ぶ小島である。日本の朝鮮統治時代の一九一六年二月に、朝鮮総督府によって小鹿島に、ハンセン病療養所が開設された。開設時の患者収容定員は一〇〇人であった。

一九三二年一二月、「朝鮮癩予防協会」が総督府の主導で設立され、朝鮮全土から半強制的に「募金」が行なわれ、その豊富な資金と行政権力によって、小鹿島の一四〇余戸、九〇〇余人の島民は全員島外に移住させられ、一九三九年までに、ハンセン病患者六〇〇〇人収容可能な施設を完成させた。そして、この島に朝鮮各地のハンセン病患者の強制隔離・収容を行なった。この療養所施設の建設に際し、多数の収容患者たちに強制的な労働を課した。

朝鮮総督（宇垣一成）は、一九三五年四月二〇日に制令で「朝鮮癩予防令」を公布し、府令により同「施行規則」同年六月一日を施行し、癩療養所長に収容患者の「懲戒・検束」の権限を与えた。

一九三六年四月には、従来の夫婦患者別居の原則を改め「内地の如く」夫婦同居を許可したが、その条件として男性患者の精管切除手術（「断種」）を施した。同療養所『年報』によると、一九四〇年末現在の夫婦同居者は八四〇組に及んでいる。

患者の「断種」は、職員に反抗する者や逃亡する者などに対して、処罰としても行なわれた。同島には日本統治時代につくられた赤レンガ造りの監禁所や、刑務所の建物が残されている。そして、現在、国立小鹿島療養所には今もなお九九四人のハラボジ・ハルモニ（おじいさん・おばあさん）が暮している。

証言のなかに（　）に入れた分は筆者が補注したものであり、写真は一九九五年四月に撮影したものである。

補考2　釜山の龍湖農場（定着村）

麻衣《まい》ちゃんは小学校の三年生だ。

今年（一九九七年）三月八日の土、日曜日の連休を利用し、福山の小学校教師の母親に連れられて長島愛生園へ遊びに来たのだった。一つ年上の兄裕也君と、元気よく丘の上の公園に出かけたのだが……。

「ママ、ここの公園には滑り台もない。ブランコもない。なぜなの?」

「この島には、おじいちゃん、おばあちゃんばかりが住んでいるからよ。子どもがいないから……」

「この島には、なぜ子どもがいないの?」

麻衣ちゃんのこの素朴な疑問に対し、麻衣ちゃんにも分かるように、私は答えなければならない。滑り台やブランコで遊べない麻衣ちゃんの機嫌は、とても悪くなった。

「パパ、歴史は何の役にたつの、さあ、僕に説明してちょうだい。」一少年のこの素朴で率直な疑問に対し、フランスの偉大な中世史家マルク・ブロック（一八八八〜一九四四年）は、『歴史のための弁明』を書くための筆を執った。しかし、完成間もなく対独レジスタンスに加わり、やがて捕らわれ、一九四四年六月一六日銃殺される。彼の傍らには、一六歳の少年が震えながら立っている。「あれは痛いでしょうか」老学者は愛情をこめて少年の手をとり、「そんなことはないよ、痛くなどあるものか」と答える。そしてこの老学者は「フランス万歳」と叫びながらドイツ軍の銃弾に倒れた（讃井鉄男「マルク・ブロックについて」）。

私が、マルク・ブロック著、讃井鉄男訳『歴史のための弁明――歴史家の仕事――』（岩波書店、一九五六年）をはじめて読んだのは、今から四〇年前。それ以来、座右の書としてこの本を読み返すのだが、この箇所、このページを繰るたびに、目頭が熱くなってくるのを押さえることができない。マルク・ブロックは、次のような言葉を私たちに書き残している。

歴史の対象は、その性質上、人間である。もっと適切に言うならば、人間たちである。（中略）そうすることのできない人は、せいぜい博識の未熟練労働者にすぎないだろう。良い歴史家とは、伝説の食人鬼に似ている。彼が人間の肉を嗅ぎ出すところ、そこにこそ、獲物があることを、彼は知っているのである（八ページ）。

夕食近くなって、母親の郁子さんは麻衣ちゃん、裕也君と潮の引いた「愛生会館」前の海岸に、潮干狩りに出かけた。貝を掘ったり、小蟹を捕まえたりして、麻衣ちゃんも裕也君も上機嫌だった。海岸の浜に来ていたおばさんに、貝掘りの仕方などあれこれ教わったと、宿舎の「恩賜寮」に帰って、私たち大人に楽しそうに語っていた。

翌朝は、麻衣ちゃんたちの掘った貝で汁をつくり、いただいた。広島から長島愛生園を訪ねた私たち一行は、午前中、『愛生』誌編集部の双見美智子さん（当時八十一歳）を訪ねて、園の歴史などの話をうかがった。

「今朝、食べた貝は小さかったでしょう。むかしは、米の研ぎ汁が海岸に流れ出ていたので、大きな貝がたくさん採れたけれどね。初代園長の光田先生が、長島に愛生園が出来たとき、患者たちの食べ物になればと思って、他所から種貝をもらって来て、長島の浜に撒いたのがいま採れる貝の元になっているのよ」。

双見さんは、ハンセン病が発病して、この島へ住むようになって、五〇年近くたつ。長島のことは、びっくりするほど、よくご存じである。月刊『愛生』誌に「長島の植物」と題して表紙の絵と、それが長島のどこに生えているかの連載記事を書いておられ、私も双見さんの「長島の植物」の連載を楽しみにしている一人である。ハンセン病療養所に入所している古老の方から「生活の歴史」をもっと教わろうと私も『愛生』誌に、連載記事を書かしていただいている。本年二月九日に、私は韓国・釜山のハンセン病回復者の村・龍湖農場を訪問した。そこで見聞きし、教わったことなどを、次に書いてみようと思う。

二月九日は、韓国の旧正月の二日目に当っていた。新聞も休刊だし、店も正月休みで閉店しているところが多い。釜山駅前の大衆食堂は開いていて、私は韓式の朝食をとった。新婚の若い夫婦が、伝統的なパジチョゴリ、チマチョゴリを着て、朝食をとっている姿がほほえましかった。

その日は予定通り、ハンセン病回復者の村・龍湖農場のなかにある相愛教会を、友人の川瀬俊治さんと一緒に訪ねることにした。前夜、龍湖農場（龍湖二洞）に住む許東奎《ホドンキュ》さんに電話し、相愛教会の「主日」の礼拝が午前十一時からあることを、教えてもらっていた。

「教会で子供会をやっているので、いつでも訪ねて来てください」という。礼拝の始まる三十分くらい前に、教会で会うことを約束しておいた。

許東奎さんは二七歳の独身の青年で、生まれは釜山ではないが、おじいさんがハンセン病患者で龍湖農場にいたので、許さんもこの農場に住むことにしたという。日本の岡山大学で、一年間、農畜産学を学んでいて、日本語の読み書き、会話は上手である。最近は日本語のガイド試験のため、昼間は塾に通い、「日曜日は一日中、ほとんど相愛教会にいるので、ぜひ教会に来てください」という手紙が、広島にいるとき、届いていた。

龍湖農場を訪ねたのは、昨年（一九九六年）の十月二七日と本年一月二八日に次いで、今回は三度目の訪問である。龍湖農場のことを教え、ぜひ行ってみたらと勧めてくださったのは、朝鮮文学や朝鮮近代史の研究者である在日朝鮮人崔《チェ》先生である。崔先生の父親の弟、つまり崔先生の叔父にあたられる方がハンセン病患者であり、崔先生は叔父と一緒に京都大学皮膚科特別研究室の小笠原登教授（一八八八〜一九七〇年）のところに、何回も行ったことがあるという。小笠原登は、ハンセン病患者の「強制隔離、断種」に反対し、外来診察と入院治療を主張し、実行した医師である。崔先生の叔父は朝鮮解放後、韓国へ帰り、龍湖農場に入り、ここで死去した。

「滝尾さん、釜山へ行くことがあったら、龍湖農場を見ておくとよいよ」と、崔先生はおっしゃっていたし、私もぜひ行きたいと思っていた。

釜山駅前のタクシー乗り場には、黄色い標識のある「模範タクシー」と、水色の標識のある「普通タクシー」の二種類が乗り入れている。「模範タクシー」の運転手のほうが、なにかと便宜をはかってくれて便利だが、料金は高い。「普通タクシー」だと、釜山駅から龍湖農場まで七千ウォン余りで行ける。「龍湖農場へ」と言うより、「五六島《オリュックト》へ」と言ったほうが、運転手さんには、通りがよい。

五六島まで車で行って、来た道を百メートルばかり引き返せば、そこが龍湖農場*である。五六島は、趙容弼《チョヨンピル》の「釜山港へ帰れ」の歌詞にもでてくる「名所」である。釜山港の出入

*
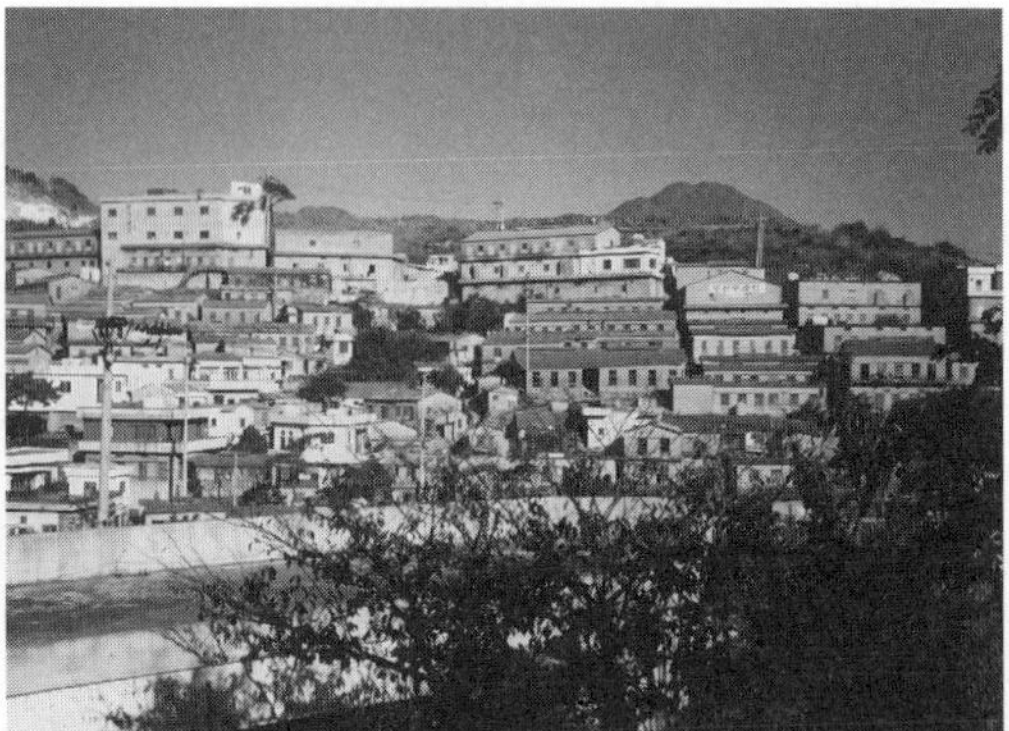
▶相愛教会から眺めた龍湖農場の一部。向こうに見えるのが、五六島（一九九六年一〇月、筆者撮影）。

口に位置するこの島は、引潮の時は六つだった島々が、満ち潮になると一個の島が波間にかくれてしまうため、五つになることから名付けられたという。釜山港が一望でき、いまは釣り人たちで賑わうところでもある。

大きな鶏舎のある坂道を歩いて左手の道路わきの門柱に、「大韓基督教長老会相愛教会」と書かれ、その傍らに頭の尖った四角の石碑がある。石碑の正面には「大英癩病者救療会紀念碑」*と印刻され、裏面には「創立主后一九〇九年十月――主后一九三〇年五月釜山癩病院一同」と刻まれている。側面には「釜山癩病院創立功労者」として、沈翊舜、魚乙彬、史牧師の三人の名前と、「管理者」として梅見施の名が書かれている。魚乙彬とは、アービン(Ervin)のことである。一九〇九年三月、アービンは慶尚南道東萊郡西面《ソミョン》に癩病院を創設、同年十月に「相愛教会」を設立した。管理者とある梅見施とは、マッケンジー(N・Mackenzie)のことで、アービンの後を受け継ぎ、英国救癩宣教会(British Mission to Leper)の支援により、一九一一年四月に釜山癩病院を設立し、同会の支援で施設を拡張し、長くこの管理者(病院長)をつとめた。彼はスコットランド出身の医療宣教師であり、七三歳の高齢まで、この病院に勤務した。

なだらかな坂道を登りつめたところに、瀟洒な相愛教会があり、それに隣接して四階建ての教会附属の建物がある。そのなかに集会室や牧師の居住する部屋があり、子供会もこの建物のなかで行われている。教会前の広場には、滑り台やジャングルジムがあって、子供たちが元気よく遊んでいた。ここから五六島が遠望され、千五百人の住民のいる龍湖農場が一望できる。相愛教会の他に教会が二つあり、その一つは天主教(カソリック)の教会である。龍湖農場には、自動車の部品製造工場や石材加工の工場などが建てられていた。

*

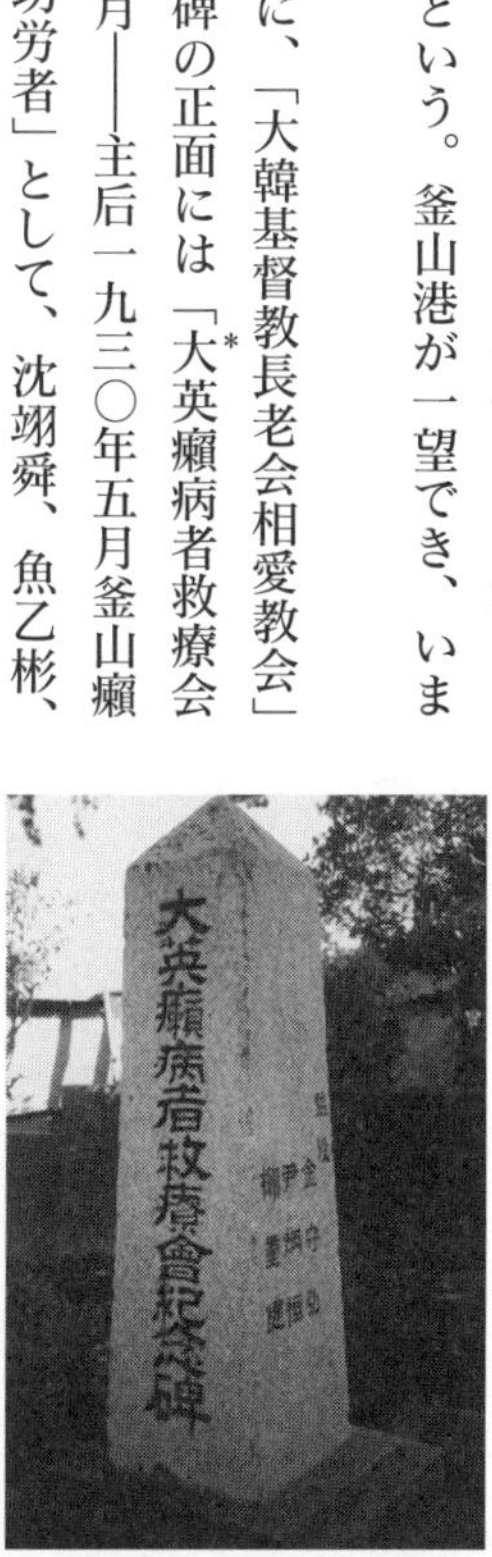

▶「大英癩病者救療会紀念碑」。元は釜山癩病院にあったが、解放後、今のところに運び建立した。(筆者撮影)

正月の晴着姿のパジチョゴリ、チマチョゴリを着たかわいらしい子供たちが、父母に連れられて何人となく相愛教会へやって来る。マイクロバスに乗ってハラボジ（おじいさん）やハルモニ（おばあさん）たちも、教会に集まって来る。盛装した大人たちが自家用車に乗り、あるいは徒歩で三々五々とやって来て、教会のなかに入って行く。教会の入口には、七、八人の世話役の人が、「主日」礼拝の参拝者に対して、にこやかに挨拶しながら、迎えていた。

許東奎さんと一緒に、長老の朴昌龍《パクチョンヨン》さん（七五歳）に会いにいったが、礼拝前の会議中だったので、挨拶だけにした。朴長老とは、昨年（一九九六年）十月二十七日に、相愛教会を訪ねたとき、龍湖農場の歴史について教わり、親しくなっていた。この日も、前もって私が来ることを知っておられて、研究のためにといって、大韓基督教長老会相愛教会編『相愛教会八十年史』（一九八九年発行・三五七頁）を贈ってくださった。「歩けば、資料のほうが追いかけてくるものだね」と、川瀬俊治さんは言っていた。

許さんに案内されて定着村、龍湖農場をまわってみる。村の「本道」に沿って、龍湖病院（YONG HO HOSPITAL）が建っている。一九七五年三月に改院されるまでは、国立癩病院龍湖分院と呼ばれていたところである。病院内に入ると、受付に「診療時間・午前九時から午後六時まで」と掲示してあった。当日は日曜日なので、休診していた。隣接して、龍湖農場農業協同組合の事務所が、鉄筋コンクリート二階建でたっていた。

午前一一時、教会堂には三百数十人もの信者たちが集まり、「主日」の礼拝が始まった。教会堂内は、一階と二階に参拝者席があり、一階正面祭壇の左側に教会役員が、そして右

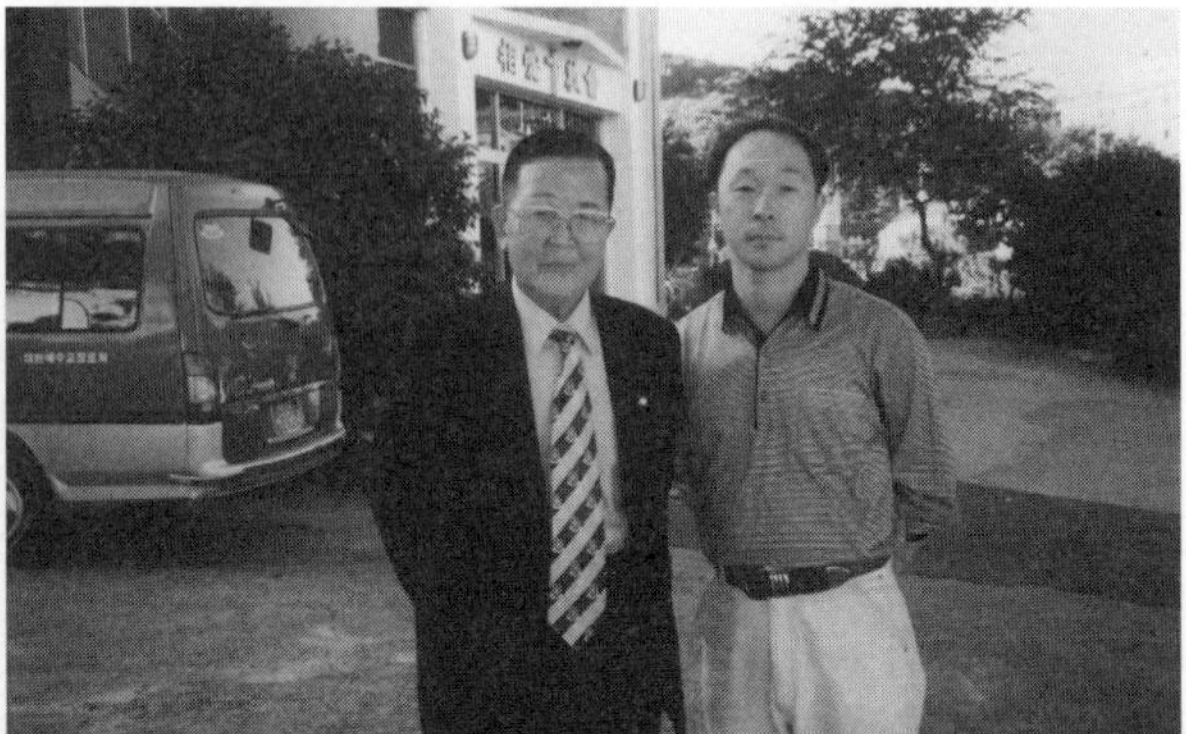

▶左は教会長老の朴昌龍さん。右は許東奎さん（相愛教会の前庭で一九九六年一〇月筆者撮影）

側に三六人の若い男女の聖歌隊が並んでいる。聖歌隊のなかに許東奎さんの姿もあった。教会堂に集まった参拝者のうち、ハンセン病回復者の老人たちは二割ほどで、大部分は青年や中年の人たちである。この人たちは、ハンセン病回復者のハラボジ、ハルモニの子や孫たちなのだろうか。教会堂の外では、幼児たちの歓声が盛んに聞えてくる。

忠清南道の大田《テジョン》市郊外の定着村、忠清農園の「主日」礼拝に参加したときも、相愛教会と同じく、老人たちは二割ほどで、大部分は若い人であった。その点、全羅南道小鹿島や大邱愛楽園の「主日」礼拝では、おもむきが異なり、ハンセン病回復者の老人たちの姿がほとんどであった。長島愛生園、邑久光明園、多磨全生園といった日本にあるハンセン病療養所では、療養所職員以外の若い人たちの姿を見ることは稀で、幼児たちの歓声を聞くことは、ほとんどないといってよい。

牧師は、新約聖書の物語を表情豊かに話していたし、ピアノの伴奏に合わせて歌う讃美歌のメロディーは、聞きなれたものが多く、一時間の礼拝は異教徒（無教徒）の私にもけっこう楽しかった。隣に座っていたハラボジが、ハングルで書かれた聖書や讃美歌集を、欠けた指先でページをめくりながら、さかんに該当箇所を私に教えてくれる。

礼拝の集いも終わり近くになって、韓国の伝統的な衣服、チマチョゴリを着た女性と正装した男性がみんなの前に立った。牧師が最近、二人が結婚したことを紹介した。この若いカップルは、仲良くマイクの前で歌をうたい、みんなから祝福されている姿が、微笑ましかった。礼拝の行事が終わり、参拝者は散会する。

教会堂の出口には、牧師が立って一人ひとりに祝福の挨拶を送っていた。私が教会堂を出ようとすると、「日本の方ですね」と牧師は言って、笑顔で握手していただいた。

マイクロバスなど何台もの車に分乗して、ハラボジ、ハルモニたちは帰っていった。しかし、一〇人ほどのハルモニたちは、教会堂の前の石段に腰掛けて楽しそうに話し合っていた。許東奎さんに「あのハルモニたちの写真を撮ってもいいかしら」と問うと、「かまいませんよ」ということだったので、近くに寄って、その姿を数枚のフィルムに収めた。

釜山癩病院は、一九〇九年にアービンが創設し、一九一一年にマッケンジーがそれを引継いだ。一九一六年に測図し、一九一九年に修正測図した「釜山」の一万分の一地形図を見ると、当時の東莱郡西面勘蛮里《ソミョンカムマンリ》の海岸べりに「癩病院」と記載されている。真西の対岸には草梁駅があるところから、現在の釜山外国語大学校あたりかと思われる。

ところが、この場所から釜山港の軍施設が一望できることから、一九三五年一月、マッケンジーは国際スパイ嫌疑をかけられ、「要塞地帯法違反」によって釜山検査局で取り調べを受け（『朝鮮中央日報』一九三五・一・一七付）、同年二月公判に廻付されている（『同紙』一九三五・二・五付）。さらに朝鮮総督府は、一九四〇年六月に「釜山癩病院移転」についての実施を迫り、ロンドンの癩病救療会にそのことを通知し、回答を求めている（『東亜日報』一九四〇・六・二六付）。

朝鮮総督府は、一九四一年三月には釜山癩病院を強制閉鎖し、軍用地として接収した。マッケンジーは帰国する。かくて、ここに収容されていた七百余名のハンセン病患者たちは、生活の基盤を失って、朝鮮の各地に四散せざるを得なくなった。

戦前、西面勘蛮里にあった「癩病院」より南東六キロのところに龍湖洞があり、その地に朝鮮の各地に四散したハンセン病者が「再会」したのは、日本統治から解放された年の翌一九四六年三月である。戦争末期に日本軍の施設があった龍湖洞に、約三〇人が先遣隊

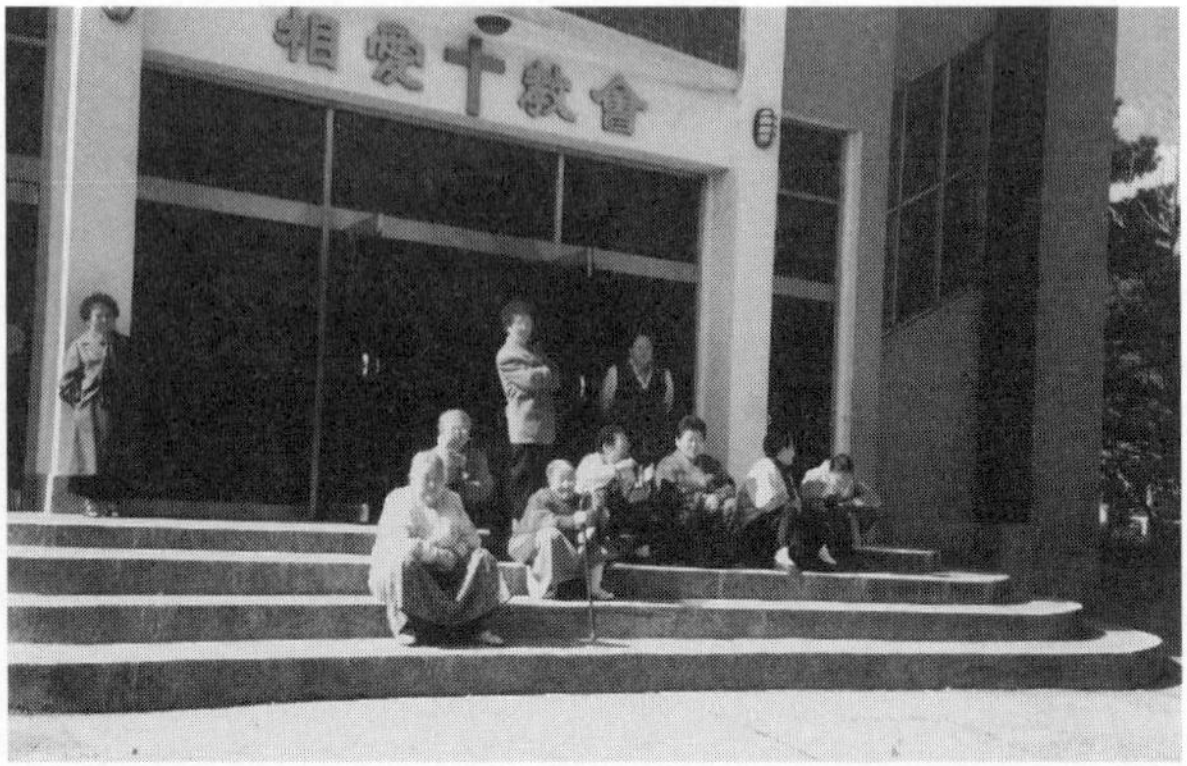

▶教会の礼拝が終り、相愛教会前でくつろぐ「お年寄り」たち（筆者撮影）

として入り、土地を守ったが、翌四月一〇日に二八〇人のハンセン病者がきて「癩村」をつくった。この地に入った二八〇人のうち、現在二三人が生き残っている。そのうち、働けるものは朴昌龍長老を含めて十五人である。現在、龍湖農場には約千五百人の住民が生活している（一九九六年十月二十七日、朴昌龍長老の証言）。

　国有地と農作地を合わせて一万三千坪の地に、かつては鶏舎と一緒に粗末な家々が細々と向い合って建っていたが、古い家屋の一部は残されているものの、新築家屋がつぎつぎと建てられている。

　日本統治時代の一九三五年四月に制定された「朝鮮癩予防令」は、朝鮮の解放後も存続していたが、韓国では、一九五四年一月の第十八回国会で廃棄が決議され、「伝染病予防法」のなかで、ハンセン病は一般の伝染病として位置付けられた。月刊『韓星』誌の一九八六年三月から九〇年二月まで連載された「定着農園巡礼」には、龍湖農場について、次のような記事が書かれている。

　……一九四八年七月には慶南道立癩療養所と改称して再開され、その後一九五八年七月に再び相愛園と呼ばれるようになった。五・一六軍事クーデター直後の一九六一年一月、この相愛園が国立龍湖病院に移管されると患者治療に重点が置かれるようになったため、多くの患者たちが再活できる契機となった。そして、この定着事業が成功的な事業として評価される中、一九七五年三月三十一日に政府は龍湖病院を廃院して、ハンセン氏病から治癒した人々だけ現地に定着させるようにした」（菊池義弘訳・編『灯の村――韓国・ハンセン氏病回復者定着村』一九九四年十月、一一一ページ）。

　龍湖農場はいま、工場が進出し、大都市・釜山の近郊であるため、都市化の波が押し寄

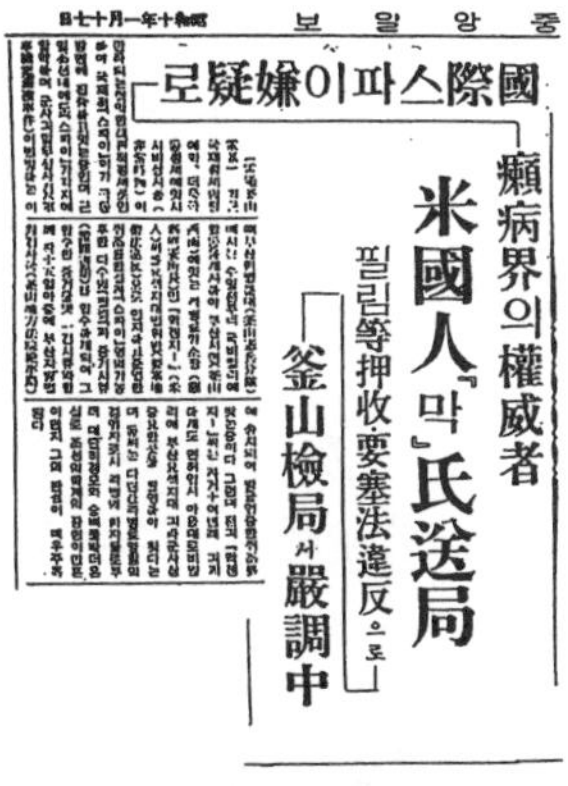
중앙일보　昭和十年一月十七日

國際스파이嫌疑로

癩病界의權威者

米國人『막』氏送局

필림等押收·要塞法違反으로

釜山檢局서嚴調中

▶国際スパイ嫌疑で癩病界の権威者、アメリカ人マッケンジー氏送局。要塞法違反にて釜山検局で厳調中（『朝鮮中央日報』一九三五年一月一七日）

せ、新たにさまざまな課題をかかえながら、住民たちは生活し続けている。

龍湖農場から釜山市へもどった。地下鉄「南浦洞《ナムポドン》」で下車し、魚を売るアジュマ（おばさん）やハルモニ（おばあさん）の呼ぶ声の響くヂャガルチ市場を歩きながら、私は考え込んでしまった。日本では、なぜ一九九〇年代になるまで、強制隔離を前提とした「らい予防法」が放置され、ハンセン病の問題は一般社会の人びとから、完全に隠されてしまったのだろうかと。

あとがき——「国民的歴史学運動」からの教訓のなかで——

一九五〇年代前半を私は、大学の史学科に籍を置き、当時「国民的歴史学運動」から多くのことを学んできた。そのころ私は、学校のすぐ裏手に細長くひろがる「太陽のない街」といわれてきた東京の氷川下《ひかわした》を歩き回り、また、そこで知り合った駒込にあった厚生省統計調査局に働く労働者と毎週木曜日に歴史の学習会をもち、また「母の歴史」づくりに情熱をかけていた。そのときの込めた思いを、いまやっと、一冊の本として書き上げることが出来た。その間、座右の書として読みつづけてきたのは、石母《いしも》田正《だしょう》著『歴史と民族の発見』（一九五二年）、『続歴史と民族の発見』（一九五三年）の二冊の本であり、傍線と書き込みだらけで、ぼろぼろになってしまっている。けれど、五十年近く、私をいつも見守り、励ましつづけてきてくれている。

「国民的歴史学運動」といっても、関東と関西は取り組んだ活動内容は、違っていたし、同じ関東でも、各大学の歴史サークルで異なった活動をしていた。同じ大学でも、史学科の学生であることは共通でも、氷川下セツルに運動の場をおく者と、厚生省歴研（木曜会）に運動の場をもつ者とは、取り組んだ内容は異なり、したがって違った経験をしていた。それに、山村（南多摩郡恩方村《おんがたむら》）や漁村（安芸郡江田島のM地域）の調査、九州水害支援運動、帰郷運動、平和運動などが入り組んでいて、各自がおもいおもいの活動をしていたので、どこまでが「国民的歴史学運動」なのか、いまでもよく分からないのが、実状ではないかと思う。

しかし、「国民的歴史学運動」という名で活動したという共通の意識はあった。歴史学徒としておこなう歴史研究とは、

①国民が求めている問題、国民の役立つ内容をテーマに研究しようということ、

②石川啄木の『はてしなき議論の後』の詩の一節にある「V NAROD！（人民のなかへ！）」が、共通した理念（合い言葉）であったと思う。

したがって、人民（働く人たち）の中にわけ入り、生活をともにし、人民から学び、歴史を創造することが、大切とされた。「人民のなかへ」ということを志向すれば、「歴史」は研究室に閉じこもって書くものではなく、足で書くもの、体で感じとるものとされ、そういう活動が推奨された。どんな歴史研究者となるか、どんな歴史教育者をめざすべきか考えた。そのことは、将来、歴史研究、歴史教育を職業とする歴史を学ぶ私たちにとって貴重な経験であった。しかし、同時に「国民的歴史学運動」は、幾多の大きな欠陥をもっていたことも、また事実である。

「国民的歴史学運動」と出会って、それなりに影響を受けながら、それから半世紀が経った。その間、石母田正著『歴史の遺産』（大月新書一九五五年）が出版され（そのなかに「会津《あいづ》紀行」も収録されている）、中塚明「『村の歴史・工場の歴史』の反省」（『講座 歴史I、国民と歴史』大月書店、一九五六年）が書かれる。一九六〇年には、石母田正「『国民のための歴史学』おぼえがき」を竹村民郎ほか共編『現代史の方法（上）』（三一新書）で書き、一九六八年には、遠山茂樹著『戦後の歴史学と歴史意識』（岩波書店）が出版される。そして、いま私の卓上には、最近、出版されたばかりの中塚明著『歴史家の仕事』（高文研、二〇〇〇年七月）がある。

同書には「『国民的歴史学運動』の経験から」の一節があり、この著者の中塚さんも私と同じく、二十代の「国民的歴史学運動」の経験を引きずりながら、半世紀のあいだ、歴史研究をしてこられたのだという思いから、同書を繙いていった。中塚明著『歴史家の仕事』の記載された内容には、同意しがたい内容も含んでいる。それは、たぶんに体験した「国民的歴史学運動」が、中塚さんと私とでは異なっているからではないかと思う。二歳年上であることも、あるいは作用しているかもしれない。しかし、共感できる箇所もあるので、そこを引用しながら、私の体験とだぶらせて、なぜ、『日本植民地下の小鹿島　朝鮮ハンセン病史』を今回、書いたのかを、次の三点に絞って考えてみたい。

　第一に、中塚明著『歴史家の仕事』（以下『歴史家の仕事』という）は、「知識人の役割をきわめて狭く、実用主義的に民衆への『奉仕』ととらえ、知識人の活動する文化領域は、（中略）その優劣は真理獲得を目標とする学問研究の場で論じられるということをよく自覚していなかったのです」（二八ページ）といい、「すでに過ぎ去った問題を研究する歴史学では、どういうテーマを研究対象にするのかということからはじまって、またその研究対象を史料によって分析する基礎的な作業の段階でも、批判的な精神なくしてはなにごとも進まないのです」（『歴史家の仕事』一二ページ）とも述べている。このことにかかわり、石母田正は「国民的歴史学運動」の苦渋に満ちた反省として、「『国民のための歴史学』おぼえがき」の中で、次のように書いている。

　科学者はその研究の成果から得た真実を、多数の見解と異なるからといって、それをまげたり、それに従属させることはできない。そのことを明確にすることが、科学者にとって最小限の学問の自立の条件である。もしそれをなし得ないならば、かれは党員ではあり得ても科学者ではあり得ず、科学

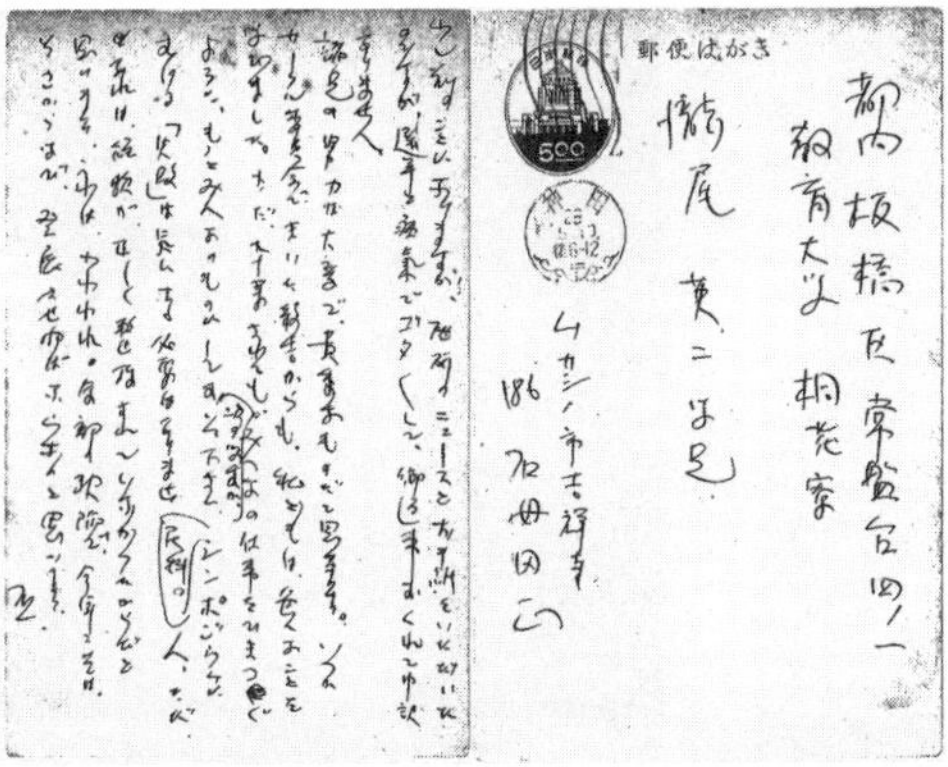

▶石母田正より筆者宛に来たハガキ

者の団体またはその運動のなかで他の科学者と共同の仕事をおこなう資格がなく、人民からも軽べつされるだろう」（『現代史の方法（上）』一一八～一一九ページ）。

大学の卒業後、私は、部落問題をテーマとして研究をつづけ、また、最近は「『らい予防法』国家賠償請求事件の考察」をテーマと選んで研究を重ねている。そして感じることは、運動と研究とのかかわりである。現在の研究活動もまた、半世紀前に研究者が通った同一の道、「苦渋」した内容と同質のもので、その繰返しではないかと思える。裁判を有利にするためには、「歴史の真実を明らかにする」ということはおろそかにされ、歴史研究の成果は軽視ないし、無視されるということに出くわしている。

島田等は神谷美恵子への弔詩「先生に捧ぐ」の一節に、「代ることのできない私たちとのへだたりを／あなたはいつもみずからの負い目とされた」と書いている。二〇〇〇年四月発行の拙著『「らい予防法」国賠請求事件資料の考察（第一集）』の中で、私は、次のようなことを書いた。

「代ることのできない私たちとのへだたり」を持ちながら、ハンセン病をやんだことのない「他者」である私が書く「近代日本ハンセン病史」とは、一体なんなのだろうか。私の頭は混乱し、この文を書きながら、「落ち込んで」しまった。この文章を書くのをやめ、私は、広島平和記念資料館へ行った。企画展「ヒロシマを切り撮った眼」をみるためである。

展示された大石芳野さんの写真のなかに、「撮影拒否」と題する作品があった。（中略）いままで、私は被爆者とどう向かい合ってきたか、と大石さんは自問する。しかし、彼女は『ヒロシマ、半世紀

*

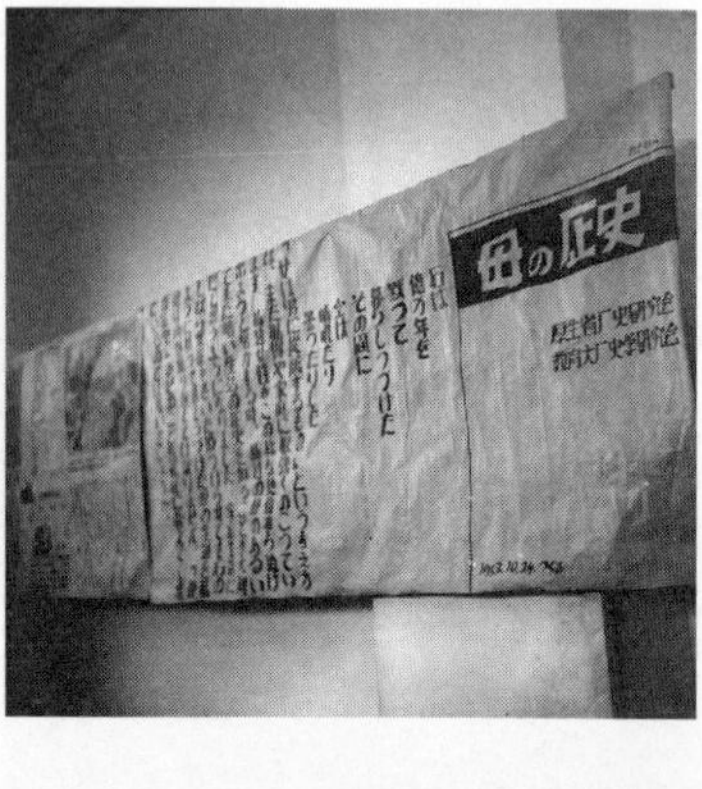

▶「母の歴史」絵巻の冒頭の部分

の肖像』角川書店（一九九五年）の「あとがき」で、こう書いている。「それでも考えれば考えるほど、どうしても撮っておかなければならないという思いは強くなる。これは、自分の記録だ……。写真家の道を歩いている以上、私は一度でも一人でも、シャッターを押さなければならない……」（中略）大石さんのことばをかりれば、私もまた「これは、自分の記録だ……。歴史研究者の道を歩いている以上、私は一枚でも一人でも、近代日本ハンセン病のことを書きつづけなければならない……」と。

「この『国民的歴史学運動』に参加したそれぞれの人たちが、その後の研究・教育活動にさまざまな影響を受け、その志をそれぞれにひきついできたことも忘れてはならないでしょう。しかし、「国民的歴史学運動」は全体として挫折しました。（中略）失敗した根本的な原因には、歴史学それ自体の学問としての独自性、その社会的責任についての浅薄な理解があったと私は思っています」（『歴史家の仕事』一九ページ）。

　私は、「国民的歴史学運動」を歴史研究者だけの手で「総括」することは、適切でないと思う。厚生省歴研（木曜会）のサークル活動は、数年間つづき、「母の歴史」*絵巻も各地で、厚生省歴研（木曜会）の主催で展示されている。あのとき、年若かったカヨちゃん、ドンちゃん、フミちゃん……たちは、いまどうしているか、その消息はわからない。**「国民的歴史学運動」とりわけ、「母の歴史」や農漁村調査の内容を「総括」する場合、研究者・学生たちの側からだけでなく、ともに共同で学習し研究した労働者や農漁民たちが、この運動から、その後の生き方の中で、どのような影響を受けたかといった面からみていくことも、必要がありはしないかと思う。運動の側も、当事者や研究者の意見に、耳を傾けることが必要である。

**

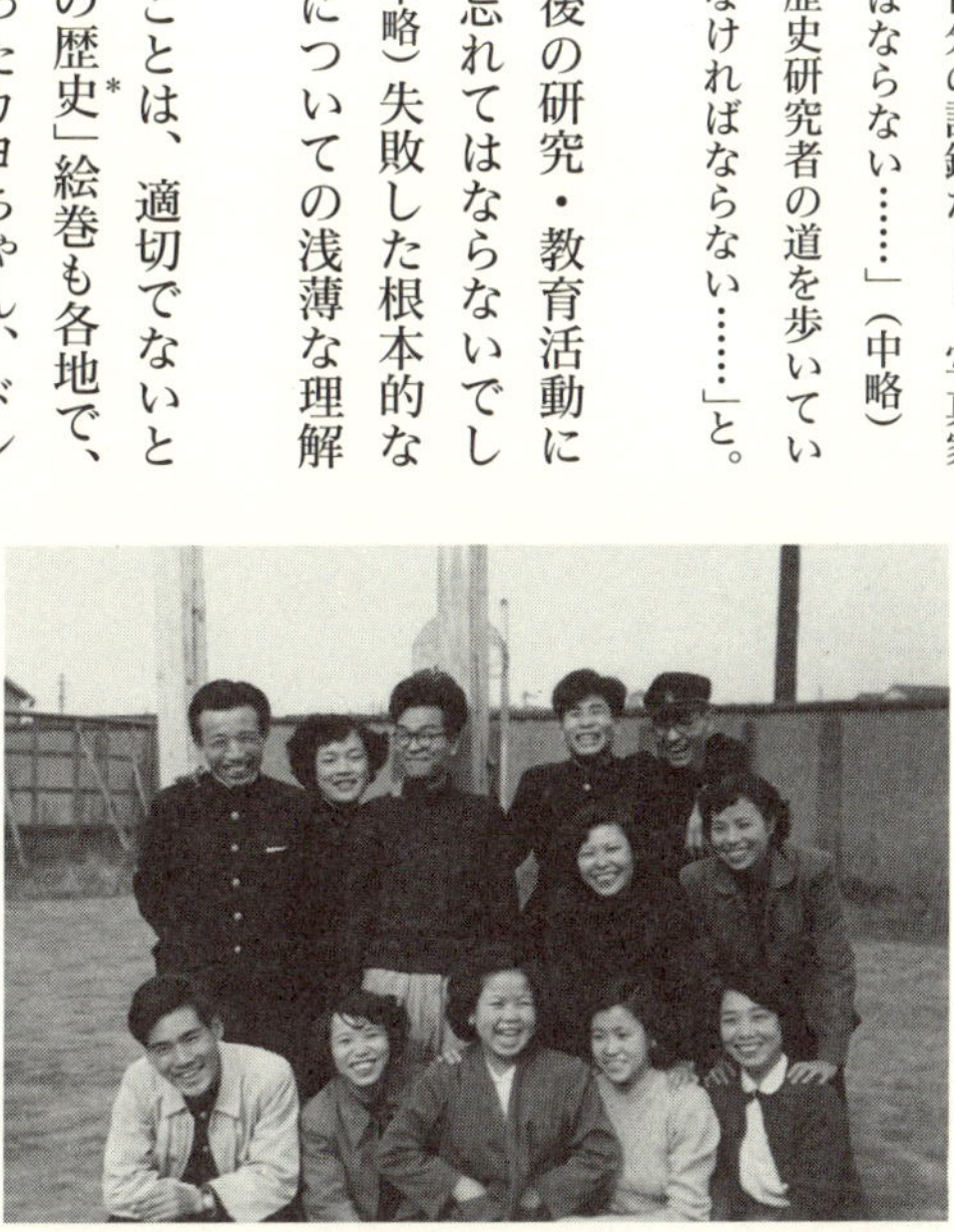

▶「母の歴史」絵巻を完成させた朝の厚生省歴研と教育大歴研のメンバー（筆者は後列中央にいる）。

第二に、「歴史家としての創造的な研究で私が社会的な責任のある仕事をなにがしかでもできたとすれば、それは日本近代史の研究者でありながら、ただ日本の側だけの「単眼」ではなく、たえず朝鮮・中国の眼からも日本の近代史を考察するという「複眼」の立場で、研究することができた結果であると考えています。狭いナショナルヒストリーを克服することができたからです」（『歴史家の仕事』四九ページ）といっている。

「民族の自由を守れ…」と歌い、「民族の敵　国を売る犬どもを…」と叫んだ私の青春時代ではあるが、ここでいう民族とか、国とかの解放は、「アメリカ占領軍当局」から「日本を解放すること」（一九五一年八月「日本共産党の当面の要求」）であって、近代天皇制により日本は、その数年前までは、他民族を非人間的、暴力的な植民地支配していたという反省が、私が参加した「国民的歴史学運動」には、極めて希薄であったように思う。少なくとも当時の私は、意識していなかった。

それから半世紀が経った……。

一九九六年三月、厚生大臣菅直人は隔離政策のみならず、「かつて感染防止の観点から優生手術を受けた患者の方々が多大なる身体的・精神的苦痛を受けたこと」についても衆議院厚生委員会の席上で謝罪した。しかし、謝罪*したのは、日本国内に住む人びとだけで、植民地支配の下にあって日本のハンセン病政策によって、強制隔離のみならず、強制され「断種」を受けた小鹿島の数多くの朝鮮人元患者に対して、日本政府が、公的に謝罪をしていない。また、日本の人びとの中から、それらの強制隔離のみならず、強制され「断種」を受けた朝鮮人に対して、「国は謝罪と正当な賠償を認めよ」との支援運動が起きているのことも聞かない。日本植民地下小鹿島の入所者の強制隔離と断種の実状は、私も資料の提供と取材の協力をして、『毎日新聞』（一九九七年一一月七日付）の一面に大きく報道され、ま

＊ハンセン病問題の早期かつ全面的解決に向けての小泉内閣総理大臣談話」(二〇〇一年五月二五)も、衆参両院本会議で全会一致で採択した「ハンセン病問題に関する決議」(二〇〇一年六月七、八日)も、その内容には、強制隔離、強制労働、断種・堕胎を強制した植民地のハンセン病患者への謝罪は、一言もない。

た、同年一二月二二日夜の東京放送（TBS）は、特別番組で小鹿島の入所者の強制隔離と断種の実状を全国に放映しているので、マスコミを通して日本の国内でも、数多くの人びと（TBS放送でも一〇〇万名の視聴）に知らされている。しかし、その後においても、運動も研究もほとんど、このことに関して沈黙を守っているではないか。

さらに、現在おこなわれている「『らい予防法』国賠請求」の公判で、「国のハンセン病政策は医学的に誤った非人道的なもの」（東京地裁の訴状で、政府広報番組等に請求した「謝罪文」）と原告は訴えている。そのことは、植民地、占領地においておこなった日本によるハンセン病患者におこなった行為をも視野にいれての告発なのであろうか。「複眼」の立場で究明するならば、日本国内のこと自体も、より具体的、本質的にその犯罪的行為が究明できる。それが何故されないのか。それは、日本人の意識の中に、今日なお持ちつづけている「自国民中心主義」、「自民族中心主義」がひそんでいるように、思われて仕方がない。

第三の問題は、「あるできごとやある人物の活動、ある村や町のようすなどを、それぞれの風景や自然条件とかかわりあわせて考察することが必要です。その場所に立てばいままで疑問に思っていたことが、はっとわかることもあります。こんな体験は歴史を学んだ人なら、だれにでもあるのではないでしょうか。歴史は足で書くとか、足で歴史を学ぶといわれるゆえんでもあります」（『歴史家の仕事』一三二ページ）と述べている。

最近、四五年ぶりに最初に就職したときの高校の同期会に「恩師」として、呼ばれて出席した。就職当時、初めての日本史の授業をもち、学生気分のぬけない新米教師の私は、「国民的歴史学運動」から学んだ「歴史は足で書け、足で学べ！」を授業で実践した。二時間つづきの授業を組み、昼休みの時間ももらって地域見学（フィールド・ワーク）をよくた。

おこなった。幸い学校の近くには、古墳、安芸国分寺跡、山城、山陽街道と恰好な史跡があった。四五年前の教え子たちは、「教室の授業はみな忘れてしまったけれど、先生と行った古墳や国分寺跡の学習は、いまでも忘れられません。楽しかったなア…」と言ってくれた。

地域を歩くことは、歴史教育だけでなく、歴史研究にも重要なことである。

何度か目の小鹿島行きのことである。

日本の植民地時代、周防園長の第一期拡張工事の時（一九三五年一〇月工事完了）につくられた煉瓦づくりの監禁所の一室に私は入ってみた。天井に近いところにつくられた鉄格子のある小窓が、わずかに外の明りがさすだけの薄暗いコンクリートの壁に囲まれた部屋だった。十数分だけの時間だったけれど、外界から遮断された空間は、孤独と絶望が込み上げてくることを感じた。壁に釘のようなもので朝鮮語で彫り込まれた「らくがき」の数々……。監禁所の隣には解剖室と屍体安置室があり、屍体安置室内には、木製の屍体安置台が置かれていた。病院の説明では、この台は出監した患者が断種される際の「断種台」だということだった。出監した患者の断種手術は医師、看護婦の手ではなく、おそらく看護手によっておこなわれたのだろう。

こうしたことなどは、研究室に積まれた資料からは、なかなか読みとれない。その地域で患者の証言や実物にふれて、そこから、歴史のイメージをどう受けて「歴史」を叙述するかが、われわれ歴史研究者に課せられているのではなかろうかと思う。

ともあれ、「国民的歴史学運動」から学び、その志を忘れず、また反省を繰り返しながら五〇年経った。いま、私は、自著として『朝鮮ハンセン病史—日本植民地下の小鹿島』を世に出そうとしている。この本に対し、多くの方々からのご批判、ご意見をお聞きしたいと願っている。

本書は、韓国での小鹿島病院や各地の「定着村」の人たち、また、瀬戸内にある長島愛生園に入所している人たちの生きかたなどを見聞きすることを通して、書くことができた。そういった意味で、韓国の沈田潰、金新芽《キムシナ》・鄭鳳熙《チョンボンヒ》ご夫妻、「日帝時代に断種を受けた証言」をしていただいた老人たちの方々に、まず謝辞を述べたい。また、長島愛生園入所者の宇佐美治、金泰九《キムテグ》、中原誠、双見美智子の方がたに対して、「ご指導、本当にありがとうございました」と、この紙面を借りして、御礼を述べたいと思う。

この度、新しく書いた内容の稿はあるが、大部分は『愛生』（一九九六年四月号〜九八年三月号）および『未来』（一九九八年五月号〜二〇〇〇年二月号）の両誌に、約四年間にわたり、三十四回の連載された記事を今回、選んで本書に収録したものである。「愛生」誌編集部と「未来」誌編集部の方々に、心から感謝を申しあげる。

ここ八年間、日本ハンセン病政策下の人びとの生活などを考えていくなかで、多くの関係者の方々や機関のご指導や援助があった。別記した方を除いて、それらの人たちのお名前や機関名を、次にあげて、謝辞に代えたい。（敬称は、略させていただきます）。

鄭鶴《チョンハク》（チャンギル理事長）、金在浩《キムジェホ》（チャンギル事務局長）、呉大奎《オテギュ》（元国立小鹿島病院長）、柳駿《ユジュン》（延世大学名誉教授）、徐舜鳳《ソスンボン》（慶北大学校名誉教授）、河龍馬《ハヨンマ》（河龍馬皮膚科医院長）、高英勲《コヨンフン》（大韓癩管理協会癩病研究院長）、鄭根埴《チョンゲンシク》（全南大学校社会科学部教授）、金翼漢（政府記録保存所専門職）、李仁哲《イインチョル》（元ハンギョレ新聞論説委員）、愼鏞子《シンヨジャ》（元国会図書館立法資料審議官）、金貞恵《キムジョンヘ》（釜山外国語大学校日本語科副教授）、尹美英《ユンミヨン》（通訳・翻訳家）

韓国国立中央図書館、総務処政府記録保存所（ソウル及び釜山）、国立国会図書館、東亜日報資料室、朝鮮日報資料室、大韓癩管理協会、柳駿医科学研究所、国立小鹿島病院資料室、国立全南大学校図書館

韓哲曦《ハンソッキ》（故人）、金英達《キムヨンダル》（故人）、崔碩義《チェソギ》、金時鐘《キムシジョン》、鈴木裕子、宋連玉《ソンヨノク》、堀内稔、松田利彦、藤井昭、川瀬俊治、裵学泰、石岡隆充、藤野豊、金永子《キムヨンジャ》、李京子《イキョンジア》、山下英愛《ヨンエ》、井下春子、山下道輔、瀬戸富美子、菊池義弘、国宗直子、森幹郎、金順姫《キムスニ》

青丘文庫、神谷書庫、学習院大学東洋文化研究所、国立国会図書館憲政資料室、広島県立図書館、熊本県立図書館、福山市人権平和資料館、天理大学図書館、アジア経済研究所、国立療養所多磨全生園ハンセン病図書館

本書を単行本のかたちに、まとめるに当たって、次にあげる四人の方々のご教示、ご協力を得た。

キムチョンミ（朝鮮史研究者）、水野公寿（日本近代史研究者）、つむらあつこ（フリーライター）、そして、割石忠典（地域史研究者）の皆さまである。誤りや不十分な記述の多い本書を「初校」原稿段階から丹念に見ていただき、適切なご指摘、ご指導を受けた。こうした協力があって、初めて本書は世に出ることが出来たのだと思う。文末ではあるが、感謝のことばを捧げたいと思う。未來社編集部の石田百合さんには、編集実務を取りしきっていただき、また、たいへんなご迷惑と、ご厄介をおかけしました。こころから深謝したいと思います。

二〇〇一年五月一〇日

滝尾　英二

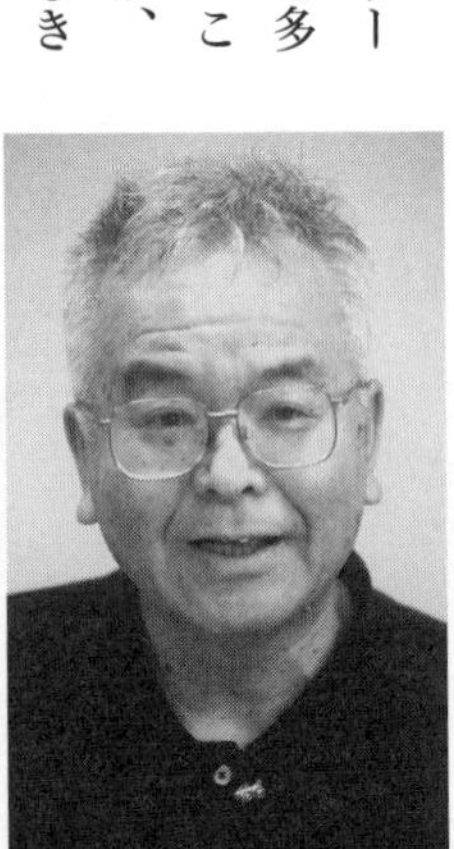

▶『東亜日報』本社（ソウル）で撮影してもらった筆者の写真。（一九九六年六月）

年表

年 月 日	朝鮮　関係	日本　関係
04.02.10	（ロシアに宣戦布告、日露戦争始まる）	
07.03.19		法律第11号「癩予防ニ関スル件」を公布
09.04.01		法律「癩予防ニ関スル件」施行、全国5ヶ所
09.09.10		光田健輔、第一区府県立全生病院医長となる
10.03.30	医療宣教師アービン、慶南道東萊郡西面に癩病院設立	
10.08.22	（「韓国併合に関する条約」調印）	
10.10.01	陸軍大将寺内正毅、朝鮮総督に就任	
11.04.30	アービンの後、医療宣教師マッケンジーが釜山郊外に癩病院設立	
11.10.－	山根正次、朝鮮総督の命を受け朝鮮十道のらい事情を視察	
12.06.－	『朝鮮鉄道運輸規定』に「癩患者ハ貸切扱又ハ普通列車ト区別」	
12.11.15	光州療養所は総督府の許可を受け、光州癩病院設立（院長ウイルソン）	
13.03.01	大邱癩病院（大邱愛楽園）、フレッチャー医院長が設立	
13.10.03	総督府は山根正次に国内各療養所の視察と資料提出を命ず	
13.10.03	総督府嘱託山根正次、府郡書記講習会で「衛生講演」する	
14.02.09		光田健輔、全生病院の医院長となる
15.02.13		光田、内務省に「癩予防ニ関スル意見」を提出
15.04.－	大邱癩病院は、慶北達城郡達西面内塘里に移転す	
15.04.24		全生病院、「断種」を前提に所内結婚承認
16.02.24	朝鮮総督府は官立全羅南道慈恵医院を開設（定員100人）	
16.03.10		法律を改正、療養所長に懲戒検束権を与える
16.05.－		リーが草津湯の沢に聖バルバナ病院を設立
16.07.10	小鹿島慈慶医院初代医院長に陸軍軍医、蟻川亨が任命	
17.03.19	長谷川総督「勧進」により小鹿島に神祠を造営（祭神は天照大神）	
17.05.17	小鹿島慈慶医院が開院式を挙行、芳賀総督府医院長出席	
17.05.30	芳賀医院長談として『毎日申報』は「小鹿島の別天地」と報道	
18.06.21	「朝鮮癩患者総数は1917年末、3万6589人」と『朝鮮朝日』報道	
18.11.11	（第1次世界大戦おわる）	
19.02.24	韓何雲、朝鮮北部の咸鏡南道咸州郡東川面双峰里で生れる	
19.03.01	（3．1独立運動始まる。朝鮮全土に拡大）	
19.04.08	府令「学校伝染病予防及消毒方法」で「癩ニ罹リタル職員生徒ハ昇校スルコトヲ得ズ」を定める	
19.08.12	海軍大将斎藤実、朝鮮総督に就任	
20.03.31	私立癩患者収容者数、光州387名、大邱130名、釜山190名	
21.03.30	愛知県技師周防正季、総督府京畿道衛生課長に就任	
21.06.06	小鹿島慈慶医院長蟻川亨が「依願免」となる	
21.06.23	小鹿島慈慶医院長に陸軍軍医花井善吉が就任	
21.08.－	小串政治（咸鏡南道衛生課長）著『朝鮮衛生行政法養論』発行	
21.09.23	斎藤実総督「日本人は癩病に理解がない」と『朝鮮朝日』に掲載	
21.11.－	村田正太「朝鮮に於ける救癩問題」を『日本及日本人』に掲載	

22.03.25		別府的ヶ浜集落を別府警察署が焼き払う
22.03.28	「小鹿島癩療養所収容患者211名、生活困難、孤独」と『朝鮮朝日』が報道	
22.10.22	田中真三郎牧師が総督府から許可を得て小鹿島で布教	
22.11.22	朝鮮総督斎藤実が、駆逐艦「楠」で小鹿島慈恵医院を視察	
23.02.06	「牧田朝鮮軍軍医部長が173名小鹿島患者の現状視察」と『朝鮮朝日』が報道	
23.02.18	「癩患者、全南に3500余、昨年より500名激増」と『東亜日報』報道	
23.04.－	神奈川県防疫官西亀三圭、総督府警務局衛生課に勤務	
23.04.01	朝鮮の私立癩療養機関、今年度以降より、国庫より補助金を受ける	
23.07.－		光田、ストラスブルグ第３回国際癩学会出席
24.04.－	塩崎逸野医師と5人の癩患者は生肝事件容疑を受ける	
24.05.27	慶北達城郡に155名が一部落をつくり子供が生れ増加	
25.01.26		日本ＭＴＬ（日本基督教救癩協会）が発足
25.05.15	大邱のフレッチャーの病院を退院した約160名、会を組織	
26.02.25	総督府警務局長は内務局長に「小鹿島医院敷地拡張」の件	
26.04.01	小鹿島慈恵医院、癩患者慰安会設立（院長花井善吉）	
26.06.19		九州療養所（現菊池恵楓園）で自治会発足
26.06.26	「癩患者が釜山に集まり、当局頭を悩ます」と『朝鮮朝日』が報道	
26.09.17	小鹿島慈恵医院拡張による島民の反対闘争が起きる	
26.09.18	小鹿島民は、棍棒等をもって花井院長官舎に押しかける	
26.09.18	周防正季、欧米各国へ出張を命じられ、1927年7月帰国	
26.09.24	マッケンジー、釜山癩病院の遺体を京城医科大学に寄贈	
26.10.05	小鹿島の「民土を全部買収、首動者11名を送検」と『東亜日報』が報道	
26.11.09	光州癩病院は、総督府警務局から強制移転命令を受ける	
26.11.12	光州地方方院は、「小鹿島事件」の被告に、判決を言い渡す	
27.11.－	光州癩病院は、28年春の間に全羅南道麗水地域に移転す	
28.09.24		第１回日本癩学会を東京開催（光田、村田ら）
29.10.16	第2代院長花井善吉、小鹿島で死去	
29.12.28	矢澤俊一郎、第3代の小鹿島慈恵医院長に就任	
30.04.05	西亀三圭が総督府警務局衛生課長に就任	
30.06.06	小鹿島公立尋常小学校（単級制通学児童23名）開校	
30.09.－	小鹿島慈恵医院第2代医院長花井善吉の「彰徳碑」が建立	
30.11.10	小鹿島慈恵医院長矢澤俊一郎、「大宮御所に参内し下賜金」	
30.11.20		国立療養所長島愛生園の開所式
30.12.30	全生病院医員林文雄、朝鮮癩事情視察のため6日間出張	
31.01.21		癩予防協会設立（事務所は内務省衛生局内）
31.03.01	志賀潔「癩の予防と撲滅とを期す」を『朝鮮』190号に掲載	
31.03.16		光田健輔、長島愛生園長に就任
31.04.02		絶対隔離の法律第５７号「癩予防法」が成立
31.06.17	陸軍大将宇垣一成、朝鮮総督に就任	
31.06.25		皇太后誕生を中心に癩予防週間とする
31.08.01		癩予防協会事業とし初めて愛生保育所開設
31.09.09	『東亜日報』が「全南麗水新豊里にある癩病患者救済会の発起」を社説で論評	
31.09.18	（「満州事変」始まる）	
31.09.28	朝鮮癩患者救済研究会委員会を開き、委員長尹致昊ら決定	

31.10.21	『東亞日報』は朝鮮癩患者救済研究会の「癩患者救済趣意書」を掲載	
31.11.10	小鹿島慈恵医院では「皇太后陛下の御下賜金記念式」を開催	
31.12.31	同年末現在の総督府の癩患者数は8031名（内1500が浮浪患者）	
32.01.19	「朝鮮癩病患者救済研究会は、根絶案討議」と『東亞日報』報道	
32.01.22	『東亜日報』は「癩患者根絶運動の烽火、朝鮮癩病根絶策研究会」と社説	
32.01.26	朝鮮癩病根絶策研究会が「章程と趣旨」数万枚を印刷・配布	
32.01.30	「慶尚、全羅の患者が対立し乱闘、小鹿島慈恵医院騒動」と『朝鮮朝日』に報道	
32.02.03		回春病院の創設者ハンナ・リデル死去
32.06.15		台湾、癩予防法が施行
32.06.24	「朝鮮癩病根絶策研究会を解散、委員長崔氏談」と『朝鮮朝日』が報道	
32.06.27	『東亞日報』が「癩患者の送還/官・民営収容所の収容力は甚だしく不足」と社説	
32.10.27	周防正季、京都帝国大学医学部に学位を申請、医学博士となる	
32.11.02	「南鮮鉄道会社の麗水―順天間に癩病院前に仮駅を設置」と『東亜日報』報道	
32.11.09	第5回癩学会（大阪）で開催され、釜山のマッケンジー参加	
32.11.10		「大宮御所歌会」で皇太后「つれづれの…」作詞
32.12.26		内務省衛生局長、皇太后「御歌」を公表伝達
32.12.27	財団法人朝鮮癩予防協会設立（事務所は総督府警務局内）	
33.03.01	皇太后は朝鮮癩予防協会に毎年1万円、3年間「下賜」を伝達	
33.03.17	全羅南道当局は小鹿島の実測を開始し、同月28日終了	
33.03.31	同日マデお朝鮮癩予防協会への寄附金総額は111万7千円	
33.04.07	小鹿島の民有地全部買収、土地買収は26万余円で完了	
33.07.16	愛生園長光田健輔と書記宮川量が朝鮮癩施設訪問に出発	
33.07.19	光田、宮川は小鹿島に到着、矢澤園長宅で1泊、島内視察	
33.07.22	光田健輔が総督府警務部衛生課で西亀衛生課長と面談	
33.07.24	光田が「レプラ患者の隔離と輸精管切除」を薦める談話が『大邱日報』に報道	
33.08.23	愛生園入所者・秋山信義の日記に「小鹿島の三井さん…」との記載	
33.08.23		三井輝一ら８月２３日から３０日まで愛生園へ
33.08.26	小鹿島慈恵医院長矢澤俊一郎、「依願免」となる	
33.09.01	小鹿島慈恵医院長の第4代医院長に周防正季が就任	
33.09.02	小鹿島癩療養所第1期拡張工事開始、2カ年の歳月を費やす	
33.09.20	小鹿島に煉瓦工場建築に着手、同年12月1日製造開始	
33.09.26	総督府警務局長、衛生課長ら工事中の小鹿島慈恵医院視察	
33.10.06	「癩病者の巣窟を焼却、60名を小鹿島に移送」と『東亜日報』が報道	
33.11.04	第六回癩学会が東京で開催、朝鮮からウイルソンが出席	
33.11.05		同癩学会懇談会で太田正雄が光田らを批判
34.05.22		全生病院に「永代神社」竣工（祭神・天照大神ら）

34.06.07	小鹿島純潔教会を小鹿島キリスト教会と改称する	
34.09.14	勅令により公布、道立小鹿島慈恵医院から国立癩療養所に	
34.09.21		室戸台風により外島保養院壊滅、１７６名死去
34.10.01	官制公布に伴い、小鹿島慈恵医院は小鹿島更生園と改称	
35.01.17	国際スパイ嫌疑で、マッケンジー（梅見）送局、要塞法違反	
35.02.05	マッケンジー（梅見）癩病院長、要塞地帯違犯・公判を回避	
35.04.01	『聖書朝鮮』第75号に小鹿島の患者文信活の書信が掲載	
35.04.20	朝鮮総督宇垣一成、制令第四号「朝鮮癩予防令」を公布	
35.04.25	小鹿島で100トン級運送船を新造、「内地」との連絡と『朝鮮朝日』が報道	
35.05.31	島内事務本館北方高地に新規に小鹿島神社を造営	
35.06.01	府令第61号「朝鮮癩予防令施行規則」を施行	
35.06.03	宇垣一成朝鮮総督、雨中の小鹿島更生園を視察	
35.07.23	府令により小鹿島に光州刑務所小鹿島支所を設置	
35.08.－	小鹿島内の病舎地帯と職員地帯の中間に「未感染児童収容所」を新築	
35.08.19	三井輝一、長島愛生園に入園し、青山寮に入る。当時35歳	
35.09.－	朝鮮癩予防協会への民間寄附申込総額122万5千円に	
35.09.30	小鹿島の第1期拡張工事の患者出役総延人員9万8千余名	
35.10.－	朝鮮鉄道株式会社旅客運送取扱細則を定め、癩患者輸送を明記	
35.10.21	小鹿島更生園第1期拡張工事落成式を挙行、今井田予防協会長ら参列	
35.10.28		鹿児島県鹿屋に国立の星塚敬愛園設立
35.10.28	大邱府外坪里洞、内塘洞の癩患者約500名の集落の焼払い	
35.11.01	『聖書朝鮮』87号に小鹿島患者金桂花「三井輝一」書信掲載	
35.11.09		敬愛園、特別大演習を前に５４名「癩者狩り」
35.11.21	「小鹿島刑務所に癩病囚人移送、全朝鮮各地より」と『東亜日報』が報道	
36.04.－	小鹿島更生園、夫婦患者別居を改め、断種を条件に同居を許可	
36.05.13	小鹿島神祠、当局の許可により、神社に昇格、病舎地祠も分社に昇格	
36.07.－	長島愛生園の宮川量が、小鹿島更生園を訪問、記録を残す	
36.08.10		愛生園に「長島事件」始まる（同月２８日まで）
36.08.14	陸軍大将南次郎、朝鮮総督に就任	
36.08.21	金教臣『日記』に「国立長島療養所の紛擾事件」について記録	
36.09.14	朝鮮仏教婦人会より大梵鐘を小鹿島更生園に寄附	
36.10.01	官公立癩療養所長会議が内務省で開催、周防正季が癩刑務所の必要を力説	
36.12.－	小鹿島更生園の第2期拡張工事が始まる	
36.12.－	小鹿島キリスト教会の矢田文一郎牧師が当局により追放される	
37.04.24	三井輝一、長島愛生園を退園（「長島事件」の患者側活動が要因か）	
37.05.12	小鹿島癩療養所看護婦養成所の開設(卒業後2年間当園に勤務する義務)	
37.06.13		皇太后、大阪府内視察に際し癩患者「取締り」

37.07.07	(溝橋で日中両軍衝突、日中全面戦争の発端)	
37.08.04	小鹿島更生園患者が、国防献金297円余を朝鮮軍に献納	
37.10.01	小鹿島南生里突角上に患者労働による灯台を建築、点灯す	
37.10.15	小鹿島更生園の萬霊塔(納骨堂)の竣工	
37.10.20	「癩患者の児童を突然退学処分、漆原公立普校で」と『東亜日報』が報道」	
38.01.11		国立療養所の管理、内務省から厚生省に移管
38.04.04	慶尚南道晋州で癩患者50余名の集落が警察により焼却	
38.04.04	「晋州の50余名の癩患者集落が警察により焼払われた」と『釜山日報』が報道	
38.05.17	周防園長、大宮御所の皇太后に「単独拝謁」、推進状況説明	
38.06.28	大阪から癩患者19名が突如送還、貸切船で小鹿島へ	
38.07.07	「京城の慶南生れの雇女が癩患者と判明、一帯を大消毒」と『朝鮮朝日』が報道	
38.07.18	小鹿島更生園医務課長多田景義、宮古南静園長に転勤	
38.08.21	小鹿郵便局に於いて郵便集配事務を扱う(府告示第666号)	
38.09.15	朝鮮総督南次郎が、小鹿島を視察。「皇国臣民ノ誓詞」斉唱	
38.11.20		小川正子著『小島の春』(長崎書店)出版
38.12.24		栗生楽泉園に特別病室(重監房)竣工
39.01.－	小鹿島更生園の第3期拡張工事が27万余円で始まる	
39.05.28	「仁川露店業者中に癩患者多数発見、保健線上に赤信号」と『東亜日報』が報道	
39.10.－	小鹿島「病者地帯」大桟橋工事を昼夜兼行で120日で完成	
39.10.21	小鹿島更生園長周防正季が、「勅任」に昇叙する	
39.10.28	「釜山府の大淵里の癩患者約500名の集落、焼却を決定」と『朝鮮朝日』が報道	
39.11.25	小鹿島更生園に巨大な「皇太后歌碑」の除幕式を挙行	
40.05.－	皇太后、楓実生苗150本「下賜」し、小鹿島慰安適地に定植	
40.05.17	「咸興府の某飲食店主がレプラで即刻営業停止」と『朝鮮毎日』報道	
40.07.－		映画『小島の春』(監督豊田四郎)封切られる
40.07.09		本妙寺癩部落、熊本警察等により解散
40.08.20	周防園長の「銅像除幕式」が中央公園で挙行	
40.09.02	小鹿郵便局に於いて電信事務、電話事務の取扱を開始	
40.09.04	第14回日本癩学会を小鹿島更生園で開催(9月5日まで)	
40.10.－	周防正季、朝鮮施政30年記念文化功労賞を受賞	
40.11.09	小鹿島では患者作業として製炭を開始、年産3万俵を目標	
40.12.31	断種(精系手術)を受けた小鹿島更生園夫婦同居者は840組に達す	
40.12.31	小鹿島更生園収容患者総数は、6137名となる	
41.02.－	小鹿島の不自由者及び女性患者に肥料用叺の製造に従事さす	
41.02.02		熊本市黒髪にあった回春病院、閉鎖
41.03.－	釜山相愛園を総督府は強制封鎖させ、軍用地として接収	
41.03.－	日米関係悪化でR・M・ウイルソンとその家族は米国に帰国	
41.03.－	水口安俊、小鹿島更生園医官補として赴任	
41.05.18		草津湯ノ沢部落、解散式、全員移住を決定
41.05.20	小鹿島更生園創立25周年記念式を挙行、職員・患者を表彰	
41.06.01	患者顧問朴順同を患者李吉龍が刺殺(李は刑務所内で自殺)	
41.07.01		公立ハンセン病療養所6箇所が国立に移管
41.07.19	周防園長、皇太后の「写真」を持ち更生園に帰着、奉戴式を行い、奉安庫に「奉安」す	

41.09.01		全生病院洗濯場主任山井道太、重監房で死去
41.11.14		第１５回日本癩学会（大阪）を開催
41.12.08	（アジア・太平洋戦争、始まる）	
42.03.01	『聖書朝鮮』で金教臣が「弔蛙」を書き「聖書朝鮮事件」起きる	
42.03.02	小鹿島の『聖書朝鮮』の読者、家宅捜査を受け、警察署に拘留	
42.05.10	『文化朝鮮』新緑号（第5巻第3号）が「小鹿島更生園」を特集	
42.06.20	小鹿島更生園長周防正季が、入園患者李春相により刺殺	
42.06.26		回春病院跡に癩予防協会事業龍田寮開設
42.08.01	警務局衛生課西亀三圭、小鹿島更生園第5代園長に就任	
42.08.20	光州地方法院刑事部、周防園長刺殺の李春相死刑の判決	
42.12.－	麗水愛養園、大邱愛楽園は朝鮮癩予防協会などに移管、	
43.02.19	李春相は大邱刑務所に於いて死刑を執行(『官報』第4825号)	
43.03.－	麗水愛養園は移管後、園長は安藤から小松潤に替わる。警察官出身	
44.05.18		沖縄で日戸軍医中尉指揮で患者を強制収容
45.08.15	（日本、無条件降伏・ポツタム宣言受諾を発表、朝鮮の解放）	
45.08.18	園長西亀三圭、入園患者幹部を公会堂に集め、敗戦を伝達	
45.08.21	小鹿島で朝鮮人職員らによる患者の大虐殺（死者83名に及ぶ）	
45.08.24	日本軍が小鹿島に出動、日本人200名は軍撤退で引揚げ	

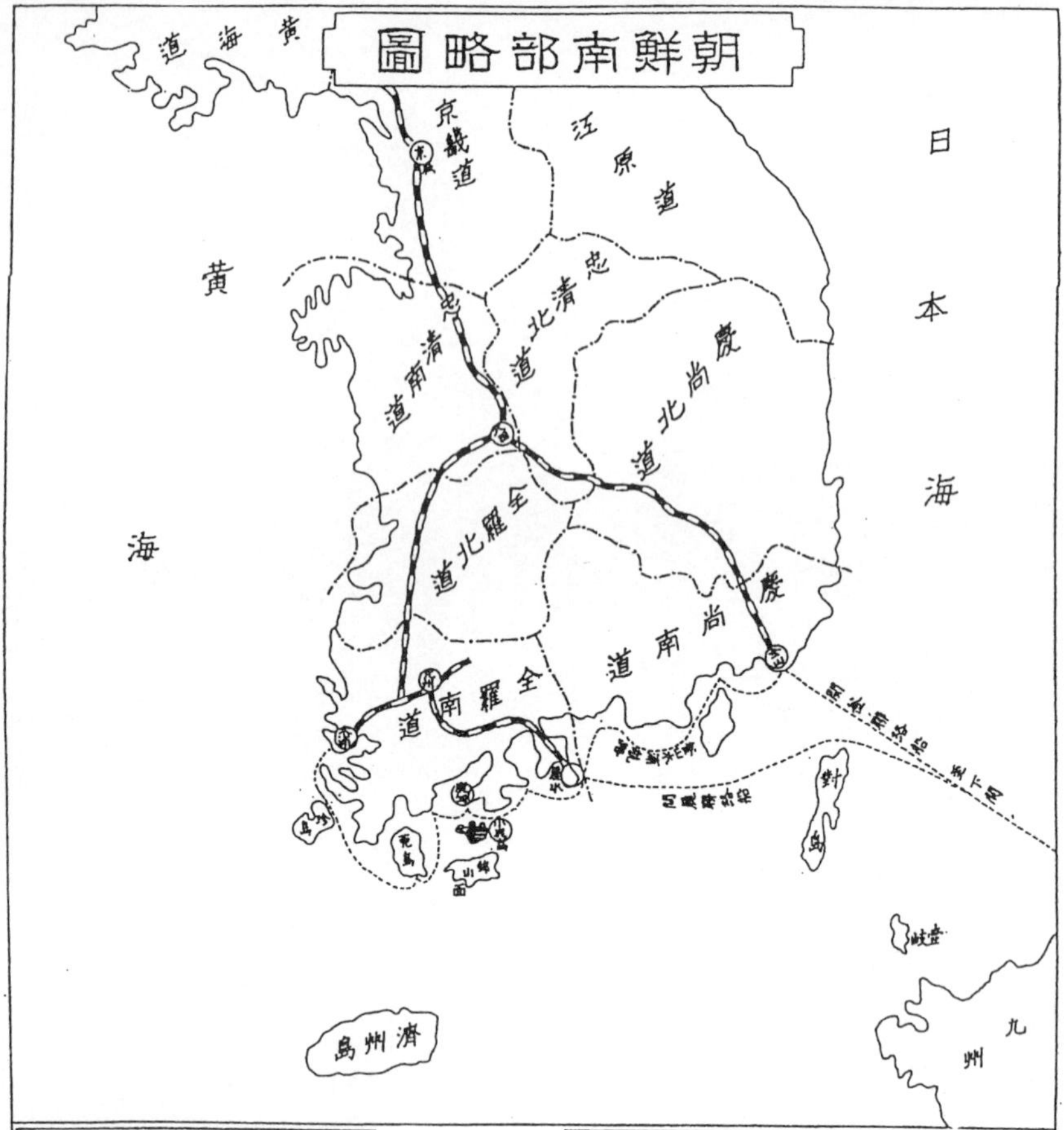

朝鮮汽船發着時間表

釜山麗水間急行船

釜山發		麗水着		麗水發		釜山着	
午前十時	午后八時	午后六時三十分	翌午前五時	午前八時	午后八時	午后五時	翌午前五時

釜山木浦間定期船

釜山發	午后三時
統營〃	午前〇時
三千浦〃	〃三時三十分
麗水〃	〃十時三十分
羅老島〃	午后一・時
豊南〃	〃三時
鹿洞〃	〃四時三十分
栗浦〃	〃六時
水門浦〃	〃七時
莞島〃	午前〇時三十分
木浦着	〃九・時

木浦發	午后自八時至十二時
莞島〃	午前三時三十分
水門浦〃	〃七時三十分
栗浦〃	〃八時三十分
鹿島〃	〃十時
豊南〃	〃十二時
羅老島〃	午后二時
麗水〃	〃七時
三千浦〃	〃九時三十分
統營〃	午前一時
釜山着	午后一時

全羅南道

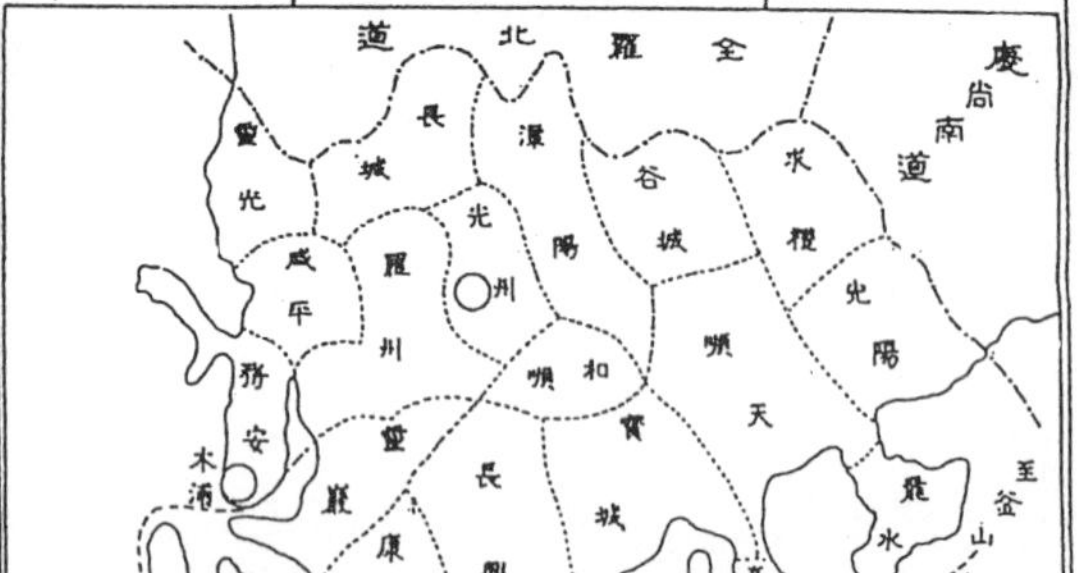

『昭和六年　小鹿島慈恵医院　年報』朝鮮総督府　（一九三二年九月一日　発行）

小鹿島慈惠醫院配置圖

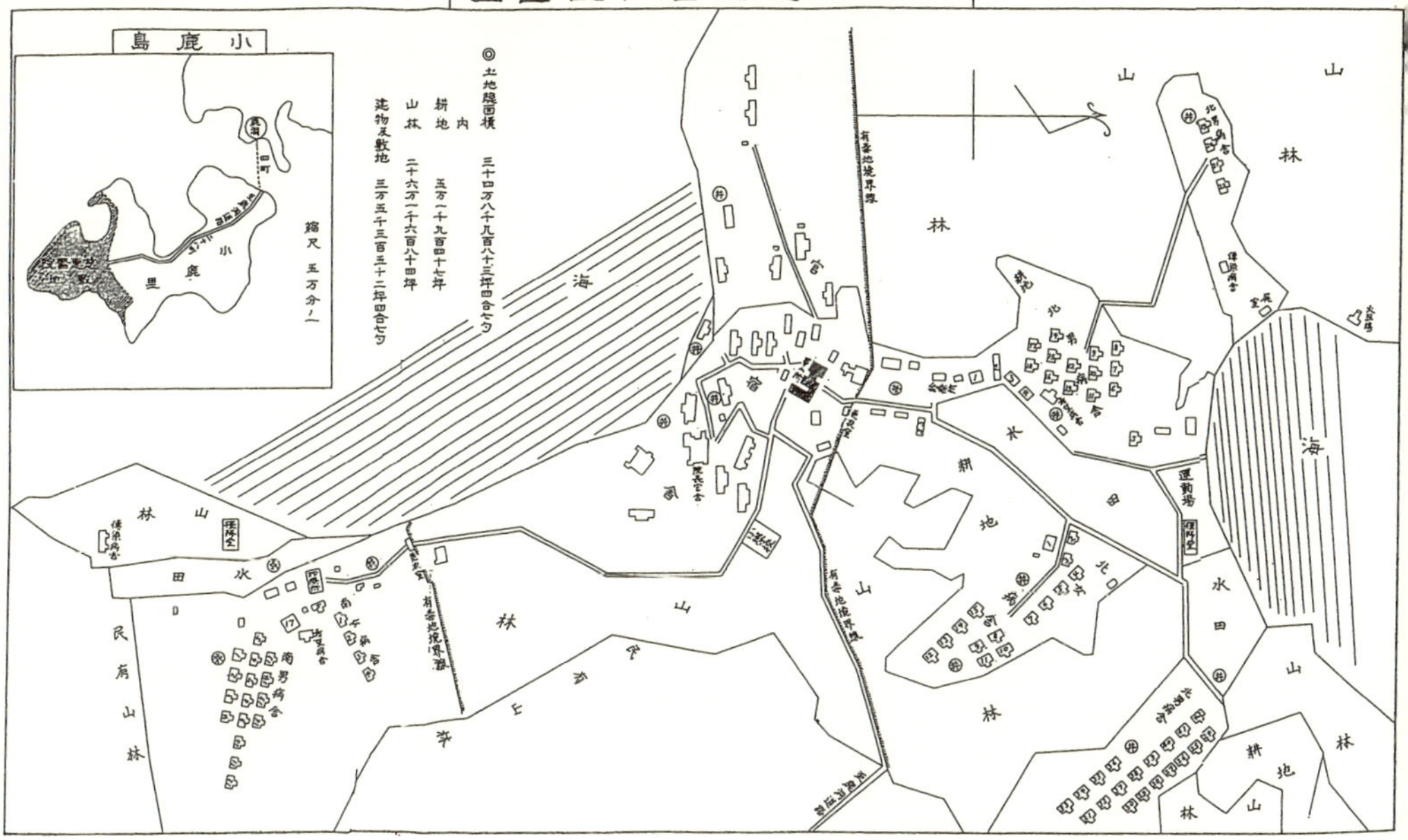

（『昭和六年・小鹿島慈恵医院年報』朝鮮総督府，1932年9月1日発行）

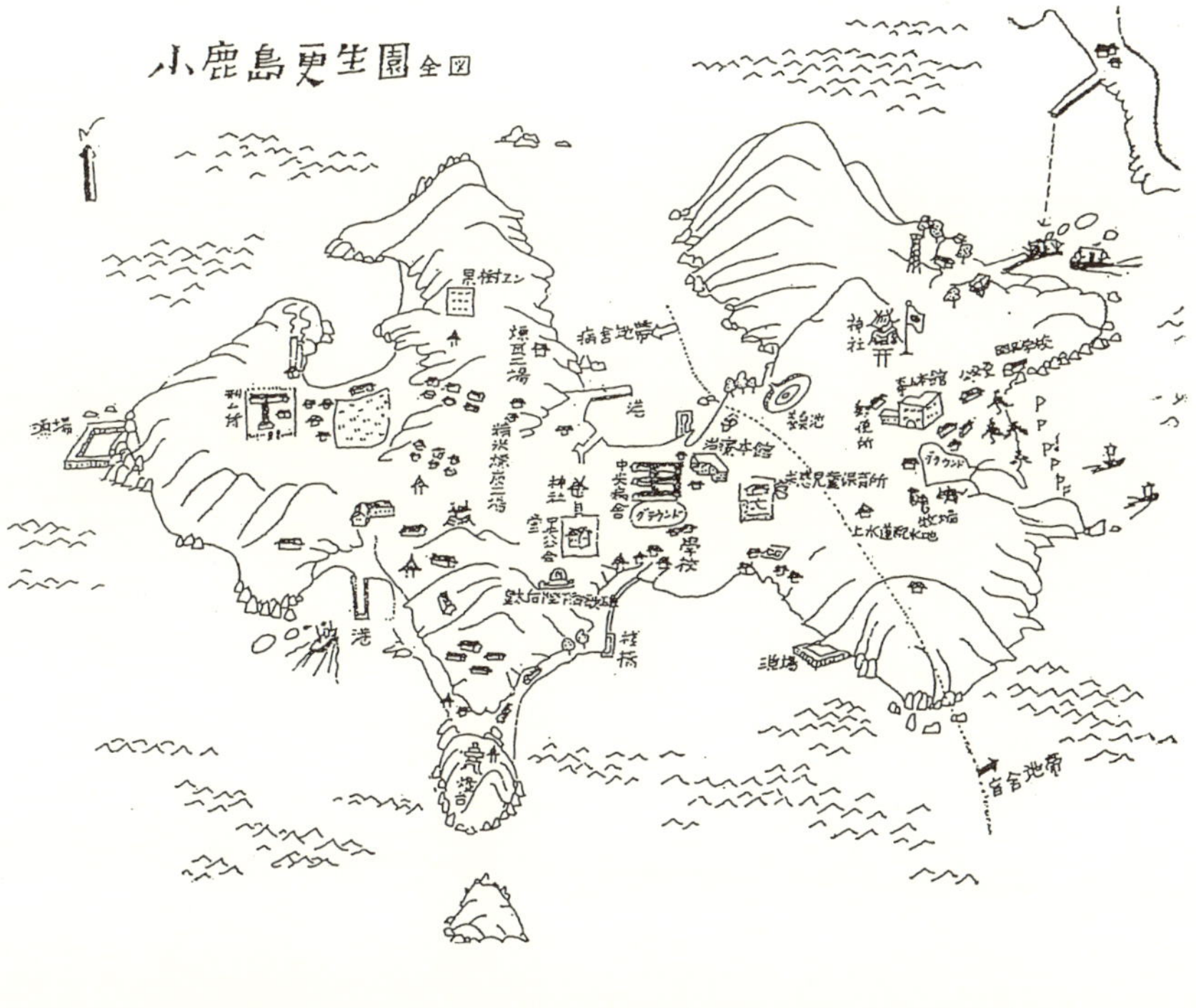

（『文化朝鮮』特輯小鹿島更生園、第四巻第三号・新緑号　朝鮮総督府鉄道局、一九四二年五月発行）

滝尾　英二（たきお　えいじ）
1931年4月2日　生まれ。
現在—人権図書館・広島青丘文庫を主宰。
専攻—日本近代史。
現在—近代日本ハンセン病の歴史、部落問題（歴史）を研究。
著書—月刊『未来』および月刊『愛生』に「日本・朝鮮近代ハンセン病史・考」を4年間連載。自家本として、「東アジアにおける〈人権の歴史〉資料シリーズ」を第5輯まで発刊、「日帝下朝鮮の〈癩〉に関する資料集」第3輯まで発行。大阪人権歴史資料館『季刊・リバティ』11号に韓国の「ハンセン病の島・小鹿島を訪ねて」を掲載。
『近代日本のハンセン病と子どもたち・考』広島青丘文庫（2000）を発刊。『「らい予防法」国賠請求事件資料の考察』第一集～第四集（2000）を各々発刊。
部落問題（歴史）では、『写真と史料が語る・広島の人権のあゆみ』を作成、「〈朝鮮牛〉と日本の皮革産業・考」を『続・部落史の再発見』（解放出版社）に、「山本正男年譜」を『人権と平和ふくやま』第5号、「同和教育運動の現状を考える・広島県の場合」を『部落解放ひろしま』第14号に掲載。『戦後における広島県同和教育のあゆみ』、『広島県部落問題年表』広島県立図書館など多数。「日帝下朝鮮の牛の管理・統制（食肉と皮革）」を発表。
『広島県の歴史散歩』（山川出版社）を編著。「東アジアの一員として本を贈る—韓国国立中央図書館への図書寄贈—」を『ずぼん』の第5号に掲載、女性史の著作としては、『在朝日本人の女性たち』（人権図書館・広島青丘文庫）などがある。
[takio@fureai-ch.ne.jp]

朝鮮ハンセン病史——日本植民地下の小鹿島

2001年9月20日　初版　第1刷発行

定価（本体3500円＋税）

著者©　滝　尾　　英　二
発行者　西　谷　　能　英

発行所　株式会社　未　來　社
〒112-0002　東京都文京区小石川3-7-2
電話03-3814-5521(代)／営業部048-450-0681
振替00170-3-87385
http://www.miraisha.co.jp/ E-mail: info@miraisha.co.jp

印刷・製本＝図書印刷
ISBN 4-624-11184-2 C0021

戦争責任とジェンダー

鈴木裕子著

〔「自由主義史観」と日本軍「慰安婦」問題〕「国民基金」政策に次いで登場してきた「自由主義史観」。「慰安婦」問題をめぐる90～97年の動きを検証し、性暴力の視点から戦争責任を問う。 二二〇〇円

「従軍慰安婦」問題と性暴力

鈴木裕子著

「従軍慰安婦」問題で問われているのは何か。「従軍慰安婦」を生み出した歴史的土壌を明らかにし、現代の性暴力・買春に連続する問題として捉え、「性と人権」の視点から問いなおす。 二〇〇〇円

従軍慰安婦・内鮮結婚

鈴木裕子著

〔性の侵略・戦後責任を考える〕従軍慰安婦問題とは何か。その戦後責任はどうあるべきか。近代女性史上見落せない性の侵略の歴史的事実を明らかにし、女の人権問題の原点に迫る。 一八〇〇円

日本の朝鮮支配と宗教政策

韓晳曦著

朝鮮に侵入、植民地化した日本の宗教政策を、仏教、キリスト教、国家神道の面から考察した労作であり、一種の日朝宗教関係史でもある。年表を付す。 二三〇〇円

在朝日本人の社会史

木村健二著

釜山開港から併合にいたる朝鮮植民地化過程において、多数の在朝日本人が占めた位置と果たした役割を、政治的・経済的・社会的側面から明らかにする。 二二〇〇円

朝鮮人強制連行の記録

朴慶植著

私たちはかりにヒロシマを忘れても朝鮮を忘れてはならない。なぜなら、それは被害の記録ではなく加害の記録だから。本書は、連行され虐殺された朝鮮人の血と告発の記録である。 二二〇〇円

(消費税別)